U0253893

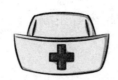

护理学临床实践与管理

HULIXUE LINCHUANG SHIJIAN YU GUANLI

主编　赵　宏　韩玉荣　李　洁　孙　珅
　　　王　敏　张　瑜　朱丽君

黑龙江科学技术出版社
HEILONGJIANG SCIENCE AND TECHNOLOGY PRESS

图书在版编目（CIP）数据

护理学临床实践与管理 / 赵宏等主编. -- 哈尔滨：
黑龙江科学技术出版社，2023.2
ISBN 978-7-5719-1789-0

Ⅰ．①护… Ⅱ．①赵… Ⅲ．①护理学 Ⅳ．①R47

中国国家版本馆CIP数据核字（2023）第029026号

护理学临床实践与管理
HULIXUE LINCHUANG SHIJIAN YU GUANLI

主　　编	赵　宏　韩玉荣　李　洁　孙　珅　王　敏　张　瑜　朱丽君
责任编辑	陈兆红
封面设计	宗　宁
出　　版	黑龙江科学技术出版社
	地址：哈尔滨市南岗区公安街70-2号　邮编：150007
	电话：（0451）53642106　传真：（0451）53642143
	网址：www.lkcbs.cn
发　　行	全国新华书店
印　　刷	黑龙江龙江传媒有限责任公司
开　　本	787 mm×1092 mm　1/16
印　　张	22.5
字　　数	566千字
版　　次	2023年2月第1版
印　　次	2023年2月第1次印刷
书　　号	ISBN 978-7-5719-1789-0
定　　价	238.00元

前　言

　　生活水平的提高和医疗事业的迅速发展，以及人们健康意识的不断加强，使得护理工作越来越受到社会的广泛关注。优质的护理不止简单的护理操作，更是要为患者提供全方位、多层次、身心兼顾的服务。护理管理在卫生事业管理中占有举足轻重的地位，护理管理的水平直接影响医疗护理的质量、医院管理的水平，以及卫生事业的发展。随着护理体制改革的不断深化，护理管理的复杂程度和难度也日益增加。为了帮助临床护理人员学习和掌握专业知识，不断提高护理工作质量，同时也为了促进护理管理的发展，帮助高级护理人员和护理管理工作者掌握护理管理学的理论知识、方法和在护理实践中的应用，我们特组织一批专家编写了《护理学临床实践与管理》一书。

　　本书着眼于临床实际护理工作，分为基础与临床两部分。基础部分简要介绍了护理学绪论及临床护理技术，帮助读者建立护理专业的基本知识框架；临床部分重点讲解了消化内科、神经内科、骨科、妇产科等临床常见科室疾病的护理，具体包括疾病的护理评估、护理目标、护理措施等内容，并在最后详细阐述了护理管理的相关内容。本书内容丰富，贴近临床，结构合理，注重科学性与临床实用性的有机统一，可作为临床基层护理人员及护理管理者的参考用书，也可供医学院校学生阅读。

　　在本书编撰过程中，各位编者对稿件进行了多次修改，但由于编写时间有限，加之编写经验不足，书中难免存在疏漏之处，敬请广大读者提出宝贵的修改意见，以期再版时修正完善。

《护理学临床实践与管理》编委会

2022 年 11 月

目 录

第一章

护理学绪论

第一节　护理学发展史

护理学的发展与人类社会的发展息息相关,是人类生存的需要,从人类诞生开始,就有了护理。

一、护理学的形成

(一)人类早期的护理

最初的护理诞生于祖先自我防护本能的基础上,以自我护理和家庭护理为主。如用流水冲洗伤口,将烧热的石块置于患处,腹部不舒服时用手抚摸等。后来在征服自然的过程中,人类逐渐积累了大量的经验。在中国、印度、埃及等文明古国,早期文化中就有按摩、分娩、凉水降温、伤口包扎、泥湿敷、固定骨折、拔火罐等护理技术的记载。在公元初年基督教兴起,教会对护理的影响长达一千多年。教徒们在各地修建了医院,最初是用作收容徒步朝圣者的休息站,后来发展为治疗精神病、麻风病等疾病的医院及养老院。当时一切照顾工作均由妇女承担,虽然没有接受过专业训练,但她们工作认真,以温柔慈祥的母爱照顾着老人和病残者,这就是医疗护理的萌芽。

(二)中世纪的护理

中世纪欧洲的政治、经济、宗教迅速发展,战争频繁,疫病流行,这些对护理工作的发展起到了一定的促进作用。护理工作除大部分由修女担任外,还有一些自愿为贫病者服务的女性。她们虽然缺乏护理知识,又没有足够的护理设备,但以良好的道德品质为患者提供护理服务。当时的护理受宗教控制,医院条件很差,内科、外科甚至传染科患者都混杂住在一起,床位严重不足,晚上患者在床上、地板上轮流睡觉,交叉感染非常严重。

(三)文艺复兴与宗教改革时期的护理

公元 1400 年,意大利兴起的文艺复兴运动对欧洲的各行各业产生了深远的影响,西方国家称之为科学新发现时代。在此期间,医学也发展迅猛,摒弃了神话和迷信,治疗疾病有了新依据。文艺复兴后,护理逐渐摆脱了教会的控制,培训护理人员的机构相继成立,护理工作开始成为一种独立职业。但是在1517 年发生宗教革命后,社会结构发生了很大变化。妇女地位低下,没有机会接受教育,担任护理工作的是那些找不到工作的人,她们既无护理经验又未经过培训,也没有宗教热情,只能做一些仆役式的工作,而且服务态度差,导致了护理质量大大下降,护理的发展进入了历史上的黑暗时期。

(四)现代护理的诞生与南丁格尔的贡献

19世纪,随着社会文化、科学技术和医学技术的发展,护理工作的社会地位有所改善,社会需要具有良好护理技术的护士。一些系统化培训护士的教育应运而生,玛丽·艾肯贺首先创立了爱尔兰慈善姐妹会。1836年德国牧师弗利德纳(1800—1864年)在凯撒斯威斯城成立了医院和女执事训练所,专门招收年满18周岁、身体健康、品德良好的年轻女性,进行3年的课程训练,训练的内容包括授课、医院实习、家庭访视,这就是最早的有组织的系统化的护理训练。佛罗伦斯·南丁格尔(1820—1910年)就曾在此接受过训练,弗利德纳共建立了32所女执事训练所,并著有《护理工作记录》一书,它是最早的护理教科书。

佛罗伦斯·南丁格尔是历史上最负盛名的护士,被誉为护理学的鼻祖、现代护理的创始人,她的贡献对护理产生了深远的影响。南丁格尔重建了军中与民间的医院,发展了"通过改善环境促进舒适和健康"的护理理念。1860年,在英国伦敦创办了第一所护士学校,标志着近代护理的诞生。

南丁格尔1820年5月12日出生于意大利的佛罗伦斯,她的家庭是英国名门,所以她从小就接受了良好的教育,曾就读于法国巴黎大学,精通英、法、德、意四国语言,具有较高的文化修养。受母亲的影响,南丁格尔善良、乐于助人,经常随父母参加慈善活动,她渐渐感受到训练有素的护士的重要性。1850年,南丁格尔冲破重重障碍,来到当时最好的护士训练基地——德国的凯撒斯威斯城学习,完成了长达32页的"莱茵河畔的凯撒斯威斯学校"一文。1851年,她又重返该校参加了3个月的护理训练班,并考察了英、法等国家的护理现状。1853年,在慈善委员会的赞助下,南丁格尔在伦敦哈雷街1号开设了第一所护士看护所,开始了护理生涯。

1854年,英法联军与沙俄发生战争,攻占了俄属克里米亚岛阿尔马河一带。当时英国的战地医院护理条件极差,大批浴血奋战的将士由于得不到恰当的护理而死亡。1854年10月南丁格尔被任命为"驻土耳其英国总医院妇女护士团团长",率38名护士抵达战地医院。通过改善供水条件、伤员饮食、个人卫生、医院环境等使伤病员的死亡率由50%降至2.2%。她工作细致、认真,每天晚上都提着油灯,不辞辛苦地巡视各个病房,伤病员深受感动,甚至亲吻她的身影,这就是著名的"石壁之吻"。1856年,战争结束后南丁格尔回到英国,英国政府奖励她44 000英镑的巨额奖金,但南丁格尔将其全部用于护理事业。瑞士银行家邓南在她的影响下,于1864年在日内瓦成立了国际红十字会,帮助救治欧洲战场上的伤病员。南丁格尔编写的《健康和工作效率对英国军队医院管理的影响》对英国陆军医院的建设起了很大作用,她一生写了大量的论文、日记、报告、论著,最著名的是《医院札记》和《护理札记》,被认为是护理教育和医院管理方面的重要文献。1910年8月13日,南丁格尔于睡梦中安然长逝,享年90岁,她终生未嫁,将自己的一生奉献给护理事业。为了纪念南丁格尔的伟大贡献,国际护士会建立了南丁格尔基金,并把南丁格尔的诞辰日——5月12日定为"国际护士节"。

二、现代护理学的发展

护理学在从南丁格尔时代向科学事业的转化过程中发生了巨大的变化,已经由医学辅助学科发展为医学科学中具有独特功能的一门学科。现代护理学不仅形成了自己特有的理论和实践体系,而且正日益向深度和广度方向迈进,发展经历可分为三个阶段。

(一)以疾病为中心的护理阶段

以疾病为中心的护理阶段是现代护理学发展的初级阶段,从南丁格尔时代持续到20世纪中期,当时认为"健康就是没有疾病""有病就是不健康""疾病是由细菌或外伤引起的机体结构改变或功能异常"。此时期的护理特点是以疾病护理为中心,护士的工作主要是机械地执行医嘱和完成生活护理。护士工作给人的印象只是打针、发药,社会地位较低,护士自身成就感差。此阶段的护理理论体系发展不完善,但这也是人们在当时历史条件下对健康和疾病认识水平较低的产物。

(二)以患者为中心的护理阶段

20世纪30年代末,美籍奥地利理论生物学家贝塔朗菲提出了"系统论",接着美国心理学家马斯洛提出了"人的基本需要层次论",生态学家纽曼提出了"人和环境的相互关系论"。这些理论和学说的相继出现促使人们重新认识人类健康与心理、精神、社会、环境之间的关系。1948年,世界卫生组织提出了新的健康观,认为"健康不但是身体没有疾病,还要有完整的生理、心理状态和良好的社会适应能力"。这一概念的提出,强调了健康的全面性,为护理研究提供了广泛的领域。1955年,美国莉迪亚•霍尔提出了"护理程序",使护理有了科学的方法。20世纪60年代后出现的一些护理理论提出应重视人的整体性,人类的健康受生理、心理、社会、经济等多方面因素的影响。1977年,美国医学家恩格尔提出了"生物-心理-社会"医学模式。从此,护理发生了根本的变革,也相应地提出了满足患者"生物-心理-社会"需要的护理模式。护理工作从以疾病为中心转变为以患者为中心。护士工作不再是被动地执行医嘱和各种护理技术操作,而是根据患者的实际情况,合理应用护理程序,为患者提供护理照顾。患者自入院到出院由一位护士负责,包括入院介绍、制订护理计划、各种护理操作、护理病历书写、观察病情、心理护理、健康宣教、出院时的护理小结与评价等。实现了以患者为中心,运用现代护理技术来维护患者的身心健康,但此时的护理工作范围仍局限于患者,工作场所局限于医院。

(三)以人的健康为中心的护理阶段

随着生活水平的提高,人们观念的改变,疾病谱发生了很大的变化,常见的疾病由过去的传染病、营养不良转变为由生活习惯和生活方式不良导致的一系列疾病,如"两管一瘤",即心血管、脑血管和肿瘤。为了满足广大民众对卫生保健服务的需求,护理学发展到"以人的健康为中心"的护理阶段。此期的护理对象由患者扩展到全人类,护理过程扩展到从健康到疾病的全过程,护理场所由医院扩展到所有有人的地方。

三、我国护理学的发展

(一)祖国医学与护理

我国古代的护理历史悠久,在祖国古代的医学中早已存在,只是一直处于医、护、药不分的状态,从重视疾病的"三分治,七分养"中,不难看出护理在古代医学中的重要性。在大量的医学典籍和历代名医传记里,保留着护理理论和技术的记载,如饮食调护、口腔护理、冰块降温、急救、功能锻炼、消毒隔离、疾病预防等,其中相当一部分内容对现代护理仍具有指导意义。

西汉完成的《黄帝内经》是我国现存的最早的医学经典著作,它强调热病的反复与饮食调节的关系,自然环境和气候变化的关系,并指出了饮食必须多样化,着重强调加强自身防御的重要。如提出了"上工救其萌芽""肾病勿食盐""怒伤肝,喜伤心……""圣人不治已病治未病"等防病和早治的思想。《本草衍义》中提出了与现代饮食护理相关的观点,在食盐与肾病的关系中指出"水肿者宜全禁之"。春秋末年,齐国的扁鹊提出了"切脉、望色、听声、写形、言病之所在",总结了观察疾病的方法和意义。三国时期外科鼻祖华佗创编了强身健体的"五禽戏",唐代杰出的医药家孙思邈创造了葱管导尿法,东汉末年的名医张仲景发明了猪胆汁灌肠术、人工呼吸和舌下给药法。明代胡正心提出用蒸汽消毒处理传染病患者的衣物,当时还采用焚烧艾叶、喷洒雄黄酒等空气消毒法。这些宝贵的经验和方法是历代先人智慧的结晶,为我国近代护理事业的发展奠定了坚实的基础。

(二)中国近代护理发展史

我国近代护理开始于鸦片战争前后,带有浓厚的欧美式宗教色彩,当时外国的传教士、医师可以自由出入我国,他们除建教堂外,还开办了医院、学校。1820年,英国医师开始在澳门开设诊所。1835年,英国传教士巴克尔在广州开设了第一所西医院(即现在的广州孙逸仙医院)。两年后,该医院以短训班的方式培训护理人员。1884年美国妇女联合会派到中国的第一位护士麦克尼在上海妇孺医院推行"南丁格尔"护理制度,她是最早来华的西方护士。1888年,美国的约翰逊女士在福州创办了第一所护士学校。1900年以后中国各大城市建立了许多教会医院并附设了护士学校,逐渐形成了护理专业队伍。据记载,1900—1915年间,英美教会所开办的护士学校有36所,到1915年时外国教会在中国开设的基督教会医院及诊所共330所,外国医师有383名,外国护士112名。同时在培养护士方面发展迅速,其中包括培训男护士,主要承担骨科、手术室、泌尿外科等工作,非常受欢迎。在当时的北京同仁医院、湖北普爱医院、保定思候医院等十多家医院均有男护士。1909年,中国护理界的群众学术团体"中华护士会"在江西牯岭成立。1937年改为中华护士学会,1964年改为中华护理学会。1912年,中华护士会成立了护士教育委员会,开始负责全国护士的注册工作。1920年护士会创刊《护士季报》,这是我国护理的第一本综合性刊物。1921年,北京协和医学院开办高等护理教育,学制4~5年,五年制的学生毕业时授予理学学士学位。1932年,我国第一所由政府开办的中央高级护士职业学校在南京成立。1934年,教育部成立护士教育专门委员会,将护士教育改为高级护士职业教育,招收高中毕业生,学制3~4年,护士教育逐渐被纳入国家正式教育系统。1950年,北京协和医学院与东吴大学、燕京大学、岭南大学、齐鲁大学、金陵女子文理学院等合办了五年制高等护理教育,培养了一批护理精英,主要从事护理教学、护理管理、护理研究、临床护理等工作。在军队里,护理工作备受党和中央政府的重视。1928年,在井冈山的五井地区创建了具有历史意义的红军医院。1931年,在江西开办了中央红色护士学校。1932年,创建了我军第一所军医学校,并在长征开始前培训了300名看护生。长征期间,看护生创造了永垂千古的功绩,成为我国护理工作者及全国人民的宝贵精神财富。1941年,在延安成立了中华护士学会延安分会,毛泽东同志曾先后为护理工作亲笔题词"护士工作有很大的政治重要性""尊重护士、爱护护士"。

(三)中国现代护理的成就

中华人民共和国成立以后,我国的护理工作进入了新的发展阶段,改革开放再次推动了护理事业的发展。

1.护理教育迅猛发展

1950年,我国将护理教育列为中等专业教育,纳入了正规教育系统,从此,有了全国统一的护士教材和教育计划。1988年,我国首届护理本科生在天津医学院毕业。1992年北京开始了护理硕士研究生教育。1996年中国协和医科大学成立了护理学院。从20世纪80年代起,各个地区开展了各种形式的护理成人教育。现在部分医学院校已经开设了护理博士教育,完善了中专、大专、本科、硕士、博士5个层次的护理教育体系。1997年,中华护理学会在无锡召开护理继续教育座谈会,制定了继续教育法规。目前,我国已经实现了护理终身教育,护理人才结构发展合理。

2.护理专业水平不断提高

在20世纪50年代初,我国创造并推广了无痛注射法,完善了无痛分娩法。近几年专科护理发展迅猛,如显微外科、营养疗法、器官移植、造口护理、大面积烧伤、重症监护等专科护理技术逐步完善,专科护士深受欢迎。护理设施不断更新,护理质量不断提高。

3.护理学术活动频繁

1977年中华护理学会和各地分会相继恢复,多次召开各种全国性的、地方性的护理学术经验交流会、专题学习班、研讨会等。1954年创刊的《护理杂志》于1977年7月复刊,1981年改名为《中华护理杂志》。同时《国外医学护理杂志》《实用护理杂志》《护理学杂志》《护士进修杂志》等十多种护理杂志如雨后春笋般出现。中华护理学会多次与美国、日本、澳大利亚、加拿大等国家的护理学会联合召开国际护理学术会议,互派专家、学者讲学和参观访问。1985年,全国护理中心在北京成立,取得了世界卫生组织对我国护理学科发展的支持。

4.护理管理体制逐步健全

我国原卫生部设立了护理处,负责统筹全国的护理工作,制定有关政策法规。各省、市、自治区卫生厅(局)在医政处下设专职护理管理干部,负责协调管辖范围内的护理工作。各医院护理部健全了护理管理体制,以保证护理质量。1979年国务院批准原卫生部颁发的《卫生技术人员职称及晋升条例(试行)》明确规定了护理专业人员的高级、中级、初级职称。1993年原卫生部颁发了第一个关于护士执业和注册的部长令和《中华人民共和国护士管理办法》。1995年在全国举行了首次护士执业考试,经考试合格获执业证书方可申请注册,护理管理步入了法制化道路。

5.护士的社会地位不断提高

1981年5月,在北京召开了首都护理界座谈会,号召全社会都来尊重护士、爱护护士。1986年在南京召开了全国首届护理工作会议,增设了护龄津贴,并对从事护理工作30年以上的护士颁发"荣誉证书"和"证章"。南丁格尔奖章是红十字国际委员会设立的护理界国际最高荣誉奖,1983年我国首次参加了第29届南丁格尔奖章评选,到2009年的第42届为止,我国先后有48名优秀护理工作者获此殊荣。

(赵　宏)

第二节　护理学的基本概念、任务和目标

通过学习护理学的相关知识,帮助人群减轻痛苦、维持健康、恢复健康、促进健康。

一、护理学的基本概念

护理学包括四个核心概念:人、环境、健康和护理。对这四个概念的认识直接影响着对护理

学内涵的理解。

（一）人

护理的对象是人，对人的认识是护理理论、护理实践的核心和基础。如果说护理的对象是从健康人到患者，从个体到群体，那么就可以说，护理的对象是全体人类。作为护理对象的人不只是"生物的人"，而是生理、心理、社会、文化的统一体。任何一个因素出现异常，都会对"人"这个整体产生影响。人与周围环境不断进行着物质、能量、信息的交换，保持机体内环境的稳定和平衡，以适应外环境的变化。所以说，人不仅是一个整体，还是一个开放的整体。为了生存、成长和发展，不同年龄组的人具有不同层次的基本需要。如果需要得不到满足，会因为内、外环境的失衡而产生疾病，护理的功能就是通过帮助护理对象满足基本需要，来帮助个人调节内环境，去适应外环境的变化，以获得或维持身心的平衡——健康。每个人都有责任努力追求恢复、维持和促进自身良好的健康状态，护理人员应充分调动人的主观能动性，使其积极参与维护健康的全过程，这对预防疾病、促进健康十分重要。

（二）环境

环境是指与人类和一切生命活动有着密切关系的各种因素的总和，包括内环境和外环境。内环境是指人的生理、心理、社会、思想、思维等方面。外环境包括自然环境和社会环境，自然环境指水、空气、食物和土壤等自然因素。社会环境指生活方式、文化、人际关系、宗教等方面。人类的一切活动都离不开环境，并且时刻与环境相互作用，相互依存，不断地进行着物质、能量和信息的交换，导致人类患病的一切细菌都存在于环境中。为人类创造适于生活、休息的良好环境对维持健康、减少疾病具有很大的意义。

（三）健康

随着人类文明的发展，社会的进步，健康的概念也发生了很大变化。在古代，人们把疾病看成是鬼神的附体，或者将疾病看成是自身与日、月、星辰之相应所致。中世纪认为疾病是上帝对人的惩罚，健康是上帝对人的恩赐。近代科学发展迅猛，人类开始从解剖学和生理学的角度看待健康与疾病。健康和疾病既是一组相对的概念，又无法分开，可以把健康和疾病看成是一个连续统一体，健康在一端，疾病在另一端。任何生物都要经历健康、疾病、老化、死去的过程。每个人的健康状况都处在这个连续统一体的某一点上，而且时刻都在变化着。人类的健康受生理、心理、精神、感情、社会文化、环境等多种因素的影响。因此，1948年世界卫生组织将健康定义为"健康不仅是没有疾病和身体缺陷，还要有完整的生理、心理状态和良好的社会适应能力"。

每个人对健康和疾病都可能有自己的理解和定义，它受文化程度、宗教信仰、个人对健康和疾病的经历等方面的影响。护理人员应加深对健康的认识，因为护士有责任促进人类健康，减少疾病。

（四）护理

护理是护士与患者之间互动的过程，是科学、艺术和人道主义的结合。护理活动是有目的、有组织、有创造性的活动，其基本工作方法是护理程序。不同的护理学家从不同的角度给护理下了定义。

1859年南丁格尔指出"护理的独特功能在于协助患者置身于自然而良好的环境下，恢复身心健康"，1885年她又指出"护理的主要功能在于维护人们良好的状态，协助他们免于疾病，达到他们最高可能的健康水平"。1966年美国著名护理理论家韩德森认为"护理的独特功能是协助患病的人或健康的人，实施有利于健康、健康的恢复或安详死亡等活动。这些活动在个人拥有体力、意愿和知识时,是可以独立完成的,护理也就是协助个人尽早不必依靠他人来执行这些活动"。著名护理理论家奥伦说"护理是对人类的服务,是帮助人的一种方式,包含几个核心因素:服务性、艺术性、精湛性、知识性和技术性"。另一位护理理论家罗伊指出"护理就是通过控制各种内、外部环境刺激因素,促进人在健康和疾病状态下在生理功能、自我概念、角色功能和相互依赖四个方面的适应"。1970年美国护理学家罗吉斯提出"护理是一种人文方面的艺术和科学,它直接服务于整体的人。护理要适应、支持或改革人的生命过程,促进个体适应内外环境,使人的生命潜能得到发挥"。我国著名护理专家王琇瑛认为"护理是保护人民健康,预防疾病,护理患者恢复健康的一门科学"。

1980年美国护士学会将护理定义为"护理是诊断和处理人类对现存的和潜在的健康问题的反应"。

上述护理概念从不同角度阐述了护理的内容和范围。总之,护理就是满足患者的各种需要,增强患者应对及适应的能力,增进健康,预防疾病。

人、健康、环境和护理四个概念之间相互关联、相互作用,人是护理服务的对象,健康是护理工作的核心,人类赖以生存的环境又时刻威胁着人类的健康。只有把人、健康、环境和护理看成一个立体网络系统,才能探索出护理学的发展规律。

二、护理学的任务和目标

在护理学科不断发展和护理理念不断变化的基础上,护理学的目标和任务也发生了巨大变化。1978年世界卫生组织指出"护士作为护理的专业工作者,其唯一的任务就是帮助患者恢复健康,帮助健康的人促进健康",并提出健康与疾病的五个阶段中护理人员应该提供的护理服务。

(一)健康维持阶段
帮助个体尽可能达到并维持最佳健康状况。

(二)疾病易感阶段
保护个体,预防疾病的发生。

(三)早期检查阶段
尽早识别处于疾病早期的个体,尽快诊断和治疗,避免和减轻痛苦。

(四)临床疾病阶段
帮助处于疾病中的个体解除痛苦和战胜疾病。对于濒死者则给予必要的安慰和支持。

(五)疾病恢复阶段
帮助个体从疾病中康复,减少残疾的发生,或帮助残疾者使其部分器官的功能得以充分发挥,使残疾损害降到最低限度,达到应有的健康水平。

护理的目标是在尊重人的需要和权利的基础上,以人为中心,提高人的生命质量,维持和促进个人高水平的健康。护理的最高目标是面向家庭、面向社区、面向社会,提供全面、系统、整体的身心护理。

(赵 宏)

第三节　护理学的内容与范畴

护理学属于生命科学的范畴,包括理论和实践两大方面。

一、护理学的理论范畴

(一)护理学的研究对象

护理学的研究对象由患者发展到健康的人,由人的生理方面扩展到人的心理、社会、精神、文化等各个方面,即整体的人。由个体健康发展到群体健康(家庭、社区、社会),可以说,护理学研究的对象是全体人类。

(二)护理学与社会发展的关系

护理学的发展与社会发展相辅相成,社会的发展对护理学的发展提出了更高的要求,促进了护理学科的发展。反之,护理学的发展对促进社会发展具有一定的作用和价值。如人口老龄化、高血压等慢性疾病的增多加快了社区护理的发展,健康教育技巧、与人有效沟通等已经成为护士的基本技能之一,网络化、信息化提高了护理工作效率。

(三)护理专业知识体系与理论架构

自 20 世纪 60 年代以来,一批护理理论家经过不断的探讨先后建立了一些护理学的理论与模式,为护理知识体系的建立、学科发展做出了重要贡献。如以"人是一个整体""护理应提供整体性服务"为核心的奥伦的自护学说,罗伊的适应模式,纽曼的系统模式等。

(四)护理交叉学科和分支学科

护理学与自然科学、社会科学、人文科学等多种学科相互渗透,形成了一些综合型、边缘型的交叉学科和分支学科,如护理礼仪与美学、护理心理学、护理伦理学、精神科护理学、中医护理学、社区护理学、临床营养学等,扩大了护理学科范围的发展。

二、护理学的实践范畴

(一)临床护理

临床护理具体包括基础护理和专科护理两方面。

1.基础护理

基础护理是专科护理的基础,以护理学的"三基"(即基本理论、基本知识、基本技能)为基础,结合患者生理、心理特点和治疗康复的需求,满足患者的基本需要。如提供舒适的环境、病情观察、各种给药法、膳食护理、排泄护理、无菌技术等护理基础技术。

2.专科护理

专科护理结合临床各专科患者的特点及诊疗要求,形成了较完善的各科护理常规,如高血压护理常规、气管炎护理常规、胃溃疡护理常规等。目前各专科护理正日趋精细,如成立了显微外科、器官移植、重症监护等。

(二)护理管理

近年来,现代管理学与护理学交叉、融合,使护理管理发展迅猛。无论是护理管理者,还是各科临床护士都需要有现代管理的知识和能力,科学地管理护理工作中的人、财、物、时间、信息,提高护理工作的效率和效果。

(三)护理教育

护理教育的目标是培养合格的护理实践者,以保证护理专业适应未来发展的需要。护理教育一般分为基础护理教育、毕业后护理教育和继续护理教育三大类。基础护理教育包括中专教育、大专教育和本科教育,毕业后护理教育指岗位培训和研究生教育,继续护理教育是对从事实际工作的护理人员提供学习新理论、新知识、新技术、新方法的终身性的在职教育。

(四)护理研究

护理人员有责任通过观察、科学实验、调查分析等科学研究的方法改进护理工作,推动护理学的发展。

(五)社区护理

社区护理的对象是一定范围内的居民和社会群体,具体包括老年护理、婴幼儿护理、妇女健康指导、吸烟者的戒烟活动、慢性疾病及高危人群的预防保健等。通过采用临床护理的理论知识和技能,结合社区的特点,改变人们对健康的态度,帮助个体建立健康的生活方式,提高全民的健康水平。

(赵　宏)

第四节　护理学体系的构建

在前述研究基础上,为使所构建的学科体系具备现实可操作性,本部分研究首先考察国内相关学科体系设置现状,为学科体系构建提供现实参考依据。之后从护理学科体系的逻辑起点出发,依据"护理学二级学科准入条件",构建适合我国国情的护理学学科体系,并经专家论证,进一步完善该体系内容。

一、我国部分学科体系设置现状及启示

前述有关学科对护理学科的影响度分析已显示,护理学与临床医学、预防医学等学科的发展密切相关。因此,我们全面考察了新世纪相关学科体系的设置状况。

(一)资料来源与方法

本部分研究资料来自教育部相关官方网站及部分文献,包括专著、教材等。

(二)结果与分析

1.医学哲学视野中的医学构成

国内某教授在《新编医学哲学》中认为医学领域包括基础医学、应用医学、技术医学、人文医学四大领域或者说是四大学科群,应用医学包括预防医学、临床医学、康复医学、特种医学等学科。本研究认为该医学构成较为合理,符合医学的人文、科学双重属性,也是中华医学会提出的"环境-社会-心理-生物-工程医学模式"的集中体现,为护理学学科体系的学科群范畴划分提供一定依据。

2.部分学科分类状况

(1)学科划分依据具有多维性:临床医学的二级学科按照不同的诊疗功能来设置,包括诊断、治疗、保健、疾病临床治疗等,范围划分细致,内在逻辑是按照患者就诊流程来设置的,侧重对疾病的诊疗和处理。内科学下设三级学科是按照不同系统的器官疾病来划分,部分按照致病因素设置,如结核病学、变态反应学等。预防医学则按照公共卫生所涉及的对象、环节、场所进行设置,也没有统一的划分主线,侧重从人群的整体健康考虑,针对营养、消毒、环境、职业病、地方病等影响健康的因素进行研究。对于特殊人群,如儿童、青少年、妇女等则单独设置学科探讨其健康问题,侧重点在于防控。军事医学按照战争涉及的各个环节进行划分,同时依据不同的武器所致战创伤进行划分,未设置统一的划分依据。

人文社会学科的划分依据同样呈现多维性,如社会学中分出历史、方法、应用、比较及元学科(科学社会学),是按照学科的源起、实践、技术方法、对外横向比较、学科自身的理论思考这一逻辑而设置,即遵循本体论、方法论、客体论的思维模式。体育学科则从人文、社会、生物、竞技、教育等角度进行设置,涵盖体育现象涉及的各环节因素,也注重对中国传统的体育项目进行研究,较系统地体现了体育学科的综合应用性学科特色,涵盖体育实践流程、学科属性两条逻辑主线。教育学科有三条逻辑主线,一条是针对教育对象层级,分为学前、普通、成人、高等教育、职业技术教育、特殊教育学等;一条是针对教学过程,分为原理、技术方法、应用等;还有一条逻辑主线是针对教育知识演进历程,从科学学视角,分为基础、历史、方法、应用等维度。

由上述分析可见,国内学科体系划分具有多维性特点,各学科分别沿着对象、实践流程、科学学要素等逻辑主线进行划分,采用的是综合性逻辑主线。这一发现对护理学学科体系构建具有重要借鉴意义。

(2)新的研究生招生专业目录比国家标准更具宽口径特点:比较国家学科分类标准与2012年度硕士研究生招生专业目录发现,后者并没有严格按照国家标准设置招生方向,而是合并了相关领域。如治疗学与康复医学合并为康复医学与理疗学,治疗学不再单独设置。预防医学中原来13个二级学科合并为营养与食品卫生学、流行病学与统计学等5个二级学科,呈现宽口径特点,使对应的人才培养就业面较为宽泛。从这一些变动也可看到,国家原学科分类标准有一定的合理性,但随着社会发展与学科的进步,原有学科体系也会做出调整,使学科的知识体系、组织形态更趋合理。同时也发现,口腔医学从二级学科升为一级学科后,将原来的口腔材料学、口腔内科学三级学科改为口腔基础医学、口腔临床医学两个二级学科,较原来体系更趋合理、规范,涵盖内容较以前增加。人文社会学科的硕士研究生招生方向也具有宽口径特点。

这一特点与学科知识的整合与分化兼具趋势相一致,也说明2009年的国家标准同样是参考依据,但不能照搬,应依据学科实际状况重新合理设置。从这一点看,原国家标准内容中有关护理学科的设置仅可为本研究提供一定参考,但不能简单将原三级学科直接升格为二级学科,还必须经过严格论证,重新构建合理的二级学科体系,使培养出的护理人才避免专业视野过于狭隘、就业面过窄。

(3)二级学科之间具有一定的内在逻辑关系:尽管从整体上分析,各二级学科体系划分依据呈多维态,但各分支学科之间仍有一定的内在逻辑关系。如体育学学科体系按照体育领域涉及的人文、社会、竞技、训练及中国传统体育项目来进行设置,与体育的学科内涵相符合,主要按照体育实践活动的范畴来划分。

国内学者杨文轩总结认为,客观认识对象、研究方法、研究范围、研究目的、学科性质、学科特点、活动和实践形式、地域标准等是人们通常对学科分类的依据。本次研究发现,多数学科所选择的学科体系划分依据倾向于以活动和实践形式为依据,更多以综合性的划分依据来进行设置。如预防医学是研究预防和控制疾病、保持和促进健康,改善和创造有利于健康的生产环境、生活环境和生态环境的医学。研究重点为人群健康与环境(物理、化学、生物和社会环境)的关系。围绕该学科中心目的,下设重点人群(妇儿、老年、慢性患者群)卫生保健、营养卫生、环境与职业健康等二级学科,其共性是均围绕健康影响因素展开研究,如环境、年龄、营养状况等。发现这一特点,有助于本研究在构建护理学学科体系时,围绕学科本质内涵,按照一定的内在综合逻辑关系展开探讨。

二、我国护理学学科体系框架初步构建

(一)护理学学科体系的构建原则

在前述对护理学科的理论研究、历史研究基础上,参考国家学科分类标准中遵循的分类原则,研究者逐步形成了构建护理学学科体系的指导原则。总结为以下6个方面。

1.科学性原则

根据护理学科的本质属性特征及其相互之间的联系,按照科学的逻辑推理,划分不同的从属关系和并列次序,组成一个有序的学科分类体系。即基于护理学中人、环境、健康、护理四个概念构建理论体系,通过科学的研究方法论、抽象概念的理论建构、演绎与归纳思维的运用、实证精神引导,描述、预测护理现象的产生和发展及复杂实践内在的联系,充分展现护理学科体系的科学特征。

2.整体性原则

护理学的研究对象是接受卫生保健服务的人,而人同时具有社会属性和自然属性,因此,其学科体系应围绕"整体人的健康反应"而展开,以促进整体人的健康反应中的各实践环节为范畴,兼顾不同种类人群、不同场所、不同疾病阶段的患者的身心反应,包括生物、心理、社会、环境、技术等各种层面的健康反应状态,从整体思维角度全面构建护理学学科体系。

3.兼容性原则

考虑国内护理学科传统分类体系的继承性和实际使用的延续性,并注意立足国际视野,使学科体系具有适当的国际可比性。即综合经典的护理学科分类特点,辅以国内外前沿学科信息,尊重不同文化背景下的护理技术,使所构建的学科体系在一段时期内能够体现国际性、前沿性、继承性特点。

4.现实性原则

分析当代社会需求及近期发展趋势,在科学预测的基础上,注重突出护理学科体系的本土特点。即构建护理学学科体系必须立足于对当代社会需求和护理学科现实发展水平的分析以及近期发展趋势的判断,能为护理学科理论与实践提供指导框架和发展的空间。

5.扩延性原则

现代科学技术体系具有高度动态性的特征,即在当前大科学观、大医学观指引下,考虑到护理学新兴交叉学科、边缘学科不断随着科学发展而涌现,在学科体系中设置"其他学科",为新兴次级学科发展留出空间。

6.唯一性原则

在所构建的护理学科体系中,一个学科只能用一个名称,以免造成将来不必要的混淆。这也

是国家学科分类标准中采用的原则之一。

(二)护理学科知识体系的构建

1.护理学科体系推演的策略与过程

前述第二部分研究中,已确定将"人的健康反应"作为护理学学科体系的逻辑起点,通过分析护理实践过程,将护理学科知识体系分别沿人、环境、护理三条轴线进行交叉,在空间形成复杂的、立体的、网状的知识体系。据此,我们从体现护理本质的四个核心概念(人、环境、护理、健康)和两大属性(科学性和人文性)出发,以人的生命过程、人的生存环境和人的健康照护作为划分学科群和贯穿所有二级学科的逻辑主线,推演出完整的护理学科体系。

2.护理学科体系构成的诠释

(1)人文护理知识体系:护士面对不同个体或群体的复杂的健康反应,需要具备关爱精神、同理心、精湛技术和沟通艺术相结合的积极向上的生命力和职业情感,注重对患者的生命价值、权利的尊重及健康活动的促进和支持。即完整的护理实践要求护士具备良好的人文素养,能够深刻理解护理学科的本质内涵和神圣使命,善于与服务对象分享各种健康反应的体验,敏锐观察健康反应的变化、预测新的健康反应需求,并能尽力创造促进健康反应达到最佳适应状态的环境。这些能力与素养的培养,需要护士对护理学发展史、护理理论、护理哲学、护理伦理学、护理美学、护理社会学、护理管理学等知识有一定了解和掌握。而要较好掌握这些知识,传承护理人文精神,需要通过教师授课和示范,逐步引领护生走入护理学术殿堂。这一过程是护理实践中不可或缺的环节,需要专门探究提高教学质量的理论和方法,因而,护理教育知识与技能必不可少。

由此,我们推演出人文护理知识体系的内涵是主要研究护理实践中的人文、社会现象发生、发展规律的一组知识群,侧重对护理学信念系统知识的创新与传播。具体又可分为对护理学元理论知识即护理学原理以及与相关人文社会学科交叉的护理学跨学科知识,前者包括护理学史、护理哲学等,并将对护理科学的认识过程集中于护理研究知识中,以不断揭示护理学科的发展规律;后者包括护理学与教育学、管理学、经济学、社会学、信息学、伦理学等学科交叉而形成的跨学科知识。

(2)科学护理知识体系:这是以诊断和处理个体、群体的不同健康反应为主要内容的学科群。护士需要评估个体、群体的健康反应,与医师密切协作,通过药物、手术和其他方法促进个体、群体的健康反应达到最佳适应状态,并需同步运用人文护理艺术,通过与不同生理、心理、社会文化背景的个体或群体的互动交流,获得大量的有关疾病反应资料,从中归纳、整理、分析、提炼出不同疾病状态下的健康反应规律,以采取有针对性的护理干预措施。个体或群体的健康反应可因生命阶段或环境不同而细分出不同系统或器官的疾病、不同严重程度、不同病因所致疾病状态下的健康反应。

人包括个人和人群,人具有生理、精神心理、社会文化特征。其生理特征具体以处于不同生命阶段的人(孕产妇、婴幼儿、儿童、成人、老人)及其器官、系统功能的状态(消化系统、呼吸系统等)为特征,整体人与环境(人文社会环境、生态环境、物理环境)不断进行互动,从环境中获取能量、信息,从而具备不同的精神心理特征和社会文化特征,包括从事不同的社会实践活动,处于不同的文化背景中,形成特有的健康反应状态(健康、亚健康、疾病)。本研究认为,在所有人的特征中,生命周期是不可逆的过程,而精神心理、社会文化特征都是可以因环境变化而循环改变的,因此,注重以生命周期作为人的主要划分依据,相应地与母婴护理学、儿童护理学、成人护理学、老年护理学对应。人的精神心理与环境互动导致的健康反应变化规律与精神心理护理学知识相对应。

因个体与生存环境不断互动而出现不同的健康反应,故还应将生存环境区分为社区、战场、灾难现场等不同的物理环境,对应着社区护理学、军事护理学、灾难护理学等知识。同时,护士在处理人的不同健康反应时,会受到现代护理学与传统护理学两种医药文化的影响,包括中医、民族医学,这些传统医药文化已历经千年,形成了独立的理论体系;而西方医学在多数国家得以应用,形成与中医不同的另一种理论体系,由这两种医药文化背景下衍生的中国传统护理学与西方护理学也形成不同的理论体系。西方护理学已融入临床、社区护理学中,而中国传统护理学则需要独立探讨。鉴于中国是一个多民族国家,汉族、蒙古族、藏族、苗族等民族都具有独特的传统医药文化,形成了不同的护理特色,因此,从学科知识整体性角度考虑,应重视各民族的传统护理经验,侧重有关中国传统护理学实践的知识创新与传播。由此涉及中医护理、藏医护理学、苗医护理学等民族护理学知识。

处理不同环境、不同生命阶段的人或人群的健康反应,需要护士运用一定的诊疗照护技术,才能完成护理实践过程,因而护理诊疗知识不可或缺。现代医学模式将"环境、技术"因素纳入其中,可见现代技术对医学的渗透已达到相当重要的程度。本研究所界定的护理诊疗知识,包括经验、思维、理念、设备等所构成的操作程序与应急处理知识。依据前述中文大量关键词聚焦于"静脉输液""压疮"等现状以及日益增多的重症监护技术、血液净化技术等高精设备的操作与设备维护需求,本研究将基础护理学、健康评估、健康教育等知识列入护理诊疗知识,侧重从技术角度协助完成护理程序。

3.发展人文护理知识体系的紧迫性、可行性分析

前述有关中国护理学科演进历程分析表明,国内护理学科长期作为临床医学下的二级学科,其知识体系侧重临床医学与护理技术的融合,人文护理教育不足,制约了护理学科的健康发展。本研究将人文护理知识体系与科学护理知识体系并列,并将发展人文护理知识的现实紧迫性、可行性做一分析,简述如下。

(1)与人文医学同步发展的需要:首先从现代人文医学发展现状分析。现代医学目的包括预防疾病和损伤,促进和维持健康;解除由疾病引起的疼痛和疾苦;照料和治愈有病者,照料那些不能治愈者;避免早死和追求安详死亡;提供人文关怀。有教授早在1995年已经指出,医学应包括与其密切相关的社会的、心理的、人文的研究,才比较完备,也有教授提出将医学分为生命与健康科学、数学与技术、哲学与社会科学三大支柱;其他如邱鸿钟、苏占青等学者也都提出医学具有人文科学属性,必须将哲学、美学、伦理学等人文社会科学纳入医学研究范畴。WHO对医师提出明确要求:"21世纪的医师,应是优秀的卫生管理人才,患者的社区代言人,出色的交际家,有创见的思想家、信息家,掌握社会科学和行为科学知识的专业医师和努力终身学习的学者"。由此,我们可看到现代医学发展,日益注重对医学人文精神培养,护理学应与人文医学同步发展。

(2)适应护理学科发展现状的需要:从护理学科的现实需求分析。WHO 2000年发布的《护理工作范畴的报告》提出护理工作的范畴主要包括专业照顾、协助治疗、健康指导、沟通协调。而要实现有效的健康指导和沟通协调,必须具备一定的护理社会学知识。随着社会文明的进步,护士必须促进护理对象"生理的、心理的、社会的、道德的良好适应状态",而器官移植、基因技术、辅助生殖技术的推广应用,也带来一系列的道德伦理思考,需要进一步探究患者的道德适应及护士本身的职业道德问题。国际护士会的护理定义将参与政策制定、环境安全、健康管理等新元素融入护理实践范畴,拓展了学术视野。由此可见,医疗技术的进步,国际护理学的进展,已愈加重视

护理学的人文属性。

有学者认为："护士的护理哲理,影响其个人的专业发展。其信念系统及了解足以强烈地决定一个人在某种现象或情境的思考,而一个人的思考方式也是影响其行为抉择的强烈因素。"足见人文护理学对于护士核心信念的重要作用。国内胡雁教授认为,当前护理研究的发展趋势之一是关注文化因素和健康缺陷状况。护理人员越来越多地认识到,研究必须对人们的健康信念、行为、文化价值观、方言、语言差异尤其加以关注。因此,提高护理质量和学术水平,人文护理学将成为核心影响因素和关键内容。

(3)发展人文护理知识体系的现实可操作性:首先分析发展护理人文知识体系的组织建制平台。2009年1月,中国科协审议通过了成立中国科协"科技与人文专门委员会"的决议,是科学与人文并行发展的科学发展理念的直接体现,也为人文护理学发展提供了良好平台。2008年4月,北京大学医学部成立医学人文研究院,以多学科的视野和跨学科的方法来阐释当代医学技术、医疗服务和卫生保健事业所面临的社会、伦理、法律等问题,为护理人文知识体系的发展提供了组织建制、学术交流平台。

其次,分析护理人文知识体系研究现状。国内有1所院校开设护理伦理方向,3所院校开设人文护理方向,具有一定的人才培养基础。有《医学与哲学》杂志刊载有关人文护理研究文献,本研究的12种杂志均刊登有关《护理伦理》《护理与法》等文章,3种杂志开设专栏。《中国护理事业发展规划纲要2011—2015》指出,护理教育应突出护理专业特点,在课程设置中加大心理学、人文和社会科学知识的比重,增强人文关怀意识。原卫生部《护理临床实践指南》《实施医院护士岗位管理的意见》中均指出,应提高护士人文素养,提高跨文化能力,说明社会对护理人文知识体系的需求较高。

综上所述,发展人文护理知识体系,是护理学科升级为一级学科后的重要任务,具有一定的现实紧迫性、可行性,也是体现护理学科本质属性的重要举措。

(三)构建基于"护理学二级学科准入标准"的学科体系

上述基于逻辑起点推演的护理学科知识体系是一种自然状态。当我们与学科人才培养、层级管理联系起来的时候,该学科体系即呈现一种立体结构,每个学科的现有资源、学术影响力等会显现不同,从而使整个护理学科体系成为一个生态系统或"学科丛林"。现依据前述研究提出的"护理学二级学科准入标准",初步对次级护理学科进行层次划分。

1.依据护理学二级学科准入标准初步筛选二级学科

(1)依据条目"有5所以上'211'大学设置该领域研究方向"和"已培养3届本领域硕士研究生":前期分析国内护理学硕士研究生的招生方向设置状况时已发现,护理管理、护理教育、临床护理、社区护理、心理护理、内外科护理、老年护理、危重症护理、儿科护理均有10所以上高校进行该领域的研究,具体分析各"211"大学的护理学院的研究方向,发现上述研究方向有超过5所以上高校开设。将表中的部分研究方向合并,如"急救护理"与"危重症护理"合并为"急危重症护理学"列入成人护理学,将"肿瘤护理"与"内外科护理"合并为"成人护理"等,共提取出符合条件的备选二级学科8个,分别为护理管理学、护理教育学、精神与心理护理学、母婴护理学、儿童护理学、成人护理学、老年护理学、社区护理学。

(2)依据条目"有相应的科研论文参与国际学术交流":依据前期考察SCI论文的高被引关键词聚类情况,发现8门备选二级学科的关键词分布与国内CNKI关键词分布状况较一致,说明这几个学科相对较成熟,能够不同程度地与国际护理发展趋势衔接。

（3）依据条目"国内有相应的教材或专著出版，并在实践中应用4年以上"：参考国内护理学教材与专著状况并按学科分类，分别统计"读秀数据库"收录的教材与专著数量，发现最少的护理教育学教材与专著已达20本，其他备选二级学科的教材与专著数量均较丰富。

（4）依据条目"有对应的护理专业学术组织"：参考国内护理专业学术组织现状，发现8门备选二级学科都有相应的全国性学术组织，主要以中华护理学会各专业学术委员会为主，其中护理教育学科还有全国医学高等教育委员会护理教育分会对应，护理心理学有全国心理卫生专业委员会护理分会对应。

（5）依据条目"有对应的专科护理期刊或期刊专栏"：目前国内有《中华护理教育》《中国护理管理》《护理管理杂志》3种有专科倾向的期刊，重点收录护理教育、护理管理学科的文献，但也兼顾收录其他6门学科的文献，只是数量较少。

研究者重新检索了12种护理源期刊的专栏设置状况，发现8门备选二级学科中，成人护理学多归在"临床护理"栏目，母婴护理学多归在"儿科护理"栏目。多数期刊的"论著""调查研究""研究生论文精选"等栏目均收录8门学科的文献。

（6）依据条目"有明确的职业岗位（服务场所、服务对象、服务内容等）描述"和"开展相应的职业满意度或社会评价研究"：发现备选学科均在这一项中欠缺。该条目内容主要指有关学科对应人才的岗位描述是否有确切规定，相关的研究是否开展。依据现有文献资料分析，目前备选学科尚未完整描述职业岗位。说明这是整个护理学科发展中面临的挑战，也是国内专科化进程中逐步要解决的问题。但在国务院学位办自主申报二级学科申请表中，均要求填写这一项，说明所有二级学科都将关注这方面的研究，备选的8门学科也将按政府要求补充这一条目内容。

2.依据护理学二级学科准入标准对备选学科的论证资料汇总

结合前述提取的8门备选二级学科，逐一综合前期研究收集到的护理学科现状及历史考察资料，可见，8门备选二级学科符合"护理学二级学科设置准入条件"，且均有10年以上学科发展史。依据前期历史研究资料，民国时期已经开设的学科有内科护理学、外科护理学可归入成人护理学，助产护理归入母婴护理学，使学科史更为久远。这里没有列出"理论内涵"维度的论证资料，是考虑到该条目属于学科独立的首要条件，毋庸置疑具有独特的理论内涵，故未再论证。

3.新增2门备选二级学科的思考与依据

在分析护理学科知识体系时发现，部分学科处于相对重要位置且受当前国内卫生政策所引导，但因不完全符合"护理学二级学科准入标准"而未进入初筛的二级学科中。依据学科设置的现实性原则，从国家发展民族、传统医药的需求、国际环境变化的需求分析，课题组提出军事护理学、中医护理学2门护理学科作为备选二级学科。分别陈述如下。

（1）军事护理学概念及内涵：军事护理学是研究在战争环境中，对大批伤病员实施紧急救护的组织措施和工作方法；掌握对伤员进行战地救护的知识和技能，以提高战地救护质量，保护伤病员生命，提高救治成功率，降低伤残率的学科。其对象是战争环境下的部队官兵。主要任务包括战争条件下的医疗救护、伤病员的分类及后送；卫生流行病学侦查与调查；各种战伤的救护及并发症的预防和护理；核武器、化学、生物武器所致创伤及疾病的救护和预防；特殊环境所致疾病与损伤的救护与预防；战地各种传染病的预防、隔离和救护；各种内科疾病的救护与预防、战时急危重症的监测与救护；战时战争应激综合征的预防与护理。

（2）军事护理学发展现状：长期以来，因涉及军队保密制度等，军事护理学的学术成果推广、传播受到一定限制，但其作为军事医学与护理学交叉产生的学科，是满足军队指战员健康需求的必备学科之一。目前,国内已经有《解放军护理杂志》刊行,设有军事护理专栏。已成立有全军护理专业委员会,并自 30 年代已出版《军事看护学》教材,现代则有《野战护理学》《战创伤护理学》等特色教材。前述文献计量学数据已揭示,在前 50 名国内高被引文献作者中,来自军事院校与军队附属医院的高被引文献作者总数占到 28 名(56%),说明国内军队护理人员在推动护理学科发展过程起到不可低估的作用。在国内原来三所军医大学中,已进行了具有军队特色的野战护理学、急救护理学专业研究生培养并进行了若干军事护理学研究。第三军医大学护理学院的《高原、高寒、高温高湿、沙漠地区伤病护理与器材的研究》、武警总医院的《灾害国际救援护理研究与应用》分别获 2011 年度中华护理学会科技进步奖一等奖,在全部 41 个奖项中,来自军队的获奖课题有 8 项,接近 1∶5 比例。

在实践领域,据官方报道,2009 年军队卫生系统的 30 支医疗救护专业力量纳入国家应急专业力量体系,承担国家反恐维稳、抢险救灾、维护权益、安保警戒、国际维和、国际救援等应急卫勤保障任务,也从另一侧面描述了现代军事护理学的实践范畴及学科的现实重要性。据文献报道,美国军队的护理人员训练早已列入联邦发展计划,设立多个军事训练营,开展多种陆军、海军、空军护士专业训练,相比之下,国内军事护理训练尚有差距。郭建提出,鉴于我军在国家急救救援体系的地位,应加强我军灾害医学教育。和平时期的军事护理人员多次参加大型灾害事故现场救援活动,积累了丰富的灾区野战护理经验,应进一步进行规范军事护理学理论体系和应急训练,促进特种环境下的民众健康反应达到最佳适应状态。

(3)军事护理学作为二级学科建设的紧迫性:由军事护理学发展现状可知,该学科已基本符合"护理学二级学科准入标准"。随着现代战争日益复杂化及国际安全形势变化,军队在担负作战任务的同时,还要担负起维护社会稳定、抢险救灾、参加维和行动、打击恐怖主义等非战争军事行动任务,要求军事护理学随之快速成长,以培养胜任现代战争需要的军队护理高级人才。现代高技术武器的广泛使用,具有高速度、高效度、软杀伤特点,造成短时间内大量致伤且多处伤、多发伤、重伤和多器官功能损伤的比例增加;激光、声波、电磁等非致命武器导致新型战伤,使作战环境发生很大变化,作战部队的发病和疾病减员也发生相应变化。立足于新时期军事斗争准备的需要,目前急需建立应对陆、海、空立体化战争的立体化医疗救护体系,以保障国防安全。出于以上对国家安全考虑,本研究将军事护理学作为当前必不可少的备选二级学科列出。

(4)中医护理学的概念及内涵:中医护理学是以中医理论为指导,运用独特辨证施护、饮食调护、情志护理、养生保健等护理技术,处理和诊断整体人的健康反应的学科。主要秉承中医传统的整体思维、辨证施护哲学理念,具有独特的人体与健康、人体与疾病理论体系及艾灸、拔罐等护理技术,在疾病预防、日常保健、食疗养生等方面发挥出重要作用。

(5)中医护理学发展现状:1959 年南京出版第一部系统的中医护理专著《中医护病学》,80 年代后出版《中医基础护理学》《中医护理古籍汇要》《中医心理护理学》等专著。1985 年开设大专学历教育,1999 年开设本科中医护理教育。目前,中华护理学会已设有中医、中西医结合委员会,国内中医护理学教材达 90 种之多,广州中医药大学、北京中医药大学等已于 2006 年起招收中医护理学方向硕士研究生,部分中医护理学院已开始培养中西结合护理学方向博士,前述研究所用的 12 种护理源期刊中均刊载有中医护理学论著。1993 年中华护理学会举办的"全国首届护理科技进步奖"评审活动,评出"中药空气消毒液作用的临床观察与实验研究"等 6 项中医护理科研成果,填补了中医护理科研的空白。现有中医护理课程包括《中医内科护理学》《中医外科护理学》《中医儿科护理学》等,其理论体系正在逐步形成,甚至有专家呼吁将中医护理学作为一级学科以加快建设。

目前,中医护理学的学科建设还处于探索阶段,在许多学科发展的基本问题上存在着问题,如缺乏独立完整的理论体系,临床实践无中医护理特色,学科教育体系严重西化等。但促进该学科自组织演变的因素不断涌现,可能导致该学科快速发展,这一涌现因素即是国家政策与社会需求。

(6)中医护理学的社会需求分析:《国务院关于扶持和促进中医药事业发展的若干意见》指出,要大力加强综合医院、乡镇卫生院和社区卫生服务中心的中医科室建设,积极发展社区卫生服务站、村卫生室的中医药服务。在其他医疗卫生机构中积极推广使用中医药适宜技术。国家中医药管理局于 2009 年设立福建中医药大学、南京中医药大学附属医院的中医护理学科为重点学科。2011 年,中医护理学的相关内容被纳入执业护士考试科目,可见其在护理知识结构中具有相当重的分量。国内何国平认为,中医护理学在社区护理中拥有明显优势:预防为主的理念、广泛的群众基础、低成本的医药费用等。因此,尽管目前中医护理学的组织建制、学术传播、人才培养等各方面与前述 8 门备选学科存在一定差距,但因其独特的理论体系及政府的日渐重视,加之其在国际护理界的影响力逐步增大,从国情现状考虑,本研究将中医护理学列入新增的备选二级学科中。

4.依据"护理学二级学科准入标准"构建的护理学学科体系

依据"护理学二级学科准入标准"及新增二级学科分析,研究者提出 10 门备选二级学科,与前述"基于逻辑起点推演的护理学学科知识体系"衔接。

5.对 10 门备选护理学二级学科的论证——基于专家小组会议法研究

为进一步探讨所构建的二级学科体系的合理性,本研究进一步通过两轮专家小组会议对其进行了修订讨论。会议举行时间为 2012 年 10 月 25 天和 29 天,地点在杭州和北京,共有 27 位护理专家参加了课题讨论。专家平均年龄 47.41 岁,正高职称者 12 位(占 44.44%),副高职称者 15 位(占 55.56%)。职务分布情况为护理学院管理者 14 位(占 51.85%),护理学院教师 9 位(33.33%),临床护理管理者 4 位(占 14.81%),军校护理专家 5 名。

(1)关于护理学二级学科体系框架的专家小组会议结果:在专家小组会议上,各位护理专家对依据二级学科准入标准提出的学科体系框架进行了探讨。本研究中专家意见一致的标准为表示"赞同"专家人数达 25 人(92.59%)以上。结果共有中医护理学、老年护理学等 8 门二级学科获得专家"赞同"意见。主要争议之处在于军事护理学设置问题,以及部分专家对护理教育学提出质疑。另外,针对各门备选二级学科,部分专家提出一些个人看法供课题组参考。将在下部分内容中进行探讨。

(2)对有关二级学科及其争议的剖析及论证:通过分析专家意见的主题,发现存在争议的本质原因在于对备选二级学科的具体内涵理解不同,专家们主要从各自的学术视野来探讨学科体系框架。针对专家意见,课题组依据各二级学科的研究现状和社会需求,逐条进行了剖析,最后基本与专家达成较一致意见。

(3)关于军事护理学:有 5 位专家赞同其作为二级学科,16 位专家不赞同其作为二级学科,6 位专家对此表示不确切。专家争议问题:①军事护理学的主要内容依托外科、急救护理学,缺乏自己独立的研究对象和内容,不清楚军事特色究竟显现在哪里。②目前国内仅有 3 所军医大学护理学院,培养的护理人才与地方院校无特色区别。③战时军队医院仍需从地方招收大量地方护士,军护与普通护士在工作内容上和工作能力方面无明显区别。

军事护理专家认为,军事护理学因受制于保密等要求,很多课题、成果等不能发表,而只能在军队内部交流,无法让地方院校及医院的专家深入了解该学科属性。军事医学本身与临床医学、预防医学也有一定的重复,但不影响其发挥独特的军事特色,国内现有三所军医大学,本身已说明军事医学的特殊性。军事护理学部分内容与临床护理学内容有交叉,其特色在于适应野战救护及特殊战创伤救护需要,培养对象是军队护士,在身体素质、军事素质、战地救护能力方面与非军人护士有一定区别,知识核心是军事理论、战地救护技能、新概念武器伤救治、生物战防护、战争心理应激训练、立体化战争救护体系等,具有特殊的军事特色。现代战争环境已发生重大变化,涵盖了高原、沙漠、严寒、酷暑等极端自然环境,涉及新概念武器、生化武器、气象武器等特种武器引致的复杂战创伤。这些疾病都不是普通外科、急救护理学所能解决的问题。另外,随着我国海军力量的增强,医院船得以发展应用,使舰艇紧急救护、海水浸泡伤口的护理、潜水作业伤害的防护等救护需求随之产生,包括航空母舰使用中的伤员救护等技术,均需要军事护理知识。因此,军事护理学应作为二级学科加快建设。课题组将前面有关增加军事护理学作为备选二级学科的论证重申一遍,有 25 位专家表示赞同军事护理学作为二级学科。

(4)关于母婴护理学。尽管与会专家全部认同母婴护理学作为二级学科,但仍提出以下有关学科问题:①妇女保健学的内容不清楚;②助产护理学应独立发展,已经召开多次国际助产大会,助产士的需求很多,应按照二级学科层次来建设。

对此,课题组对母婴护理学主要内容重新做了陈述。传统的妇产科护理学一直是作为一个独立学科发展,涵盖了妇科、产科护理学知识,均面对妇女的特殊的生理和病理且两个亚学科的疾病多互为因果关系。现代妇女保健应从青春期开始,经过孕产期、围绝经期等,伴随妇女一生。因此,妇科与产科知识可作为一个整体来看待,其围生期关系到孕产妇和新生儿的健康,是预防出生缺陷、提高人口素质、保障母亲安全健康的关键阶段,需要特别的助产人员进行护理。其他有关妇女生殖系统保健则可在医院、社区、家庭开展,但不同于普通的成人保健。故考虑将传统的妇产科护理学划分为母婴护理(助产护理)、妇女健康两大领域。我国妇产科护理学自民国时期已经按照妇科、产科内容命名,涵盖妇女保健、生育健康两大领域,以母婴护理学为总称有一定概括性。

对于助产护理学科专家的意见,课题组赞同其关于助产士存在大量社会需求观点。世界卫生组织规定"每一例分娩都应该由熟练的助产人员进行"。在发达国家,助产士与生育妇女比例为 1∶1 000,而我国为 1∶4 000,可见我国助产士严重短缺。但目前国内从事助产护理的人员层次复杂,由大量非护理人员组成,具体实践范畴尚未明确,其组织建制有待完善,与本研究提出的护理学二级学科准入标准相差较大,故暂归入母婴护理学,其学科定位将视今后发展状况而定。

(5)关于成人护理学和急危重症护理学的关系。与会专家全部认同成人护理学可以作为二级学科,但需要进一步澄清以下问题:①国外现在有眼科专科护士、心血管专科护士、内外科专科护士,全部归于成人护理学是否合适?②急危重症护理学中也包括部分儿童、老年护理学内容中的危重症,怎么理清这部分内容的交叉?

课题组发言认为,成人护理学中主要涵盖内外科护理学、眼耳鼻喉口腔护理学等知识内容,为各分支学科常见疾病的护理理论与技术,主要以人体各系统功能为知识主线,如感官认知系统、消化系统、心血管系统等器官的功能反应及处理。国外已有眼科专科护士、心血管专科护士、内外科专科护士等人才培养标准及专科认证机制,是建立在较成熟的成人护理学基础上,进一步分化出亚学科而进行的人才细化培养形式。目前国内的成人护理学专科护士培养机制尚有待完善,其亚专科领域的执业标准及评价制度可能需更长时间的探索,将视社会需求、学科成熟度而逐步培养相应的心血管、血液净化、胃肠专科、神经专科护士等,即可以在三级学科层次培养专科护士。

关于急危重症护理学与儿童、老年护理学部分内容交叉的问题,有专家现场发言,提出前者主要处理临床紧急、危重情境下的患者健康反应,侧重综合考虑多个器官系统的协同反应并迅捷实施急救技术。而以生命周期为主线的护理学分支学科主要涵盖常见疾病的健康反应与处理知识,当涉及本学科内的危重症案例时,可主要放在急危重症护理学中。这与目前医院重症监护工作的常见模式相对应:专科病房收治普通疾病患者,而将那些有生命危险、需要密切监护的危重症患者转入重症监护病房(ICU)中。由此课题组认为,急危重症护理学是综合性学科,而老年、儿童护理学侧重常见健康反应的处理,其急危重症护理知识一般集中在急危重症护理学内容中,不会有过多交叉内容。

(6)关于老年护理学与社区护理学的关系:有25位专家赞同将老年护理学作为二级学科对待,2位专家不赞同。而对社区护理学,则全部赞同其作为二级学科。专家提出以下意见供课题组会后思考:①老年护理学与社区护理学究竟有什么区别?可否要合并?②社区与医院是对应的,这里与前面的生命周期主线有逻辑交叉,知识内容是否有重复?

针对专家的思考意见,课题组做如下分析:社区护理学包括老年群体的健康卫生工作,但仅仅是其中一部分。其研究对象是不同生命周期的人群的健康、亚健康状态反应,侧重对影响人群健康的环境因素、行为因素进行研究,包括群体、社团、社区医疗环境等,而老年护理学的研究对象是65岁以上老年人的健康反应规律及常见健康问题。前者更注重老年群体的健康问题,方法是优化环境来促进群体的健康,后者则是更关注老年个体衰老过程中的功能衰退与疾病过程的特殊问题。重点提供更适合老年生命阶段特征的护理干预。

当前我国人口老龄化进程加快、老龄人口基数大、慢性疾病患病率高,面临着不断增长的老年人医疗卫生需求与保障服务能力不相适应的严峻挑战。因此,当社会对老年护理学的现实需求成为重要的涌现因素时,该学科自组织演变过程可能会偏离常规而加速发展。依据构建学科体系的现实性原则,应将老年护理学作为二级学科加速发展。

此外,从现有国家政策分析看,国内社区护理学将更多融入公共卫生学元素,重心前移到预防干预,关注基层人群健康。如《2012年中国医学科技发展报告》中指出:"我国的卫生人才规划将基层医疗卫生人才发展作为首要任务,突出公共卫生机构人才队伍建设。"充分说明卫生部门已从国家宏观管理高度,将培养公共卫生及社区基层人才作为战略重心。学者杨晓媛在国内第一本《灾害护理学》中提出,经历2008汶川大地震后,护理学专家总结发现国内严重缺乏灾难护理学和专业急救护士、公共卫生护士,这是灾害救护实践对社区护理教育提出的严峻挑战。另据原卫生部调查资料,国内居民总体健康素养较低,每100人中不到7人具备健康素养。其中慢性病预防素养得分最低,仅占4.66%。我国先后出台《关于疾病预防控制机构指导基层开展基本公共卫生服务的意见》《关于印发"十二五"期间卫生扶贫工作指导意见的通知》等文件,将"实现全民均等的基本公共卫生服务"纳入重要规划,要求护理人员在广大乡镇、农村地区配合基本公共卫生服务工作,公共卫生护理学内容将逐步成为社区护理学的重要内容,而职业健康护理学、学校护理学等也将逐步得到发展。可见,公共卫生护理学将作为社区护理学的主要领域而发展。

经上述分析可见,社区护理学与老年护理学、成人护理学、母婴护理学均各有侧重。护理知识本身是一个整体,人与环境总处于互动之中,势必互有交叉,由此使学科边界有一定重叠交错,不能截然分开,这与知识分化与综合交叉发展趋势相一致。

(7)关于护理管理学:有25位专家赞同其作为二级学科,2位专家不赞同。主要质疑问题是:①护理管理学是否应归于人文社会学科?②任何专科护理都涉及管理知识,是否应作为护理人才的核心基础学科,而不是专科化方向?③仅仅学习护理管理学科,脱离临床专科知识,是否就能胜任护理管理工作?

表示赞同的专家认为,随着"经验式管理"向"科学化管理"发展,国内护理管理学已逐步成熟。随着信息技术、经济成本核算、护理产业等新知识的渗透影响,护理管理人员面临更新知识结构的新挑战。与会专家有不少是医院现任护理管理者,其最后一个提问,是基于这样的思考:如果护理管理学作为二级学科,其人才直接对应护理管理岗位,缺乏临床经验和管理经历磨炼,是否能胜任管理工作?

课题组认为,以上问题涉及对护理管理学人才的培养定位。护理管理学主要分为护理行政管理、临床护理主管两大领域,涵盖护理组织行为学研究、护理领导学研究等内容。现有实践符合护理学二级学科准入标准。专家提出的思考问题涉及医院对护理管理人才的聘用、培养机制因素,需要相应的配套制度改革来保障护理管理学的全面发展。

会后课题组补充资料发现,原卫生部于2010年首次批准护理人力资源配置、护士动态管理、绩效考核等研究课题,2012年我国开始实施"百万护理人才计划",加大科学管理培训力度,显示国内对护理管理科学化、专业化趋势的密切关注。护理管理学属于人文护理知识体系,是每位护士应具备的核心知识。当承担护理管理角色时,则需通过跨学科知识学习,进一步提高管理能力。故赞同专家意见,可将护理管理学作为核心基础学科。

(8)关于护理教育学:共有22位专家赞同其作为二级学科,5位专家不赞同。其主要问题为:①现在的护理教师以讲授专科护理知识为主,教学技能是所有教师必备的,教师资格证是全国统考,但统考内容并不是护理专业的,而多为教育学内容。是否有必要设置为二级学科?②目前的护理教师与其他师范院校毕业的教师差别在于护理专业知识,教育技能、教育心理学理论基础等差别不大,是否能作为二级学科发展?还是应放在教育学科中,作为一个职业教育学分支来看待?③医学教育比护理教育工作开展得早,但医学教育尚未成立医学教育学科,专业目录中也没有医学教育学专业。是否需要设置护理教育二级学科?作为一门课程是否更合适?

与会专家对护理教育学的质疑较多。课题组主要针对第一个问题进行了回答,认为护理教育学在国内已有多年实践,从学术底蕴、成果积累等方面,已达到本研究所提出的"护理学二级学科准入标准",不是有无必要设置的问题,而是客观的学术积累要求。关于护理教师的资格证与专业特色衔接不够紧密问题,专家的提问令人深思,提示我们应进一步研究国内护理教师的胜任力标准,作为一个专业去发展其执业标准。

针对第二个问题,课题组会后分析认为,护理教育学既包含教育理论、技能,也包括护理学知识、技能,其护理专业特点更加明显。从现实需求角度分析,护理人才教育规模和层次结构需求发生变化,国际化趋势日益明显,如2009年原卫生部人才交流中心引进国际护士执业水平考试,使国内护理教育者了解到国际护理教育体系、概念和方法,进一步思考与国际护理教育衔接问题。如何培养双师型护理教师?可否设置医院护理教育专科护士岗位?诸多问题都需要通过专门的护理教育研究来回答,而如果作为职业教育学分支,则无法解决此类专业问题。因此,护理教育学不能作为职业教育学分支,但可以运用其职业教育研究成果,融入护理教育实践中。

关于将护理教育学与医学教育作类比问题,课题组专门查阅了相关资料,发现医学教育学的实践历史比护理教育学更长。中国的医学教育始于南北朝,至今已有 1 500 年历史,20 世纪 80 年代初,国内已经建立几个国家级医学教育研究和发展中心,如北京医科大学、中山医科大学等,至今发挥医学教育改革的示范作用。目前医学教育研究开展得也很多,如 2011 年有关医学教育的期刊文献有 939 篇,探讨医学教育问题的硕博士论文有 53 篇,而同年护理教育期刊文献 552 篇,护理教育方向硕博士论文 35 篇,数量规模低于医学教育研究文献。国内第一部《医学教育学》由王桂生、关永琛主编,于 1985 年出版,比《护理教育学》出现要早;2000 年苏博等主编《高等医学教育学》、黄亚玲主编《现代医学教学方法学》出版,并有专业学术期刊《中国高等医学教育》等提供医学教育交流平台,国外已建立了多个医学教育硕士培养项目。我国于 20 世纪 80 年代在北京医科大学首次开展医学教育硕士教育,20 年后,中国医科大学医学教育研究中心第二次开展"医学教育硕士班"。因此,医学教育学作为独立学科的条件早已成熟。

至于国内多数院校未设置医学教育学二级学科的原因,本研究认为,这与学科培养人才的性质及师资状况有关。现有的医学教师多为临床医师,更注重临床实践经验和技能的传授,医学教育更多表现出研究倾向。而目前多数临床护理师资因学历、教学素养等限制,尚无法承担大学护理教育任务,因此,需要专职护理教师承担教育重任,这是护理学科现状的需求。因此,护理教育学应作为独立学科发展,兼顾教师培养与研究任务,促进护理教育发展。

护理教育学也属于人文护理学知识体系的重要领域,可视为护理学核心基础学科,是每位护士应掌握的核心知识内容之一。当承担教师角色时,则应通过专门的教育技能训练及教育理论学习,进一步探讨护理教育现象中的问题,提高教育质量。

6.综合逻辑推演、专家意见后的护理学学科体系

前期由"人的健康反应"这一逻辑起点出发,沿着人、环境、照护三条交织的主线,推演出护理学学科知识体系。继而依据"护理学二级学科准入标准"及专家会议论证,课题组提出 10 门护理学二级学科。

成人护理学涵盖的三级学科数量最多,其他二级学科以研究方向居多,较少有相对独立的三级学科,且临床护理学二级学科群涵盖的二级学科也最多,这与前面的学科影响度分析结果一致。军事护理学、中医护理学包含的三级学科或研究方向都较少,说明这两个学科群需要加强建设投入。国家学科分类标准中提出,"标准中出现的学科分类层次和数量分布不均衡现象是各学科发展不平衡的客观实际所决定的。"同理,部分知识领域下二级学科、二级学科涵盖的三级学科数量的不均衡,也是由于各二级学科发展不平衡的客观实际所决定的。部分三级学科如急危重症护理学、手术室护理学等,在发展到一定阶段后,可能会升级成为二级学科,这符合学科演进的规律。因此,该学科体系是一个动态发展的知识体系,与学科的人才培养、知识创新、知识传播、社会需求的变化密切相关。

三、研究小结

护理科学的分化已经有了近百年的历史,不断随着社会、经济、科技发展而演变出新的分支学科。相对而言,部分分支学科较成熟,有的则显得稚嫩,在新的历史条件下,成熟学科要求有新的发展,相对稚嫩学科要求迅速成长。随着护理实践与理论发展,随着相关实践领域理论与实践的发展,护理科学的分化还将继续。故本研究所展示的护理学学科体系,只是当前护理学科大致的面貌。可以预见,当学科发展的学术环境适宜、配套机制改革得以顺利运行时,新的分支学科仍将涌现,一个时期后护理学学科体系的知识内容将更加丰富、涵盖的学术空间将更为广阔。因

此,本部分研究重在引入一种构建护理学学科体系的策略,基于可持续发展观来分析护理知识分类,为护理实践发展指引方向。

(赵　宏)

第五节　护理学体系的发展框架及研究策略

在研究中美护理演变历程及特点的过程中,研究者发现学科发展历程与生态发展过程极其类似。各层级学科知识之间的消融、渗透、移植交叉以及学科自身的成长、成熟过程,也具有一定的生态特征。护理学科不断汲取相关学科的营养,促进自身学术空间的拓展,与临床医学、预防医学及相关人文社会学科之间也呈现"共生、共荣"趋势。由此,本研究尝试从生态学角度,提出护理学学科体系发展框架及发展策略。

一、本部分研究的理论基础——生态位理论

(一)生态位概念及起源

生态位的概念是由格林内尔(J·Grinnel)于1917年首次提出的,是生态元(可以是生物种群,也可以是其他的生态要素)在区域生态可持续发展过程中的地位、作用和功能以及与其他生态元的相对关系。目前,生态位一词已被广泛应用于政治、经济、教育、城市规划等领域。我国学者朱春全提出生态位是生物单元在特定生态系统中与环境相互作用过程中形成的相对地位和作用。即生态位是生物种群在生态系统中的空间位置、功能和作用,是生态系统结构中的一种秩序和安排。

生态因子也称生存资源,主要是指物种生存所需的各种环境条件,即环境因子中对生物的生长、发育、行为和分布有直接或间接关系的环境要素。根据性质,将生态因子分为气候因子、地形因子、土壤因子、生物因子、人为因子五大类。气候因子包括光、温度、水分、空气等,地形因子指地面的起伏、坡度、坡向等,通过影响气候和土壤,间接影响植物生长和分布。生物因子包括生物之间的各种相互关系,如捕食、寄生、竞争和互惠共存等。人为因子指人类活动对生物和环境的影响。

生态因子具有四大特征。①综合性:每一个生态因子都与其他因子相互影响、相互作用,任何一个因子的变化都会在不同程度上引起其他因子的变化。②非等价性:对生物起作用的诸多因子中,有1~2个是起主导作用的,称为主导因子,其改变常会引起许多其他生态因子发生明显变化或使生物的生长发育发生明显变化。③不可替代性和互补性:生态因子不可缺少,也不能互相替代。但某一因子的数量不足,有时可靠另一因子的加强而得到调剂和补偿。④限定性:生物在生长发育的不同阶段需要不同的生态因子或生态因子的不同强度。故某一生态因子的有益作用常只限于生物生长发育的某一特定阶段。

(二)生态位理论核心内容
1.共生及协同进化理论

在生物学中,"共生"被认为是两种生物或其中的一种由于不能独立生存而共同生活在一起的现象。当共生关系高度发展时,共同生活在一起的两种生物会在生理上表现出一定的分工,并

且在组织形态上产生一些新的结构。而协同进化是指在物种进化过程中,一个物种的性状作为对另一物种性状的反应而进化,而后一物种性状的本身又作为前一物种性状的反应而进化的现象。

2.生态位竞争理论

当物种共同利用的资源有限时,物种间将形成一定范围的生态位竞争,通过选择和进化,实现共存。具体包括生态位重叠(指不同物种的生态位之间的重叠现象或共有的生态位空间,即两个或更多的物种对资源位或资源状态的共同利用)、生态位移动(指种群对资源谱利用的变动。种群的生态位移动往往是环境压迫或竞争的结果)、生态位分离(指两个物种在资源序列上利用资源的分离程度)等过程。

(三)生态位理论在学科建设研究中的应用

1966年英国教育学家阿什比首次提出"高等教育生态"的概念,1976年美国哥伦比亚师范学院院长劳伦斯·A·克雷明提出教育生态学概念,自此教育生态学在全球范围内得以应用。近年来,知识生态学在构建学科体系中得以逐步应用。知识生态学是研究知识体系的生长发育、动力机制、形态结构、演化机理及其与环境关系的一种拟议中的新学科,认为学科与学科之间、新知识与旧知识之间的关系也像生物与环境之间的关系一样,既相互影响,又相互调和,因此,可以将这种现象称为知识生态现象。

国内有学者认为,大学中的学科具有生态现象。大学应该坚持平衡与适应、开放与优化、多样与综合、交叉与渗透的学科发展观,按生态规律推进学科发展。与之类似,也有学者从不同角度论证了大学学科系统的生态特征。以下是从学科生态位研究中提取的重要概念。

1.学科生态位概念

有学者提出学科生态位概念,即特定时间内学科在学科系统中与社会环境及其他学科交互作用过程所形成的位置、职能、作用及相互关系。在各种环境要素的推动下,学科生存的环境发生变化,学科自身及从环境中获得的资源也随之发生变化。

2.学科生态因子概念

学科生态因子是指组成学科生态位的各种要素,其数量的多寡、质量和结构的优劣,直接决定了学科生态位的状况。学科生态位之间也存在邻接、重叠、包含、分离等几种关系。学者王崇迪从教育生态学角度,将影响高等教育质量的生态因子分为内部因子、外部因子两类,前者包括主体因子即教师与学生,载体因子即知识;后者包括环境因子即社会和家庭、管理因子即教育管理的制度、方法和人员。可见,学科生态因子是借用生态因子的概念,将各种影响因素分别命名,注重的是内在相似性,并不局限于采用固定的人为因子、地形因子等生态学术语。

(四)生态位理论在本研究中的应用

本研究主要从学科生态位角度探讨学科发展策略,借用生态因子概念对影响护理学科的关键因素进行分析,运用生态系统概念描述护理学科体系的整体均衡发展状态,以帮助护理学者树立学科的可持续生态发展科学理念。

二、我国护理学学科体系发展框架研究

(一)理论框架前期研究

1.基于历史研究法,提炼出影响美国护理学科演进历程的关键因素

(1)知识创新贯穿学科体系发展历程。

(2)护理学术组织引领学科体系发展。

(3)重视护理人才培养是学科体系发展的核心内容。

(4)政府支持是学科体系发展的主要驱动力。

(5)高度关注护理社会需求是学科体系发展的前提保障。

2.基于历史研究法和内容分析法,提炼出影响国内护理学科演进的关键因素

(1)中华护理学会对国内护理学科体系发展影响深远。

(2)对外开放促进了护理学科体系演进。

(3)护理科研发展缓慢制约护理学科体系演进历程。

(4)人文教育不足影响护理学科体系的健康发展。

3.基于理论研究法,抽象出构建护理学学科体系发展框架的理论前提

(1)护理学科发展的源泉在于创新。

(2)学科发展需要良好的学术环境。

(3)学科发展的核心任务是知识传播和知识创新。

(4)科研经费投入量与产出量成正比关系。

(5)学科发展有一定的生命周期,伴随生态位的扩展而成长。

(6)学科发展的核心因素是人才。

(7)学科发展的驱动力是社会需求。

(8)学科发展受社会、经济、技术、文化等因素影响。

4.基于护理学的定义和学科影响度,探讨学科体系的成长路径

护理是向不同年龄的、来自不同家庭、群体和社会的健康或生病的个体提供自主性和合作性照顾,包括健康促进、疾病预防、患病、残疾和临终者的照顾,同时承担维护、促进环境安全,参与健康政策制定的研究,患者的健康管理和教育等主要任务(国际护士会),护理学则是研究以上护理现象的科学知识体系。结合前期学科影响度研究结果,护理学知识持续不断地与人文、社会、自然科学、医学等学科进行交叉,形成新的知识增长点,由此促进护理学科体系不断汲取跨学科知识营养而成长、成熟。

(二)护理学科体系发展框架的形成步骤

1.首先运用理论研究法,提炼出五个学科生态发展的基本概念

通过系统学习生态学相关理论,思考其概念、原理对于护理学科建设的启示,初步界定了发展理论框架的五个核心概念。

(1)护理学科生态位:指特定时间内护理学科在学科系统中与社会环境及其他学科交互作用过程所形成的地位、职能、作用及相互关系,可以看作是护理学科随历史演变、发展形成的对环境适应能力大小的环境效应的定位,是展现护理核心竞争力的重要组成部分。

(2)护理学科生态因子:指组成护理学科生态位的各种要素,包括教育、科研、对外开放、政策、法令制度等生态因子,直接影响护理学科的成长、成熟状况。每一生态因子下,又涵盖若干次级生态因子。护理学科的生存状态即是其生态位不断延伸与萎缩的结果,受到所处地域的气候因子、土壤因子、人为因子等生态资源影响。人才是学科发展的核心基础,任何创新与实践都基于培养人才的教育过程中,与植物生长离不开土壤一样重要,故以土壤因子比拟教育因素;科研状况与学术氛围有关,故以气候因子比拟科研因素;学术组织和对外开放因素受到社会环境、经济、理念等因素影响,对于知识传播过程有重要影响,类似于植物成长的地形复杂状况,缺乏有效

的学术组织和对外开放环境,可视为高寒偏远地形,而学术组织活动频繁、对外开放渠道多的学科,可视为温暖湿润地形,该学科的成长将更加顺畅,因此,以地形因子比拟学术组织和对外开放因素。政策、法令的制定主要是人为活动,故比拟为人为因子;而学科知识不断受到其他学科影响,类似于生物种群之间的相互作用,故以生物因子比拟学科内涵。这里的生态因子比拟各种影响因素,仅是研究者个人的观点,侧重突出影响学科演进的各关键因素的重要性。

(3)护理创新:创新是在原有资源(工序、流程、体系单元等)的基础上,通过资源的再配置,再整合(改进),进而提高(增加)现有价值的一种手段。本研究将护理创新界定为通过重组已知的护理资源(信息、能量、物质资源),产生护理新事物、新思想的活动,包括护理理论创新、技术创新、机制创新三个维度。其本质是突破旧的思维定式和常规流程,核心是"创造"。

(4)护理理性思维:理性思维是在表象、概念的基础上进行判断、推理的思想活动,是人们把握客观事物本质和规律的能动活动。本研究将护理理性思维界定为一种有明确的思维方向和充分的思维依据,能对护理现象进行观察、比较、分析、综合、抽象与概括,进而把握现象本质和规律的一种高级思维形式。

(5)护理学科生态系统:由护理学科之间、学科与其生态环境之间相互作用、相互影响而形成的一个整体性的生态系统。护理学科体系可看作一个与周围环境不断进行能量流动的复杂生态系统,具有开放性、整体性、动态性特点,各分支学科不断从外界环境如经济、政治、文化等交换信息,汲取相关学科知识营养,拓展知识深度和广度,从而促进整个学科体系发展壮大,同时,各分支学科之间通过竞争、合作,保持动态的生态平衡。

2.分析概念之间关系,绘制简图

运用概念分析法,从概念内涵及概念间的逻辑关系考虑,初步绘制核心概念之间的关系图。之后,围绕核心概念,结合理论前提,运用类比法,将学科发展因素融入学科成长过程,构成护理学学科体系发展框架。

发展框架自下而上呈树状,树干由护理实践、新知识点、知识单元、护理学次级学科、学科群及生态系统组成,类似生物机体的基因、细胞、器官、机体、种群、群落、生态系统发展过程。护理实践是学科知识的源泉,理性思维与创新是学科萌生、成长的根基,位于树根部,围绕"促进人的健康反应达到最适状态"学科主线,在教育、科研、对外开放等六种关键生态因子的作用下,学科知识点逐步扩展为研究领域,直至成长为一门独立的分支学科。树冠上端为护理学科体系的整体生态位拓展,与临床医学、基础医学等学科共生共荣,形成学科丛林,最终促进护理学科体系的繁荣发展。因此,学科之树顶端生命活力与树根、树身的生长是一体化进程。

三、护理学学科体系发展策略——基于学科体系发展框架的应用研究

以上从生态学视域揭示我国护理学学科体系发展路径和主要影响因素,为各级机构制定系统的护理学科发展策略提供了理论思路。在微观层面,可结合护理学各分支学科的生态因子现状,从次级生态因子入手,逐项提出有针对性的发展改革策略;在宏观层面,关注各相关学科知识发展,围绕"人的健康反应"这一本质内核,不断与其他学科进行合作,催生新的知识增长点。运用该发展框架,本研究提出以下学科体系发展策略。

(一)巩固学科基本要素,奠定学科成长根基

护理学科之树的根基,直接决定了学科的成长动力和发展状态。上述发展框架粗略地将影响学科发展的因素分为六个生态因子,但各因子间存在复杂的相互作用,同样具有综合性、不可

替代性、限定性等特征。因此,各生态因子及其涵盖的次级生态因子均对护理学分支学科、护理学科体系的生态位产生重要作用,在推进学科演进历程中,均应引以关注。以下结合本研究前期考察结果,从宏观角度分析拓展学科生态位的策略,以期为学科建设提供一定的发展思路。

1.护理教育联手学术组织,营造学科发展适宜土壤

目前我国的护理教育体系初步完善,处于规模扩展向内涵式发展的转型时期。护理高等教育作为学科发展的基石,其核心在于培养人才的质量。依据次级生态因子的分类,不同层次的护理教育近期可侧重培养机制、实践技能、知识结构、教育评价四方面的改革,如不同学位类型的研究生培养机制改革、实践教学模式、课程设置中的人文社科知识比重、办学水平评估与护理学专业认证等。学科发展的核心是创新,因此,注重创新思维和创新能力培养,增进护生对护理实践的理性思考,是推动学科发展的关键因素,而诸多改革举措的关键依据则应是社会需求,即护理教育应紧贴临床、社区需求进行人才培养模式的改革。通过本研究资料分析,课题组认为,在护理教育中结合护理学术组织的作用,可作为推进护理学转化进程的必经路径。

长期以来,护理学课堂教学与临床实践的衔接不足,成为制约护理学科发展的瓶颈问题。结合前述历史研究提示,各级学术组织在专科化进程中发挥了重要作用。如美国护理教育联盟与各护理专业学术委员会共同制定《不同护理专业领域的初级保健能力》《精神心理健康护士核心能力》标准等,为高级护理实践人才培养提供依据,美国护士协会为争取护士的福利、政治地位等做出不懈努力。鉴于当前护理学会组织已日趋健全,建议有关部门可考虑进一步挖掘各学术组织的潜能,通过科学研究,制定国内专科护理执业标准并尽快与高级护理实践人才培养衔接。以创新能力培养为主线,以贴近临床和社区需求为宗旨,以专科护理实践标准与核心知识、能力要求为指导,合理设置护理课程体系,完善毕业生与专科护士认证的衔接机制。教育改革的主导思想可考虑以下思路:在深刻把握护理学科本质属性基础上合理设置课程体系,突出人文社会学科知识的重要性。在合理的学科体系框架内,有针对性地推进成熟学科提高层次,扶助薄弱学科成长,催生新的学科知识增长点,营造学科发展适宜的土壤。

2.以实践反思引领护理科研,营造学科发展的适宜气候

护理学科知识来源于实践,这在学科发展框架中已明确显示。而由实践形成系统的知识,需要实践反思。尤其是临床实践反思,对于提高护理人员评判性思维能力及促进创新思维具有重要影响,其中循证护理实践是关键环节。依据前期对国际护理学科四种形态的分析,课题组建议从循证护理教育入手,在学历教育、继续护理教育项目中融入循证理念和循证技能训练,以引领护生、护士对临床情境进行专业思考。这将成为我们提高护理科研能力的切入点。此外,我们呼吁相关部门加大护理研究经费投入,协助建立一定数量的护理科研机构,提高学术刊物的发行质量并缩短出版周期,以加快科研成果的交流与转化,促进形成良好的学术气候。结合国外护理研究基金来源考察,建议可依托护理专业学术组织等机构,进一步拓展科研课题资助渠道,包括向社会、慈善机构、企业等寻求资助。目前,中国卫生和计划生育委员会下属有中国健康促进基金会、中国初级保健基金会、中国癌症基金会等,与护理学科体系建设有一定的共性目标,可考虑作为护理学跨学科研究的合作伙伴,为营造学科发展的适宜气候提供平台。

(二)拓宽生态资源,加速护理学科的国际化、制度化进程

护理学科生态系统具有复杂性系统特点,与外界环境不断进行能量、信息、物质的交换,以维持生态平衡。该生态系统具有开放性、非线性、动态性特征。因此,该生态系统必须加强对外交流,同时通过法令、制度保障各种能量、信息交流的顺畅运行。对外学术交流可以视作引入"负

熵",促进生态位不断拓展,逐步实现国际护理界主流接轨;建立规范的学科制度,将为学科沿着正常轨道运行提供边界线。我国近年已陆续选派护理人员到欧美国家访学,但其所占全国护士总数比例仍很小,无法满足国内护士大量的学习需求。对此,课题组建议可建立长期稳定的护士海外留学或研修项目,资助优秀护士深造的同时,也带动提高国内护士的职业荣誉感及学术素养,推进护理国际化进程。此外,瞄准国外一流的护理研究团队进行深度合作,渗透、移植先进的科研管理经验,也将有利于带动国内护理科研进入新的轨道。这些都需要规范化的培养机制、科研机制来保障运行。国外先进经验是否能够在国内推广应用,也需要一定的制度保障,与本土文化、理念相融合。因此,争取政策支持,优化健康职业环境,提供护理能级进阶平台,拓宽学科的生态资源,加速护理国际化、制度化发展,是关系国内护理学科建设水平的重要策略。

(三)汲取跨学科知识营养,促进护理学科丛林繁荣发展

如前述框架所示,学科之树成长的主干是围绕"促进人的健康反应达到最适状态"目标而开展的各种创新实践。当前医学发展呈现学科整合与分化并存趋势,护理学科也将由于其人文、自然学科属性而不断与相关学科知识交叉发展。建立护理学科交叉共生机制,使护理学与人文、社会、工程、技术等学科相互促进,是拓展护理学科生态位的关键环节。Beckstead通过对护理理论家的调查发现,其理论中运用最多的是有关心理、生物、哲学知识,显示出相关学科对发展护理学知识的重要作用。众多学科发展经验也揭示,学科发展往往最先源于学术交叉点,学科体系的繁荣发展,与学科生态系统中每一次级学科有关,也与相关学科的营养供给状况有关。当今护理学科的发展,不再是孤立的自身发展问题,应充分考虑社会健康需求,顺应卫生政策的发展趋势与医药卫生体制改革的需要,充分考虑市场经济、生态环境、社会导向对护理专业的影响,因此,需要我们不断汲取跨学科营养,才能促进护理学科丛林的繁荣发展。

四、研究小结

本部分研究基于前期历史研究结果,采用理论研究方法,从生态学视域提出我国护理学学科体系发展框架,涵盖了护理学学科体系发展的影响因素和发展趋势。据此框架,提出国内护理学学科体系建设的三项发展策略,作为发展框架的应用实例。本研究引入护理学科生态因子、生态系统概念,是在梳理中美护理学体系演进历程中,不断加深对学科知识、组织、历史形态的理解而尝试进行的一种学科交叉研究。总结提炼的六个生态因子及其涵盖的次级生态因子,可为学科建设进程提供有价值的参考依据;从基因到丛林的生态学发展路径,揭示了护理学科从知识点到学科丛林的成长过程,可为推进学科知识创新提供一定思路。

（赵　宏）

第二章

临床护理技术

第一节 鼻 饲 法

一、目的

对病情危重、昏迷、不能经口或不愿正常摄食的患者,通过胃管供给患者所需的营养、水分和药物,维持机体代谢平衡,保证蛋白质和热量的供给需求,维持和改善患者的营养状况。

二、准备

(一)物品准备

治疗盘内:一次性无菌鼻饲包一套(硅胶胃管 1 根、弯盘 1 个、压舌板 1 个、50 mL 注射器 1 具、润滑剂、镊子 2 把、治疗巾 1 条,纱布 5 块)、治疗碗 2 个、弯血管钳 1 把、棉签适量、听诊器 1 副、鼻饲流质液(38～40 ℃)200 mL,温开水适量、手电筒 1 个、调节夹 1 个(夹管用)、松节油、漱口液、毛巾。慢性支气管炎的患者视情况备镇静剂、氧气。

治疗盘外:安全别针 1 个、夹子或橡皮圈 1 个、卫生纸适量。

(二)患者、护理人员及环境准备

患者了解鼻饲目的、方法、注意事项及配合要点。调整情绪,指导或协助患者摆好体位。护理人员应衣帽整齐,修剪指甲,洗手,戴口罩。环境安静、整洁、光线、温湿度适宜。

三、评估

(1)评估患者病情、治疗情况、意识、心理状态及合作度。

(2)评估患者鼻腔状况,有无鼻中隔偏曲、息肉,鼻黏膜有无水肿、炎症等。

(3)向患者解释鼻饲的目的、方法、注意事项及配合要点。

四、操作步骤

(1)确认患者并了解病情,向患者解释鼻饲目的,过程及方法。

(2)备齐用物,携至床旁核对床头卡、医嘱、饮食卡,核对流质饮食:种类,量,性质,温度,

质量。

(3)患者如有义齿、眼镜应协助取下,妥善存放。防止义齿脱落误吞吐食管或落入气管引起窒息。插管时由于刺激可致流泪,取下眼镜便于擦除。

(4)取半坐位或坐位,可减轻胃管通过咽喉部时引起的咽反射,利于胃管插入。无法坐起者取右侧卧位,昏迷患者取去枕平卧位,头向后仰可避免胃管误入气管。

(5)将治疗巾围于患者颌下,保护患者衣服和床单,弯盘、毛巾放置于方便易取处。

(6)观察鼻孔是否通畅,黏膜有无破损,清洁鼻腔,选择通畅一侧便于插管。

(7)准备胃管测量胃管插入的长度,成人插入长度为 45~55 cm,一般取发际至胸骨剑突处或鼻尖经耳垂至胸骨剑突处,并做标记,倒润滑剂于纱布上少许,润滑胃管前段 10~20 cm 处,减少插管时的摩擦阻力。

(8)左手持纱布托住胃管,右手持镊子夹住胃管前端,沿选定侧鼻孔缓缓插入,插管时动作轻柔,镊子前端勿触及鼻黏膜,以防损伤,当胃管插入 10~15 cm 通过咽喉部时,如为清醒患者指导其做吞咽动作及深呼吸,随患者做吞咽动作及深呼吸时顺势将胃管向前推进胃管,直至标记处。如为昏迷患者,将患者头部托起,使下颌靠近胸骨柄,可增大咽喉部通道的弧度,便于胃管顺利通过,再缓缓插入胃管至标记处。若插管时患者恶心、呕吐感持续,用手电筒、压舌板检查口腔咽喉部有无胃管盘曲卡住。如患者有呛咳、发绀、喘息、呼吸困难等误入气管现象,应立即拔管。休息后再插。

(9)确认胃管在胃内,用胶布交叉胃管固定于鼻翼和面颊部。验证胃管在胃内的三种方法:①打开胃管末端胶塞连接注射器于胃管末端抽吸,抽出胃液即可证实胃管在胃内。②置听诊器于患者胃区,快速经胃管向胃内注入 10 mL 空气,同时在胃部听到气过水声,即表示已插入胃内。③将胃管末端置于盛水的治疗碗内,无气泡溢出。

(10)灌食:连接注射器于胃管末端,先回抽见有胃液,再注入少量温开水,可润滑管壁,防止喂食溶液黏附于管壁,然后缓慢灌注鼻饲液或药液等。鼻饲液温度为 38~40 ℃,每次鼻饲量不应超过 200 mL,间隔时间不少于 2 小时,新鲜果汁,应与奶液分别灌入,防止凝块产生。鼻饲结束后,再次注入温开水 20~30 mL 冲洗胃管,避免鼻饲液积存于管腔中而变质,造成胃肠炎或堵塞管腔。鼻饲过程中,避免注入空气,以防造成腹胀。

(11)胃管末端胶塞:塞上如无胶塞可反折胃管末端,用纱布包好,橡皮圈系紧,用别针将胃管固定于大单,枕旁或患者衣领处防止灌入的食物反流和胃管脱落。

(12)协助患者清洁口腔,鼻孔,整理床单位,嘱患者维持原卧位 20~30 分钟,防止发生呕吐,促进食物消化、吸收。长期鼻饲者应每天进行口腔护理。

(13)整理用物,并清洁,消毒,备用。鼻饲用物应每天更换消毒,协助患者擦净面部,取舒适卧位。

(14)洗手,记录。记录插管时间,鼻饲液种类,量及患者反应等。

五、拔管

停止鼻饲或长期鼻饲需要更换胃管时进行拔管。

(1)携用物至床前,说明拔管的原因,并选择末次鼻饲结束时拔管。

(2)置弯盘于患者颌下,夹紧胃管末端放于弯盘内,防止拔管时液体反流,胃管内残留液体滴入气管。揭去固定胶布用松节油擦去胶布痕迹,再用清水擦洗。

（3）嘱患者深呼吸，在患者缓缓呼气时稍快拔管，到咽喉处快速拔出。

（4）将胃管放入弯盘中，移出患者视线，避免患者产生不舒服的感觉。

（5）清洁患者面部、口腔及鼻腔，帮助患者漱口，取舒适卧位。

（6）整理床单位，清理用物。

（7）洗手，记录拔管时间和患者反应。

六、注意事项

（1）注入药片时应充分研碎，全部溶解方可灌注。多种药物灌注时，应将药物分开灌注，每种药物之间用少量温开水冲洗一次，注意药物配伍禁忌。

（2）插胃管时护士与患者进行有效沟通，缓解紧张度。

（3）插管动作要轻稳，尤其是通过食管三个狭窄部位时（环状软骨水平处，平气管分叉处，食管通过膈肌处）以免损伤食管黏膜。

（4）每次鼻饲前应检查胃管是否在胃内及是否通畅，并用少量温开水冲管后方可进行喂食，鼻饲完毕后再次注入少量温开水，防止鼻饲液凝结。注入鼻饲液的速度要缓慢，以免引起患者不适。

（5）鼻饲液应现配现用，已配制好的暂不用时，应放在 4 ℃ 以下的冰箱内保存，保证 24 小时内用完，防止长时间放置变质。

（6）长期鼻饲者应每天进行两次口腔护理，并定期更换胃管，普通胃管每周更换一次，硅胶胃管每月更换一次，聚氨酯胃管留置时间 2 个月更换一次。更换胃管时应于当晚最后一次喂食后拔出，翌日晨从另一侧鼻孔插入胃管。

（7）每次灌注前或间隔 4～8 小时应抽胃内容物，检查胃内残留物的量。如残留物的量大于灌注量的 50％，说明胃排空延长，应告知医师采取措施。

（赵 宏）

第二节 氧 疗 法

一、目的

提高动脉血氧分压和动脉血氧饱和度，增加动脉血氧含量，纠正各种因素导致的缺氧状态，促进组织的新陈代谢，维持机体正常生命活动。

根据呼吸衰竭的类型及缺氧的严重程度，选择给氧方法和吸入氧分数。①Ⅰ型呼吸衰竭：PaO_2 在 6.7～8.0 kPa(50～60 mmHg)，$PaCO_2<6.7$ kPa(50 mmHg)，应给予中流量(2～4 L/min)吸氧，吸入氧浓度(>35％)。②Ⅱ型呼吸衰竭：PaO_2 在 5.3～6.7 kPa(40～50 mmHg)，$PaCO_2$ 正常，间断给予高流量(4～6 L/min)高浓度(>50％)，若 $PaO_2>9.3$ kPa(70 mmHg)，应逐渐降低吸氧浓度，防止长期吸入高浓度氧引起中毒。

供氧装置分氧气筒和管道氧气装置两种。

给氧方法分鼻导管给氧、氧气面罩给氧及高压给氧。

氧气面罩给氧适于长期使用氧气,患者严重缺氧、神志不清,病情较重者,氧气面罩吸入氧分数最高可达90%,但由于气流及无法及时喝水,常会造成口腔干燥、沟通及谈话受限。而双侧鼻导管给氧则没有这些问题。鼻导管给氧方法又分单侧鼻导管给氧法和双侧鼻导管给氧法。

吸氧方式的选择:严重缺氧但无二氧化碳潴留者,宜采用面罩吸氧(吸入氧分数最高可达90%);缺氧伴有二氧化碳潴留者可用双侧鼻导管吸氧方法。

二、准备

(一)用物准备

1.治疗盘外

氧气装置一套包括氧气筒(管道氧气装置无)、氧气流量表装置、扳手、用氧记录单、笔、安全别针。

2.治疗盘内

橡胶管、湿化瓶、无菌容器内盛一次性双侧鼻导管或一次性吸氧面罩、消毒玻璃接管、无菌持物镊、无菌纱布缸、治疗碗内盛蒸馏水、弯盘、棉签、胶布、松节油。

3.氧气筒

氧气筒顶部有一总开关,控制氧气的进出。氧气筒颈部的侧面,有一气门与氧气表相连,是氧气自氧气瓶中输出的途径。

4.氧气流量表装置

由压力表、减压阀、安全阀、流量表和湿化瓶组成。压力表测量氧气筒内的压力。减压阀是一种自动弹簧装置,将氧气筒流出的氧压力减至$2\sim3$ kg/cm^2($0.2\sim0.3$ mPa),使流量平稳安全。当氧流量过大、压力过高时,安全阀内部活塞自行上推,过多的氧气由四周小孔流出,确保安全。流量表是测量每分钟氧气的流量,流量表内有浮标上端平面所指的刻度,可知氧气每分钟的流出量。湿化瓶内盛$1/3\sim1/2$蒸馏水、凉开水、$20\%\sim30\%$酒精(急性肺水肿患者吸氧时用,可降低肺泡内泡沫的表面张力,使泡沫破裂,扩大气体和肺泡壁接触面积使气体易于弥散,改善气体交换功能),通气管浸入水中,湿化瓶出口与鼻导管或面罩相连,湿化氧气。

5.装表

把氧气放在氧气架上,打开总开关放出少量氧气,快速关上总开关,此为吹尘(为防止氧气瓶上灰尘吹入氧气表内)。然后将氧气表向后稍微倾斜置于气阀上,用手初步旋紧固定然后再用扳手旋紧螺帽,使氧气表立于氧气筒旁,按湿化瓶,打开氧气检查氧气装置是否漏气,氧气输出是否通畅后,关闭流量表开关,推至病床旁备用。

(二)患者、护理人员及环境准备

患者了解吸氧目的、方法、注意事项及配合要点。取舒适体位,调整情绪。护理人员应衣帽整齐,修剪指甲,洗手,戴口罩。环境安静、整洁、光线、温湿度适宜,远离火源。

三、操作步骤

(1)携用物至病床旁,再次核对患者。

(2)用湿棉签清洁患者双侧鼻腔,清除鼻腔分泌物。

(3)连接鼻导管及湿化瓶的出口。调节氧流量,轻度缺氧$1\sim2$ L/min,中度缺氧$2\sim4$ L/min,重度缺氧$4\sim6$ L/min,氧气筒内的氧气流量=氧气筒容积(L)×压力表指示的压力

$(kg/cm)/1\ kg/cm^2$。

(4)鼻导管插入患者双侧鼻腔约 1 cm,鼻导管环绕患者耳部向下放置,动作要轻柔,避免损伤黏膜、根据情况调整长度。

(5)停止用氧时,首先取下鼻导管(避免误操作引起肺组织损伤),安置患者于舒适体位。

(6)关流量表开关,关氧气筒总阀,再开流量表开关,放出余气,再关流量表开关,最后砌表(中心供氧装置,取下鼻导管后,直接关闭流量表开关)。

(7)处理用物,预防交叉感染。

(8)记录停止用氧时间及效果。

四、注意事项

(1)用氧时认真做好四防:防火、防震、防热、防油。

(2)禁用带油的手进行操作,氧气和螺旋口禁止上油。

(3)氧气筒内氧气不能用完,压力表指针应>0.5 mPa。

(4)防止灰尘进入氧气瓶,避免充氧时引起爆炸。

(5)长期、高浓度吸氧者观察患者有无胸骨后烧热感、干咳、恶心呕吐、烦躁及进行性呼吸困难加重等氧中毒现象。

(6)长期吸氧,吸氧浓度应<40%。氧气浓度与氧流量的关系:吸氧浓度(%)=21+4×氧气流量(L/min)。

(赵 宏)

第三节 铺 床 法

病床是病室的主要设备,是患者睡眠与休息的必须用具。患者,尤其是卧床患者与病床朝夕相伴,因此,床铺的清洁、平整和舒适,可使患者心情舒畅,增强治愈疾病的自信心,并可预防并发症的发生。

铺床总的要求为舒适、平整、安全、实用、节时、节力。常用的病床有以下几种。①钢丝床:有的可通过支起床头、床尾(二截或三截摇床)而调节体位,有的床脚下装有小轮,便于移动。②木板床:为骨科患者所用。③电动控制多功能能床:患者可自己控制升降或改变体位。

病床及被服类规格要求。①一般病床:高 60 cm,长 200 cm,宽 90 cm。②床垫:长宽与床规格同,厚9 cm。以棕丝制作垫芯为好,也可用橡胶泡沫,塑料泡沫作垫芯,垫面选帆布制作。③床褥:长宽同床垫,一般以棉花作褥芯,棉布作褥面。④棉胎:长 210 cm,宽 160 cm。⑤大单:长 250 cm,宽 180 cm。⑥被套:长 230 cm,宽 170 cm,尾端开口缝四对带。⑦枕芯:长 60 cm,宽 40 cm,内装木棉或高弹棉、锦纶丝棉,以棉布作枕面。⑧枕套:长 65 cm,宽 45 cm。⑨橡胶单:长 85 cm,宽 65 cm,两端各加白布 40 cm。⑩中单:长 85 cm,宽 170 cm。以上各类被服均以棉布制作。

一、备用床

(一)目的
铺备用床为准备接受新患者和保持病室整洁美观。

(二)用物准备
床、床垫、床褥、枕芯、棉胎或毛毯、大单、被套或衬单及罩单、枕套。

(三)操作方法

1.被套法

(1)将上述物品置于护理车上,推至床前。

(2)移开床旁桌,距床 20 cm,并移开床旁椅置床尾正中,距床 15 cm。

(3)将用物按铺床操作的顺序放于椅上。

(4)翻床垫,自床尾翻向床头或反之,上缘紧靠床头。床褥铺于床垫上。

(5)铺大单,取折叠好的大单放于床褥上,使中线与床的中线对齐,并展开拉平,先铺床头后铺床尾。①铺床头:一手托起床头的床垫,一手伸过床的中线将大单塞于床垫下,将大单边缘向上提起呈等边三角形,下半三角平整塞于床垫下,再将上半三角翻下塞于床垫下。②铺床尾:至床尾拉紧大单,一手托起床垫,一手握住大单,同法铺好床角。③铺中段:沿床沿边拉紧大单中部边沿,然后,双手掌心向上,将大单塞于床垫下。④至对侧:同法铺大单。

(6)套被套。①S形式套被套法(图2-1):被套正面向外使被套中线与床中线对齐,平铺于床上,开口端的被套上层倒转向上约1/3。棉胎或毛毯竖向三折,再按S形横向三折。将折好的棉胎置于被套开口处,底边与被套开口边平齐。拉棉胎上边至被套封口处,并将竖折的棉胎两边展开与被套平齐(先近侧后对侧)。盖被上缘距床头 15 cm,至床尾逐层拉平盖被,系好带子。边缘向内折叠与床沿平齐,尾端掖于床垫下。同上法将另一侧盖被理好。②卷筒式套被套法(图2-2):被套正面向内平铺于床上,开口端向床尾,棉胎或毛毯平铺在被套上,上缘与被套封口边齐,将棉胎与被套上层一并由床尾卷至床头(也可由床头卷向床尾),自开口处翻转,拉平各层,系带,余同S形式。

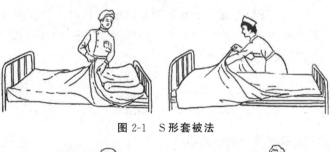

图 2-1　S形套被法

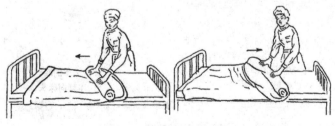

图 2-2　卷筒式套被套法

(7)套枕套,于椅上套枕套,使四角充实,系带子,平放于床头,开口背门。

(8)移回桌椅,检查床单,保持整洁。

2.被单法

(1)移开床旁桌、椅,翻转床垫、铺大单,同被套法。

(2)将反折的大单(衬单)铺于床上,上端反折 10 cm,与床头齐,床尾按铺大单法铺好床尾。

(3)棉胎或毛毯平铺于衬单上,上端距床头 15 cm,将床头衬单反折于棉胎或毛毯上,床尾同大单铺法。

(4)铺罩单,正面向上对准床中线,上端与床头齐,床尾处则折成斜 45°,沿床边垂下。转至对侧,先后将衬单、棉胎及罩单同上法铺好。

(5)余同被套法。

(四)注意事项

(1)铺床前先了解病室情况,若患者进餐或做无菌治疗时暂不铺床。

(2)铺床前要检查床各部分有无损坏,若有则修理后再用。

(3)操作中要使身体靠近床边,上身保持直立,两腿前后分开稍屈膝以扩大支持面增加身体稳定性,既省力又能适应不同方向操作。同时手和臂的动作要协调配合,尽量用连续动作,以节省体力消耗,并缩短铺床时间。

(4)铺床后应整理床单及周围环境,以保持病室整齐。

二、暂空床

(一)目的

铺暂空床供新入院的患者或暂离床活动的患者使用,保持病室整洁美观。

(二)用物准备

同备用床,必要时备橡胶中单、中单。

(三)操作方法

(1)将备用床的盖被四折叠于床尾。若被单式,在床头将罩单向下包过棉胎上端,再翻上衬单做25 cm的反折,包在棉胎及罩单外面。然后将罩单、棉胎、衬单一并四折,叠于床尾。

(2)根据病情需要铺橡胶中单、中单。中单上缘距床头 50 cm,中线与床中线对齐,床沿的下垂部分一并塞床垫下。至对侧同上法铺好。

三、麻醉床

(一)目的

(1)铺麻醉床便于接受和护理手术后患者。

(2)使患者安全、舒适和预防并发症。

(3)防止被褥被污染,并便于更换。

(二)用物准备

1.被服类

同备用床,另加橡胶中单、中单两条。弯盘、纱布数块、血压计、听诊器、护理记录单、笔。根据手术情况备麻醉护理盘或急救车上备麻醉护理用物。

2.麻醉护理盘用物

治疗巾内置张口器、压舌板、舌钳、牙垫、通气导管、治疗碗、镊子、输氧导管、吸痰导管、纱布数块。治疗巾外放电筒、胶布等。必要时备输液架,吸痰器、氧气筒、胃肠减压器等。天冷时无空调设备应备热水袋及布套各 2 只、毯子。

(三)操作方法

(1)拆去原有枕套、被套、大单等。

(2)按使用顺序备齐用物至床边,放于床尾。

(3)移开床旁桌椅等同备用床。

(4)同暂空床铺好一侧大单、中段橡胶中单、中单及上段橡胶中单、中单,上段中单与床头齐。转至对侧,按上法铺大单、橡胶中单、中单。

(5)铺盖被。①被套式:盖被头端两侧同备用床,尾端系带后向内或向上折叠与床尾齐,将向门口一侧的盖被三折叠于对侧床边。②被单式:头端铺法同暂空床,下端向上反折和床尾齐,两侧边缘向上反折同床沿齐,然后将盖被折叠于一侧床边。

(6)套枕套后将枕头横立于床头,以防患者躁动时头部碰撞床栏而受伤(图 2-3)。

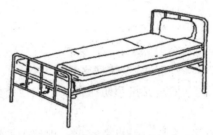

图 2-3 麻醉床

(7)移回床旁桌,椅子放于接受患者对侧床尾。

(8)麻醉护理盘置于床旁桌上,其他用物放于妥善处。

(四)注意事项

(1)铺麻醉床时,必须更换各类清洁被服。

(2)床头一块橡胶中单、中单可根据病情和手术部位需要铺于床头或床尾。若下肢手术者将单铺于床尾,头胸部手术者铺于床头。全麻手术者为防止呕吐物污染床单则铺于床头。而一般手术者,可只铺床中部中单即可。

(3)患者的盖被根据医院条件增减。冬季必要时可置热水袋两只加布套,分别放于床中部及床尾的盖被内。

(4)输液架、胃肠减压器等物放于妥善处。

四、卧有患者床

(一)扫床法

1.目的

(1)使病床平整无皱褶,患者睡卧舒适,保持病室整洁美观。

(2)随扫床操作协助患者变换卧位,又可预防压疮及坠积性肺炎。

2.用物准备

护理车上置浸有消毒液的半湿扫床巾的盆,扫床巾每床一块。

3.操作方法

(1)备齐用物,推护理车至患者床旁,向患者解释,以取得合作。

(2)移开床旁桌椅,半卧位患者,若病情许可,暂将床头、床尾支架放平,以便操作。若床垫已下滑,须上移与床头齐。

(3)松开床尾盖被,助患者翻身侧卧背向护士,枕头随患者翻身移向对侧。松开近侧各层被单,取扫床巾分别扫净中单、橡胶中单后搭在患者身上。然后自床头至床尾扫净大单上碎屑,注意枕下及患者身下部分各层应彻底扫净,最后将各单逐层拉平铺好。

(4)助患者翻身侧卧于扫净一侧,枕头也随之移向近侧。转至对侧,以上法逐层扫净拉平铺好。

(5)助患者平卧,整理盖被,将棉胎与被套拉平,掖成被筒,为患者盖好。

(6)取出枕头,揉松,放于患者头下,支起床上支架。

(7)移回床旁桌椅,整理床单位,保持病室整洁美观,向患者致谢意。

(8)清理用物,归回原处。

(二)更换床单法

1.目的

(1)使病床平整无皱褶,患者睡卧舒适,保持病室整洁美观。

(2)随扫床操作协助患者变换卧位,又可预防压疮及坠积性肺炎。

2.用物准备

清洁的大单、中单、被套、枕套,需要时备患者衣裤。护理车上置浸有消毒液的半湿扫床巾的盆,扫床巾每床一块。

3.操作方法

(1)适用于卧床不起,病情允许翻身者(图2-4)。①备齐用物推护理车至患者床旁,向患者解释,以取得合作。移开床旁桌椅,半卧位患者,若病情许可,暂将床头、床尾支架放平,以便操作。若床垫已下滑,须上移与床头齐。清洁的被服按更换顺序放于床尾椅上。②松开床尾盖被,助患者侧卧,背向护士,枕头随之移向对侧。③松开近侧各单,将中单卷入患者身下,用扫床巾扫净橡胶中单上的碎屑,搭在患者身上再将大单卷入患者身下,扫净床上碎屑。④取清洁大单,使中线与床中线对齐。将对侧半幅卷紧塞于患者身近侧,半幅自床头、床尾、中部先后展平拉紧铺好,放下橡胶中单,铺上中单(另一半卷紧塞于患者身下),两层一并塞入床垫下铺平。移枕头并助患者翻身面向护士。转至对侧,松开各单,将中单卷至床尾大单上,扫净橡胶中单上的碎屑后搭于患者身上,然后将污大单从床头卷至床尾与污中单一并丢入护理车污衣袋或护理车下层。⑤扫净床上碎屑,依次将清洁大单、橡胶中单、中单逐层拉平,同上法铺好。助患者平卧。⑥解开污被套尾端带子,取出棉胎盖在污被套上,并展平。将清洁被套铺于棉胎上(反面在外),两手伸入清洁被套内,抓住棉胎上端两角,翻转清洁被套,整理床头棉被,一手抓棉被下端,一手将清洁被套往下拉平,同时顺手将污棉套撤出放入护理车污衣袋或护理车下层。棉被上端可压在枕下或请患者抓住,然后至床尾逐层拉平后系好带子,掖成被筒为患者盖好。⑦一手托起头颈部,一手迅速取出枕头,更换枕套,助患者枕好枕头。⑧清理用物,归回原处。

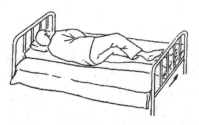

图 2-4 卧有允许翻身患者床换单法

(2)适用于病情不允许翻身的侧卧患者(图 2-5)。①备齐用物推护理车至患者床旁,向患者解释,以取得合作。移开床旁桌椅,半卧位患者,若病情许可,暂将床头、床尾支架放平,以便操作。若床垫已下滑,需上移与床头齐。清洁的被服按更换顺序放于床尾椅上。②两人操作。一人一手托起患者头颈部,另一人一手迅速取出枕头,放于床尾椅上。松开床尾盖被,大单、中单及橡胶中单。从床头将大单横卷成筒式至肩部。③将清洁大单横卷成筒式铺于床头,大单中线与床中线对齐,铺好床头大单。一人抬起患者上半身(骨科患者可利用牵引架上拉手,自己抬起身躯),将污大单、橡胶中单、中单一起从床头卷至患者臀下,同时另一人将清洁大单也随着污单拉至臀部。④放下上半身,一人托起臀部,一人迅速撤出污单,同时将清洁大单拉至床尾,橡胶中单放在床尾椅背上,污单丢入护理车污衣袋或护理车下层,展平大单铺好。⑤一人套枕套为患者枕好。一人备橡胶中单、中单,并先铺好一侧,余半幅塞患者身下至对侧,另一人展平铺好。⑥更换被套、枕套同方法一,两人合作更换。

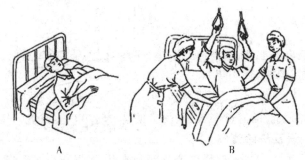

A   B

图 2-5 卧有不允许翻身患者床换单法

(3)盖被为被单式更换衬单和罩单的方法:①将床头污衬单反折部分翻至被下,取下污罩单丢入污衣袋或护理车下层。②铺大单(衬单)于棉胎上,反面向上,上端反折 10 cm,与床头齐。③将棉胎在衬单下由床尾退出,铺于衬单上,上端距床头 15 cm。④铺罩单,正面向上,对准中线,上端和床头齐。⑤在床头将罩单向下包过棉胎上端,再翻上衬单做 25 cm 的反折,包在棉胎和罩单的外面。⑥盖被上缘压于枕下或请患者抓住,在床尾撤出衬单,并逐层拉平铺好床尾,注意松紧,以防压迫足趾。

4.注意事项

(1)更换床单或扫床前,应先评估患者及病室环境是否适宜操作。需要时应关闭门窗。

(2)更换床单时注意保暖,动作敏捷,勿过多翻动和暴露患者,以免患者过劳和受凉。

(3)操作时要随时注意观察病情。

(4)患者若有输液管或引流管,更换床单时可从无管一侧开始,操作较为方便。

(5)撤下的污单切勿丢在地上或他人床上。

(赵　宏)

第四节 床 上 擦 浴

一、目的

去除皮肤污垢,消除令人不快的身体异味,保持皮肤清洁,促进患者机体放松,增进患者舒适及活动度,防止肌肉挛缩和关节僵硬等并发症,刺激皮肤的血液循环,增加皮肤的排泄功能,防御皮肤感染和压疮的发生。适用于病情较重、长期卧床或使用石膏、牵引、卧床、生活不能自理及无法自行沐浴的患者,应给予床上擦浴适当刺激皮肤的血液循环,增加皮肤的排泄功能,防御皮肤感染和压疮的发生。皮肤覆盖于人体表面,是身体最大的器官。完整的皮肤还具有保护机体、调节体温、吸收、分泌、排泄及感觉等功能,是抵御外界有害物质入侵的第一道屏障。皮肤的新陈代谢迅速,其代谢产物如皮脂、汗液及表皮碎屑等能与外界细菌及尘埃结合成污垢,黏附于皮肤表面,如不及时清除,可刺激皮肤,降低皮肤的抵抗力,以致破坏其屏障作用,成为细菌入侵的门户,造成各种感染。因此,皮肤的清洁与护理有助于维持机体的完整性,给机体带来舒适感,可预防感染发生,防止压疮及其他并发症。

二、准备

(一)物品准备

治疗盘内:浴巾、毛巾各2条、沐浴液或浴皂、小剪刀、梳子、50%酒精、护肤用品(爽身粉、润肤剂)、一次性油布一条、手套。

治疗盘外:面盆2个,水桶2个(一桶内盛50~52 ℃的温水,并按年龄、季节和生活习惯调节水温;另一桶接盛污水用)、清洁衣裤和被服、另备便盆、便盆巾和屏风。

(二)患者、操作人员及环境准备

患者了解床上擦浴目的、方法、注意事项及配合要点,根据需要协助患者使用便器排便,避免温水擦洗中引起患者的排尿和排便反射,调整情绪,指导或协助患者取舒适体位。操作人员应衣帽整齐,修剪指甲,洗手,戴口罩。环境安静、整洁、关闭门窗,室温控制在22~26 ℃,必要时备屏风。

三、评估

(1)评估病情、治疗情况、意识、心理状态、卫生习惯及合作度。

(2)患者皮肤情况,有无感染、破损及并发症、肢体活动度、自理能力。

(3)向患者解释床上擦浴的目的、方法、注意事项及配合要点。

四、操作步骤

(1)根据医嘱,确认患者,了解病情。

(2)向患者解释说明目的、过程及方法。解除患者紧张情绪,使患者有安全感,取得合作。

(3)拉布幔或屏风遮挡患者,预防受凉并保护患者隐私,使患者身心放松。

(4)面盆内倒入 50～52 ℃温水约 2/3 处或根据患者的习性调节水温。

(5)根据病情摇平床头及床尾支架,松开床尾盖被,放平靠近操作者的床挡,将患者身体移向床沿,尽量靠近操作者,确保患者舒适,利用人体力学的原理,减少操作过程中机体的伸展和肌肉紧张及疲劳度。

(6)戴手套,托起头颈部,将浴巾铺在枕头上,另一浴巾放在患者胸前(每擦一处均应在其下面铺浴巾,保护床单位,并用浴毯遮盖好擦洗周围的暴露部位),防止枕头和被褥弄湿。

(7)毛巾放入温水中浸透,拧至半干叠成手套状,包在操作者手上,用毛巾不同面,先擦患者眼部按由内眦到外眦依次擦干眼部,再用较干的毛巾擦洗一遍。毛巾折叠能提高擦洗效果,同时保持毛巾的温度。

(8)操作者一手轻轻固定患者头部,用洗面乳或香皂(根据患者习惯选择),依次擦洗患者额部、鼻翼、颊部、耳郭、耳后直至额下、颈部,再用清水擦洗,然后再用较干毛巾擦洗一遍。褶皱部应重复擦洗如额下、颈部位、耳郭、耳后。

(9)协助患者脱下上衣,置治疗车下层。按先近侧后对侧,先擦洗双上肢(上肢由远心端向近侧擦洗,避免静脉回流),再擦洗胸腹部顺序(腹部以脐为中心,从右向左顺结肠走向擦洗,乳房处环形擦洗)。先用涂浴皂的湿毛巾擦洗,再用湿毛巾擦净皂液,清洗拧干毛巾后再擦洗干,最后用大浴巾边按摩边擦干。根据需要随时调节更换水温。擦洗过程中注意观察患者病情及皮肤情况,患者出现寒战、面色苍白时,应立即停止擦洗,给予适当处理。

(10)协助患者侧卧,背向操作者,浴巾一底一盖置患者擦洗部下及暴露部,依次进行擦洗后劲、背、臀部。背部及受压部位可用 50%酒精做皮肤按摩,促进血液循环,防止并发症发生。根据季节扑爽身粉。

(11)协助患者更换清洁上衣,一般先穿远侧上肢,再穿近侧、患侧,再穿健侧,可减少关节活动,避免引起患者的疼痛不适。及时用棉被盖好胸、腹部,避免受凉。

(12)更换水、盆、毛巾,擦洗患者下肢、足部背侧,患者平卧,脱下裤子后侧卧,脱下衣物置治疗车下层,将浴巾纵向垫在下肢,浴巾盖于会阴部及下肢前侧,依次从踝部向膝关节、大腿背侧顺序擦洗。

(13)协助患者平卧,擦洗两下肢、膝关节处、大腿前侧部位。

(14)更换温水、盆、毛巾,擦洗会阴部、肛门处(注意肛门部皮肤的褶皱处擦洗干净,避免分泌物滞留,细菌滋生),撤去浴巾,为患者换上干净裤子。

(15)更换温水、盆、毛巾,协助患者移向近侧床边,盆移置足下,盆下铺一次性油布或将盆放于床旁椅上,托起患者小腿部屈膝,将患者双脚同时或先后浸泡于盆内,浸泡片刻软化角质层,洗清双足,擦干足部。

(16)根据需要修剪指甲,足部干裂者涂护肤品,防止足部干燥和粗糙。

(17)为患者梳头,维护患者个人形象,整理床单位,必要时更换床单。

(18)协助患者取舒适体位后,开窗换气。

(19)整理用物,进行清洁消毒处理,避免致病菌的传播。

(20)洗手、记录。

五、注意事项

(1)按擦浴顺序、步骤和方法进行。

（2）擦洗眼部时，尽量避免浴皂，防止对眼部刺激。

（3）操作过程中注意观察患者的病情变化，保持与患者沟通，询问患者感受。

（4）擦洗动作要轻柔、利索，尽量注意少搬动、少暴露患者，注意保暖。

（5）擦洗时注意褶皱处如额下、颈部、耳郭、耳后、腋窝、指间、乳房下褶皱处、脐部、腹股沟、肛周等要擦洗干净。

（6）肢体有损伤者，应先脱健侧衣裤后脱患侧，穿时应先穿患侧后穿健侧，避免患者关节的过度活动，引起疼痛和损伤。

六、压疮的预防及护理

压疮是身体局部组织长期受压，血液循环障碍，局部组织持续缺血、缺氧、营养缺乏引起的组织破损和坏死。压疮可造成从表皮到皮下组织、肌肉，以致引起骨骼和骨关节的破坏，严重者可继发感染，引起败血症导致死亡。因此，护理人员要注意对患者进行压疮危险因素的评估，特别是对高危险人群要早预防、早发现、早治疗。适当的活动是预防压疮的最佳途径。

（一）压疮的预防

1.避免局部组织长期受压

经常翻身是卧床患者最简单有效解除压力的方法。对能自行翻身的患者，应鼓励和定时督促或协助翻身。当患者不能自主活动时如昏迷、瘫痪患者，自主活动受到很大限制的患者，如高龄、体衰、多发伤患者以及有感觉障碍时，自主进行活动受限，导致个人自理能力下降，使受压部位破溃的可能性明显增加。通常昏迷、脊髓受伤或糖尿病患者是压疮发生的潜在因素，应做到定时翻身，翻身时必须使患者保持处于稳定平衡的姿势，防止患者倾倒造成摔伤、扭伤及呼吸不畅等。意识的改变及感觉障碍患者：体位变换时的不当体位，造成关节处、骨突隆起处如股骨的大转子结节，更突出于体表，可使骨突起部位承受更多的压力，产生骨突起部位严重的血液循环障碍。所以患者取侧卧位时，应屈髋屈膝，两腿前后分开，身体下面的臂向前略伸，身体上面的臂前伸与腋呈 30°，增大受压面积的同时，使患者身体下半身处于髂前上棘与股骨大转子及下腿膝外侧所形成的三角平面内，防止体重集中压迫到髂前上棘一点上，保持身体稳定平衡，防止压疮发生。翻身间隔时间，可根据病情及受压部位皮肤状况而定，至少每 2 个小时翻身一次，必要时每 30 分钟到 1 小时一次。并建立床头翻身卡，记录翻身时间、患者的体位及皮肤情况。翻身后应采取软枕予以支撑，极度衰弱和肢体瘫痪的患者，可使用肢体架或其他设备架空骨突出部，支持身体空隙处，防止对肢体压迫造成伤害。

2.避免摩擦力和剪切力

在协助患者翻身、更换床单、衣服及搬动患者时，要注意患者身体各个部分的位置，要抬起患者的身体，尤其是臀部要抬高，禁止拖、拉、拽等损伤皮肤。可以用吊架或提床单式的方式使患者变换体位，皮肤与床单之间不发生皮肤摩擦。需在床上解决大小便患者，使用便盆时应把患者臀部抬高，不可硬塞、硬拉，在便盆上垫软纸或布垫。患者取头高或取半卧位时，床头抬高<30°防止患者身体下滑，产生剪切力和骶部受压，同时在骶尾部垫棉垫圈，使骶尾部处于悬空，借助臀部丰富的皮下脂肪代替骶骨承担身体体重。

3.病情危重者

病情危重者及其他原因不宜翻身时，局部可用环形棉垫、海绵垫、枕头、高分子人工脂肪垫等，缓解骨隆突处压力。如压点移动性气垫，就是利用黑白充气囊交替膨胀与收缩，以此来移动压迫点分散体压。此外还有灌水垫、电动式气垫等,气垫床褥通过床垫气囊中的不同气流压力来分散患者身体受压部位,同时在身体空隙处垫海绵垫及软枕,增加受压面积,均能起到分散压力的效应。但都不能完全依赖用具,仍要强调定时翻身,预防受压。同时对局部受压部位作按摩,对已压红部位禁止按摩,按摩反而会加重皮肤的损伤。其方法:用 50%酒精或 50%红花酒精,涂抹患处,用手掌大小鱼肌处贴紧患处,均匀按向心方向,由轻到重,再由重到轻,按摩 5 分钟左右,加快血液循环,有效预防压疮的发生。

4.保护组织避免受不良刺激如潮湿

皮肤经常受到潮湿或排泄物刺激,皮肤表皮保护能力下降,局部剪切力和摩擦力增大,因此增加受压组织发生压疮的概率。老年人皮肤褶皱多,加之汗液、大小便失禁导致皮肤软化,应特别注意防止擦伤、撕裂。保持患者皮肤和床单位清洁、干燥、平整、无皱,直接接触的内衣要柔软,帮患者翻身要用力抬起,不能拖、推,以免擦伤。另外要每天用温水擦浴、擦背或用温热毛巾敷于受压部位,勤洗浴、勤换衣裤,保持皮肤干燥、光滑。皮肤褶皱处扑上一层薄的爽身粉,以减少摩擦力并吸收潮湿。动作要轻柔,防止损伤皮肤。注意不可让患者直接卧于橡胶单或塑料布上,局部皮肤可涂凡士林软膏以保护、润滑皮肤(禁止在溃疡的皮肤上涂抹)经常检查受压部位。

5.补充营养增加机体修复机制

蛋白质是机体组织修复所必需的物质,维生素 C 及锌在伤口愈合中亦起着很重要的作用。高蛋白、高热量、高维生素、富含钙锌的膳食,能保证机体供给,确保正氮平衡,加速疮面愈合。营养供给方式多样,可根据患者病情选择。

(二)压疮的护理

1.控制感染,预防败血症

减少或除去伤口不能愈合的局部性因素,高蛋白、高热量、高维生素、富含钙锌的膳食,纠正低蛋白血症,保障疮面愈合。

2.瘀血红润期

瘀血红润期为压疮的初期,受压部位出现短暂性血液循环障碍,组织缺氧,局部充血,皮肤出现红、肿、热、麻木或有触痛。压力持续 30 分钟后,皮肤颜色不能恢复正常,若能及时处理,短时间内能自愈,加热可使细胞新陈代谢增加,反而使组织缺氧,促使损伤加重,因而此期不主张局部热疗。增加患者翻身次数,避免局部过度受压,改善局部血液循环(紫外线、红外线照射等);避免摩擦、潮湿及排泄物的不良刺激的危险因素,阻止压疮继续发展,主要的护理措施:保持床单元干净、平整、无皱、无屑;保持良好体位,避免摩擦力和剪切力;加强营养摄入提高机体的抵抗能力。

3.炎性浸润期

损伤延伸到真皮层及皮下组织,由于红肿部位继续受压,血液循环得不到改善,静脉血回流受阻,受压局部表面静脉淤血,呈紫红色,皮下产生硬结,皮肤水肿而变薄,表皮有水疱形成。此时皮肤易破溃,患者有疼痛感,硬结明显。若不采取积极措施,压疮则继续发展。若能及时解除受压,改善血液循环,清洁疮面,仍可以防止压疮进一步发展。保护疮面皮肤,预防疮面感染。除继续加强以上措施,对于有水疱的部位,加强水疱的护理,未破的小水疱要避免摩擦,防止破裂感染,使其自行吸收。水疱较大或吸收较慢时,可在无菌情况下,用无菌注射器抽出水疱内的液体(保护水疱表皮完整性),消毒穿刺部位及周围,然后用无菌敷料覆盖并稍加压进行包扎,防止水疱渗液及感染。此期可继续用紫外线、红外线照射法(紫外线照射,有消炎和干燥作用,对各类细菌感染疮面均有较好的杀菌效果;红外线照射,有消炎、促进血液循环、增强细胞功能等作用,同时可使疮面干燥,减少渗出,有利于组织的再生和修复),遵医嘱每天或隔天照射一次,每次15~20分钟。

4.浅度溃疡期

此期全层皮肤破坏,可深及皮下组织和深层组织。表皮水疱逐渐扩散扩大,水疱破溃后,可显露潮湿红润的疮面,有黄色渗出液流出,感染后表面有脓液覆盖,致使浅层组织坏死,溃疡形成,患者疼痛加剧。主要是清洁疮面,去除坏死组织和促进肉芽组织生长,促使疮面愈合。此期护理原则是清创要彻底,直至出现渗血的新鲜疮面。可使用透明膜、水胶体、水凝胶等敷料覆盖疮面,此类保湿敷料及伤口覆盖膜可使伤口保持湿润,有利于坏死组织和纤维蛋白的溶解,并能保持、促进多种生物因子的活性;有利于细胞增殖分化和移行,加速肉芽组织的形成;还可避免敷料与新生肉芽组织粘连,更换敷料时造成再次机械性损伤,为疮面愈合提供适宜的环境。此期需要特别重视疮面的保护,避免疮面继续受压,应尽量保持局部清洁、干燥。可用鹅颈灯距疮面25 cm处照射疮面,每天1~2次,每次10~15分钟,照射后以外科换药法处理疮面。还可采用新鲜的鸡蛋内膜、纤维蛋白膜、骨胶原膜等贴于疮面治疗。因为此类内膜还有一种溶菌酶,能分解异种生物的细胞壁,杀死细菌,可视为消炎、杀菌剂。同时内膜含有蛋白质,能在疮面表层形成无色薄膜覆盖疮面,防止污染和刺激,减轻疼痛,促进炎症局限化,具有明显的收敛作用。

5.坏死溃疡期

此期是压疮的严重期。坏死组织侵入全层皮肤、肌肉、骨骼及韧带,感染可向周边及深部扩展,可深达骨面,时有窦管形成。坏死组织发黑,脓性分泌物增多,有臭味。严重者若细菌及毒素侵入血液循环可引起败血症及脓毒血症,造成全身感染,甚至危及生命。此护理原则是去除坏死组织,清洁疮面、促进肉芽组织生长,保持引流通畅,促进愈合。可采用清热解毒、活血化瘀、去腐生肌收敛的中成药,如中药生肌膏散、烧烫宁喷雾剂等有促进局部疮面血液循环,促进健康组织生长的作用。如疮面有感染时,先用生理盐水或0.02%呋喃西林溶液清洗疮面,亦可采用甲硝唑湿敷或用生理盐水清理疮面,再涂以磺胺嘧啶银粉或选择使用湿润烧伤膏、生肌散等,也可用密闭性、亲水性、自粘性的新型系列敷料。对渗出性伤口可用高度吸收敷料,并保持敷料的密闭性,可促进自溶性清创,有利于焦痂的伤口可用含水胶体、水凝胶和藻酸盐类敷料,有助于腐肉的去除。对于溃疡较深、引流不畅者,应用3%过氧化氢溶液冲洗,以抑制厌氧菌生长,再用非粘连性敷料填塞或水凝胶类敷料对伤口的腔道进行填充,可防止在伤口愈合前窦道的开口闭合。亦可采用空气隔绝后局部持续吸氧法治疗压疮,方法是用塑料袋罩住疮面并固定四周通过小孔向袋内吹氧,氧流量为5~6 L/min,每天2次,每次15分钟。治疗完毕,疮面用无菌敷料覆盖或暴露均可。其原理是利用纯氧抑制疮面厌氧菌生长,提高疮面组织供氧,改善局部组织有氧代谢,并利用氧气流干燥疮面,促进结痂,有利于愈合。对长期保守治疗不愈合、创面肉芽老化、创缘有瘢痕组织形成,且合并有骨、关节感染或深部窦道形成者,应考虑进行减张肌皮瓣术、植皮等手术治疗。

（张　瑜）

第五节 无 菌 技 术

无菌技术是医疗护理操作中防止发生感染和交叉感染的一项重要的基本操作,执行无菌技术可以减少以至杜绝患者因诊断、治疗和护理所引起的意外感染。因此,医务人员必须加强无菌操作的观念,正确熟练地掌握无菌技术,严密遵守操作规程,以保证患者的安全,防止医源性感染。

一、相关概念

(一)无菌技术
无菌技术指在医疗、护理操作过程中防止一切微生物侵入人体和防止无菌物品、无菌区域被污染的操作技术。

(二)无菌物品
经过物理或化学方法灭菌后保持无菌状态的物品。

(三)非无菌区
指未经过灭菌处理或虽经过灭菌处理但又被污染的区域。

二、无菌技术操作原则

(一)环境清洁
操作区域要宽敞,无菌操作前30分钟通风,停止清扫工作,减少走动,防止尘埃飞扬。

(二)工作人员准备
修剪指甲,洗手,戴好帽子、口罩(4~8小时更换,一次性的少于4小时更换)必要时穿无菌衣,戴无菌手套。

(三)物品妥善保管
(1)无菌物品与非无菌物品应分别放置。

(2)无菌物品须存放在无菌容器或无菌包内。

(3)无菌包外注明品名、时间,按有效期先后安放。

(4)未被污染下保存期7~14天。

(5)过期或受潮均应重新灭菌。

(四)取无菌物应注意
(1)面向无菌区域,用无菌钳钳取,手臂须保持在腰部水平以上,注意不可跨越无菌区。

(2)无菌物品一经取出,即使未使用,也不可放回。

(3)未经消毒的用物不可触及无菌物品。

(五)操作时要保持无菌
不可面对无菌区讲话,咳嗽,打喷嚏,疑有无菌物品被污染,不可使用。

(六)一人一物
一套无菌物品,仅供一人使用,防止交叉感染。

三、无菌技术基本操作

无菌技术及操作规程是根据科学原则制定的,任何一个环节都不可违反,每个医务人员都必须遵守,以保证患者的安全。

(一)取用无菌物持钳法

使用无菌物持钳取用和传递无菌物品,以维持无菌物品及无菌区的无菌状态。

1.类别

(1)三叉钳:夹取较重物品,如盆、盒、瓶、罐等,不能夹取细的物品。

(2)卵圆钳:夹取镊、剪、刀、治疗碗及盘等,不能夹取较重物品。

(3)镊子:夹取棉球、棉签、针、注射器等(图2-6)。

2.无菌持物钳(镊)的使用法

(1)无菌持物钳(镊)应浸泡在盛有消毒溶液的无菌广口容器内,液面需超过轴节以上 2～3 cm或镊子1/2处。容器底部应垫无菌纱布,容器口上加盖。

每个容器内只能放一把无菌持物钳(镊)(图2-7)。

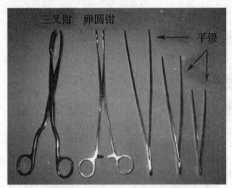

图 2-6　无菌持物钳(镊)类别

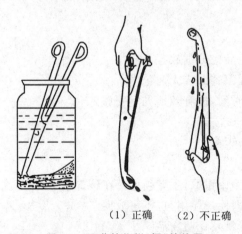

（1）正确　　（2）不正确

图 2-7　无菌持物钳(镊)的使用

(2)取放无菌持物钳(镊)时,尖端闭合,不可触及容器口缘及溶液面以上的容器内壁。手指不可触摸浸泡部位。使用时保持尖端向下,不可倒转向上,以免消毒液倒流污染尖端。用后立即放回容器内,并将轴节打开。如取远处无菌物品时,无菌持物钳(镊)应连同容器移至无菌物品旁使用。

(3)无菌持物钳(镊)不能触碰未经灭菌的物品,也不可用于换药或消毒皮肤。如被污染或可疑污染时,应重新消毒灭菌。

(4)无菌持物钳(镊)及其浸泡容器,每周消毒灭菌1次,并更换消毒溶液及纱布。外科病室每周2次,手术室、门诊换药室或其他使用较多的部门,应每天灭菌1次。

(5)不能用无菌持物钳夹取油纱布,因粘于钳端的油污可形成保护层,影响消毒液渗透而降低消毒效果。

(二)无菌容器的使用法

无菌容器用以保存无菌物品,使其处于无菌状态以备使用(图2-8,图2-9)。

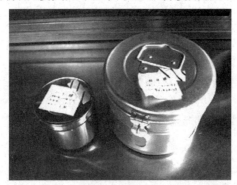

图 2-8　无菌容器

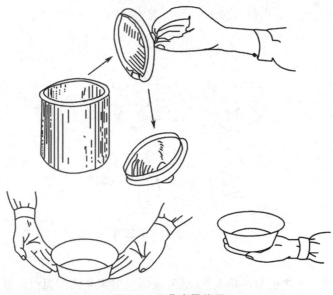

图 2-9　无菌容器使用

(1)取无菌容器内的物品,打开时将盖内面(无菌面)向上置于稳妥处或内面向下拿在手中,手不可触及容器壁的内面,取后即将容器盖盖严,避免容器内无菌物品在空气中暴露过久。

(2)无菌容器应托住容器底部,手指不可触及容器边缘及内面。

(三)取用无菌溶液法

目的是维持无菌溶液在无菌状态下使用。

1.核对

药名、剂量、浓度、有效期。

2.检查

有无裂缝、瓶盖有无松动、溶液的澄清度、质量。

3.倒用密封瓶溶液法

擦净瓶外灰尘,用启瓶器撬开铝盖,用双手拇指将橡胶塞边缘向上翻起,再用示指和中指套住橡胶塞拉出,先倒出少量溶液冲洗瓶口,倒液时标签朝上,倒后立即将橡胶塞塞好,常规消毒后将塞翻下,记录开瓶日期、时间,有效期24小时,不可将无菌物品或非无菌物品伸入无菌溶液内蘸取或直接接触瓶口倒液,以免污染瓶内的溶液,已倒出的溶液不可再倒回瓶内。

4.倒用烧瓶液法

先检查后解系带,倒液同密封法。

(四)无菌包使用法

目的是保持无菌包内无菌物品处于无菌状态,以备使用。

1.包扎法

将物品放在包布中央,最后一角折盖后用化学指示胶带粘贴,封包胶带上可书写记录,或用带包扎"+"。

2.开包法

三查:名称、日期、化学指示胶带。

撕开粘贴或解开系带,系带卷放在包布边下,先外角再两角,后内角,注意手不可触及内面,放在事先备好的无菌区域内,将包布按原折痕包起,将带以"一"字形包扎,记录,24小时有效(图2-10)。

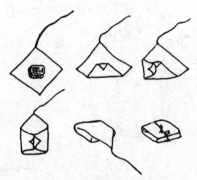

图 2-10　无菌包的使用

3.小包打开法

托在手上打开,另一手将包布四角抓住,稳妥地将包内物品放入无菌区域内。

4.一次性无菌物品开包法

注射器或输液条,敷料或导管。

(五)铺无菌盘法

目的是维持无菌物品处于无菌状态,以备使用。

将无菌治疗巾铺在清洁、干燥的治疗盘内,使其内面为无菌区,可放置无菌物品,以供治疗和护理操作使用。有效期限不超过4小时(图2-11)。

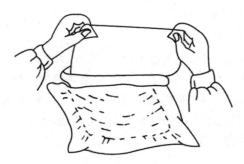

图 2-11 无菌巾铺法

(1)无菌治疗巾的折叠法:将双层棉布治疗巾横折 2 次,再向内对折,将开口边分别向外翻折对齐。

(2)无菌治疗巾的铺法:手持治疗巾两开口外角呈双层展开,由远端向近端铺于治疗盘内。两手捏住治疗巾上层下边两外角向上呈扇形折叠三层,内面向外。

(3)取所需无菌物品放入无菌区内,覆盖上层无菌巾,使上、下层边缘对齐,多余部分向上反折。

(六)戴、脱无菌手套法

目的是防止患者在手术与治疗过程中受到感染,处理无菌物品过程中确保物品无菌(图 2-12)。

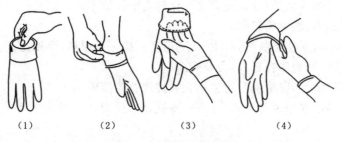

(1)　　　　　(2)　　　　　(3)　　　　　(4)

图 2-12 戴脱无菌手套

(1)洗净擦干双手,核对号码及日期。

(2)打开手套袋,取出滑石粉擦双手。

(3)掀起手套袋开口处,取出手套,对准戴上。

(4)双手调手套位置,扣套在工作衣袖外面。

(5)脱手套,外面翻转脱下。

(6)注意:①未戴手套的手不可触及手套的外面。②已戴手套的手不可触及未戴手套的手或另一手套内面。③发现手套有破洞立即更换。

(七)取用消毒棉签法

目的是保持无菌棉签处于无菌状态下使用。

1.无菌棉签使用法

(1)检查棉签有效作用期及包装的完整程度,有破损时不能使用。

(2)左手握棉签棍端,右手捏住塑料包装袋上部,依靠棉棍的支撑向后稍用力撕开前面的包装袋。

(3)将包装袋抽后折盖左手示指,以中指压住。

（4）右手拇指顶出所用棉签并取出。

2.复合碘医用消毒棉签使用法

（1）取复合碘医用消毒棉签1包,检查有效期,注明开启时间。

（2）将包内消毒棉签推至包的右下端,并分离1根留置包内左侧。

（3）左手拇、示指持复合碘医用消毒棉签包的窗口缘,右手拇指、示指捏住窗翼,揭开窗口。

（4）将窗翼拉向右下方,以左手拇指按压窗翼,固定窗盖。

（5）右手从包的后方将包左上角向后反折,夹于左手示指与中指之间,露出棉签手柄部。

（6）以右手取出棉签。

（7）松开左手拇指和中指,拇指顺势将窗口封好,放回盘内备用。

（简冰瑶）

第六节 导 尿 术

一、目的

（1）为尿潴留患者解除痛苦;使尿失禁患者保持会阴清洁干燥。

（2）收集无菌尿标本,做细菌培养。

（3）避免盆腔手术时误伤膀胱,为危重、休克患者正确记录尿量,测尿比重提供依据。

（4）检查膀胱功能,测膀胱容量、压力及残余尿量。

（5）鉴别尿闭和尿潴留,以明确肾功能不全或排尿功能障碍。

（6）诊断及治疗膀胱和尿道的疾病,如进行膀胱造影或对膀胱肿瘤患者进行化学治疗（简称化疗）等。

二、准备

（一）物品准备

治疗盘内:橡皮圈1个,别针1枚,备皮用物1套,一次性无菌导尿包一套（治疗碗两个、弯盘、双腔气囊导尿管根据年龄选不同型号尿管,弯血管钳一把,镊子一把,小药杯内置棉球若干个,液状石蜡棉球瓶一个,洞巾一块）。弯盘一个,一次性手套一双,治疗碗一个（内盛棉球若干个）,弯血管钳一把,镊子两把,无菌手套一双,常用消毒溶液有0.1%苯扎溴铵（新洁尔灭）、0.1%氯己定等,无菌持物钳及容器一套,男患者导尿另备无菌纱布2块。

治疗盘外:小橡胶单和治疗巾一套（或一次性治疗巾）,便盆及便盆巾。

（二）患者、护理人员及环境准备

患者了解导尿目的、方法、注意事项及配合要点。取仰卧屈膝位,调整情绪,指导或协助患者清洗外阴,备便盆。护理人员应衣帽整齐,修剪指甲,洗手,戴口罩。环境安静、整洁、光线、温湿度适宜,关闭门窗,备屏风或隔帘。

三、评估

（1）评估患者病情、治疗情况、意识、心理状态及合作度。

(2)患者排尿功能异常的程度,膀胱充盈度及会阴部皮肤、黏膜的完整性。

(3)向患者解释导尿的目的、方法、注意事项及配合要点。

四、操作步骤

将用物推至患者处,核对患者床号、姓名,向患者解释导尿的目的、方法、注意事项及配合要点。消除患者紧张和窘迫的心理,以取得合作。①用屏风或隔帘遮挡患者,保护患者的隐私,使患者精神放松。②帮助患者清洗外阴部,减少逆行尿路感染的机会。③检查导尿包的日期,是否严密干燥,确保物品无菌性,防止尿路感染。④根据男女性尿道解剖特点执行不同的导尿术。

(一)男性患者导尿术操作步骤

(1)操作者位于患者右侧,帮助患者取仰卧屈膝位,脱去对侧裤腿,盖在近侧腿上,对侧下肢和上身用盖被盖好,两腿略外展,暴露外阴部。

(2)将一次性橡胶单和治疗巾垫于患者臀下,弯盘放于患者臀部,治疗碗内盛棉球若干个。

(3)左手戴手套,用纱布裹住阴茎前1/3,将阴茎提起,另一手持镊子夹消毒棉球按顺序消毒,阴茎后2/3部→阴阜→阴囊暴露面。

(4)用无菌纱布包裹消毒过的阴茎后2/3部→阴阜→阴囊暴露面,消毒阴茎前1/3,并将包皮向后推,换另一把镊子夹消毒棉球消毒尿道口,向外螺旋式擦拭龟头→冠状沟→尿道口数次,包皮和冠状沟易藏污,应彻底消毒,预防感染。污棉球置于弯盘内移至床尾。

(5)在患者两腿间打开无菌导尿包,用持物钳夹浸消毒液的棉球于药杯内。

(6)戴无菌手套,铺洞巾,使洞巾与包布内面形成无菌区域。嘱患者勿移动肢体保持体位,以免污染无菌区。

(7)按操作顺序排列好用物,用镊子取液状石蜡棉球,润滑导尿管前端。

(8)左手用纱布裹住阴茎并提起,使之与腹壁呈60°,使耻骨前弯消失,便于插管。将包皮向后推,右手用镊子夹取浸消毒液的棉球,按顺序消毒尿道口、螺旋消毒龟头、冠状沟、尿道口数遍,每个棉球只可用一次,禁止重复使用,确保消毒部位不受污染,污棉球置于弯盘内,右手将弯盘移至靠近床尾无菌区域边沿,便于操作。

(9)左手固定阴茎,右手将治疗碗置于洞巾口旁,男性尿道长而且又有三个狭窄处,当插管受阻时,应稍停片刻嘱患者深呼吸,减轻尿道括约肌紧张,再徐徐插入导尿管,切忌用力过猛而损伤尿道。

(10)用另一只血管钳夹持导尿管前端,对准尿道口轻轻插入20～22 cm,见尿液流出后,再插入约2 cm,将尿液引流入治疗碗(第一次放尿不超过1 000 mL,防止大量放尿,腹腔内压力急剧下降,血液大量滞留腹腔血管内,血压下降虚脱及膀胱内压突然降低,导致膀胱黏膜急剧充血,发生血尿)。

(11)治疗碗内尿液盛2/3满后,可用血管钳夹住导尿管末端,将尿液导入便器内,再打开导尿管继续放尿。注意询问患者的感觉,观察患者的反应。

(12)导尿毕,夹住导尿管末端,轻轻拔出导尿管,避免损伤尿道黏膜。撤下洞巾,擦净外阴,脱去手套置弯盘内,撤出臀部一次性橡胶单和治疗巾置治疗车下层。协助患者穿好裤子,整理床单位。

(13)整理用物。

(14)洗手,记录。

（二）女性患者导尿术操作步骤

（1）操作者位于患者右侧，帮助患者取仰卧屈膝位，脱去对侧裤腿，盖在近侧腿上，对侧下肢和上身用盖被盖好，两腿略外展，暴露外阴部。

（2）将一次性橡胶单和治疗巾垫于患者臀下，弯盘放于患者臀部，治疗碗内盛棉球若干个。

（3）左手戴手套，右手持血管钳夹取消毒棉球做外阴初步消毒，按由外向内，自上而下，依次消毒阴阜、两侧大阴唇。

（4）左手分开大阴唇，换另一把镊子按顺序消毒大小阴唇之间→小阴唇→尿道口→自尿道口至肛门，减少逆行感染的机会。污棉球置于弯盘内，消毒完毕，脱下手套置于治疗碗内，污物放置治疗车下层。

（5）在患者两腿间打开无菌导尿包，用持物钳夹浸消毒液的棉球于药杯内。

（6）戴无菌手套，铺洞巾，使洞巾与包布内面形成无菌区域。嘱患者勿移动肢体保持体位，以免污染无菌区。

（7）按操作顺序排列好用物，用镊子取液状石蜡棉球，润滑导尿管前端。

（8）左手拇指、示指分开并固定小阴唇，右手持弯持物钳夹取消毒棉球，按由内向外，自上而下顺序消毒尿道口、两侧小阴唇、尿道口，尿道口处要重复消毒一次，污棉球及弯血管钳置于弯盘内，右手将弯盘移至靠近床尾无菌区域边沿，便于操作。

（9）右手将无菌治疗碗移至洞巾旁，嘱患者张口呼吸，用另一只弯血管钳夹持导尿管对准导尿口轻轻插入尿道 4～6 cm，见尿液后再插入 1～2 cm。

（10）左手松开小阴唇，下移固定导尿管，将尿液引入治疗碗。注意询问患者的感觉，观察患者的反应。

（11）导尿毕，夹住导管末端，轻轻拔出导尿管，避免损伤尿道黏膜。撤下洞巾，擦净外阴，脱去手套置弯盘内，撤出臀部一次性橡胶单和治疗巾置治疗车下层。协助患者穿好裤子，整理床单位。

（12）整理用物。

（13）洗手，记录。

五、注意事项

（1）向患者及其家属解释留置导尿管的目的和护理方法，使其认识到预防泌尿道感染的重要性，并主动参与护理。

（2）保持引流通畅，避免导尿管扭曲堵塞，造成引流不畅。

（3）防止泌尿系统逆行感染。

（4）患者每天摄入足够的液体，每天尿量维持在 2 000 mL 以上，达到自然冲洗尿路的目的，以减少尿路感染和结石的发生。

（5）保持尿道口清洁，女患者用消毒棉球擦拭外阴及尿道口，如分泌物过多，可用0.02％高锰酸钾溶液冲洗，再用消毒棉球擦拭外阴及尿道口。男患者用消毒棉球擦拭尿道口、阴茎头及包皮，1～2次/天。

（6）每周定时更换集尿袋1次，定时排空集尿袋，并记录尿量。

（7）每月定时更换导尿管1次。

（8）采用间歇性夹管方式，训练膀胱反射功能。关闭导尿管，每4小时开放1次，使膀胱定时充盈和排空,促进膀胱功能的回复。

(9)离床活动时,应用胶布将导尿管远端固定在大腿上,集尿袋不得超过膀胱高度,防止尿液逆流。

(10)协助患者更换体位,倾听患者主诉,并观察尿液性状、颜色和量,尿常规每周检查一次,若发现尿液混浊、沉淀、有结晶,应做膀胱冲洗。

(叶良君)

第七节 冷 热 疗 法

一、温水擦浴

(一)目的

适合体温在 39.5 ℃以上,伴有寒战、四肢末梢厥冷患者,能减少血管收缩,能迅速蒸发带走机体大量的热能,散热效果快而强。

(二)准备

1.用物准备

治疗盘内:浴巾 1 条、小毛巾 2 块、手套 1 副、热水袋(内装 60～70 ℃热水)及套、冰袋(内装 1/2 满冰袋)及套或冰槽。

治疗盘外:温水擦浴盆内盛 32～34 ℃温水,2/3 满,必要时备衣裤。冰块、帆布袋、木槌、盆、冷水、毛巾、勺、水桶、肛表、海绵。冰槽降温时备不脱脂棉球及凡士林纱布。

2.患者、护理人员及环境准备

向患者及家属解释温水擦浴的目的、操作过程等相关知识,取得患者的配合。根据病情取适宜卧位,必要时排尿。护理人员衣着整洁,修剪指甲,洗手,戴口罩。环境安静、安全、整洁、舒适。光线、温湿度适宜,关闭门窗,必要时备屏风。

(三)评估

(1)评估患者年龄、病情、体温、意识状况、语言表达能力、治疗情况、活动能力和合作程度。

(2)观察局部皮肤状况如皮肤颜色、温度、完整性、有无感觉障碍、对冷热的敏感度等。

(四)操作步骤

(1)确认患者了解病情,解除患者紧张情绪,使患者有安全感。

(2)关闭门窗,预防患者受凉。

(3)松开床尾盖被,协助患者脱去上衣。必要时屏风遮挡患者隐私。

(4)冰袋或冰帽置患者头部,热水袋置患者足底。热水袋置足底,能促进足底血管扩张,冰袋或冰帽置头部,有利于降温并防止头部充血,预防脑水肿发生,并减轻患者不适感。

(5)将浴巾垫于要擦拭部位下方,小毛巾放入温水中浸湿后,拧至半干,包裹于手上成手套状,以离心方式擦拭,擦拭完毕,用大毛巾擦干皮肤。浴巾垫于要擦拭部位下方,防止浸湿,保护床单位。如为隔离患者,按隔离原则进行操作。

(6)患者取仰卧位脱去上衣,擦拭双上肢,其顺序为:颈外侧、上臂外侧、手背、腋窝、上臂内侧、手心。

(7)患者取仰卧位,擦拭腰背部,顺序为颈下肩部、背部、臀部,擦拭完毕,穿好衣服。体表大血管流经丰富部位适当延长擦拭时间(颈部、腋窝、肘窝、手心、腹股沟、腘窝),以促进散热,增加疗效。禁忌在胸前区、腹部、后颈、足底部擦浴。

(8)患者取仰卧位,脱去裤子,擦拭双下肢,顺序为髂骨、大腿外侧、内踝、臀部、大腿后侧、腘窝、足跟擦拭完毕,穿好裤子。擦拭时间一般控制在20分钟内。

(9)取出热水袋,密切观察患者生命体征。

(10)擦浴30分钟后测试体温,体温降至39℃以下时,取出头部冰袋。

(11)协助患者取舒适体位,整理床单位。

(12)处理用物,用物清洁消毒后备用。

(13)洗手,记录。体温单上显示物理降温。

(五)注意事项

(1)在给患者实施的过程中,护士应密切观察患者的反应如寒战、面色、脉搏、呼吸等异常反应,出现异常应立即停止操作。

(2)胸前区、腹部、后颈、足底为禁忌擦浴部位。

(3)擦浴30分钟后测量体温并记录,体温下降为降温有效。

(4)操作方法轻稳、节力,保护患者安全及隐私。

(5)注意保护患者床单干燥,无水渍。

二、干热疗法

(一)目的

帮助患者提升体温,提高舒适度,缓解挛缩、减轻疼痛。

(二)准备

1.用物准备

治疗盘内:毛巾、手套1副、热水袋及一次性布套。

治疗盘外:盛水容器、热水。

2.患者、护理人员及环境准备

向患者及家属解释温水擦浴的目的、操作过程等相关知识,取得患者的配合。根据病情取适宜卧位,必要时排尿。护理人员衣着整洁,修剪指甲,洗手,戴口罩。环境安静、安全、整洁、舒适。光线、温湿度适宜,关闭门窗,必要时备屏风。

(三)评估

(1)评估患者年龄、病情、体温、意识状况、语言表达能力、治疗情况、活动能力和合作程度。

(2)观察局部皮肤状况如皮肤颜色、温度、完整性、有无感觉障碍、对冷热的敏感度等。

(四)操作步骤

(1)确认患者,了解病情,解除患者紧张情绪,给患者安全感。关闭门窗,预防患者受凉。

(2)调配水温,成人一般60～70℃,昏迷、感觉迟钝、老人、婴幼儿及循环衰竭患者,水温应控制在50℃以下,灌调配好的水1/2～2/3满,灌水过多,可使热水袋膨胀变硬,柔软舒适感下降,且与皮肤接触面积减少,热效应减小,疗效降低。

(3)排出袋内空气并拧紧塞子,防止影响热传导。用毛巾擦干热水袋,倒置,检查热水袋有无破损、漏水。

（4）将热水袋装入套内必要时,布套外再用毛巾包裹,避免热水袋与患者皮肤直接接触发生烫伤。

（5）协助患者取舒适体位,暴露用热部位,必要时用屏风遮挡,将热水袋放置其部位。

（6）观察患者用热部位效果及反应（如有异常立即停止热疗）,30分钟后,撤去热水袋（如为保温,可持续,但应及时更换热水不超过50℃）。倒空热水,倒挂水袋晾干,吹入少量空气防止粘连,夹紧塞子,热水袋送洗消毒备用。

（7）协助患者躺卧舒适,整理床单位,洗手,记录用热部位、时间、效果、患者的反应情况等。

（五）注意事项

（1）有出血倾向、面部危险三角区感染、软组织损伤或扭伤48小时以内、急性炎症期、恶性病变部位严禁热敷。

（2）随时观察局部皮肤情况,特别是意识不清,语言障碍者。

（3）使用热水袋保暖者,每30分钟检查水温情况,及时更换热水。

（4）控制水温,成人60～70℃,昏迷、老人、婴幼儿感觉迟钝者水温应调至50℃。

（5）热水袋应浸泡或熏蒸消毒,严禁高压消毒。

三、湿热疗法

（一）目的

热湿敷可促进血液循环,消炎,消肿,止痛。

（二）准备

1.用物准备

治疗盘内:一次性橡胶单、治疗巾、棉签、防水巾、大于患处面积敷布数块、长镊子2把、纱布数块、凡士林及开放性伤口备所用换药物品。

治疗盘外:水温计、盛有热水的容器及加热器。

2.患者、护理人员及环境准备

向患者及家属解释温水擦浴的目的、操作过程等相关知识,取得患者的配合。根据病情取适宜卧位,必要时排尿。护理人员衣着整洁,修剪指甲,洗手,戴口罩。环境安静、安全、整洁、舒适。光线、温湿度适宜,关闭门窗,必要时备屏风。

（三）评估

（1）评估患者年龄、病情、体温、意识状况、语言表达能力、治疗情况、活动能力和合作程度。

（2）观察局部皮肤状况 如皮肤颜色、温度、完整性、有无感觉障碍、对冷热的敏感度等。

（四）操作步骤

（1）协助患者取舒适体位,暴露患处必要时屏风遮挡,以保护患者隐私,凡士林涂于受敷部位,上盖一层纱布,受敷部位下方,垫橡胶单和治疗巾。

（2）敷布浸入水温为50～60℃热水中浸透,用长钳夹出拧至半干,以不滴水为度抖开。打开敷布,折叠后放于患处,上盖防水巾及棉垫。

（3）根据环境温度每3～5分钟更换一次敷布,一次持续15～20分钟,维持敷布温度。可用热源加热盆内水或及时调换盆内热水,维持水温,若患者感觉过热时可掀起一角散热。

（4）观察患者局部皮肤情况,全身反应,如有异常立即停止热湿敷。

(5)热湿敷结束后,撤去敷布和纱布,擦去凡士林,干毛巾擦干皮肤,撤去一次性橡胶单和治疗巾。

(6)协助患者躺卧舒适,整理好床单位,洗手,记录用热部位,时间,效果,患者反应。

(五)注意事项

(1)若患者热敷部位不禁忌压力,可用热水袋放置在敷布上再盖以大毛巾,以维持温度。

(2)面部热敷者,应间隔30分钟后,方可外出,以防感冒。

(3)热湿敷过程中注意局部皮肤变化(如患者皮肤感觉是否温暖,舒适,血液循环是否良好等),防止烫伤。

(4)若热敷部位有伤口,应按无菌技术操作原则进行湿敷,湿敷后外科常规换药。

(5)操作方法轻稳,节力,保护患者安全,注意保护患者床单干燥,无水渍。

(李兰珍)

第八节　生命体征的观察与护理

生命体征是体温、脉搏、呼吸及血压的总称,是机体生命活动的客观反映,是评价生命活动状态的重要依据,也是护士评估患者身心状态的基本资料。

正常情况下,生命体征在一定范围内相对稳定,相互之间保持内在联系;当机体患病时,生命体征可发生不同程度的变化。护士通过对生命体征的观察,可以了解机体重要脏器的功能状态,了解疾病的发生、发展、转归,并为疾病预防、诊断、治疗和护理提供依据;同时,可以发现患者现存的或潜在的健康问题,以正确制订护理计划。因此,生命体征的测量及护理是临床护理工作的重要内容之一,也是护士应掌握的基本技能。

一、体温

体温由三大营养物质氧化分解而产生。50%以上迅速转化为热能,50%贮存于ATP内,供机体利用,最终仍转化为热能散发到体外。正常人体的温度是由大脑皮质和丘脑下部体温调节中枢所调节(下丘脑前区为散热中枢,下丘脑后区为产热中枢),并通过神经、体液因素调节产热和散热过程,保持产热与散热的动态平衡,所以正常人有相对恒定的体温。

(一)正常体温及生理性变化

1.正常体温

通常说的体温是指机体内部的温度,即胸腔、腹腔、中枢神经的温度,又称体核温度,较高且稳定。皮肤温度称体壳温度。临床上通常用口温、肛温、腋温来代替体温。在这三个部位测得的温度接近身体内部的温度,且测量较为方便。三个部位测得的温度略有不同,口腔温度居中,直肠温度较高,腋下温度较低。同时在三个部位进行测量,其温度差一般不超过1℃。这是由于血液在不断地流动,将热量很快地由温度较高处带往温度较低处,因而机体各部的温度一般差异不大。

体温的正常值不是一个具体的点,而是一个范围。机体各部位由于代谢率的不同,温度略有差异,常以口腔、直肠、腋下的平均温度为标准,个体体温可以较正常的平均温度增减0.3～

0.6 ℃,健康成人的平均温度波动范围见表2-1。

表 2-1　健康成人不同部位温度的波动范围

部位	波动范围
口腔	36.2～37.0 ℃
直肠	36.5～37.5 ℃
腋窝	36.0～36.7 ℃

2.生理性变化

人的体温在一些因素的影响下,会出现生理性的变化,但这种体温的变化,往往是在正常范围内或是一闪而过的。

(1)时间:人的体温 24 小时内的变动在 0.5～1.5 ℃,一般清晨 2～6 时体温最低,下午 2～8 时体温最高。这种昼夜的节律波动,可能与人体活动代谢的相应周期性变化有关。如长期从事夜间工作的人员,可出现夜间体温上升、日间体温下降的现象。

(2)年龄:新生儿因体温调节中枢尚未发育完全,调节体温的能力差,体温易受环境温度影响而变化;儿童由于代谢率高,体温可略高于成人;老年人代谢率较低,血液循环变慢,加上活动量减少,因此体温偏低。

(3)性别:一般来说,女性比男性有较厚的皮下脂肪层,维持体热能力强,故女性体温较男性高约0.3 ℃。并且女性的基础体温随月经周期出现规律变化,即月经来潮后逐渐下降,至排卵后,体温又逐渐上升。这种体温的规律性变化与血中孕激素及其代谢产物的变化相吻合。

(4)环境温度:在寒冷或炎热的环境下,机体的散热受到明显的抑制或加强,体温可暂时性的降低或升高。另外,气流、个体暴露的范围大小亦影响个体的体温。

(5)活动:任何需要耗力的活动,都使肌肉代谢增强,产热增加,可以使体温暂时性上升1～2 ℃。

(6)饮食:进食的冷热可以暂时性地影响口腔温度,进食后,由于食物的特殊动力作用,可以使体温暂时性地升高 0.3 ℃左右。

另外,强烈的情绪反应、冷热的应用以及个体的体温调节机制都对体温有影响,在测量体温的过程中要加以注意并能够做出解释。

3.产热与散热

(1)产热过程:机体产热过程是细胞新陈代谢的过程。人体通过化学方式产热,即食物氧化、骨骼肌运动、交感神经兴奋、甲状腺素分泌增多,以及体温升高均可提高新陈代谢率,而增加产热量。

(2)散热过程:机体通过物理方式进行散热。机体大部分的热量通过皮肤的辐射、传导、对流、蒸发来散热;一小部分的热量通过呼吸、尿、粪而散发于体外。①当外界温度等于或高于皮肤温度时,蒸发就是人体唯一的散热形式。②辐射:是热由一个物体表面通过电磁波的形式传至另一个与它不接触物体表面的一种形式。在低温环境中,它是主要的散热方式,安静时的辐射散热所占的百分比较大,可达总热量的 60%。其散热量的多少与所接触物质的导热性能、接触面积和温差大小有关。③传导:是机体的热量直接传给同它接触的温度较低的物体的一种散热方法。④对流:是传导散热的特殊形式。是指通过气体或液体的流动来交换热量的一种散热方法。⑤蒸发:由液态转变不气态,同时带走大量热量的一种散热方法。

(二)异常体温的观察

人体最高的耐受热为40.6～41.4℃,低于34℃或高于43℃,则极少存活。升高超过41℃,可引起永久性的脑损伤;高热持续在42℃以上24小时常导致休克及严重并发症。所以对于体温过高或过低者应密切观察病情变化,不能有丝毫的松懈。

1.体温过高

体温过高又称发热,是由于各种原因使下丘脑体温调节中枢的调定点上移,产热增加而散热减少,导致体温升高超过正常范围。

(1)原因。①感染性:如病毒、细菌、真菌、螺旋体、立克次体、支原体、寄生虫等感染引起的发热,最多见。②非感染性:无菌性坏死物质的吸收引起的吸收热、变态反应性发热等。

(2)以口腔温度为例,按照发热的高低将发热分为如下几类。①低热:37.5～37.9℃。②中等热:38.0～38.9℃。③高热:39.0～40.9℃。④超高热:41℃及以上。

(3)发热过程:发热的过程常依疾病在体内的发展情况而定,一般分为三个阶段。①体温上升期:特点是产热大于散热。主要表现:皮肤苍白、干燥无汗,患者畏寒、疲乏,体温升高,有时伴寒战。方式:骤升和渐升。骤升指体温在数小时内升至高峰,如肺炎球菌导致的肺炎;渐升指体温在数小时内逐渐上升,数天内达高峰,如伤寒。②高热持续期:特点是产热和散热在较高水平上趋于平衡。主要表现:体温居高不下,皮肤潮红,呼吸加深加快,脉搏增快并有头痛、食欲缺乏、恶心、呕吐、口干、尿量减少等症状,甚至惊厥、谵妄。③体温下降期:特点是散热增加,产热趋于正常,体温逐渐恢复至正常水平。主要表现:大量出汗、皮肤潮湿、温度降低。老年人易出现血压下降、脉搏细速、四肢厥冷等循环衰竭的症状。方式:骤降和渐降。骤降指体温在数小时内降至正常,如大叶性肺炎、疟疾;渐降指体温在数天内降至正常,如伤寒、风湿热。

(4)热型:将不同时间测得的体温绘制在体温单上,互相连接就构成体温曲线。各种体温曲线形状称为热型。有些发热性疾病有特殊的热型,通过观察体温曲线可协助诊断。但需注意,药物的应用可使热型变得不典型。常见的热型如下。①稽留热:体温持续在39～40℃,达数天或数周,24小时波动范围不超过1℃。常见于大叶性肺炎、伤寒等急性感染性疾病的极期。②弛张热:体温多在39℃以上,24小时体温波动幅度可超过2℃,但最低温度仍高于正常水平。常见于化脓性感染、败血症、浸润性肺结核等疾病。③间歇热:体温骤然升高达高峰后,持续数小时又迅速降至正常,经过一天或数天间歇后,体温又突然升高,如此有规律地反复发作,常见于疟疾。④不规则热:发热不规律,持续时间不定。常见于流行性感冒、肿瘤等疾病引起的发热。

2.体温过低

体温过低是指由于各种原因引起的产热减少或散热增加,导致体温低于正常范围,称为体温过低。当体温低于35℃时,称为体温不升。体温过低的原因如下。

(1)体温调节中枢发育未成熟:如早产儿、新生儿。

(2)疾病或创伤:见于失血性休克、极度衰竭等患者。

(3)药物中毒。

(三)体温异常的护理

1.体温过高

降温措施有物理降温、药物降温及针刺降温。

(1)观察病情:加强对生命体征的观察,定时测量体温,一般每天测温4次,高热患者应每4小时测温一次,待体温恢复正常3天后,改为每天1～2次,同时观察脉搏、呼吸、血压、意识状态的变化;及时了解有关各种检查结果及治疗护理后病情好转还是恶化。

(2)饮食护理:①补充高蛋白、高热量、高维生素、易消化的流质或半流质饮食,如:粥、鸡蛋羹、面片汤、青菜、新鲜果汁等。②多饮水,每天补充液量 3 000 mL,必要时给予静脉点滴,以保证入量。

由于高热时,热量消耗增加,全身代谢率加快,蛋白质、维生素的消耗量增加,水分丢失增多,同时消化液分泌减少,胃肠蠕动减弱,所以宜及时补充水分和营养。

(3)使患者舒适:①安置舒适的体位让患者卧床休息,同时调整室温和避免噪声。②口腔护理:每天早、晚刷牙,饭前、饭后漱口,不能自理者,可行特殊口腔护理。由于发热患者唾液分泌减少,口腔黏膜干燥,机体抵抗力下降,极易引起口腔炎、口腔溃疡,因此口腔护理可预防口腔及咽部细菌繁殖。③皮肤护理:发热患者退热期出汗较多,此时应及时擦干汗液并更换衣裤和大单等,以保持皮肤的清洁和干燥,防止皮肤继发性感染。

(4)心理调护:注意患者的心理状态,对体温的变化给予合理的解释,以缓解患者紧张和焦虑的情绪。

2.体温过低

(1)保暖:①给患者加盖衣被、毛毯、电热毯等或放置热水袋,注意小儿、老人、昏迷者,热水袋温度不宜过高,以防烫伤。②暖箱:适用于体重小于 2 500 g,胎龄不足 35 周的早产儿、低体重儿。

(2)给予热饮。

(3)监测生命体征:每小时测体温 1 次,直至恢复正常且保持稳定,同时观察脉搏、呼吸、血压、意识的变化。

(4)设法提高室温:以 22～24 ℃为宜。

(5)积极宣教:教会患者避免导致体温过低的因素。

(四)测量体温的技术

1.体温计的种类及构造

(1)水银体温计:水银体温计又称玻璃体温计,是最常用的最普通的体温计。它是一种外标刻度为红线的真空玻璃毛细管。其刻度范围为 35～42 ℃,每小格 0.1 ℃,在 37 ℃刻度处以红线标记,以示醒目。体温计一端贮存水银,当水银遇热膨胀后沿毛细管上升;因毛细管下端和水银槽之间有一凹陷,所以水银柱遇冷不致下降,以便检视温度。

根据测量部位的不同可将体温计分为口表、肛表、腋表。口表的水银端呈圆柱形,较细长;肛表的水银端呈梨形,较粗短,适合插入肛门;腋表的水银端呈扁平鸭嘴形。临床上口表可代替腋表使用。

(2)其他:如电子体温计、感温胶片、可弃式化学体温计等。

2.测体温的方法

(1)目的:通过测量体温,了解患者的一般情况及疾病的发生,发展规律,为诊断、预防、治疗提供依据。

(2)用物准备:①测温盘内备体温计(水银柱甩至 35 ℃以下)、秒表、纱布、笔、记录本。②若测肛温,另备润滑油、棉签、手套、卫生纸、屏风。

(3)操作步骤:①洗手、戴口罩,备齐用物,携至床旁。②核对患者并解释目的。③协助患者取舒适卧位。④测体温:根据病情选择合适的测温方法。测腋温:擦干汗液,将体温计放在患者腋窝,紧贴皮肤屈肘臂过胸,夹紧体温计。测量10分钟后,取出体温计用纱布擦拭。测口温法:嘱患者张口,将口表汞柱端放于舌下热窝。嘱患者闭嘴用鼻呼吸,勿用牙咬体温计。测量时间3～5分钟。嘱患者张口,取出口表,用纱布擦拭。测肛温法:协助患者取合适卧位,露出臀部。润滑肛表前端,戴手套用手垫卫生纸分开臀部,轻轻插入肛表3～4 cm。测量时间3～5分钟。用卫生纸擦拭肛表。⑤检视读数,放体温计盒内,记录。⑥整理床单位。⑦洗手,绘制体温于体温单上。⑧消毒用过的体温计。

(4)注意事项:①测温前应注意有无影响体温波动的因素存在,如30分钟内有无进食、剧烈活动、冷热敷、坐浴等。②体温值如与病情不符,应重复测量。③腋下有创伤、手术或消瘦夹不紧体温计者不宜测腋温;腹泻、肛门手术、心肌梗死的患者禁测肛温;精神异常、昏迷、婴幼儿等不能合作者及口鼻疾病或张口呼吸者禁测口温;进热食或面颊部热敷者,应间隔30分钟后再测口温。④对小儿、重症患者测温时,护士应守护在旁。⑤测口温时,如不慎咬破体温计,应立即清除玻璃碎屑,以免损伤口腔黏膜。口服蛋清或牛奶,以保护消化道黏膜并延缓汞的吸收。病情允许者,进粗纤维食物,以加快汞的排出。

3.体温计的消毒与检查

(1)体温计的消毒:为防止测体温引起的交叉感染,保证体温计清洁,用过的体温计应消毒。先将体温计分类浸泡于含氯消毒液内30分钟后取出,再用冷开水冲洗擦干,放入清洁容器中备用。(集体测温后的体温计,用后全部浸泡于消毒液中)。①5分钟后取出清水冲净,擦干后放入另一消毒液容器中进行第二次浸泡,半小时后取出清水冲净,擦干后放入清洁容器中备用。②消毒液的容器及清洁体温计的容器每周进行2次高压蒸汽灭菌消毒,消毒液每天更换一次,若有污染随时消毒。③传染病患者应设专人体温计,单独消毒。

(2)体温计的检查:在使用新的体温计前,或定期消毒体温计后,应对体温计进行校对,以检查其准确性。将全部体温计的水银柱甩至35 ℃以下,同一时间放入已测好的40 ℃水内,3分钟后取出检视。若体温计之间相差0.2 ℃以上或体温计上有裂痕者,取出不用。

二、脉搏

(一)正常脉搏及生理性变化

1.正常脉搏

随着心脏节律性收缩和舒张,动脉内的压力也发生周期性的波动,这种周期性的压力变化可引起动脉血管发生扩张与回缩的搏动,这种搏动在浅表的动脉可触摸到,临床简称为脉搏。正常人的脉搏节律均匀、规则,间隔时间相等,每搏强弱相同且有一定的弹性,每分钟搏动的次数为60～100次(即脉率)。脉搏通常与心率一致,是心率的指标。

2.生理性变化

脉率受许多生理性因素影响而发生一定范围的波动。

(1)年龄:一般新生儿、幼儿的脉率较成人快。

(2)性别:同龄女性比男性快。

(3)情绪:兴奋、恐惧、发怒时脉率增快,忧郁时则慢。

(4)活动:一般人运动、进食后脉率会加快;休息、禁食则相反。

(5)药物:兴奋剂可使脉搏增快,镇静剂、洋地黄类药物可使脉搏减慢。

(二)异常脉搏的观察

1.脉率异常

(1)速脉:成人脉率在安静状态下大于 100 次/分,又称为心动过速。见于高热、甲状腺功能亢进(甲亢,由于代谢率增加而使脉率增快)、贫血或失血等患者。正常人可有窦性心动过速,为一过性的生理现象。

(2)缓脉:成人脉率在安静状态下低于 60 次/分,又称心动过缓。颅内压增高、病窦综合征、Ⅱ度以上房室传导阻滞,或服用某些药物如地高辛、普尼拉明、利血平、普萘洛尔等可出现缓脉。正常人可有生理性窦性心动过缓,多见于运动员。

2.脉律异常

脉搏的搏动不规则,间隔时间时长时短,称为脉律异常。

(1)间歇脉:在一系列正常均匀的脉搏中出现一次提前而较弱的脉搏,其后有一较正常延长的间歇(即代偿性间歇),亦称期前收缩。见于各种心脏病或洋地黄中毒的患者;正常人在过度疲劳、精神兴奋、体位改变时也偶尔出现间歇脉。

(2)脉搏短绌:同一单位时间内脉率少于心率。绌脉是由于心肌收缩力强弱不等,有些心排血量少的搏动可发出心音,但不能引起周围血管搏动,导致脉率少于心率。特点:脉律完全不规则,心率快慢不一、心音强弱不等。多见于心房纤颤者。

3.强弱异常

(1)洪脉:当心排血量增加,血管充盈度和脉压较大时,脉搏强大有力,称洪脉。见于高热、甲状腺功能亢进、主动脉关闭不全等患者;运动后、情绪激动时也常触到洪脉。

(2)细脉:当心排血量减少,动脉充盈度降低时,脉搏细弱无力,扪之如细丝,称细脉或丝脉。见于大出血、主动脉瓣狭窄和休克、全身衰竭的患者,是一种危险的脉象。

(3)交替脉:节律正常而强弱交替时出现的脉搏,称为交替脉。交替脉是左心室衰竭的重要体征。常见于高血压性心脏病、急性心肌梗死、主动脉关闭不全等患者。

(4)水冲脉:脉搏骤起骤落,有如洪水冲涌,故名水冲脉,主要见于主动脉关闭不全、动脉导管未闭、甲亢、严重贫血患者,检查方法是将患者前臂抬高过头,检查者用手紧握患者手腕掌面,可明显感知。

(5)奇脉:在吸气时脉搏明显减弱或消失为奇脉。其产生主要与吸气时,左心室的搏出量减少有关。常见于心包腔积液、缩窄性心包炎等患者,是心包填塞的重要体征之一。

4.动脉壁异常

由于动脉壁弹性减弱,动脉变得迂曲不光滑,有条索感,如按在琴弦上,多见于动脉硬化的患者。

(三)测量脉搏的技术

1.部位

临床上常在靠近骨骼的动脉测量脉搏。最常用最方便的是桡动脉,患者也乐于接受。其次为颞动脉、颈动脉、肱动脉、腘动脉、足背动脉和股动脉等。如怀疑患者心搏骤停或休克时,应选择大动脉为诊脉点,如颈动脉、股动脉。

2.测脉搏的方法

(1)目的:通过测量脉搏,可间接了解心脏的情况,观察相关疾病发生、发展规律,为诊断、治疗提供依据。

(2)准备:治疗盘内备带秒钟的表、笔、记录本及听诊器。

(3)操作步骤:①洗手、戴口罩,备齐用物,携至床旁。②核对患者,解释目的。③协助患者取坐位或半坐卧位,手臂放在舒适位置,腕部伸展。④以示指、中指、无名指的指端按在桡动脉表面,压力大小以能清楚地触及脉搏为宜,注意脉律,强弱动脉壁的弹性。⑤一般情况下所测得的数值乘以2,心脏病患者、脉率异常者、危重患者则应以1分钟记录。⑥协助患者取舒适体位。⑦将脉搏绘制在体温单上。

(4)注意事项:①诊脉前患者应保持安静,剧烈运动后应休息20分钟后再测。②偏瘫患者应选择健侧肢体测量。③脉搏细、弱难以测量时,用听诊器测心率。④脉搏短绌的患者,应由2名护士同时测量,一人听心率,另一人测脉率,一人发出"开始""停止"的口令,记数1分钟,以分数式记录:心率/脉率,若心率每分钟120次,脉率90次,即应写成120/90次/分。

三、呼吸

(一)正常呼吸及生理变化

1.正常呼吸的观察

在安静状态下,正常成人的呼吸频率为16~20次/分。正常呼吸表现为节律规则,均匀无声且不费力。

2.生理性变化

(1)年龄:一般年龄越小,呼吸频率越快,小儿比成年人稍快,老年人稍慢。

(2)性别:同龄的女性呼吸频率比男性稍快。

(3)运动:运动后呼吸加深加快,休息和睡眠时减慢。

(4)情绪:强烈的情绪变化会刺激呼吸中枢,导致呼吸加快或屏气。如恐惧、愤怒、紧张等都可引起呼吸加快。

(5)其他:环境温度过高或海拔增加,均会使呼吸加深加快,呼吸的频率和深浅度还可受意识控制。

(二)异常呼吸的评估及护理

1.异常呼吸的评估

(1)频率异常。①呼吸过速:在安静状态下,成人呼吸频率超过24次/分,称为呼吸过速或气促。见于高热、疼痛、甲亢、缺氧等患者,因血液中二氧化碳积聚,血氧不足,可刺激呼吸中枢,使呼吸加快。发热时,体温每升高1℃,每分钟呼吸增加3~4次。②呼吸过缓:在安静状态下,成人呼吸频率少于10次/分,称为呼吸过缓。常见于呼吸中枢抑制的疾病,如颅内压增高、麻醉剂及安眠药过量等患者。

(2)节律异常。①潮式呼吸:又称陈-施呼吸是一种周期性的呼吸异常,周期0.5~2分钟,需观察较长时间才能发现。特点表现为开始时呼吸浅慢,以后逐渐加深加快,又逐渐由深快变为浅慢,然后呼吸暂停5~30秒后,再重复上述状态的呼吸,如此周而复始,呼吸运动呈潮水涨落样,故称潮式呼吸(图2-13)。发生机制:当呼吸中枢兴奋性减弱或高度缺氧时,呼吸减弱至暂停,血中二氧化碳增高到一定程度时,通过颈动脉和主动脉的化学感受器反射性地刺激呼吸中枢,使呼吸恢复。随着呼吸的由弱到强,二氧化碳不断排出,使其分压降低,呼吸中枢又失去有效的刺激,呼吸再次减弱至暂停,从而形成了周期性呼吸。常见于中枢神经系统疾病,如脑炎、颅内压增高、酸中毒、巴比妥中毒等患者。②间断呼吸:又称毕奥呼吸,表现为呼吸和呼吸暂停现象交替出现的呼吸。特点是有规律地呼吸几次后,突然暂停呼吸,间隔时间长短不同,随后又开始呼吸,然后反复交替出现(图 2-14)。其发生机制同潮式呼吸,是呼吸中枢兴奋性显著降低的表现,但比潮式呼吸更为严重,多在呼吸停止前出现,预后不佳。常见于颅内病变、呼吸中枢衰竭等患者。

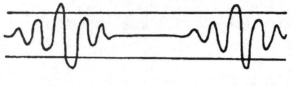

图 2-13 潮式呼吸

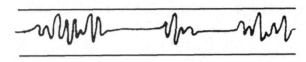

图 2-14 间断呼吸

(3)深浅度异常。①深度呼吸:又称库斯莫呼吸,是一种深而规则的大呼吸。见于尿毒症、糖尿病等引起的代谢性酸中毒等患者。②浮浅性呼吸:是一种浅表而不规则的呼吸。有时呈叹息样,见于呼吸肌麻痹或濒死的患者。

(4)音响异常。①蝉鸣样呼吸:吸气时有一种高音调的音响,声音似蝉鸣,称为蝉鸣样呼吸。其发生机制多由于声带附近有阻塞,使空气进入发生困难所致。见于喉头水肿、痉挛、喉头有异物等患者。②鼾声呼吸:呼气时发出粗糙的呼声。其发生机制由于气管或支气管内有较多的分泌物蓄积,多见于深昏迷等患者。

(5)呼吸困难:是指呼吸频率、节律和深浅度都有异常。呼吸困难的患者主观上表现空气不足、呼吸费力;客观上表现用力呼吸、张口耸肩、鼻翼翕动、发绀,辅助呼吸肌也参与呼吸运动,在呼吸频率、节律、深浅度上出现异常改变,根据临床表现可分为如下几种。①吸气性呼吸困难:是由于上呼吸道部分梗阻,使得气体进入肺部不畅,肺内负压极度增高所致,患者感觉吸气费力,吸气时间显著长于呼气时间,辅助呼吸肌收缩增强,出现明显的三凹征(胸骨上窝、锁骨上窝和肋间隙及腹上角凹陷)。多见于喉头水肿或气管、喉头有异物等患者。②呼气性呼吸困难:是由于下呼吸道部分梗阻,使得气体呼出肺部不畅所致,患者呼气费力,呼气时间显著长于吸气时间,多见于支气管哮喘和阻塞性肺气肿患者。③混合性呼吸困难:呼气和吸气均感费力,呼吸的频率加快而表浅。多见于重症肺炎、大片肺不张或肺纤维化的患者。

(6)形态异常。①胸式呼吸渐弱,腹式呼吸增强:正常女性以胸式呼吸为主。当胸部或肺有疾病或手术时均使胸式呼吸渐弱,腹式呼吸增强。②腹式呼吸渐弱,胸式呼吸增强:正常男性及儿童以腹式呼吸为主。当有腹部疾病时,如腹膜炎、腹部巨大肿瘤、大量腹水等,使膈肌下降,腹式呼吸渐弱,胸式呼吸增强。

2.异常呼吸的护理

(1)观察:密切观察呼吸状态及相关症状、体征的变化。

(2)吸氧:酌情给予氧气吸入,必要时可用呼吸机辅助呼吸。

(3)心理护理:根据患者的反应,有针对性地对患者做好患者的心理护理,合理解释及安慰患者,以消除患者的紧张、恐惧心理,有安全感,主动配合治疗和护理。

(4)卧床休息:调节室内温度和湿度,保持空气清新,禁止吸烟;根据病情安置舒适体位,以保证患者的休息,减少耗氧量。

(5)保持呼吸道通畅:及时清除呼吸道分泌物,必要时给予吸痰。

(6)给药治疗:根据医嘱给药治疗,注意观察疗效及不良反应。

(7)健康教育:讲解有效咳嗽和正确呼吸方法,指导患者戒烟。

(三)呼吸测量技术

1.目的

(1)测量患者每分钟的呼吸次数。

(2)协助临床诊断,为预防、治疗、护理提供依据。

(3)观察呼吸的变化,了解患者疾病的发生、发展规律。

2.评估

(1)患者的病情、治疗情况及合作程度。

(2)患者在30分钟内有无活动、情绪激动等影响呼吸的因素存在。

3.操作前准备

(1)用物准备:有秒针的表、记录本和笔。

(2)患者准备:情绪稳定,保持自然的呼吸状态。

(3)护士准备:着装整洁,修剪指甲,洗手,戴口罩。

(4)环境准备:安静、整洁、光线充足。

4.操作步骤

见表2-2。

表 2-2　呼吸测量技术操作步骤

流程	步骤	要点说明
核对	携用物到床旁,核对床号、姓名	确定患者
取体位	测量脉搏后,护士仍保持诊脉手势	分散患者的注意力
测量呼吸	观察患者胸部或腹部的起伏(一起一伏为一次呼吸),一般情况测30秒,将所测数值乘以2即为呼吸频率,如患者呼吸不规则或婴儿应测1分钟	男性多为腹式呼吸,女性多为胸式呼吸,同时应观察呼吸的节律、深浅度、音响及呼吸困难的症状
	如患者呼吸微弱不易观察时,可用少许棉花放于患者鼻孔前,观察棉花纤维被吹动的次数,计数1分钟	
记录	记录呼吸值:次/分,洗手	

5.注意事项

测量患者呼吸时,患者应处于自然呼吸的状态,以保证测量数值的准确性。

四、血压

血压是指血液在血管内流动时对血管壁的侧压力。一般指动脉血压,如无特别注明均指肱动脉的血压。当心脏收缩时,主动脉压急剧升高,至收缩中期达最高值,此时的动脉血压称收缩压。当心室舒张时,主动脉压下降,至心舒末期达动脉血压的最低值,此时的动脉血压称舒张压。

(一)正常血压及生理性变化

1.正常血压

在安静状态下,正常成人的血压范围为(12.0～18.5)/(8.0～11.9) kPa,脉压为4.0～5.3 kPa。

血压的计量单位,过去多用 mmHg(毫米汞柱),后改用国际统一单位 kPa(千帕斯卡)。目前仍用 mmHg(毫米汞柱)。两者换算公式:1 kPa=7.5 mmHg、1 mmHg=0.133 kPa。

2.生理性变化

在各种生理情况下,动脉血压可发生各种变化,影响血压的生理因素有以下几种。

(1)年龄:随着年龄的增长血压逐渐增高,以收缩压增高较显著。儿童血压的计算公式为:

$$收缩压=80+年龄\times2$$

$$舒张压=收缩压\times2/3$$

(2)性别:青春期前的男女血压差别不显著。成年男子的血压比女性高 0.7 kPa(5 mmHg);绝经期后的女性血压又逐渐升高,与男性差不多。

(3)昼夜和睡眠:血压在上午 8～10 小时达全天最高峰,之后逐渐降低;午饭后又逐渐升高,下午 4～6 小时出现全天次高值,然后又逐渐降低;至入睡后 2 小时,血压降至全天最低值;早晨醒来又迅速升高。睡眠欠佳时,血压稍增高。

(4)环境:寒冷时血管收缩,血压升高;气温高时血管扩张,血压下降。

(5)部位:一般右上肢血压常高于左上肢,下肢血压高于上肢。

(6)情绪:紧张、恐惧、兴奋及疼痛均可引起血压增高。

(7)体重:血压正常的人发生高血压的危险性与体重增加呈正比。

(8)其他:吸烟、劳累、饮酒、药物等都对血压有一定的影响。

(二)异常血压的观察

1.高血压

目前基本上采用 1999 年世界卫生组织(WHO)和国际抗高血压联盟(ISH)高血压治疗指南的高血压定义:在未服抗高血压药的情况下,成人收缩压≥18.7 kPa(140 mmHg)和/或舒张压≥12.0 kPa(90 mmHg)者。95％的患者为病因不明的原发性高血压,多见于动脉硬化、肾炎、颅内压增高等,最易受损的部位是心、脑、肾、视网膜。

2.低血压

一般认为血压低于正常范围且有明显的血容量不足表现如脉搏细速、心悸、头晕等,即可诊断为低血压。常见于休克、大出血等。

3.脉压异常

脉压增大多见于主动脉瓣关闭不全、主动脉硬化等;脉压减小多见于心包积液、缩窄性心包炎等。

(三)血压的测量

1.血压计的种类和构造

(1)水银血压计:分立式和台式两种,其基本结构都包括输气球、调节空气的阀门、袖带、能充水银的玻璃管、水银槽几部分。袖带的长度和宽度应符合标准:宽度比被测肢体的直径宽20％,长度应能包绕整个肢体。充水银的玻璃管上标有刻度,范围为 0～40.0 kPa(0～300 mmHg),每小格表示 0.3 kPa(2 mmHg);玻璃管上端和大气相通,下端和水银槽相通。当输气球送入空气后,水银由玻璃管底部上升,水银柱顶端的中央凸起可指出压力的刻度。水银血压计测得的数值相当准确。

(2)弹簧表式血压计:由一袖带与有刻度 2.7～4.0 kPa(20～30 mmHg)的圆盘表相连而成,表上的指针指示压力。此种血压计携带方便,但欠准确。

(3)电子血压计:袖带内有一换能器,可将信号经数字处理,在显示屏上直接显示收缩压、舒张压和脉搏的数值。此种血压计操作方便,清晰直观,不需听诊器,使用方便、简单,但欠准确。

2.测血压的方法

(1)目的:通过测量血压,了解循环系统的功能状况,为诊断、治疗提供依据。

(2)准备:听诊器、血压计、记录纸、笔。

(3)操作步骤:①测量前,让患者休息片刻,以消除活动或紧张因素对血压的影响;检查血压计,如袖带的宽窄是否适合患者、玻璃管有无裂缝、橡胶管和输气球是否漏气等。②向患者解释,以取得合作。患者取坐位或仰卧,被侧肢体的肘臂伸直、掌心向上,肱动脉与心脏在同一水平。坐位时,肱动脉平第4软骨;卧位时,肱动脉平腋中线。如手臂低于心脏水平,血压会偏高;手臂高于心脏水平,血压会偏低。③放平血压计于上臂旁,打开水银槽开关,将袖带平整地缠于上臂中部,袖带的松紧以能放入一指为宜,袖带下缘距肘窝2～3 cm。如测下肢血压。袖带下缘距腘窝3～5 cm。将听诊器胸件置于腘动脉搏动处,记录时注明下肢血压。④戴上听诊器,关闭输气球气门,触及肱动脉搏动。易地听诊器胸件放在肱动脉搏动最明显的地方,但勿塞入袖带内,以一手稍加固定。⑤挤压输气球囊打气至肱动脉搏动音消失,水银柱又升高2.7～4.0 kPa(20～30 mmHg)后,以每秒0.5 kPa(4 mmHg)左右的速度放气,使水银柱缓慢下降,视线与水银柱所指刻度平行。⑥在听诊器中听到第一声动脉音时,水银柱所指刻度即为收缩压;当搏动音突然变弱或消失时,水银柱所指的刻度即为舒张压。当变音与消失音之间有差异时,或危重者应记录两个读数。⑦测量后,驱尽袖带内的空气,解开袖带。安置患者于舒适卧位。⑧将血压计右倾45°,关闭气门,气球放在固定的位置,以免压碎玻璃管;关闭血压计盒盖。⑨用分数式即:收缩压/舒张压 mmHg记录测得的血压值,如14.7/9.3 kPa(110/70 mmHg)。

(4)注意事项:①测血压前,要求安静休息20～30分钟,如运动、情绪激动、吸烟、进食等可导致血压偏高。②血压计要定期检查和校正,以保证其准确性,切勿倒置或震动。③打气不可过猛、过高,如水银柱里出现气泡,应调节或检修,不可带着气泡测量。④降至"0",稍等片刻再行第二次测量。⑤对偏瘫、一侧肢体外伤或手术后患者,应在健侧手臂上测量。⑥排除影响血压值的外界因素,如袖带太窄、袖带过松、放气速度太慢测得的血压值偏高,反之则血压值偏低。⑦长期测血压应做到四定:定部位、定体位、定血压计、定时间。

(张桂艳)

第九节 皮肤护理

皮肤与其附属物构成皮肤系统。皮肤是人体最大的器官,由表皮、真皮和皮下组织三层组成;皮肤的附属物包括毛发、汗腺、皮脂腺等。皮肤具有保护机体、调节体温、吸收、分泌、排泄及感觉等功能。完整的皮肤具有天然的屏障作用,可避免微生物入侵。皮肤的新陈代谢迅速,其代谢产物如皮脂、汗液及表皮碎屑等,能与外界细菌及尘埃结合形成污垢,黏附于皮肤表面,如不及时清除,可刺激皮肤,造成皮肤瘙痒,降低皮肤的抵抗力,以致破坏其屏障作用,成为微生物入侵的门户,造成各种感染和其他并发症。

健康的皮肤护理可满足患者身体清洁的需要,促进生理和心理的舒适,增进健康。因此,对于卧床患者或自理能力缺陷的患者,护士应帮助其进行皮肤护理。

一、评估

一个人的皮肤状况可反映其健康状况,皮肤的各种变化可反映机体的变化,为诊断和护理提供依据。护士评估患者的皮肤时应仔细检查,同时还应注意体位、环境等因素对评估准确性的影响。

(一)皮肤的颜色和温湿度

评估皮肤的颜色和温湿度,可以了解皮肤的血液循环情况和有无疾病,并为疾病的诊断提供依据,如皮肤苍白、湿冷,提示患者有休克的可能。

(二)皮肤的感觉和弹性

通过触摸可评估患者皮肤的感觉功能和弹性,当皮肤对温度、触摸等存在感觉障碍,提示皮肤具有广泛或局限性损伤。

(三)皮肤的完整性和清洁度

主要检查皮肤有无损伤,损伤的部位和范围;皮肤的清洁度可以通过皮肤的气味、皮肤的污垢油脂等情况来进行评估。

二、皮肤护理技术

(一)淋浴和盆浴

淋浴和盆浴适用于全身情况良好可以自行完成沐浴过程的患者,护士可根据患者的自理能力提供适当帮助。

1.目的

(1)去除皮肤污垢,保持皮肤清洁,使患者感觉舒适,促进健康。

(2)促进皮肤的血液循环,增强皮肤的排泄功能和对外界刺激的敏感性,预防皮肤感染和压疮等并发症的发生。

(3)促进患者肌肉放松,增加活动,满足其身心需要。

(4)为护士提供观察患者并建立良好护患关系的机会。

2.方法

(1)向患者及其家属解释沐浴的目的,取得合作。

(2)关闭浴室门窗,调节室温在 22～26 ℃,水温在 40～45 ℃。

(3)备齐用物,携带用物送患者进浴室,向患者交代有关事项。例如,调节水温的方法,呼叫铃的应用;不宜用湿手接触电源开关;浴室不宜闩门,以便发生意外时护士可以及时入内;用物放于易取之处。

(4)将"正在使用"的标志牌挂于浴室门上。

(5)注意患者入浴时间,如时间过久应予询问,以防发生意外;当呼叫铃响时,护士应询问或敲门后再进入浴室,协助患者解决相关问题。

3.注意事项

(1)进餐 1 小时后方能沐浴,以免影响消化。

(2)水不宜太热,室温不宜太高,时间不宜过长,以免发生晕厥或烫伤等意外。若遇患者发生晕厥,应立即抬出,平卧、保暖,并配合医师共同处理。

(3)妊娠 7 个月以上的孕妇禁用盆浴。创伤、衰弱、患心脏病需要卧床休息的患者,均不宜淋浴或盆浴。传染病患者的淋浴,根据病种按隔离原则进行沐浴。

(二)床上擦浴

床上擦浴适用于病情较重、长期卧床、活动受限和生活不能自理的患者。

1.目的

(1)去除皮肤污垢,保持皮肤清洁,使患者感觉舒适,促进健康。

(2)促进皮肤的血液循环,增强皮肤的排泄功能和对外界刺激的敏感性,预防皮肤感染和压疮等并发症的发生。

(3)促进患者肌肉放松,增加活动,满足其身心需要。

(4)观察患者情况,促进肢体活动,防止肌萎缩和关节僵硬等并发症发生。

2.评估

(1)患者:患者的病情、意识状态、自理程度和皮肤卫生状况、清洁习惯,患者及其家属对皮肤清洁卫生知识的了解程度和要求,是否需要大小便,对皮肤清洁剂有无特殊要求。

(2)环境:温度是否适宜,场地是否宽敞,光线是否充足,有无床帘或窗帘等遮挡设备。

(3)用物:用物是否备齐。

3.计划

(1)患者准备:理解操作目的,知晓操作配合方法,主动配合操作。按需给予便盆。

(2)环境准备:关闭门窗,调节室温 24 ℃左右,拉上窗帘或床帘,或用屏风遮挡维护患者自尊。

(3)用物准备:备脸盆,水桶 2 个(一个盛热水,另一个盛污水);清洁衣裤、清洁被服、大毛巾、浴巾、香皂、小剪刀、梳子、爽身粉、小毛巾 2 条、50%乙醇。必要时备便盆、便盆布。

(4)护士准备:衣帽整洁,剪短指甲,洗手,戴口罩,手套,熟悉床上擦洗的操作技术。

4.实施

床上擦浴步骤见表 2-3。

表 2-3 床上擦浴

流程	步骤详情	要点与注意事项
1.至床旁		
(1)核对解释	备齐用物,携至床旁放妥,核对,向患者及其家属解释操作配合及注意事项	◇患者无误;取得患者的信任、理解与配合
(2)安置体位	①酌情放平床头及床尾支架,松开床尾盖被	◇注意保暖,并保护患者隐私
	②协助患者移近护士侧并取舒适体位,保持平衡	◇确保患者舒适,同时注意省力
2.擦洗		
(1)脸、颈	①将脸盆放于床旁桌上,倒入温水至 2/3 满,并测试水温	◇温水可以促进血液循环和身体舒适,防止受凉
	②将微湿温热小毛巾包在手上呈手套状(图 2-15),一手扶托患者头顶部,另一手擦洗患者脸及颈部	◇避免指甲戳伤患者
	③先用温热毛巾的不同部分分别擦拭患者两眼,由内眦向外眦擦拭	◇避免交叉感染;不用肥皂,防引起眼部刺激症状;注意洗净耳后、耳郭等处;酌情使用肥皂

流程	步骤详情	要点与注意事项
	④再依次擦洗额部、颊部、鼻翼、耳后、下颌,直至颈部	
	⑤用较干毛巾依次再擦洗一遍	
(2)上肢、双手	①协助患者脱上衣	◇先脱近侧,后脱远侧;如有外伤,先脱健侧,后脱患侧
	②用浴毯遮盖身体	◇尽量减少暴露,注意保护患者隐私,注意保暖,防止受凉
	③在近侧上肢下铺大毛巾	◇避免擦洗时沾湿床单位
	④移去近侧上肢上的浴毯,一手托患者手臂,另一手用涂浴皂的湿毛巾擦洗,由近心端到远心端	◇注意洗净肘部和腋窝等皮肤皱褶处
	⑤再用湿毛巾擦去皂液,清洗毛巾后再擦洗,最后用浴巾边按摩边擦干	
	⑥同法擦洗另一侧	◇酌情换水
	⑦浸泡双手于盆内热水中,洗净、擦干	◇酌情换水,需要时修剪指甲
(3)胸、腹	①将浴巾盖于患者的胸腹部	◇更换清洁用水;女性患者应注意擦净乳房下皱褶处和脐部;擦洗过程中注意观察病情,若患者出现寒战、面色苍白等情况,应立即停止擦洗,给予适当处理;擦洗时还应观察皮肤有无异常
	②一手掀起浴巾,另一手包裹湿毛巾擦洗胸腹部	
(4)背	①协助患者侧卧,背向护士,铺浴巾于患者身下,浴毯遮盖背部	◇更换清洁用水
	②依次擦洗后颈部、背部和臀部	◇擦洗后酌情按摩受压部位
	③协助患者穿衣,平卧	◇先穿远侧;如有伤口,先穿患侧
(5)下肢	①协助患者脱裤,铺浴巾于患者腿下	◇酌情换水
	②擦洗腿部,由近心端到远心端	◇擦洗时应尽量减少暴露,注意保护患者隐私
	③同法擦洗另一侧	
	④协助患者屈膝,置橡胶单、浴巾和足盆于患者足下	◇换水、换盆、换毛巾
	⑤逐一浸泡、洗净和擦干双脚	
(6)会阴	①铺浴巾于患者臀下	◇换水、换盆、换毛巾
	②协助或指导患者冲洗会阴	◇女患者应由前向后清洗
	③为患者换上清洁的裤子	
3.整理	①酌情为患者梳发、更换床单等	
	②整理床单位	
	③安置患者于舒适卧位,开窗通风	
	④清理用物,洗手,记录	

A   B   C

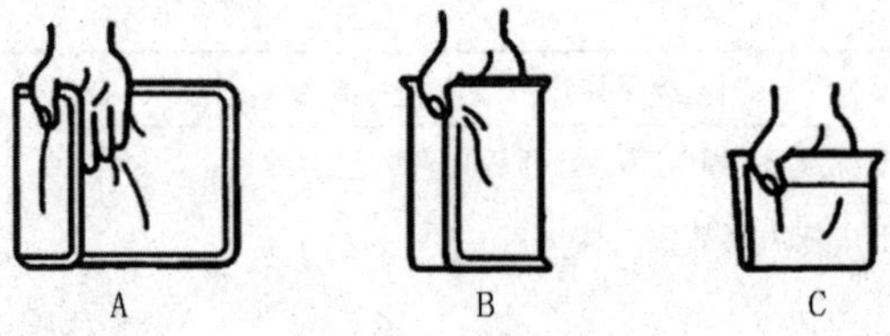

图 2-15 　包小毛巾法

5.评价

(1)护患沟通良好,患者主动配合。

(2)护士操作规范,动作轻稳、协调,床单位未湿。

(3)患者感觉舒适,未受凉,对操作满意。

6.健康教育

(1)向患者介绍床上擦浴的目的、配合方法及注意事项,嘱患者保持皮肤清洁卫生,避免感染。

(2)教育患者经常观察皮肤,预防感染和压疮等并发症的发生。

7.其他注意事项

(1)擦浴过程中应注意保暖,操作一般应在 15~30 分钟完成,以防患者受凉和劳累。

(2)护士在操作过程中,应运用人体力学原理,注意节时省力。

(郭　倩)

第三章

消化内科护理

第一节 功能性消化不良

功能性消化不良是指持续或反复发作的,包括上腹痛、上腹饱胀、早饱、恶心、呕吐、嗳气等上腹不适症状的一组临床症状。根据临床特点分为三型:动力障碍型(早饱、食欲减退及腹胀为主)、溃疡型(上腹痛及反酸为主)和反流样型。也称为非溃疡性消化不良。

一、护理评估

(一)病因评估

(1)心理和精神的不良应激。环境、温度的影响。

(2)不良的饮食习惯,如刺激性食物(咖啡、浓茶、甜食、油腻、生冷等)和不良饮食习惯(包括空腹、频繁食用刺激性食物,以及不规律进食或暴饮暴食等)。

(二)症状体征

体重、进食、贫血、低蛋白血症甚至恶病质的呈现等。

(三)相关检查

粪便中脂肪测定;维生素 B_{12} 吸收的 Schilling 试验;影像学检查 B 超及内镜检查、其他影像学检查(包括 X 线检查、CT、MRI 等)、胃排空测定和显像;脂肪吸收试验。

(四)心理状态

患者及家属对疾病的认知程度。

二、护理措施

(一)休息

保持病室安静整洁,生活有规律,注意劳逸结合,避免过度劳累,适当活动,分散注意力。避免情绪过于波动,放松身心,适量运动。

(二)饮食

调整患者的饮食和生活方式,避免诱因,培养良好的生活习惯。避免烟酒和刺激性食物,饮食宜规律,细嚼慢咽,戒烟限酒。

(三)病情观察

(1)有无上腹部疼痛、上腹部烧灼感、餐后饱胀或早饱等症状。

(2)观察患者疼痛的性质及持续时间。

(3)观察用药后效果及不良反应。

(四)用药护理

(1)服用铁剂:餐前半小时服用,服用时使用吸管吸入舌根部咽下,避免接触牙齿,服用后温开水漱口。

(2)保护胃黏膜药,饭前一小时服用。

(3)抑酸药应在饭后半小时至一小时后服用。

(4)促进胃排空药应在饭前一小时服用,不应与阿托品等解痉药同时服用。

(五)腹痛护理

指导患者避免精神紧张,采用转移注意力,做深呼吸等方法缓解疼痛。也可用热水袋热敷胃部以解除痉挛,减轻腹痛。

(六)心理护理

关心患者,了解患者的紧张情绪,告知有关疾病的知识,消除患者的顾虑和消极心理,增强其对治疗的信心,使患者能积极配合治疗和护理。

三、健康指导

(一)疾病知识指导

向患者宣传教育去除诱因的重要性,充分了解相关知识,有利于引导患者规避日常生活中的功能性消化不良症状诱发因素,减少症状复发。

(二)生活指导

指导患者生活和饮食规律,少食多餐,戒烟禁酒。遵医嘱合理用药,避免乱服药物。

(赵 宏)

第二节 消化性溃疡

消化性溃疡泛指胃肠道黏膜在某些情况下被胃酸或胃蛋白酶消化而造成的溃疡。可发生于食管、胃、十二指肠,亦可发生于胃－空肠吻合口附近,或含有胃黏膜的 Meckel 憩室内。消化性溃疡,一般是指胃溃疡和十二指肠溃疡。

一、护理评估

(一)病因评估

(1)与天气变化、饮食不当或情绪激动等是否有关。

(2)有无暴饮暴食、食用刺激性食物等诱因;是否嗜烟酒;有无经常服用非甾体抗炎药物史;家庭成员中有无溃疡病者等。

(3)询问患者首次疼痛发作的时间、疼痛与进食的关系、有无规律、部位及性质如何、缓解疼痛的方法等。

(二)症状体征

(1)是否伴有恶心、呕吐、嗳气、反酸等其他消化道症状,有无呕血、黑便等症状。

(2)有无消瘦、贫血貌,生命体征是否正常。

(3)上腹部有无固定压痛点,有无胃蠕动波,全腹有无压痛、反跳痛,有无肌紧张,有无肠鸣音减弱或消失等。

(三)相关检查

血常规、大便隐血试验、X线钡餐造影、胃镜及黏膜活检结果。

(四)心理状态

患者及家属对疾病的认识程度及心理反应。

二、护理措施

(一)休息

轻症者劳逸结合,避免过度劳累,活动性溃疡或大便潜血阳性患者应卧床休息。

(二)饮食护理

嘱患者有规律地定时进食,少食多餐。进餐时应细嚼慢咽。在溃疡活动期,每天进餐4～5次,食物以清淡、丰富营养的软食为主,避免粗糙、过冷、过热、刺激性食物或饮料,如油炸、浓茶、咖啡、辛辣调味品等。

(三)病情观察

(1)观察生命体征、意识状态、面色、皮肤弹性、腹部体征等全身情况。

(2)观察腹痛的诱因、时间、部位、程度、性质、规律、与饮食的关系。

(3)观察有无反酸、嗳气、胃灼热、上腹饱胀、恶心、呕吐、食欲减退等症状。

(4)询问及观察大便的颜色、性状、次数。有无失眠、多汗、脉缓等自主神经功能失调表现。

(5)观察有无并发症的发生如出血、穿孔、幽门梗阻及癌变。

(四)症状护理

1.疼痛的护理

遵医嘱给予抗酸、胃黏膜保护剂等药物,必要时给予解痉止痛药。

2.恶心、呕吐的护理

指导患者进行缓慢的深呼吸,采取半卧位,呕吐后协助患者漱口,及时清理呕吐物,及时更换衣物。

(五)上消化道出血的护理

遵医嘱给予输液、止血、抑酸等药物治疗。

(六)并发溃疡与穿孔的护理

注意观察腹痛的性质,有无压痛及反跳痛,并随时观察生命体征变化。

(七)合并幽门不全梗阻的护理

(1)遵医嘱胃肠减压,注意观察24小时出入量。

(2)观察有无排便及肠鸣音情况(正常3～5次/分)。

三、健康指导

(一)日常生活指导

告知患者生活要有规律,劳逸结合,保证充足的睡眠。讲解紧张焦虑的情绪可增加胃酸分泌,诱发病痛加重或溃疡复发知识,促使患者保持乐观情绪,促进溃疡愈合。

(二)饮食指导

指导患者定时定量进餐,不宜过饱,避免进食刺激性的食物和饮料。告知烟雾中的尼古丁可直接损害胃黏膜,使胃酸分泌过多而加重病情。叮嘱患者戒酒、戒烟。

(三)用药指导

嘱患者避免应用对胃肠黏膜有损害的药物,遵医嘱服用抑酸及胃黏膜保护药,告知患者药物的不良反应及应对措施。

(四)复查

嘱患者定期门诊复查,如有疼痛持续不缓解、规律性消失、排黑便等反应立即到医院就诊。

(赵　宏)

第三节　胃食管反流病

胃食管反流病(GERD)是指胃、十二指肠内容物反流入食管引起的以胃灼热、反酸为主要特征的临床综合征。主要病因是食管贲门抗反流防御机制下降,反流物对食管黏膜攻击增强。GERD 分为三个类型,即非糜烂性胃食管反流病、反流性食管炎和 Barrett 食管。

一、护理评估

(一)病因评估

(1)询问诱发因素:如有无吸烟、饮酒、饮浓茶及高脂肪膳食等。

(2)食管下括约肌松弛等抗反流功能下降,婴儿、妊娠、肥胖等易发生胃食管反流。

(3)进食后不适的性质、程度,伴随症状,患者饮食习惯及饮食结构。

(二)症状体征

反流症状,有无胃灼热、吞咽困难、有无胸痛、咳嗽等。

(三)相关检查

内镜检查、食管 pH 监测结果等。

二、护理措施

(一)休息

指导患者养成餐后散步或餐后采取直立位的生活习惯,睡眠时将床头抬高 25～30 cm,促进睡眠时胃的排空和饱餐后胃的排空。

(二)饮食

指导患者规律饮食,少食多餐,不宜过饱,睡前 2～3 小时不宜进食,食物的选择应易于消化,避免饮用含气或酸性饮料和刺激性食品,如柠檬汁、橘汁、烟酒、茶、辣椒等,对胆固醇较高的食物应限制。

(三)病情观察

(1)反酸是 GERD 最常见的症状,观察烧灼感的部位、性质,通常为胸骨后或剑突下,多在餐后 1 小时出现。

(2)观察有无咽下疼痛与咽下困难,在炎症加重或并发溃疡时,可出现咽下疼痛。

(3)观察患者有无胸骨后痛,可向剑突下、肩、颈放散。

(4)有无咳嗽、哮喘、呕血、黑便。

(四)并发症护理

发生上消化道出血时,参照消化道出血护理常规。

(五)用药护理

胃食管反流病的治疗常用抑酸制剂,促胃动力药及黏膜保护剂,指导患者不要随意用药。

(六)手术前后的护理

术前训练有效咳嗽和腹式呼吸,术前 1 周遵医嘱口服抗生素,术前 1 天经鼻胃管冲洗食管和胃,术后严密监测患者生命体征,做好胃肠减压的护理。

三、健康指导

(一)疾病知识指导

向患者解释胃食管反流病的病因,主要临床表现、诱发因素及治疗护理要点,让患者主动参与自身的治疗和护理过程。

(二)日常生活指导

防止减轻体重,减少由于腹部脂肪过多引起的腹压增高。避免吸烟、饮酒等诱发因素。穿着宽松衣物以减少衣物过紧而造成腹压增高。多吃蔬菜水果,保持大便通畅,防止便秘,避免腹压增加诱发反流。

(三)用药指导

尽量避免使用促进反流或黏膜损伤的药物,如抗胆碱能药物、地西泮、阿司匹林等。监测病情变化,定期复诊。

(赵　宏)

第四节　胃　　炎

胃炎是指不同病因所致的胃黏膜炎症,通常包括上皮损伤、黏膜炎症反应和细胞再生 3 个过程,是最常见的消化道疾病之一。

一、急性胃炎

急性胃炎是由多种病因引起的急性胃黏膜炎症,内镜检查可见胃黏膜充血、水肿、出血、糜烂及浅表溃疡等一过性病变。临床上,以急性糜烂出血性胃炎最常见。

(一)病因与发病机制

1.药物

最常引起胃黏膜炎症的药物是非甾体抗炎药,如阿司匹林、吲哚美辛等,可破坏胃黏膜上皮层,引起黏膜糜烂。

2.急性应激

严重的重要脏器衰竭、严重创伤、大手术、大面积烧伤、休克甚至精神心理因素等引起的急性应激,导致胃黏膜屏障破坏和 H^+ 弥散进入黏膜,引起胃黏膜糜烂和出血。

3.其他

酒精具有亲脂性和溶脂能力,高浓度酒精可直接破坏胃黏膜屏障。某些急性细菌或病毒感染、胆汁和胰液反流、胃内异物以及肿瘤放射治疗(简称放疗)后的物理性损伤,可造成胃黏膜损伤引起上皮细胞损害、黏膜出血和糜烂。

(二)临床表现

1.症状

轻者大多无明显症状;有症状者主要表现为非特异性消化不良的表现。上消化道出血是该病突出的临床表现。

2.体征

上腹部可有不同程度的压痛。

(三)辅助检查

1.实验室检查

大便潜血试验呈阳性。

2.内镜检查

纤维胃镜检查是诊断的主要依据。

(四)治疗要点

治疗原则是去除致病因素和积极治疗原发病。药物引起者,立即停药。急性应激者,在积极治疗原发病的同时,给予抑制胃酸分泌的药物。发生上消化道大出血时,按上消化道出血处理。

(五)护理措施

1.休息与活动

注意休息,减少活动。急性应激致病者应卧床休息。

2.饮食护理

定时、规律进食,少食多餐,避免辛辣刺激性食物。

3.用药指导

指导患者遵医嘱慎用或禁用对胃黏膜有刺激作用的药物,并指导患者正确服用抑酸剂、胃黏膜保护剂等药物。

二、慢性胃炎

慢性胃炎是由各种病因引起的胃黏膜慢性炎症。其发病率在各种胃病中居首位。

(一)病因与发病机制

1.幽门螺杆菌感染

幽门螺杆菌感染被认为是慢性胃炎最主要的病因。

2.饮食和环境因素

饮食中高盐和缺乏新鲜蔬菜、水果与发生慢性胃炎相关。幽门螺杆菌可增加胃黏膜对环境因素损害的易感性。

3.物理及化学因素

物理及化学因素可削弱胃黏膜的屏障功能,使其易受胃酸-胃蛋白酶的损害。

4.自身免疫

由于壁细胞受损,机体产生壁细胞抗体和内因子抗体,使胃酸分泌减少乃至缺失,还可影响维生素 B_{12} 吸收,导致恶性贫血。

5.其他因素

慢性胃炎与年龄相关。

(二)临床表现

1.症状

$70\%\sim80\%$ 的患者可无任何症状,部分患者表现为非特异性的消化不良,症状常与进食或食物种类有关。

2.体征

体征多不明显,有时上腹部轻压痛。

(三)辅助检查

1.实验室检查

胃酸分泌正常或偏低。

2.幽门螺杆菌检测

可通过侵入性和非侵入性方法检测。

3.胃镜及胃黏膜活组织检查

胃镜及胃黏膜活组织检查是诊断慢性胃炎最可靠的方法。

(四)治疗要点

治疗原则是消除病因、缓解症状、控制感染、防治癌前病变。

1.根除幽门螺杆菌感染

对幽门螺杆菌感染引起的慢性胃炎,尤其在活动期,目前多采用三联疗法,即一种胶体铋剂或一种质子泵抑制剂加上两种抗菌药物。

2.根据病因给予相应处理

若因非甾体抗炎药引起,应停药并给予抑酸剂或硫糖铝;若因胆汁反流,可用氢氧化铝凝胶来吸附,或予以硫糖铝及胃动力药物以中和胆盐,防止反流。

3.对症处理

有胃动力学改变者,可服用多潘立酮、西沙必利等;自身免疫性胃炎伴有恶性贫血者,遵医嘱肌内注射维生素 B_{12}。

(五)护理措施

1.一般护理

(1)休息与活动:急性发作或伴有消化道出血时应卧床休息,并可用转移注意力、做深呼吸等方法来减轻焦虑、缓解疼痛。病情缓解时,进行适当的运动和锻炼,注意避免过度劳累。

(2)饮食护理:以高热量、高蛋白、高维生素及易消化的饮食为原则,宜定时定量、少食多餐、细嚼慢咽,避免摄入过咸、过甜、过冷、过热及辛辣刺激性食物。

2.病情观察

观察患者消化不良症状,腹痛的部位以及性质,呕吐物和粪便的颜色、量及性状等,用药前后患者的反应。

3.用药护理

注意观察药物的疗效及不良反应。

(1)慎用或禁用阿司匹林、吲哚美辛等对胃黏膜有刺激的药物。

(2)胶体铋剂:枸橼酸铋钾宜在餐前半小时用吸管吸入服用。部分患者服药后出现便秘和大便呈黑色,停药后可自行消失。

(3)抗菌药物:服用阿莫西林前应询问患者有无青霉素过敏史,应用过程中注意有无迟发性变态反应。甲硝唑可引起恶心、呕吐等胃肠道反应。

4.症状、体征的护理

腹部疼痛或不适者,避免精神紧张,采取转移注意力、做深呼吸等方法缓解疼痛;或用热水袋热敷胃部,以解除痉挛,减轻腹痛。

5.健康指导

(1)疾病知识指导:向患者及家属介绍本病的相关病因和预后,避免诱发因素。

(2)饮食指导:指导患者加强饮食卫生和营养,规律饮食。

(3)生活方式指导:指导患者保持良好的心态,生活要有规律,合理安排工作和休息时间,劳逸结合。

(4)用药指导:指导患者遵医嘱服药,如有异常及时就诊,定期门诊复查。

(赵　宏)

第五节　急性胰腺炎

一、疾病概述

(一)概念和特点

急性胰腺炎是消化系统常见疾病,是多种病因导致的胰酶在胰腺内被激活后引起胰腺组织自身消化所致的化学性炎症。临床表现以急性腹痛,发热伴有恶心、呕吐及血和尿淀粉酶增高为特点。

本病可见于任何年龄,但以青壮年居多。

急性胰腺炎根据其病情轻重分为轻型和重症急性胰腺炎,前者以胰腺水肿为主,临床多见,病情常呈自限性,预后良好。后者临床少见,常继发感染、腹膜炎和休克等多种并发症,病死率高。

(二)相关病理、生理

急性胰腺炎根据其病理改变一般分为两型。

1.急性水肿型

胰腺肿大、间质水肿、充血和炎性细胞浸润等改变。水肿型多见,病情常呈自限性,于数天内自愈。

2.出血坏死型

胰腺肿大、腺泡坏死、血管出血坏死为主要特点。出血坏死型则病情较重,易并发休克、腹膜炎、继发感染等,病死率高。

(三)急性胰腺炎病因

急性胰腺炎的病因在国内以胆道疾病多见,饮食因素次之;在国外除胆石症外,酗酒则为重要原因。

1.胆道系统疾病

国内胆石症、胆道感染、胆道蛔虫是急性胰腺炎发病的主要因素,占50%以上。胆石、感染、蛔虫等因素可致 Oddi 括约肌水肿、痉挛,使十二指肠壶腹部出口梗阻,胆道内压力高于胰管内压力,胆汁逆流入胰管,引起胰腺炎。

2.胰管梗阻

常见病因是胰管结石。胰管狭窄、肿瘤或蛔虫钻入胰管等均可引起胰管阻塞,胰管内压过高,使胰管小分支和胰腺泡破裂,胰液与消化酶渗入间质引起急性胰腺炎。

3.酗酒和暴饮暴食

大量饮酒和暴饮暴食均可致胰液分泌增加,并刺激 Oddi 括约肌痉挛,十二指肠乳头水肿,胰液排出受阻,使胰管内压增加,引起急性胰腺炎。

4.其他

腹腔手术、腹部创伤、内分泌和代谢性疾病、感染、急性传染病、药物、十二指肠球后穿透性溃疡、胃部手术后输入襻综合征等均与胰腺炎的发病有关。

(四)临床表现

1.症状

(1)腹痛:腹痛为本病的主要表现和首发症状,表现为胀痛、钻痛、绞痛或刀割样痛,呈持续性,有时阵发性加剧。腹痛常位于上腹中部,亦可偏左或偏右,向腰背部呈带状放射。水肿型患者3～5天后疼痛缓解,出血坏死型患者病情发展迅速,腹痛持续时间长,可为全腹痛。

(2)恶心、呕吐及腹胀:起病后即可出现,有时呕吐较为频繁,呕吐物为胃内容物,重者含有胆汁,甚至血液,呕吐后腹痛不减轻,常伴有明显腹胀,甚至出现麻痹性肠梗阻。

(3)发热:多为中度发热,一般持续3～5天。若发热持续1周以上并伴有白细胞计数升高,应考虑胰腺脓肿或胆道炎症等继发感染的可能。

(4)水、电解质及酸碱平衡紊乱:患者可出现轻重不等的脱水,呕吐频繁者可出现代谢性碱中毒。病情严重者可伴代谢性酸中毒,低钾、低镁、低钙血症。

(5)低血压或休克:常见于重症胰腺炎患者,可发生在病程的各个时期。患者烦躁不安,皮肤苍白、湿冷等,极少数患者可突然出现休克,甚至发生猝死。

2.体征

(1)轻症急性胰腺炎:腹部体征较轻,仅有上腹部压痛,肠鸣音减弱,无腹肌紧张、反跳痛。

(2)重症急性胰腺炎:患者呈急性重病面容,痛苦表情,脉搏增快、呼吸急促、血压下降。患者上腹压痛显著,并发腹膜炎时全腹压痛明显、反跳痛,腹肌紧张,肠麻痹时腹部膨隆,肠鸣音减弱或消失。少数患者在腰部两侧可出现 Grey-Turner 征,脐周出现 Cullen 征。

3.并发症

主要见于重症急性胰腺炎。局部并发症有胰腺脓肿和假性囊肿;全身并发症于病后数天出现,并发不同程度的多器官功能衰竭,如急性肾衰竭、急性呼吸窘迫综合征、心力衰竭、消化道出血、肺炎、败血症、真菌感染、糖尿病、血栓性静脉炎及弥散性血管内凝血等。

(五)辅助检查

1.白细胞计数

多有白细胞计数增多及中性粒细胞核左移。

2.血清淀粉酶测定

血清淀粉酶在 6～12 小时开始升高,48 小时开始下降,持续 3～5 天,血清淀粉酶超过正常值 3 倍即可确诊。

3.尿液淀粉酶测定

尿淀粉酶升高较晚,发病后 12～14 小时开始升高,下降缓慢,持续 1～2 周。

4.血清脂肪酶测定

血清脂肪酶常在起病后 24～72 小时开始上升,持续 7～10 天,对病后就诊较晚的急性胰腺炎患者有诊断价值。

5.C 反应蛋白(CRP)

CRP 是组织损伤和炎症的非特异性标志物,在胰腺坏死时 CRP 明显升高。

6.生化检查

暂时性血糖升高常见,持久的空腹血糖＞10 mmol/L 反映胰腺坏死,提示预后不良。可有暂时性低钙血症,若＜1.5 mmol/L 则预后不良。此外,可有血清 AST、LDH 增加,血清蛋白降低。

7.影像学检查

X 线腹部平片可见"哨兵襻"和"结肠切割征",为胰腺炎的间接指征,并可发现肠麻痹或麻痹性肠梗阻征象。腹部 B 超、CT 扫描、MRI 显像检查可见胰腺弥漫增大,轮廓与周围边界不清楚,坏死区呈低回声或低密度图像。MRI 胆胰管造影判断有无胆胰管梗阻。

(六)治疗原则

急性胰腺炎的治疗原则为减轻腹痛、减少胰腺分泌、防治并发症。大多数急性胰腺炎属轻症胰腺炎,经 3～5 天积极治疗可治愈。重症胰腺炎必须采取综合性治疗措施,积极抢救。

1.抑制或减少胰腺分泌

(1)禁食及胃肠减压:轻型胰腺炎患者需短期禁食,肠麻痹、肠胀气明显或需手术者宜行胃肠减压。

(2)抗胆碱能药及止痛治疗:应用阿托品、山莨菪碱等,可减少胃酸分泌,缓解胃、胆管及胰管痉挛。注意有肠麻痹、严重腹胀时不宜使用。腹痛剧烈者可给予哌替啶肌内注射。

(3)H_2 受体拮抗剂:常用西咪替丁、雷尼替丁、法莫替丁静脉滴注,可减少胃酸分泌,从而减少胰腺分泌,可预防应激性溃疡。

(4)减少胰液分泌:抑制胰液和胰酶分泌是治疗出血坏死型急性胰腺炎的有效方法,尤以生长抑素和其类似物奥曲肽疗效较好。

2.抗休克及纠正水电解质平衡失调

根据病情积极补充液体和电解质,避免低钾、低钠、低钙。休克者可输入血浆、清蛋白、全血及血浆代用品;血压不升者可用血管活性药,如多巴胺、间羟胺等。代谢性酸中毒时,应用碱性药物纠正。

3.抗感染

通常选用对肠道移位细菌敏感且对胰腺有较好渗透性的抗生素,常用药物有氧氟沙星、环丙沙星、克林霉素、甲硝唑及头孢菌素类抗生素,注意联合用药、足量使用。

4.并发症的处理

对于急性出血坏死型胰腺炎伴腹腔内大量渗液者,或伴急性肾衰竭者,可采用腹膜透析治疗;并发糖尿病者可使用胰岛素。

5.手术治疗

对于急性出血坏死型胰腺炎经内科治疗无效,或怀疑肠穿孔、胰腺脓肿、弥漫性腹膜炎、肠梗阻及肠麻痹坏死、胆道梗阻加重者宜尽早外科手术治疗。

二、护理评估

(一)一般评估

1.一般情况

了解患者的年龄、性别、职业、是否爱好饮酒、有无暴饮暴食的习惯;有无胆道系统疾病、胰腺疾病等病史、有无高脂血症史、有无创伤史、有无高血压、糖尿病等其他疾病史、有无过敏史。

2.患者主诉

有无皮肤苍白、发热、腹痛、腹胀、黄疸、恶心、呕吐、低血压、休克等症状。注意有无放射痛,放射痛的部位。

3.相关记录

体重、体位、饮食、皮肤、用药等记录结果。

(二)身体评估

1.头颈部

患者有无急性痛苦面容,巩膜黄染等。

2.腹部

下腹部皮肤有无出现大片青紫色瘀斑;脐周皮肤有无出现颜色(呈蓝色)改变;患者有无出现呕吐,注意评估呕吐物的量及性质;患者有无腹痛、压痛、反跳痛、腹肌紧张;有无移动性浊音;有无肠鸣音减弱或消失。

3.其他

有无皮肤苍白、湿冷,皮肤黏膜弹性有无减退。

(三)心理-社会评估

患者及家属对疾病的认识程度,对治疗方案与疾病预后的了解程度;患者在严重腹痛时的恐惧、焦虑程度和对该疾病心理承受能力;患者的家人、同事、朋友对患者的关心程度;患者的经济承受能力状况以及医疗保障系统支持程度。

(四)辅助检查结果评估

1.血清淀粉酶

评估患者血清淀粉酶是否在 6~12 小时开始升高,是否超过正常值 3 倍。

2.尿液淀粉酶

评估患者尿淀粉酶是否在 12~14 小时开始升高,并持续 1~2 周。

3.血清脂肪酶

评估患者血清脂肪酶是否在发病后 24~72 小时开始上升,并持续 7~10 天。

4.C 反应蛋白(CRP)

评估患者 CRP 是否明显升高。

5.血糖

评估患者的空腹血糖是否>10 mmol/L,若<1.5 mmol/L 则预后不良。

6.影像学检查

X 线检查腹部平片是否可见"哨兵襻""结肠切割征",有无发现肠麻痹或麻痹性肠梗阻征象。腹部 B 超、CT 扫描、MRI 检查是否可见胰腺弥漫增大,轮廓与周围边界不清楚,坏死区呈低回声或低密度图像。MRI 胆胰管造影有无胆胰管梗阻。

(五)治疗效果的评估

1.禁饮食和胃肠减压

患者恶心、呕吐、腹痛、腹胀、腹肌紧张症状有无消失或明显减轻。

2.镇痛药物

给予患者镇痛药后,注意评估患者用药后有无疼痛减轻、性质有无改变。

3.抗菌药物

给患者使用抗生素后,体温有无恢复正常,患者的感染症状有无控制。病程后期应密切评估有无真菌感染,必要时进行血液与体液标本真菌培养。

4.抗休克治疗

患者经过积极补充液体和电解质后,患者的体温、脉搏、呼吸、血压、神志有无恢复到正常,皮肤黏膜是否红润、干燥,尿量有无增加。重点评估患者的循环血量是否恢复、休克症状的改善状态,是否需要继续补液。

5.手术治疗

经过手术治疗的患者,评估患者术后的情况,生命体征是否平稳,手术切口有无渗出、渗出液的颜色、形状与量。有无使用引流管,带有引流管的患者要保持引流管通畅,观察引流液的颜色、形状与量。

三、主要护理诊断

(一)疼痛:腹痛

腹痛与胰腺组织及其周围组织炎症、水肿或出血性坏死有关。

(二)体温过高

体温过高与急性胰腺炎组织坏死或感染有关。

(三)生活自理能力缺陷

生活自理能力缺陷与患者禁食、发热或腹痛等导致的体质虚弱有关。

(四)潜在并发症

(1)休克与严重呕吐丢失大量体液或消化道出血有关。

(2)消化道出血与应激性溃疡或胰腺坏死穿透横结肠有关。

四、护理措施

(一)病情监护

严密观察患者体温、脉搏、呼吸、血压及神志变化。观察患者腹痛的部位及性质,有无放射痛、腹胀等,经治疗后疼痛有无减轻、疼痛性质和特点有无改变。若疼痛持续存在,则考虑是否有局部并发症发生。注意观察患者呕吐物的量及性质,行胃肠减压者,观察和记录引流量及性质。观察患者皮肤黏膜的色泽与弹性有无变化,判断失水程度,准确记录 24 小时出入量。监测患者电解质、血尿淀粉酶、血糖的变化,做好血气分析的测定。

(二)休息与体位

患者应绝对卧床休息,协助患者选择舒适卧位,腹痛时帮助患者采取弯腰、前倾坐位、屈膝侧卧位,缓解疼痛。保持室内环境安静,保证睡眠,促进体力恢复,以改善病情。

(三)饮食护理

急性期患者要禁食、禁饮,要向患者解释禁食、禁饮的意义,以取得患者的配合。当患者疼痛减轻、发热消退、腹痛和呕吐症状基本消失、血尿淀粉酶降至正常后,可给予少量低脂、低糖流质,以后逐步恢复正常饮食,但忌高脂肪、高蛋白质饮食。

(四)用药护理

遵照医嘱给予止痛药,注意药物不良反应,禁用吗啡。

(五)口腔护理与高热护理

禁食期间口渴时可用温开水含漱或湿润口唇;胃肠减压期间,每天可用消毒液状石蜡涂抹鼻腔和口唇,定时用生理盐水清洗口腔,做好口腔护理。高热时给予物理降温,遵医嘱给予退热剂,做好皮肤护理,严格执行无菌操作。

(六)防止低血容量性休克

(1)准备抢救用品,如静脉切开包、人工呼吸机、气管切开包等。

(2)病情严重时转入重症监护病房(ICU)监护,密切监测血压、神志及尿量变化。

(3)嘱患者取平卧位,注意保暖及氧气吸入。

(4)迅速建立静脉通道,必要时静脉切开,遵医嘱输入液体、全血或血浆,补充血容量。如血压仍不上升,按医嘱给予升压药物,根据血压调整给药速度。必要时测定中心静脉压以决定输液量和速度。

(七)健康教育

1.疾病知识指导

向患者解释本病的主要诱发因素、预后及并发症知识。告诫患者积极治疗胆道疾病,避免该病复发。注意防治蛔虫感染。出院初期应注意避免过度劳累及情绪激动。出现腹痛、腹胀、恶心等表现时,要及时就诊。

2.饮食指导

指导患者掌握饮食卫生知识、平时养成规律进食习惯、避免暴饮暴食和饱食。腹痛缓解后,应从少量低脂、低糖饮食开始逐渐恢复正常饮食,应避免刺激性强、产气多、高脂肪、高蛋白食物,戒烟戒酒。强调采用低脂易消化饮食,忌食刺激性食物对预防疾病发生及复发的重要性。

3.及时就诊的指标

告知患者出院后复诊的时间、地点;当出现腹痛、腹胀、恶心、呕吐等症状时要及时就医。

(赵　宏)

第六节　脂肪性肝病

一、非酒精性脂肪性肝病

非酒精性脂肪性肝病(NAFLD)是指除外酒精和其他明确的损肝因素所致的肝细胞内脂肪过度沉积为主要特征的临床病理综合征,与胰岛素抵抗和遗传易感性密切相关的获得性代谢应激性肝损伤,包括单纯性脂肪肝(SFL)、非酒精性脂肪性肝炎(NASH)及其相关肝硬化。随着肥胖及其相关代谢综合征全球化的流行趋势,非酒精性脂肪性肝病现已成为欧美等发达国家和我国富裕地区慢性肝病的重要病因,普通成人 NAFLD 患病率 $10\%\sim30\%$,其中 $10\%\sim20\%$ 为 NASH,后者 10 年内肝硬化发生率高达 25%。

非酒精性脂肪性肝病除可直接导致失代偿期肝硬化、肝细胞癌和移植肝复发外,还可影响其他慢性肝病的进展,并参与 2 型糖尿病和动脉粥样硬化的发病。代谢综合征相关恶性肿瘤、动脉硬化性心脑血管疾病以及肝硬化是影响非酒精性脂肪性肝病患者生活质量和预期寿命的重要因素。

(一)临床表现

(1)脂肪肝的患者多无自觉症状,部分患者可有乏力、消化不良、肝区隐痛、肝脾肿大等非特异性症状及体征。

(2)可有体重超重和/或内脏性肥胖、空腹血糖增高、血脂紊乱、高血压等代谢综合征相关症状。

(二)并发症

肝纤维化、肝硬化、肝癌。

(三)治疗

(1)基础治疗:制订合理的能量摄入以及饮食结构、中等量有氧运动、纠正不良生活方式和行为。

(2)避免加重肝脏损害、体重急剧下降、滥用药物及其他可能诱发肝病恶化的因素。

(3)减肥:所有体重超重、内脏性肥胖以及短期内体重增长迅速的非酒精性脂肪性肝病患者,都需通过改变生活方式、控制体重、减小腰围。

(4)胰岛素增敏剂:合并 2 型糖尿病、糖耐量损害、空腹血糖增高以及内脏性肥胖者,可考虑应用二甲双胍和噻唑烷二酮类药物,以期改善胰岛素抵抗和控制血糖。

(5)降血脂药:血脂紊乱经基础治疗、减肥和应用降糖药物 3~6 个月,仍呈混合性高脂血症或高脂血症合并 2 个以上危险因素者,需考虑加用贝特类、他汀类或普罗布考等降血脂药物。

(6)针对肝病的药物:非酒精性脂肪性肝病伴肝功能异常、代谢综合征、经基础治疗 3~6 个月仍无效,以及肝活体组织检查证实为 NASH 和病程呈慢性进展者,可采用针对肝病的药物辅助治疗,但不宜同时应用多种药物。

(四)健康教育与管理

(1)树立信心,相信通过长期合理用药、控制生活习惯,可以有效地治疗脂肪性肝病。

(2)了解脂肪性肝病的发病因素及危险因素。

(3)掌握脂肪性肝病的治疗要点。

(4)矫正不良饮食习惯,少食高脂饮食,戒烟酒。

(5)建立合理的运动计划,控制体重,监测体重的变化。

(6)定期随访,与医师一起制定合理的健康计划。

(五)预后

绝大多数非酒精性脂肪性肝病预后良好,肝组织学进展缓慢甚至呈静止状态,预后相对良好。部分患者即使已并发脂肪性肝炎和肝纤维化,如能得到及时诊治,肝组织学改变仍可逆转,罕见脂肪囊肿破裂并发脂肪栓塞而死亡。少数脂肪性肝炎患者进展至肝硬化,一旦发生肝硬化则其预后不佳。对于大多数脂肪肝患者,有时通过节制饮食、坚持中等量的有氧运动等非药物治疗措施就可达到控制体重、血糖、降低血脂和促进肝组织学逆转的目的。

(六)护理

见表3-1。

表 3-1 非酒精性脂肪性肝病的护理

日期	项目	护理内容
入院当天	评估	1.一般评估:生命体征、体重、皮肤等
		2.专科评估:脂肪厚度、有无胃肠道反应、出血点等
	治疗	根据病情避免诱因,调整饮食,根据情况使用保肝药
	检查	按医嘱行相关检查,如血常规、肝功能、B超、CT、肝穿刺等
	药物	按医嘱正确使用保肝药物,注意用药后的观察
	活动	嘱患者卧床休息为主,避免过度劳累
	饮食	1.低脂、高纤维、高维生素、少盐饮食
		2.禁止进食高脂肪、高胆固醇、高热量食物,如动物内脏、油炸食物
		3.戒烟酒,嘱多饮水
	护理	1.做好入院介绍,主管护士自我介绍
		2.制定相关的护理措施,如饮食护理、药物护理、皮肤护理、心理护理
		3.视病情做好各项监测记录
		4.密切观察病情,防止并发症的发生
		5.做好健康宣教
		6.根据病情留陪员,上床挡,确保安全
	健康宣教	向患者讲解疾病相关知识、安全知识、服药知识等,教会患者观察用药效果,指导各种检查的注意事项
第2天	评估	神志、生命体征及患者的心理状态,对疾病相关知识的了解等情况
	治疗	按医嘱执行治疗
	检查	继续完善检查

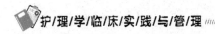

日期	项目	护理内容
	药物	密切观察各种药物作用和不良反应
	活动	卧床休息,进行适当的有氧运动
	饮食	同前
	护理	1.进一步做好基础护理,如导管护理、饮食护理、药物护理、皮肤护理等
		2.视病情做好各项监测记录
		3.密切观察病情,防止并发症的发生
		4.做好健康宣教
	健康宣教	讲解药物的使用方法及注意事项,各项检查前后注意事项
第3~9天	活动	进行有氧运动,如打太极拳、散步、慢跑等
	健康宣教	讲解有氧运动的作用、运动的时间及如何根据自身情况调整运动量,派发健康教育宣传单
	其他	同前
出院前1天	健康宣教	出院宣教:
		1.服药指导
		2.疾病相关知识指导
		3.调节饮食,控制体重
		4.保持良好的生活习惯和心理状态
		5.定时专科门诊复诊
	出院随访	出院1周内电话随访第1次,3个月内随访第2次,6个月内随访第3次,以后1年随访1次

二、酒精性肝病

酒精性肝病是由于长期大量饮酒导致的肝脏疾病。初期通常表现为脂肪肝,进而可发展成酒精性肝炎、肝纤维化和肝硬化。其主要临床特征是恶心、呕吐、黄疸,可有肝大和压痛,并可并发肝功能衰竭和上消化道出血等。严重酗酒时可诱发广泛肝细胞坏死,甚至肝功能衰竭。酒精性肝病是我国常见的肝脏疾病之一,严重危害人民健康。

(一)临床表现

临床症状为非特异性,可无症状,或有右上腹胀痛、食欲缺乏、乏力、体质减轻、黄疸等;随着病情加重,可有神经精神症状和蜘蛛痣、肝掌等表现。

(二)并发症

肝性脑病、肝衰竭、上消化道出血。

(三)治疗

治疗酒精性肝病的原则是戒酒和营养支持,减轻酒精性肝病的严重程度,改善已存在的继发性营养不良和对症治疗酒精性肝硬化及其并发症。

1.戒酒

戒酒是治疗酒精性肝病的最重要的措施,戒酒过程中应注意防治戒断综合征。

2.营养支持

酒精性肝病患者需良好的营养支持,应在戒酒的基础上提供高蛋白、低脂饮食,并注意补充B族维生素、维生素 C、维生素 K 及叶酸。

3.药物治疗

糖皮质激素、保肝药等。

4.手术治疗

肝移植。

(四)健康教育与管理

(1)树立信心,坚持长期合理用药并严格控制生活习惯。

(2)了解酒精性肝病的发病因素及危险因素。

(3)掌握酒精性肝病的治疗要点。

(4)矫正不良饮食习惯,戒烟酒,合理饮食。

(5)遵医嘱服药,学会观察用药效果及注意事项。

(6)定期随访,与医师一起制定合理的健康计划。

(五)预后

一般预后良好,戒酒后可完全恢复。酒精性肝炎如能及时戒酒和治疗,大多可以恢复,主要死亡原因为肝衰竭。若不戒酒,酒精性脂肪肝可直接或经酒精性肝炎阶段发展为酒精性肝硬化。

(六)护理

见表 3-2。

表 3-2　酒精性脂肪性肝病的护理

日期	项目	护理内容
入院当天	评估	1.一般评估:神志、生命体征等
		2.专科评估:饮酒的量、有无胃肠道反应、出血点等
	治疗	根据医嘱使用保肝药
	检查	按医嘱行相关检查,如血常规、肝功能、B超、CT、肝穿刺等
	药物	按医嘱正确使用保肝药物,注意用药后的观察
	活动	嘱患者卧床休息为主,避免过度劳累
	饮食	1.低脂、高纤维、高维生素、少盐饮食
		2.禁食高脂肪、高胆固醇、高热量食物,如动物内脏、油炸食物
		3.戒烟酒,嘱多饮水
	护理	1.做好入院介绍,主管护士自我介绍
		2.制定相关的护理措施,如饮食护理、药物护理、皮肤护理、心理护理
		3.视病情做好各项监测记录
		4.密切观察病情,防止并发症的发生
		5.做好健康宣教
		6.根据病情留陪员,上床挡,确保安全
	健康宣教	向患者讲解疾病相关知识、安全知识、服药知识等,教会患者观察用药效果,指导各种检查的注意事项

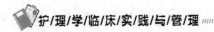

续表

日期	项目	护理内容
第2天	评估	神志、生命体征及患者的心理状态,对疾病相关知识的了解等情况
	治疗	按医嘱执行治疗
	检查	继续完善检查
	药物	密切观察各种药物作用和不良反应
	活动	卧床休息,可进行散步等活动
	饮食	同前
	护理	1.做好基础护理,如皮肤护理、导管护理等
		2.按照医嘱正确给药,并观察药物疗效及不良反应
		3.视病情做好各项监测记录
		4.密切观察病情,防止并发症的发生
		5.做好健康宣教
	健康宣教	讲解药物的使用方法及注意事项、各项检查前后注意事项
第3～10天	活动	同前
	健康宣教	讲解有氧运动的作用、运动的时间及如何根据自身情况调整运动量,派发健康教育宣传单
	其他	同前
出院前1天	健康宣教	出院宣教:
		1.服药指导
		2.疾病相关知识指导
		3.戒酒,调整饮食
		4.保持良好的生活习惯和心理状态
		5.定时专科门诊复诊
	出院随访	出院1周内电话随访第1次,3个月内随访第2次,6个月内随访第3次,以后1年随访1次。

(赵　宏)

第七节　病毒性肝炎

一、甲型病毒性肝炎

甲型病毒性肝炎旧称流行性黄疸或传染性肝炎,早在8世纪就有记载。目前全世界有40亿人口受到该病的威胁。近年对其病原学和诊断技术等方面的研究进展较大,并已成功研制出甲型肝炎病毒减毒活疫苗和灭活疫苗,可有效控制甲型肝炎的流行。

(一)病因

甲型肝炎传染源是患者和亚临床感染者。潜伏期后期及黄疸出现前数天传染性最强,黄疸出现后2周粪便仍可能排出病毒,但传染性已明显减弱。本病无慢性甲肝病毒(HAV)携带者。

(二)诊断要点

甲型病毒性肝炎主要依据流行病学资料、临床特点、常规实验室检查和特异性血清学诊断。流行病学资料应参考当地甲型肝炎流行疫情,病前有无肝炎患者密切接触史及个人、集体饮食卫生状况。急性黄疸型病例黄疸期诊断不难。在黄疸前期获得诊断称为早期诊断,此期表现似"感冒"或"急性胃肠炎",如尿色变为深黄色应疑及本病。急性无黄疸型及亚临床型病例不易早期发现,诊断主要依赖肝功能检查。根据特异性血清学检查可做出病因学诊断。凡慢性肝炎和重型肝炎,一般不考虑甲型肝炎的诊断。

1.分型

甲型肝炎潜伏期为 2～6 周,平均 4 周,临床分为急性黄疸型(AIH)、急性无黄疸型和亚临床型。

(1)急性黄疸型:①黄疸前期,急性起病,多有畏寒发热,体温 38 ℃左右,全身乏力,食欲缺乏,厌油、恶心、呕吐,上腹部饱胀不适或腹泻。少数病例以上呼吸道感染症状为主要表现,偶见荨麻疹,继之尿色加深。本期一般持续 5～7 天。②黄疸期,热退后出现黄疸,可见皮肤巩膜不同程度黄染。肝区隐痛,肝大,触之有充实感,伴有叩痛和压痛,尿色进一步加深。黄疸出现后全身及消化道症状减轻,否则可能发生重症化,但重症化者罕见。本期持续 2～6 周。③恢复期,黄疸逐渐消退,症状逐渐消失,肝脏逐渐回缩至正常,肝功能逐渐恢复。本期持续 2～4 周。

(2)急性无黄疸型:起病较缓慢,除无黄疸外,其他临床表现与黄疸型相似,症状一般较轻。多在 3 个月内恢复。

(3)亚临床型:部分患者无明显临床症状,但肝功能有轻度异常。

(4)急性淤胆型:本型实为黄疸型肝炎的一种特殊形式,特点是肝内胆汁淤积性黄疸持续较久,消化道症状轻,肝实质损害不明显。而黄疸很深,多有皮肤瘙痒及粪色变浅,预后良好。

2.实验室检查

(1)常规检查:外周血白细胞总数正常或偏低,淋巴细胞相对增多,偶见异型淋巴细胞,一般不超过 10%,这可能是淋巴细胞受病毒抗原刺激后发生的母细胞转化现象。黄疸前期末尿胆原及尿胆红素开始呈阳性反应,是早期诊断的重要依据。血清丙氨酸氨基转移酶(ALT)于黄疸前期早期开始升高,血清胆红素在黄疸前期末开始升高。血清 ALT 高峰在血清胆红素高峰之前,一般在黄疸消退后一至数周恢复正常。急性黄疸型血浆球蛋白常见轻度升高,但随病情恢复而逐渐恢复。急性无黄疸型和亚临床型病例肝功能改变以单项 ALT 轻中度升高为特点。急性淤胆型病例血清胆红素显著升高而 ALT 仅轻度升高,两者形成明显反差,同时伴有血清 ALP 及GGT 明显升高。

(2)特异性血清学检查:特异性血清学检查是确诊甲型肝炎的主要指标。血清 IgM 型甲型肝炎病毒抗体(抗-HAV-IgM)于发病数天即可检出,黄疸期达到高峰,一般持续 2～4 个月,以后逐渐下降乃至消失。目前临床上主要用酶联免疫吸附法(ELISA)检查血清抗-HAV-IgM,以作为早期诊断甲型肝炎的特异性指标。血清抗-HAV-IgM 出现于病程恢复期,较持久,甚至终生阳性,是获得免疫力的标志,一般用于流行病学调查。新近报道应用线性多抗原肽包被进行ELISA 检测 HAV 感染,其敏感性和特异性分别高于 90% 和 95%。

(三)鉴别要点

本病需与药物性肝炎、传染性单核细胞增多症、钩端螺旋体病、急性结石性胆管炎、原发性胆汁性肝硬化、妊娠期肝内胆汁淤积症、胆总管梗阻、妊娠急性脂肪肝等鉴别。其他如血吸虫病、肝

吸虫病、肝结核、脂肪肝、肝淤血及原发性肝癌等均可有肝大或 ALT 升高,鉴别诊断时应加以考虑。与乙型、丙型、丁型及戊型病毒型肝炎急性期鉴别除参考流行病学特点及输血史等资料外,主要依据血清抗-HAV-IgM 的检测。

(四)规范化治疗

急性期应强调卧床休息,给予清淡而营养丰富的饮食,外加充足的 B 族维生素及维生素 C。进食过少及呕吐者,应每天静脉滴注 10%的葡萄糖液 1 000~1 500 mL,酌情加入能量合剂及 10%氯化钾。热重者可服用茵陈蒿汤、栀子柏皮汤加减;湿重者可服用茵陈胃苓汤加减;湿热并重者宜用茵陈蒿汤和胃苓汤合方加减;肝气郁结者可用逍遥散;脾虚湿困者可用平胃散。

二、乙型病毒性肝炎

慢性乙型病毒性肝炎是由乙型肝炎病毒感染致肝脏发生炎症及肝细胞坏死,持续 6 个月以上而病毒仍未被清除的疾病。我国是慢性乙型病毒性肝炎的高发区,人群中约有 9.09%为乙型肝炎病毒携带者。该疾病呈慢性进行性发展,间有反复急性发作,可演变为肝硬化、肝癌或肝功能衰竭等,严重危害人民健康,故对该疾病的早发现、早诊断、早治疗很重要。

(一)病因

1.传染源

传染源主要是有 HBV DNA 复制的急、慢性患者和无症状慢性 HBV 携带者。

2.传播途径

主要通过血清及日常密切接触而传播。血液传播途径除输血及血制品外,可通过注射,刺伤,共用牙刷、剃刀及外科器械等方式传播,经微量血液也可传播。由于患者唾液、精液、初乳、汗液、血性分泌物均可检出 HBsAg,故密切的生活接触可能是重要传播途径。所谓"密切生活接触"可能是由于微小创伤所致的一种特殊经血传播形式,而非消化道或呼吸道传播。另一种重要的传播方式是母-婴传播(垂直传播)。生于 HBsAg/HBeAg 阳性母亲的婴儿,HBV 感染率高达95%,大部分在分娩过程中感染,低于20%可能为宫内感染。因此,医源性或非医源性经血液传播,是本病的传播途径。

3.易感人群

感染后患者对同一 HBsAg 亚型HBV 可获得持久免疫力。但对其他亚型免疫力不完全,偶可再感染其他亚型,故极少数患者血清抗-HBs(某一亚型感染后)和 HBsAg(另一亚型再感染)可同时阳性。

(二)诊断要点

急性肝炎病程超过半年,或原有乙型病毒性肝炎或 HBsAg 携带史,本次又因同一病原再次出现肝炎症状、体征及肝功能异常者可以诊断为慢性乙型病毒性肝炎。发病日期不明或虽无肝炎病史,但肝组织病理学检查符合慢性乙型病毒性肝炎,或根据症状、体征、化验及 B 超检查综合分析,亦可做出相应诊断。

1.分型

据 HBeAg 可分为 2 型。

(1)HBeAg 阳性慢性乙型病毒性肝炎:血清 HBsAg、HBV DNA 和 HBeAg 阳性,抗-HBe阴性,血清 ALT 持续或反复升高,或肝组织学检查有肝炎病变。

(2)HBeAg 阴性慢性乙型病毒性肝炎:血清 HBsAg 和 HBV DNA 阳性,HBeAg 持续阴性,抗-HBe 阳性或阴性,血清 ALT 持续或反复异常,或肝组织学检查有肝炎病变。

2.分度

根据生化学试验及其他临床和辅助检查结果,可进一步分 3 度。

(1)轻度:临床症状、体征轻微或缺如,肝功能指标仅 1 或 2 项轻度异常。

(2)中度:症状、体征、实验室检查居于轻度和重度之间。

(3)重度:有明显或持续的肝炎症状,如乏力、食欲缺乏、尿黄、便溏等,伴有肝病面容、肝掌、蜘蛛痣、脾大,并排除其他原因,且无门静脉高压症者。实验室检查血清 ALT 和/或 AST 反复或持续升高,清蛋白降低或 A/G 比值异常,球蛋白明显升高。除前述条件外,凡清蛋白不超过 32 g/L,胆红素大于 5 倍正常值上限,凝血酶原活动度为 40%～60%,胆碱酯酶低于 2 500 U/L,4 项检测中有 1 项达上述程度者即可诊断为重度慢性肝炎。

3.B超检查结果可供慢性乙型病毒性肝炎诊断参考

(1)轻度:B 超检查肝脾无明显异常改变。

(2)中度:B 超检查可见肝内回声增粗,肝脏和/或脾轻度肿大,肝内管道(主要指肝静脉)走行多清晰,门静脉和脾静脉内径无增宽。

(3)重度:B 超检查可见肝内回声明显增粗,分布不均匀;肝表面欠光滑,边缘变钝;肝内管道走行欠清晰或轻度狭窄、扭曲;门静脉和脾静脉内径增宽;脾大;胆囊有时可见"双层征"。

4.组织病理学诊断

包括病因(根据血清或肝组织的肝炎病毒学检测结果确定病因)、病变程度及分级分期结果。

(三)鉴别要点

本病应与慢性丙型病毒性肝炎、嗜肝病毒感染所致肝损害、酒精性及非酒精性肝炎、药物性肝炎、自身免疫性肝炎、肝硬化、肝癌等鉴别。

(四)规范化治疗

1.治疗的总体目标

最大限度地长期抑制或消除乙肝病毒,减轻肝细胞炎症坏死及肝纤维化,延缓和阻止疾病进展,减少和防止肝脏失代偿、肝硬化、肝癌及其并发症的发生,从而改善生活质量和延长存活时间。主要包括抗病毒、免疫调节、抗炎保肝、抗纤维化和对症治疗,其中抗病毒治疗是关键,只要有适应证,且条件允许,就应进行规范的抗病毒治疗。

2.抗病毒治疗的一般适应证

如下:①HBV DNA$\geqslant$2×10^{4}U/mL(HBeAg 阴性者为不低于 2×10^{3}U/mL)。②ALT$\geqslant$2×ULN;如用干扰素治疗,ALT 应不高于 10×ULN,血总胆红素水平应低于 2×ULN。③如 ALT<2×ULN,但肝组织学显示 Knodell HAI$\geqslant$4,或$\geqslant$G$_2$。

具有①并有②或③的患者应进行抗病毒治疗;对达不到上述治疗标准者,应监测病情变化,如持续 HBV DNA 阳性,且 ALT 异常,也应考虑抗病毒治疗。ULN 为正常参考值上限。

3.HBeAg 阳性慢性乙型肝炎患者

对于 HBV DNA 定量不低于 2×10^{4}U/mL,ALT 水平不低于 2×ULN 者,或 ALT<2×ULN,但肝组织学显示 Knodell HAI$\geqslant$4,或$\geqslant$G$_2$ 炎症坏死者,应进行抗病毒治疗。可根据具体情况和患者的意愿,选用IFN-α,ALT 水平应低于 10×ULN,或核苷(酸)类似物治疗。对 HBV DNA 阳性但低于2×10^{4}U/mL者,经监测病情 3 个月,HBV DNA 仍未转阴,且 ALT 异常,则应抗病毒治疗。

(1)普通 IFN-α:5 MU(可根据患者的耐受情况适当调整剂量),每周 3 次或隔天 1 次,皮下或肌内注射,一般疗程为 6 个月。如有应答,为提高疗效亦可延长疗程至 1 年或更长。应注意剂量及疗程的个体化。如治疗 6 个月无应答者,可改用其他抗病毒药物。

(2)聚乙二醇干扰素 α-2a:180 μg,每周 1 次,皮下注射,疗程 1 年。剂量应根据患者耐受性等因素决定。

(3)拉米夫定:100 mg,每天 1 次,口服。治疗 1 年时,如 HBV DNA 检测不到(PCR 法)或低于检测下限、ALT 复常、HBeAg 转阴但未出现抗-HBe 者,建议继续用药直至 HBeAg 血清学转归,经监测 2 次(每次至少间隔 6 个月)仍保持不变者可以停药,但停药后需密切监测肝脏生化学和病毒学指标。

(4)阿德福韦酯:10 mg,每天 1 次,口服。疗程可参照拉米夫定。

(5)恩替卡韦:0.5 mg(对拉米夫定耐药患者 1 mg),每天 1 次,口服。疗程可参照拉米夫定。

4.HBeAg 阴性慢性乙型肝炎患者

HBV DNA 定量不低于 $2×10^3$ U/mL,ALT 水平不低于 $2×ULN$ 者,或 ALT<2 ULN,但肝组织学检查显示 Knodell HAI≥4,或 G_2 炎症坏死者,应进行抗病毒治疗。由于难以确定治疗终点,因此,应治疗至检测不出 HBVDNA(PCR 法),ALT 复常。此类患者复发率高,疗程宜长,至少为 1 年。

因需要较长期治疗,最好选用 IFN-α(ALT 水平应低于 $10×ULN$)或阿德福韦酯或恩替卡韦等耐药发生率低的核苷(酸)类似物治疗。对达不到上述推荐治疗标准者,则应监测病情变化,如持续 HBV DNA 阳性,且 ALT 异常,也应考虑抗病毒治疗。

(1)普通 IFN-α:5 MU,每周 3 次或隔天 1 次,皮下或肌内注射,疗程至少 1 年。

(2)聚乙二醇干扰素 α-2a:180 μg,每周 1 次,皮下注射,疗程至少 1 年。

(3)阿德福韦酯:10 mg,每天 1 次,口服,疗程至少 1 年。当监测 3 次(每次至少间隔 6 个月)HBV DNA 检测不到(PCR 法)或低于检测下限和 ALT 正常时可以停药。

(4)拉米夫定:100 mg,每天 1 次,口服,疗程至少 1 年。治疗终点同阿德福韦酯。

(5)恩替卡韦:0.5 mg(对拉米夫定耐药患者 1 mg),每天 1 次,口服。疗程可参照阿德福韦酯。

5.应用化疗和免疫抑制剂治疗的患者

对于因其他疾病而接受化疗、免疫抑制剂(特别是肾上腺糖皮质激素)治疗的 HBsAg 阳性者,即使 HBV DNA 阴性和 ALT 正常,也应在治疗前 1 周开始服用拉米夫定,每天 100 mg,化疗和免疫抑制剂治疗停止后,应根据患者病情决定拉米夫定停药时间。对拉米夫定耐药者,可改用其他已批准的能治疗耐药变异的核苷(酸)类似物。核苷(酸)类似物停用后可出现复发,甚至病情恶化,应十分注意。

6.其他特殊情况的处理

(1)经过规范的普通 IFN-α 治疗无应答患者,再次应用普通 IFN-α 治疗的疗效很低。可试用聚乙二醇干扰素 α-2a 或核苷(酸)类似物治疗。

(2)强化治疗指在治疗初始阶段每天应用普通 IFN-α,连续 2～3 周后改为隔天 1 次或每周 3 次的治疗。目前对此疗法意见不一,因此不予推荐。

(3)应用核苷(酸)类似物发生耐药突变后的治疗,拉米夫定治疗期间可发生耐药突变,出现"反弹",建议加用其他已批准的能治疗耐药变异的核苷(酸)类似物,并重叠 1～3 个月或根据

HBV DNA 检测阴性后撤换拉米夫定,也可使用 IFN-α(建议重叠用药 1～3 个月)。

(4)停用核苷(酸)类似物后复发者的治疗,如停药前无拉米夫定耐药,可再用拉米夫定治疗,或其他核苷(酸)类似物治疗。如无禁忌证,亦可用 IFN-α 治疗。

7.儿童患者间隔

12 岁以上慢性乙型病毒性肝炎患儿,其普通 IFN-α 治疗的适应证、疗效及安全性与成人相似,剂量为 $3～6\ \mu U/m^2$,最大剂量不超过 $10\ \mu U/m^2$。在知情同意的基础上,也可按成人的剂量和疗程用拉米夫定治疗。

三、丙型病毒性肝炎

慢性丙型病毒性肝炎是一种主要经血液传播的疾病,是由丙型肝炎病毒(HCV)感染导致的慢性传染病。慢性 HCV 感染可导致肝脏慢性炎症坏死,部分患者可发展为肝硬化甚至肝细胞癌(HCC),严重危害人民健康,已成为严重的社会和公共卫生问题。

(一)病因

1.传染源

主要为急、慢性患者和慢性 HCV 携带者。

2.传播途径

与乙型肝炎相同,主要有以下 3 种。

(1)通过输血或血制品传播:由于 HCV 感染者病毒血症水平低,所以输血和血制品(输HCV 数量较多)是最主要的传播途径。经初步调查,输血后非甲非乙型肝炎患者血清丙型肝炎抗体(抗-HCV)阳性率高达 80%以上,已成为大多数(80%～90%)输血后肝炎的原因。但供血员血清抗-HCV 阳性率较低,欧美各国为 0.35%～1.4%,故目前公认,反复输入多个供血员血液或血制品者更易发生丙型肝炎,输血3 次以上者感染 HCV 的危险性增高 2～6 倍。国内曾因单采血浆回输血细胞时污染,造成丙型肝炎暴发流行,经 2 年以上随访,血清抗-HCV 阳性率达到100%。1989 年国外综合资料表明,抗-HCV 阳性率在输血后非甲非乙型肝炎患者为 85%,血源性凝血因子治疗的血友病患者为 60%～70%,静脉药瘾患者为 50%～70%。

(2)通过非输血途径传播:丙型肝炎亦多见于非输血人群,主要通过反复注射、针刺、含 HCV血液反复污染皮肤黏膜隐性伤口及性接触等其他密切接触方式而传播。这是世界各国广泛存在的散发性丙型肝炎的传播途径。

(3)母婴传播:要准确评估 HCV 垂直传播很困难,因为在新生儿中所检测到的抗-HCV 实际可能来源于母体(被动传递)。检测 HCV RNA 提示,HGV 有可能由母体传播给新生儿。

3.易感人群

对 HCV 无免疫力者普遍易感。在西方国家,除反复输血者外,静脉药瘾者、同性恋等混乱性接触者及血液透析患者丙型肝炎发病率较高。本病可发生于任何年龄,一般儿童和青少年HCV 感染率较低,中青年次之。男性 HCV 感染率大于女性。HCV 多见于 16 岁以上人群。HCV 感染恢复后血清抗体水平低,免疫保护能力弱,有再次感染 HCV 的可能性。

(二)诊断要点

1.诊断依据

HCV 感染超过 6 个月,或发病日期不明、无肝炎史,但肝脏组织病理学检查符合慢性肝炎,或根据症状、体征、实验室及影像学检查结果综合分析,做出诊断。

2.病变程度判定

慢性肝炎按炎症活动度(G)可分为轻、中、重 3 度,并应标明分期(S)。

(1)轻度慢性肝炎(包括原慢性迁延性肝炎及轻型慢性活动性肝炎):$G_{1～2}$,$S_{0～2}$。①肝细胞变性,点、灶状坏死或凋亡小体。②汇管区有(无)炎症细胞浸润、扩大,有或无局限性碎屑坏死(界面肝炎)。③小叶结构完整。

(2)中度慢性肝炎(相当于原中型慢性活动性肝炎):G_3,$S_{1～3}$。①汇管区炎症明显,伴中度碎屑坏死。②小叶内炎症严重,融合坏死或伴少数桥接坏死。③纤维间隔形成,小叶结构大部分保存。

(3)重度慢性肝炎(相当于原重型慢性活动性肝炎):G_4,$S_{2～4}$。①汇管区炎症严重或伴重度碎屑坏死。②桥接坏死累及多数小叶。③大量纤维间隔,小叶结构紊乱,或形成早期肝硬化。

3.组织病理学诊断

组织病理学诊断包括病因(根据血清或肝组织的肝炎病毒学检测结果确定病因)、病变程度及分级分期结果,如病毒性肝炎,丙型,慢性,中度,G_3/S_4。

(三)鉴别要点

本病应与慢性乙型病毒性肝炎、药物性肝炎、酒精性肝炎、非酒精性肝炎、自身免疫性肝炎、病毒感染所致肝损害、肝硬化、肝癌等鉴别。

(四)规范化治疗

1.抗病毒治疗的目的

清除或持续抑制体内的 HCV,以改善或减轻肝损害,阻止进展为肝硬化、肝衰竭或 HCC,并提高患者的生活质量。治疗前应进行 HCV RNA 基因分型(1 型和非 1 型)和血中 HCV RNA 定量,以决定抗病毒治疗的疗程和利巴韦林的剂量。

2.HCV RNA 基因为 1 型和/或 HCV RNA 定量不低于 $4×10^5$ U/mL 者

可选用下列方案之一。

(1)聚乙二醇干扰素-α 联合利巴韦林治疗方案:聚乙二醇干扰素 α-2a 180 μg,每周 1 次,皮下注射,联合口服利巴韦林 1 000 mg/d,至 12 周时检测 HCV RNA。①如 HCV RNA 下降幅度少于 2 个对数级,则考虑停药。②如 HCV RNA 定性检测为阴转,或低于定量法的最低检测限,继续治疗至 48 周。③如 HCV RNA 未转阴,但下降超过 2 个对数级,则继续治疗到 24 周。如 24 周时 HCV RNA 转阴,可继续治疗到 48 周;如果 24 周时仍未转阴,则停药观察。

(2)普通 IFN-α 联合利巴韦林治疗方案:IFN-α 3～5 MU,隔天 1 次,肌内或皮下注射,联合口服利巴韦林 1 000 mg/d,建议治疗 48 周。

(3)不能耐受利巴韦林不良反应者的治疗方案:可单用普通 IFN-α 复合 IFN 或 PEG-IFN,方法同上。

3.HCV RNA 基因为非 1 型和/或 HCV RNA 定量小于 $4×10^5$ U/mL 者

可采用以下治疗方案之一。

(1)聚乙二醇干扰素-α 联合利巴韦林治疗方案:聚乙二醇干扰素 α-2a 180 μg,每周 1 次,皮下注射,联合应用利巴韦林 800 mg/d,治疗 24 周。

(2)普通 IFN-α 联合利巴韦林治疗方案:IFN-α 3 mU,每周 3 次,肌内或皮下注射,联合应用利巴韦林 800～1 000 mg/d,治疗 24～48 周。

(3)不能耐受利巴韦林不良反应者的治疗方案:可单用普通 IFN-α 或聚乙二醇干扰素-α。

四、丁型病毒性肝炎

丁型病毒型肝炎是由于丁型肝炎病毒(HDV)与 HBV 共同感染引起的以肝细胞损害为主的传染病,呈世界性分布,易使肝炎慢性化和重型化。

(一)病因

HDV 感染呈全球性分布。意大利是 HDV 感染的发现地。地中海沿岸、中东地区、非洲和南美洲亚马孙河流域是 HDV 感染的高流行区。HDV 感染在地方性高发区的持久流行,是由 HDV 在 HBsAg 携带者之间不断传播所致。除南欧为地方性高流行区之外,其他发达国家 HDV 感染率一般只占 HBsAg 携带者的 5% 以下。发展中国家 HBsAg 携带者较高,有引起 HDV 感染传播的基础。我国各地 HBsAg 阳性者中 HDV 感染率为 0~32%,北方偏低,南方较高。活动性乙型慢性肝炎和重型肝炎患者 HDV 感染率明显高于无症状慢性 HBsAg 携带者。

1.传染源

主要是急、慢性丁型肝炎患者和 HDV 携带者。

2.传播途径

输血或血制品是传播 HDV 的最重要途径之一。其他包括经注射和针刺传播,日常生活密切接触传播,以及围生期传播等。我国 HDV 传播方式以生活密切接触为主。

3.易感人群

HDV 感染分两种类型:①HDV/HBV 同时感染,感染对象是正常人群或未接受 HBV 感染的人群。②HDV/HBV 重叠感染,感染对象是已受 HBV 感染的人群,包括无症状慢性 HBsAg 携带者和乙型肝炎患者,他们体内含有 HBV 及 HBsAg,一旦感染 HDV,极有利于 HDV 的复制,所以这一类人群对HDV 的易感性更强。

(二)诊断要点

我国是 HBV 感染高发区,应随时警惕 HDV 感染。HDV 与 HBV 同时感染所致急性丁型肝炎,仅凭临床资料不能确定病因。凡无症状慢性 HBsAg 携带者突然出现急性肝炎样症状、重型肝炎样表现或迅速向慢性肝炎发展者,以及慢性乙型肝炎病情突然恶化而陷入肝衰竭者,均应想到 HDV 重叠感染,及时进行特异性检查,以明确病因。

1.临床表现

HDV 感染一般只与 HBV 感染同时发生或继发于 HBV 感染者中,故其临床表现部分取决于HBV 感染状态。

(1)HDV 与 HBV 同时感染(急性丁型肝炎):潜伏期为 6~12 周,其临床表现与急性自限性乙型肝炎类似,多数为急性黄疸型肝炎。在病程中可先后发生两次肝功能损害,即血清胆红素和转氨酶出现两个高峰。整个病程较短,HDV 感染常随 HBV 感染终止而终止,预后良好,很少向重型肝炎、慢性肝炎或无症状慢性 HDV 携带者发展。

(2)HDV 与 HBV 重叠感染:潜伏期为 3~4 周。其临床表现轻重悬殊,复杂多样。①急性肝炎样丁型肝炎:在无症状慢性 HBsAg 携带者基础上重叠感染 HDV 后,最常见的临床表现形式是急性肝炎样发作,有时病情较重,血清转氨酶持续升高达数月之久,或血清胆红素及转氨酶升高呈双峰曲线。在 HDV 感染期间,血清 HBsAg 水平常下降,甚至转阴,有时可使 HBsAg 携带状态结束。②慢性丁型肝炎:无症状慢性 HBsAg 携带者重叠感染 HDV 后,更容易发展成慢性肝炎。慢性化后发展为肝硬化的进程较快。早期认为丁型肝炎不易转化为肝癌,近年来在病理诊断为原发性肝癌的患者中,HDV 标志阳性者可达 11%~22%,故丁型肝炎与原发性肝癌的关系不容忽视。

(3)重型丁型肝炎:在无症状慢性 HBsAg 携带者基础上重叠感染 HDV 时,颇易发展成急性或亚急性重型肝炎。在"暴发性肝炎"中,HDV 感染标志阳性率高达 21%~60%,认为 HDV 感染是促成大块肝坏死的一个重要因素。按国内诊断标准,这些"暴发性肝炎"应包括急性和亚急性重型肝炎。HDV 重叠感染易使原有慢性乙型肝炎病情加重。如有些慢性乙型肝炎患者,病情本来相对稳定或进展缓慢,血清 HDV 标志转阳,临床状况可突然恶化,继而发生肝衰竭,甚至死亡,颇似慢性重型肝炎,这种情况国内相当多见。

2.实验室检查

近年丁型肝炎的特异诊断方法日臻完善,从受检者血清中检测到 HDAg 或 HDV RNA,或从血清中检测抗-HDV,均为确诊依据。

(三)鉴别要点

应注意与慢性重型乙型病毒型肝炎相鉴别。

(四)规范化治疗

丁型病毒性肝炎以护肝对症治疗为主。近年研究表明,IFN-α 可能抑制 HDV RNA 复制,经治疗后,可使部分病例血清 DHV RNA 转阴,所用剂量宜大,疗程宜长。目前 IFN-α 是唯一可供选择的治疗慢性丁型肝炎的药物,但其疗效有限。IFN-α 900 万单位。每周 3 次,或者每天 500 万单位,疗程 1 年,能使 40%~70% 的患者血清中 HDV RNA 消失,但是抑制 HDV 复制的作用很短暂,停止治疗后 60%~97% 的患者复发。

五、戊型病毒性肝炎

戊型病毒型肝炎原称肠道传播的非甲非乙型肝炎或流行性非甲非乙型肝炎,其流行病学特点及临床表现颇像甲型肝炎,但两者的病因完全不同。

(一)病因

戊型肝炎流行最早发现于印度,开始疑为甲型肝炎,但回顾性血清学分析,证明既非甲型肝炎,也非乙型肝炎。本病流行地域广泛,在发展中国家以流行为主,发达国家以散发为主。其流行特点与甲型肝炎相似,传染源是戊型肝炎患者和阴性感染患者,经粪-口传播。潜伏期末和急性期初传染性最强。流行规律大体分两种:一种为长期流行,常持续数月,可长达 20 个月,多由水源不断污染所致;另一种为短期流行,约 1 周即止,多为水源一次性污染引起。与甲型肝炎相比,本病发病年龄偏大,16~35 岁者占 75%,平均 27 岁。孕妇易感性较高。

(二)诊断要点

流行病学资料、临床特点和常规实验室检查仅做临床诊断参考,特异血清病原学检查是确诊依据,同时排除 HAV、HBV、HCV 感染。

1.临床表现

本病潜伏期 15~75 天,平均约 6 周。绝大多数为急性病例,包括急性黄疸型和急性无黄疸型肝炎,两者比例约为 1∶13。临床表现与甲型肝炎相似,但其黄疸前期较长,症状较重。除淤胆型病例外,黄疸常于一周内消退。戊型肝炎胆汁淤积症状(如灰浅色大便、全身瘙痒等)较甲型肝炎为重,大约 20% 的急性戊型肝炎患者会发展成淤胆型肝炎。部分患者有关节疼痛。

2.实验室检查

用戊型肝炎患者急性期血清 IgM 型抗体建立 ELISA 法,可用于检测拟诊患者粪便内的 HEAg,此抗原在黄疸出现第 14～18 天的粪便中较易检出,但阳性率不高。用荧光素标记戊型肝炎恢复期血清 IgG,以实验动物 HEAg 阳性肝组织作抗原片,进行荧光抗体阻断实验,可用于检测血清戊型肝炎抗体(抗-HEV),阳性率 50％～100％。但本法不适用于临床常规检查。

用重组抗原或合成肽原建立 ELISA 法检测血清抗-HEV,已在国内普遍开展,敏感性和特异性均较满意。用本法检测血清抗-HEV-IgM,对诊断现症戊型肝炎更有价值。

(三)鉴别要点

应注意与 HAV、HBV、HCV 相鉴别。

(四)规范化治疗

急性期应强调卧床休息,给予清淡而营养丰富的饮食,外加充足的 B 族维生素及维生素 C。HEV ORF2 结构蛋白可用于研制有效疫苗,并能对 HEV 株提供交叉保护。HEV ORF2 蛋白具有较好的免疫原性,用其免疫猕猴能避免动物发生戊型肝炎和 HEV 感染。该疫苗正在研制,安全性和有效性正在评估。

六、护理措施

(1)甲、戊型肝炎进行消化道隔离;急性乙型肝炎进行血液(体液)隔离至 HBsAg 转阴;慢性乙型和丙型肝炎患者应分别按病毒携带者管理。

(2)向患者及家属说明休息是肝炎治疗的重要措施。重型肝炎、急性肝炎、慢性活动期应卧床休息;慢性肝炎病情好转后,体力活动以不感疲劳为度。

(3)急性期患者宜进食清淡、易消化的饮食,蛋白质以营养价值高的动物蛋白为主 1.0～1.5g/(kg·d);慢性肝炎患者宜高蛋白、高热量、高维生素易消化饮食,蛋白质 1.5～2.0 g/(kg·d);重症肝炎患者宜低脂、低盐、易消化饮食,有肝性脑病先兆者应限制蛋白质摄入,蛋白质摄入小于0.5 g/(kg·d);合并腹水、少尿者,钠摄入限制在 0.5 g/d。

(4)各型肝炎患者均应戒烟和禁饮酒。

(5)皮肤瘙痒者及时修剪指甲,避免搔抓,防止皮肤破损。

(6)应向患者解释注射干扰素后可出现发热、头痛、全身酸痛等"流感样综合征",体温常随药物剂量增大而增高,不良反应随治疗次数增加而逐渐减轻。发热时多饮水、休息,必要时按医嘱对症处理。

(7)密切观察有无皮肤瘀点瘀斑、牙龈出血、便血等出血倾向;观察有无性格改变、计算力减退、嗜睡、烦躁等肝性脑病的早期表现。如有异常及时报告医师。

(8)让患者家属了解肝病患者易生气、易急躁的特点,对患者要多加宽容理解;护理人员多与患者热情、友好交谈沟通,缓解患者焦虑、悲观、抑郁等心理问题;向患者说明保持豁达、乐观的心情对于肝脏疾病的重要性。

七、应急措施

(一)消化道出血

(1)立即取平卧位,头偏向一侧,保持呼吸道通畅,防止窒息。

(2)通知医师,建立静脉液路。

(3)输血、吸氧、备好急救药品及器械,准确记录出血量。

(4)监测生命体征的变化,观察有无四肢湿冷、面色苍白等休克体征的出现,如有异常,及时报告医师并配合抢救。

(二)肝性脑病

(1)如有烦躁,做好保护性措施,必要时给予约束,防止患者自伤或伤及他人。

(2)昏迷者,平卧位,头偏向一侧,保持呼吸道通畅。

(3)吸氧,密切观察神志和生命体征的变化,定时翻身。

(4)遵医嘱给予准确及时的治疗。

八、健康教育

(1)宣传各类型病毒性肝炎的发病及传播知识,重视预防接种的重要性。

(2)对于急性肝炎患者要强调彻底治疗的重要性及早期隔离的必要性。

(3)慢性患者、病毒携带者及家属采取适当的家庭隔离措施,对家中密切接触者鼓励尽早进行预防接种。

(4)应用抗病毒药物者必须在医师的指导、监督下进行,不得擅自加量或停药,并定期检查肝功能和血常规。

(5)慢性肝炎患者出院后避免过度劳累、酗酒、不合理用药等,避免反复发作,并定期监测肝功能。

(6)对于乙肝病毒携带者禁止献血和从事饮食、水管、托幼等工作。

(赵　宏)

第八节　细菌性肝脓肿

一、概述

(一)病因

因化脓性细菌侵入肝脏形成的肝化脓性病灶,称为细菌性肝脓肿。细菌性肝脓肿的主要病因是继发于胆管结石、胆管感染,尤其是肝内胆管结石并引发化脓性胆管炎时,在肝内胆管结石梗阻的近端部位可引起散在多发小脓肿。此外,在肝外任何部位或器官的细菌性感染病灶,均可因脓毒血症的血行播散而发生本病。总之,不论何种病因引起细菌性肝脓肿,绝大多数都为多发性,其中可能有一个较大的脓肿,单个细菌性脓肿很少见。

(二)病理

化脓性细菌侵入肝脏后,正常肝脏在巨噬细胞作用下不发生脓肿。当机体抵抗力下降时,细菌在组织中发生炎症,形成脓肿。血源性感染通常为多发性,胆源性感染脓肿也为多发性,且与胆管相通。肝脓肿形成发展过程中,大量细菌毒素被吸收而引起败血症、中毒性休克、多器官功能衰竭或形成膈下脓肿、腹膜炎等。

二、护理评估

(一)健康史

了解患者的饮食、活动等一般情况,是否有胆管病史及胆管感染病史,体内部位有无化脓性病变,是否有肝外伤史。

(二)临床表现

(1)寒战和高热:是最常见的症状。往往寒热交替,反复发作,多呈一天数次的弛张热,体温38～41 ℃,伴有大量出汗,脉率增快。

(2)腹痛:为右上腹肝区持续性胀痛,如位于肝右叶膈顶部的脓肿,则可引起右肩部放射痛。

(3)肝大:肝大而有压痛,如脓肿在肝脏面的下缘,则在右肋缘下可扪到肿大的肝或波动性肿块,有明显触痛及腹肌紧张;如脓肿浅表,则可见右上腹隆起;如脓肿在膈面,则横膈抬高,肝浊音界上升。

(4)乏力、食欲缺乏、恶心和呕吐,少数患者还出现腹泻、腹胀以及难以忍受的呃逆等症状。

(5)黄疸:可有轻度黄疸;若继发于胆管结石胆管炎,可有中度或重度黄疸。

(三)辅助检查

1.实验室检查

血常规检查提示白细胞计数明显升高,中性粒细胞在0.90以上,有核左移现象或中毒颗粒。肝功能、血清转氨酶、碱性磷酸酶升高。

2.影像学检查

X线检查能分辨肝内直径2 cm的液性病灶,并明确部位与大小,CT、磁共振检查有助于诊断肝脓肿。

3.诊断性穿刺

B超可以测定脓肿部位、大小及距体表深度,为确定脓肿穿刺点或手术引流提供了方便,可作为首选的检查方法。

(四)治疗原则

非手术治疗,应在治疗原发病灶的同时,使用大剂量有效抗生素和全身支持疗法。手术治疗,可进行脓肿切开引流术和肝切除术。

三、护理问题

(一)疼痛

疼痛与腹腔内感染、手术切口、引流管摩擦牵拉有关。

(二)体温过高

这与感染、手术损伤有关。

(三)焦虑

其与环境改变及不清楚疾病的预后、病情危重有关。

(四)口腔黏膜改变

这与高热、进食、进水量少有关。

(五)体液不足

体液不足与高热后大汗、液体摄入不足、引流液过多有关。

(六)潜在并发症

并发症如腹腔感染。

四、护理目标

(一)患者疼痛减轻或缓解

其表现为能识别并避免疼痛的诱发因素,能运用减轻疼痛的方法自我调节,不再应用止痛药。

(二)患者体温降低

这表现为体温恢复至正常范围或不超过 38.5 ℃,发热引起的身心反应减轻或消失,舒适感增加。

(三)患者焦虑减轻

其表现为能说出焦虑的原因及自我表现;能有效运用应对焦虑的方法;焦虑感减轻,生理和心理上舒适感有所增加;能客观地正视存在的健康问题,对生活充满信心。

(四)患者口腔黏膜无改变

这主要表现为患者能配合口腔护理;口腔清洁卫生,无不适感;口腔黏膜完好。

(五)患者组织灌注良好

组织灌注良好表现为患者循环血容量正常,皮肤黏膜颜色、弹性正常;生命体征平稳,体液平衡,无脱水现象。

(六)患者不发生并发症

不发生并发症或并发症能及时被发现和处理。

五、护理措施

(一)减轻或缓解疼痛

(1)观察、记录疼痛的性质、程度、伴随症状,评估诱发因素。

(2)加强心理护理,给予精神安慰。

(3)咳嗽、深呼吸时用手按压腹部,以保护伤口,减轻疼痛。

(4)妥善固定引流管,防止引流管来回移动所引起的疼痛。

(5)严重时注意生命体征的改变及疼痛的演变。

(6)指导患者使用松弛术、分散注意力等方法,如听音乐、相声或默数,以减轻患者对疼痛的敏感性,减少止痛药物的用量。

(7)在疼痛加重前,遵医嘱给予镇痛药,并观察、记录用药后的效果。

(8)向患者讲解用药知识,如药物的主要作用、用法,用药间隔时间,疼痛时及时应用止痛药。

(二)降低体温,妥善保暖

(1)评估体温升高程度及变化规律,观察生命体征、意识状态变化及食欲情况,以便及时处理。

(2)调节病室温度、湿度,保持室温在 18 ~20 ℃,湿度在 50%～70%,保证室内通风良好。

(3)给予清淡、易消化的高热量、高蛋白、高维生素的流质或半流质饮食,鼓励患者多饮水或饮料。

(4)嘱患者卧床休息,保持舒适体位,保持病室安静,以免增加烦躁情绪。

(5)有寒战者,增加盖被或用热水袋、电热毯保暖,并做好安全护理,防止坠床。

(6)保持衣着及盖被适中,大量出汗后要及时更换内衣、床单,可在皮肤与内衣之间放入毛巾,以便更换。

(7)物理降温。体温超过 38.5 ℃,根据病情选择不同的降温方法,如冰袋外敷、温水或酒精擦浴、冰水灌肠等,降温半小时后测量体温 1 次,若降温时出现颤抖等不良反应,立即停用。

(8)药物降温。经物理降温无效后,可遵医嘱给予药物降温,并注意用药后反应,防止因大汗致使虚脱发生。

(9)高热患者应给予吸氧,氧浓度不超过 40%,流量 2~4 L/min,可保证各重要脏器有足够的氧供应,减轻组织缺氧。

(10)保持口腔、皮肤清洁,口唇干燥应涂抹液状石蜡或护唇油,预防口腔、皮肤感染。

(11)定时测量并记录体温,观察、记录降温效果。

(12)向患者及家属介绍简单物理降温方法及发热时的饮食、饮水要求。

(三)减轻焦虑

(1)评估患者焦虑表现,协助患者寻找焦虑原因。

(2)向患者讲解情绪与疾病的关系,以及保持乐观情绪的重要性;总结以往对付挫折的经验,探讨正确的应对方式。

(3)为患者创造安全、舒适的环境:①多与患者交谈,但应避免自己的情绪反应与患者情绪反应相互起反作用。②帮助患者尽快熟悉环境。③用科学、熟练、安全的技术护理患者,取得患者信任。④减少对患者的不良刺激,如限制患者与其他焦虑情绪的患者或家属接触。

(4)帮助患者减轻情绪反应:①鼓励患者诉说自己的感觉,让其发泄愤怒、焦虑情绪。②理解、同情患者,耐心倾听,帮助其树立战胜疾病的信心。③分散患者注意力,如听音乐、与人交谈等。④消除对患者产生干扰的因素,如解决失眠等问题。

(5)帮助患者正确估计目前病情,配合治疗及护理。

(四)做好口腔护理

(1)评估口腔黏膜完好程度:讲解保持口腔清洁的重要性,使患者接受。

(2)向患者及家属讲解引起口腔黏膜改变的危险因素,介绍消除危险因素的有效措施,让其了解预防口腔感染的目的和方法。

(3)保持口腔清洁、湿润,鼓励进食后漱口,早、晚刷牙,必要时进行口腔护理。

(4)鼓励患者进食、饮水,温度要适宜,避免过烫、过冷饮食以损伤黏膜。

(5)经常观察口腔黏膜情况,倾听患者主诉,及早发现异常情况。

(五)纠正体液不足

(1)评估出血量、出汗量、引流量、摄入量等与体液有关的指标。

(2)准确记录出入水量,及时了解每小时尿量。若尿量<30 mL/h,表示体液或血容量不足,应及时报告医师给予早期治疗。

(3)鼓励患者进食、进水,提供可口、营养丰富的饮食,增加机体摄入量。

(4)若有恶心、呕吐,应对症处理,防止体液丧失严重而引起代谢失衡。

(5)抽血监测生化值,以及时纠正失衡。

(6)密切观察生命体征变化及末梢循环情况。

(7)告诉患者体液不足的症状及诱因,使之能及时反映情况并配合治疗、护理。

(六)腹腔感染的防治

(1)严密监测患者体温、外周血白细胞计数、腹部体征,定期做引流液或血液的培养、抗生素敏感试验,以指导用药。

(2)指导患者妥善固定引流管的方法,活动时勿拉扯引流管,保持适当的松度,防止滑脱而使管内脓液流入腹腔。

(3)保持引流管通畅,避免扭曲受压,如有堵塞,可用少量等渗盐水低压冲洗及抽吸。

(4)观察引流液的量、性质,并做好记录。

(5)注意保护引流管周围皮肤,及时更换潮湿的敷料,保持其干燥,必要时涂以氧化锌软膏。

(6)在换药及更换引流袋时,严格执行无菌操作,避免逆行感染。

(7)告诉患者腹部感染时的腹痛变化情况,并应及时报告。

六、健康教育

(1)合理休息,注意劳逸结合,保持心情舒畅,增加患者适应性反应,减少心理应激,从而促进疾病康复。

(2)合理用药,有效使用抗生素,并给予全身性支持治疗,改善机体状态。

(3)保持引流有效性,注意观察引流的量、颜色,防止引流管脱落。

(4)当出现高热、腹痛等症状时,应及时有效处理,控制疾病进展。

(5)向患者讲解疾病相关知识,了解疾病病因、症状及注意事项,指导患者做好口腔护理,多饮水,预防并发症发生。

(赵　宏)

第九节　肝　硬　化

一、疾病概述

(一)概念和特点

肝硬化是各种慢性肝病发展的晚期阶段。病理上以肝脏弥漫性纤维化、再生结节和假小叶形成为特征。临床上,起病隐匿,病程发展缓慢,晚期以肝功能减退和门静脉高压为主要表现,常出现多种并发症。

肝硬化是常见病,世界范围内的年发病率为(25~400)/10 万,发病高峰年龄在 35~50 岁,男性多见,出现并发症时病死率高。

(二)相关病理、生理

肝硬化的病理改变主要是正常肝小叶结构被假小叶所替代后,在大体形态上:肝脏早期肿大、晚期明显缩小,质地变硬。

肝硬化的病理、生理改变主要是肝功能减退(失代偿)和门静脉高压,临床上表现为由此而引起的多系统、多器官受累所产生的症状和体征,进一步发展可产生一系列并发症。

(三)肝硬化的病因

引起肝硬化的病因很多,在我国以病毒性肝炎为主,欧美国家以慢性酒精中毒多见。

(1)病毒性肝炎:主要为乙型、丙型和丁型肝炎病毒的感染,通常经过慢性肝炎阶段演变而来,急性或亚急性肝炎如有大量肝细胞坏死和肝纤维化可以直接演变为肝硬化,乙型和丙型或丁型肝炎病毒的重叠感染可加速发展至肝硬化。

(2)慢性酒精中毒:长期大量饮酒(一般为每天摄入酒精 80 g 达 10 年以上),酒精及其代谢产物(乙醛)的毒性作用,引起酒精性肝炎,继而可发展为肝硬化。

(3)非酒精性脂肪性肝炎:非酒精性脂肪性肝炎可发展成肝硬化。

(4)胆汁淤积:持续肝内胆汁淤积或肝外胆管阻塞时,高浓度胆酸和胆红素对肝细胞有损害作用,引起原发性胆汁性肝硬化或继发性胆汁性肝硬化。

(5)肝静脉回流受阻:慢性充血性心力衰竭、缩窄性心包炎、肝静脉阻塞综合征、肝小静脉闭塞等引起肝脏长期淤血缺氧,引起肝细胞坏死和纤维化。

(6)遗传代谢性疾病:先天性酶缺陷疾病,致使某些物质不能被正常代谢而沉积在肝脏,如肝豆状核变性(铜沉积)、血色病(铁沉积)、α_1-抗胰蛋白酶缺乏症等。

(7)工业毒物或药物:长期接触四氯化碳、磷、砷等或服用双醋酚汀、甲基多巴、异烟肼等可引起中毒性或药物性肝炎而演变为肝硬化;长期服用甲氨蝶呤可引起肝纤维化而发展为肝硬化。

(8)自身免疫性肝炎可演变为肝硬化。

(9)血吸虫病:虫卵沉积于汇管区,引起肝纤维化组织增生,导致窦前性门静脉高压,亦称为血吸虫病性肝硬化。

(10)隐源性肝硬化:部分原因不明的肝硬化。

(四)临床表现

1.代偿期肝硬化

代偿期肝硬化症状轻且无特异性。可有乏力、食欲减退、腹胀不适等。患者营养状况一般,可触及肿大的肝脏、质偏硬,脾可大。肝功能检查正常或仅有轻度酶学异常。常在体检或手术中被偶然发现。

2.失代偿期肝硬化

临床表现明显,可发生多种并发症。

(1)症状:①全身症状,乏力为早期症状,其程度可自轻度疲倦至严重乏力。体重下降往往随病情进展而逐渐明显。少数患者有不规则低热,与肝细胞坏死有关,但注意与合并感染、肝癌鉴别。②消化道症状,食欲缺乏为常见症状,可有恶心、偶伴呕吐。腹胀亦常见,与胃肠积气、腹水和肝脾大等有关,腹水量大时,腹胀成为患者最难忍受的症状。腹泻往往表现为对脂肪和蛋白质耐受差,稍进油腻肉食即易发生腹泻。部分患者有腹痛,多为肝区隐痛,当出现明显腹痛时要注意合并肝癌、原发性腹膜炎、胆道感染、消化性溃疡等情况。③出血倾向,可有牙龈、鼻腔出血、皮肤紫癜,女性月经过多等。④与内分泌紊乱有关的症状,男性可有性功能减退、男性乳房发育,女性可发生闭经、不孕。部分患者有低血糖的表现。⑤门脉高压症状,如食管胃底静脉曲张破裂而致上消化道出血时,表现为呕血及黑粪;脾功能亢进可致血细胞减少,贫血而出现皮肤黏膜苍白。

(2)体征:①患者呈肝病容,面色黝黑而无光泽。晚期患者消瘦、肌肉萎缩。皮肤可见蜘蛛痣、肝掌、男性乳房发育。腹壁静脉以脐为中心显露至曲张,严重者脐周静脉突起呈水母状并可听见静脉杂音。黄疸提示肝功能储备已明显减退,黄疸呈持续性或进行性加深提示预后不良。腹水伴或不伴下肢水肿是失代偿期肝硬化最常见表现,部分患者可伴肝性胸腔积液,以右侧多见。②肝脏早期肿大可触及,质硬而边缘钝;后期缩小,肋下常触不到。半数患者可触及肿大的脾,常为中度,少数重度。③各型肝硬化起病方式与临床表现并不完全相同。如大结节性肝硬化起病较急进展较快,门静脉高压症相对较轻,但肝功能损害则较严重;血吸虫病性肝纤维化的临床表现则以门静脉高压症为主,巨脾多见,黄疸、蜘蛛痣、肝掌少见,肝功能损害较轻,肝功能试验多基本正常。

(五)辅助检查

1.实验室检查

血常规、尿、粪常规、血清免疫学、内镜、腹腔镜、腹水和门静脉压力生化检查(以了解其病因、诱因及潜在的护理问题)。

2.肝功能检查

代偿期大多正常或仅有轻度的酶学异常,失代偿期普遍异常,且异常程度往往与肝脏的储备功能减退程度相关。具体表现为转氨酶升高,血清蛋白下降、球蛋白升高,A/G 倒置,凝血酶原时间延长,结合胆红素升高等。

3.影像学检查

(1)X 线检查:食管静脉曲张时行食管吞钡 X 线检查显示虫蚀样或蚯蚓状充盈缺损,纵行黏膜皱襞增宽,胃底静脉曲张时胃肠钡餐可见菊花瓣样充盈缺损。

(2)腹部超声检查:B 超检查常示肝脏表面不光滑、肝叶比例失调、肝实质回声不均匀等,以及脾大、门静脉扩张和腹水等超声图像。

(3)CT 和 MRI 检查对肝硬化的诊断价值与 B 超检查相似。

(六)治疗原则

本病目前无特效治疗,关键在于早期诊断,针对病因给予相应处理,阻止肝硬化进一步发展,后期积极防治并发症,终末期则只能有赖于肝移植。

二、护理评估

(一)一般评估

1.生命体征

伴感染时可有发热、有心脏功能不全时可有呼吸、脉搏和血压的改变,余无明显特殊变化。

2.患病及治疗经过

询问本病的有关病因,例如,有无肝炎或输血史、心力衰竭、胆道疾病;有无长期接触化学毒物、使用损肝药物或嗜酒,其用量和持续时间。有无慢性肠道感染、消化不良、消瘦、黄疸、出血史。有关的检查、用药和其他治疗情况。

3.患者主诉及一般情况

饮食及消化情况,如食欲、进食量及食物种类、饮食习惯及爱好。有无食欲减退甚至畏食,有无恶心、呕吐、腹胀、腹痛,呕吐物和粪便的性质及颜色。日常休息及活动量、活动耐力、尿量及颜色等。

4.相关记录

体重、饮食、皮肤、肝脏大小、出入量、出血情况、意识等记录结果。

(二)身体评估

1.头颈部

(1)面部颜色,有无肝病面容,脱发。

(2)患者的精神状态,对人物、时间、地点的定向力(表情淡漠、性格改变或行为异常多为肝脏病的前驱表现)。

2.胸部

呼吸的频率和节律,有无呼吸浅速、呼吸困难和发绀,有无因呼吸困难、心悸而不能平卧,有无胸腔积液形成。

3.腹部

(1)测量腹围有无腹壁紧张度增加、脐疝、腹式呼吸减弱等腹水征象。

(2)腹部有无移动性浊音,大量腹水可有液波震颤。

(3)有无腹壁静脉显露,腹壁静脉曲张时在剑突下,脐周腹壁静脉曲张处可听见静脉连续性潺潺声(结合病例综合考虑)。

(4)肝脾大小、质地、表面情况及有无压痛(结合 B 超检查结果综合考虑)。

4.其他

是否消瘦,皮下脂肪消失、肌肉萎缩;皮肤是否干枯、有无黄染、出血点、蜘蛛痣、肝掌等。

(三)心理-社会评估

评估时应注意患者的心理状态,有无个性、行为的改变,有无焦虑、抑郁、易怒、悲观等情绪。并发肝性脑病时,患者可出现嗜睡、兴奋、昼夜颠倒等神经精神症状,应注意鉴别。评估患者及家属对疾病的认识及态度、家庭经济情况和社会支持等。

(四)辅助检查结果评估

1.血常规检查

有无红细胞减少或全血细胞减少。

2.血生化检查

肝功能有无异常,有无电解质和酸碱平衡紊乱,血氨是否增高,有无氮质血症。

3.腹水检查

腹水的性质是漏出液或渗出液,有无找到病原菌或恶性肿瘤细胞。

4.其他检查

钡餐造影检查有无食管胃底静脉曲张,B 超检查有无静脉高压征象等。

(五)常用药物治疗效果的评估

1.准确记录患者出入量(尤其是 24 小时尿量)

大量利尿可引起血容量过度降低,心输血量下降,血尿素氮增高。患者皮肤弹性降低,出现直立性低血压和少尿。

2.血生化检查的结果

长期使用噻嗪类利尿剂有可能导致水、电解质紊乱,产生低钠、低氯和低钾血症。

三、主要护理诊断

(一)营养失调:低于机体需要量

低于机体需要量与肝功能减退、门静脉高压引起食欲减退、消化和吸收障碍有关。

(二)体液过多

体液过多与肝功能减退、门静脉高压引起钠水潴留有关。

(三)潜在并发症

1.上消化道出血

上消化道出血与食管胃底静脉曲张破裂有关。

2.肝性脑病

肝性脑病与肝功能障碍、代谢紊乱致神经系统功能失调有关。

四、护理措施

(一)休息与活动

睡眠应充足,生活起居有规律。代偿期患者无明显的精神、体力减退,可适当参加工作,避免过度疲劳;失代偿期患者以卧床休息为主,并视病情适量活动,活动量以不加重疲劳感和其他症状为度。腹水患者宜平卧位,可抬高下肢,以减轻水肿。阴囊水肿者可用拖带托起阴囊,大量腹水者卧床时可取半卧位,以减轻呼吸困难和心悸。

(二)合理饮食

既保证饮食营养又遵守必要的饮食限制是改善肝功能、延缓病情进展的基本措施。与患者共同制订符合治疗需要而又为其接受的饮食计划。饮食治疗原则:高热量、高蛋白质、高维生素、限制水钠、易消化饮食,并根据病情变化及时调整。

(三)用药护理

应严格按医嘱用药,并注意观察常用药的毒副作用,发现问题及时处理。如使用利尿药注意维持水电解质和酸碱平衡,利尿速度不宜过快,以每天体重减轻≤0.5 kg为宜。

(四)心理护理

多关心体贴患者,使患者保持愉快心情,树立治病的信心。

(五)健康教育

1.饮食指导

切实遵循饮食治疗原则和计划,禁酒。

2.用药原则

遵医嘱按时、正确服用相关药物,加用药物需征得医师同意,以免加重肝脏负担和肝功能损害。让患者了解常用药物不良反应及自我观察要点。

3.预防感染的措施

注意保暖和个人卫生保健。

4.适当活动计划

睡眠应充足,生活起居有规律。制订个体化的活动计划,避免过度疲劳。

5.皮肤的保护

沐浴时应注意避免水温过高,或使用有刺激性的皂类和沐浴液,沐浴后使用性质柔和的润肤品;皮肤瘙痒者给予止痒处理,嘱患者勿用手抓搔,以免皮肤破损。

6.及时就诊的指标

(1)患者出现性格、行为改变等可能为肝性脑病的前驱症状时。

(2)出现消化道出血等其他并发症时。

(赵　宏)

第十节 胆道蛔虫病

蛔虫进入胆总管、肝内胆管和胆囊引起急腹症统称为胆道蛔虫病,本病发病率与卫生条件有关,我国农村发病率较高,多发于青少年。近年由于卫生条件的改善,发病率明显下降,在大城市医院已成为少见病。

蛔虫寄生在小肠中下段,厌酸喜碱,具有钻孔习性。当宿主高热、消化功能紊乱、饮食不节、驱蛔虫不当、胃酸降低、Oddi 括约肌功能失调,肠道内环境改变时,蛔虫窜动,经十二指肠乳头钻入胆道,刺激 Oddi 括约肌发生痉挛,引起胆绞痛、胆道梗阻、胆道感染、肝脓肿、胰腺炎及胆道结石。蛔虫还可经胆囊管钻入胆囊,引起胆囊穿孔。

一、护理评估

(一)健康史
应注意询问患者的饮食卫生习惯,有无肠道蛔虫病史。

(二)身体状况
1.症状

(1)腹痛,突起剑突下阵发性钻顶样绞痛,可放射至右肩及背部,患者常弯腰捧腹,坐卧不宁,大汗淋漓,表情痛苦。不痛时安然如常。如此反复发作,持续时间不一。

(2)恶心、呕吐,30%的患者呕出蛔虫。

(3)发热、黄疸,提示合并胆道梗阻、感染。

2.体征

单纯性胆道蛔虫病,腹软,剑突右下方仅有轻度深压痛,此种体征与症状不相符合,是胆道蛔虫的最大特点。若并发胆道感染、胰腺炎、肝脓肿等,则有相应的体征。

(三)心理-社会状况
由于患者突发剧烈疼痛,难以忍受,使患者及其亲属十分恐惧。

(四)辅助检查
(1)实验室检查:大便内可找到蛔虫卵,白细胞计数及嗜酸性粒细胞计数比例可升高。

(2)B超检查可能显示胆道内蛔虫。

(3)ERCP:偶可见胆总管开口处有蛔虫。

(五)治疗要点
多数胆道蛔虫病,可通过中西医结合,以解痉、止痛、消炎利胆、排蛔,并驱除肠道蛔虫等非手术治疗可治愈。少数患者因非手术治疗无效或出现严重胆道感染时才考虑手术取蛔虫。

二、护理诊断及合作性问题

(一)急性疼痛
急性疼痛与蛔虫钻入胆道,Oddi 括约肌阵发性痉挛有关。

(二)体温过高

体温过高与蛔虫携带细菌进入胆道,引起继发感染,并发胆道炎症、胆源性肝脓肿等有关。

(三)知识缺乏

卫生基本知识缺乏,卫生习惯不良。

三、护理措施

(一)密切观察及时施治

注意观察体温、腹痛情况,遵医嘱及时给予解痉、止痛、输液、抗感染等治疗。出现高热、黄疸等症状提示有严重胆道感染,应及时报告医师做进一步处理。

(二)驱虫护理

驱虫尽量在症状缓解期进行,于清晨空腹或晚上临睡前服药;服药后注意观察有无蛔虫排出。

(三)手术准备

如患者出现严重胆道感染,需要手术治疗,应积极完成术前各项准备。

(四)健康指导

宣传卫生知识,养成良好的饮食卫生习惯。

(赵　宏)

第四章

神经内科护理

第一节　短暂性脑缺血发作

一、概念和特点

短暂性脑缺血发作(TIA)是指因脑血管病变引起的短暂性、局限性脑功能缺失或视网膜功能障碍,临床症状一般持续 10～20 分钟,多在 1 小时内缓解,最长不超过 24 小时,不遗留神经功能缺损症状。凡临床症状持续超过 1 小时且神经影像学检查有明确病灶者不宜称为 TIA。

我国 TIA 的人群患病率为每年 180/10 万,男：女约为 3：1。TIA 的发病率随年龄的增加而增加。

二、病理生理

发生缺血部位的脑组织常无病理改变。主动脉弓发出的大动脉、颈动脉可见动脉粥样硬化改变、狭窄或闭塞。颅内动脉亦可有动脉硬化改变,或可见动脉炎性浸润。还可有颈动脉或椎动脉过长或扭曲。

三、病因与诱因

(一)血流动力学改变
各种原因如动脉炎和动脉硬化等所致的颈内动脉系统或椎-基底动脉系统的动脉严重狭窄,在此基础上血压的急剧波动导致原来靠侧支循环维持的脑区发生一过性缺血。

(二)微栓子形成
微栓子主要来源于动脉粥样硬化的不稳定斑块或附壁血栓的破碎脱落、瓣膜性或非瓣膜性心源性栓子及胆固醇结晶等。

(三)其他因素
如锁骨下动脉盗血综合征,某些血液系统疾病,如真性红细胞增多症、血小板增多、各种原因所致的严重贫血和高凝状态等,也可参与 TIA 的发病。

四、临床表现

(一)一般特点

TIA 好发于 50～70 岁中老年人,男性多于女性,患者多伴有高血压、动脉粥样硬化、糖尿病、高血脂和心脏病等脑血管疾病危险因素。突发局灶性脑或视网膜功能障碍,持续时间短暂,多在 1 小时内恢复,最长不超过 24 小时,恢复完全,不留后遗症状,可反复发作,且每次发作症状基本相似。

(二)颈内动脉系统 TIA

大脑中动脉供血区的 TIA,病灶对侧肢体单瘫、偏瘫、面瘫和舌瘫,可伴有偏身感觉障碍和对侧同向偏盲,优势半球受累可有失语;大脑前动脉供血区的 TIA,病灶对侧下肢无力,可伴有人格和情感障碍;颈内动脉主干 TIA,病灶侧 Horner 征、单眼一过性黑蒙或失明、对侧偏瘫及感觉障碍。

(三)椎-基底动脉系统 TIA

最常见的症状是眩晕、恶心、呕吐、平衡失调、眼球运动异常和复视。可能出现的症状是吞咽功能障碍、构音障碍、共济失调(小脑缺血)、交叉性瘫痪(脑干缺血)。

五、辅助检查

(一)影像学

CT 或 MRI 检查大多正常,部分病例(发作时间＞60 分钟者)于弥散加权 MRI 和正电子发射体层成像(PET)可见片状缺血灶。CT 血管成像(CTA)、磁共振血管造影(MRA)检查可见血管狭窄、动脉粥样硬化斑,数字减影血管造影(DSA)可明确颅内外动脉的狭窄程度。

(二)彩色经颅多普勒(TCD)

可见颅内动脉狭窄、粥样硬化斑等,并可进行血流状况评估和微栓子监测。

(三)其他

血常规、血流变、血脂、血糖和同型半胱氨酸等。

六、治疗

消除病因、减少及预防复发、保护脑功能。

(一)病因治疗

高血压患者应控制高血压,使血压＜18.7/12.0 kPa(140/90 mmHg),有效地治疗糖尿病、高脂血症、血液系统疾病、心律失常等。

(二)预防性药物治疗

1.抗血小板聚集药物

常用的药物有阿司匹林、双嘧达莫、噻氯匹定、氯吡格雷和奥扎格雷等。

2.抗凝药物

临床伴有心房颤动、频发 TIA 且无出血倾向、严重高血压、肝肾疾病和消化性溃疡患者,可行抗凝治疗。常用药物有肝素、低分子肝素和华法林。

3.钙拮抗剂

防止血管痉挛,增加血流量,改善循环。常用的药物有尼莫地平和盐酸氟桂利嗪等。

4.中药

对老年 TIA 并有抗血小板聚集剂禁忌证或抵抗性者可选用活血化瘀的中药制剂治疗,常用的中药有川芎嗪、丹参、红花、三七等。

(三)手术和介入治疗

对有颈动脉或椎-基底动脉严重狭窄(>70%)的 TIA 患者,经药物治疗效果不佳或病情有恶化趋势者,可酌情选择动脉血管成形术(PTA)和颈动脉内膜切除术(CEA)。

七、护理评估

(一)一般评估

1.生命体征

体温升高常见于继发感染、下丘脑或脑干受损引起的中枢性高热。合并有心脏疾病时常有脉搏的改变。患者多伴有高血压,在脑动脉粥样硬化或管腔狭窄的基础上,当测得患者血压偏低或波动较大时,脑部一过性缺血极易诱发 TIA。

2.患者主诉

(1)诱因:发病前有无剧烈运动或情绪激动。

(2)发作症状:发作时有无意识障碍、时间和地点的定向障碍、记忆丧失,有无眩晕、恶心、呕吐、平衡失调,有无吞咽、语言、视觉、运动功能障碍。

(3)发病形式:是否急性发病,持续时间及复发的时间,症状的部位、范围、性质、严重程度等。

(4)既往检查、治疗经过及效果,是否有遵医嘱治疗。目前情况包括使用药物的名称、剂量、用法和有无不良反应。

3.相关记录

患者年龄、性别、体重、体位、饮食、睡眠、皮肤、出入量、NIHSS 评分、GCS 评分、Norton 评分、吞咽功能障碍评定等记录结果。

(二)身体评估

1.头颈部

患者意识是否清楚,睁眼运动是否正常。两侧瞳孔是否等大、等圆、瞳孔对光反射是否灵敏;角膜反射是否正常。头颅大小、形状,注意有无头颅畸形。面部表情是否淡漠、颜色是否正常,有无畸形、面肌抽动、眼睑水肿、眼球突出、眼球震颤、巩膜黄染、结膜充血,额纹及鼻唇沟是否对称或变浅,鼓腮、示齿动作能否完成,伸舌是否居中,舌肌有无萎缩。有无吞咽困难、饮水呛咳,有无声音嘶哑或其他语言障碍。注意头颅有无局部肿块或压痛。咽反射是否存在或消失。有无头部活动受限、不自主活动及抬头无力;颈动脉搏动是否对称。脑膜刺激征是否阳性,颈椎、脊柱、肌肉有无压痛。颈动脉听诊是否闻及血管杂音。

2.胸部

脊柱有无畸形,心脏及肺部听诊是否异常。

3.腹部

腹壁反射、提睾反射是否存在,病理反射是否阳性。

4.四肢

四肢有无震颤、抽搐、肌阵挛等不自主运动或瘫痪,患者站立和行走时步态是否正常。肱二、三头肌反射,桡反射、膝腱反射、跟腱反射是否阳性。

(三)心理-社会评估

1.疾病知识

患者对疾病的性质、过程、防治及预后知识的了解程度。

2.心理状况

了解疾病对其日常生活、学习和工作的影响,患者能否面对现实、适应角色转变,有无焦虑、恐惧、抑郁、孤僻、自卑等心理反应及其程度;性格特点如何,人际关系和环境的适应能力如何。

3.社会支持系统

了解家庭的组成、经济状况、文化教育背景;家属对患者的关心、支持以及对患者所患疾病的认识程度;了解患者的工作单位或医疗保险机构所能承担的帮助和支持情况;患者出院后的继续就医条件,居住地的社区保健资源或继续康复治疗的可能性。

(四)辅助检查结果评估

部分病例(发作时间>60分钟者)于弥散加权 MRI 可见片状缺血灶。CTA、MRA 及 DSA 检查可见血管狭窄、动脉粥样硬化斑。DSA 检查可明确颅内外动脉的狭窄程度,TCD 检查可发现颅内动脉狭窄,并可进行血流状况评估和微栓子监测。血常规和血生化等也是必要的,神经心理学检查可能发现轻微的脑功能损害。

(五)常用药物治疗效果的评估

1.应用抗血小板聚集剂评估

(1)用药剂量、时间、方法的评估与记录。

(2)胃肠道反应评估:观察并询问患者有无恶心、呕吐、上腹部不适或疼痛。

(3)出血评估:抗血小板药物可致胃肠溃疡和出血。患者服药期间,应定期检测血象和异常出血的情况,对肾功能明显障碍者应定期检查肾功能。

2.应用抗凝药物评估

(1)详细询问患者的过敏史和疾病史,有无严重肝肾功能不全、急性胃十二指肠溃疡、脑出血、严重凝血系统疾病等。

(2)凝血功能监测:用药过程中,抽血检查患者血小板计数,凝血功能,观察局部皮肤有无出血及全身各系统有无出血倾向及其他不良反应,观察患者牙龈及大小便有无出血。皮下注射抗凝药物,应观察注射部位皮肤有无瘀斑、硬结及其大小,询问患者有无疼痛。

3.应用钙拮抗剂评估

观察患者有无低血压表现,严密监测患者血压变化。注意观察患者有无一过性头晕、头痛、面色潮红、呕吐等。

4.应用中药评估

(1)注意用药制剂、剂量、用药方法、疗程的评估和记录。

(2)观察中药对患者的不良反应。

八、主要护理诊断/问题

(1)跌倒的危险与突发眩晕、平衡失调和一过性失明有关。

(2)知识缺乏:缺乏疾病的防治知识。

(3)潜在并发症:脑卒中。

九、护理措施

(一)休息与运动

指导患者卧床休息,枕头不宜太高(以 15°～20°为宜),以免影响头部供血。仰头或摇头幅度不要过大,注意观察有无频繁发作,记录每次发作的持续时间、间隔时间和伴随症状。避免重体力劳动,进行散步、慢跑等适当的体育锻炼,以改善心脏功能,增加脑部血流量,改善脑循环。

(二)合理饮食

指导患者进低盐、低脂、低糖、充足蛋白质和丰富维生素的饮食,多吃蔬菜水果,戒烟酒,忌辛辣油炸食物和暴饮暴食,避免过分饥饿。

(三)用药护理

指导患者正确服药,不可自行调整、更换或停用药物。注意观察药物不良反应,如抗凝治疗时密切观察有无出血倾向,使用抗血小板聚集剂治疗时,可出现可逆性白细胞和血小板计数减少,应定期查血常规。

(四)心理护理

详细告诉患者本病的病因、常见症状、预防、治疗知识及自我护理方法。帮助患者了解本病的危害性,帮助患者寻找和去除自身的危险因素,积极治疗相关疾病,改变不良生活方式,建立良好的生活习惯。

(五)皮肤护理

观察患者肢体无力或麻木等症状有无减轻或加重,有无头痛、头晕等表现,给予肢体按摩、被动运动,长时间卧床时,给予功能卧位,加强翻身拍背,避免压疮的发生。

(六)健康教育

1.疾病预防指导

向患者和家属说明肥胖、吸烟、酗酒及不合理饮食与疾病发生的关系。指导患者选择低盐、低脂、足量蛋白质和丰富维生素的饮食。多食入谷类和鱼类、新鲜蔬菜、水果、豆类、坚果等,限制钠盐摄入量每天不超过 6 g。少摄入糖类和甜食,忌辛辣、油炸食物和暴饮暴食;戒烟、限酒。告知患者心理因素与疾病的关系,使患者保持愉快心情,注意劳逸结合,培养自己的兴趣爱好,多参加有益于身心的社交活动。

2.疾病知识指导

告知患者和家属本病是脑卒中的一种先兆和警示,未经正确和及时治疗,约 1/3 患者数年内可发展为脑卒中。应评估患者和家属对疾病的认知程度。

3.就诊指标

出现肢体麻木、无力、眩晕、复视等症状及时就诊;定期门诊复查,积极治疗高血压、高血脂、糖尿病等疾病。

十、护理效果评估

(1)患者眩晕、恶心、呕吐、肢体单瘫、偏瘫和面瘫、单肢或偏身麻木等症状好转。

(2)患者一过性黑蒙或失明症状消失,视力恢复。

(3)患者记忆力恢复,对时间、地点定向力均无任何障碍。

（4）患者症状无反复发作。

（5）患者对疾病知识、自身病情有一定了解，无焦虑、抑郁等心理情绪。

（孔媛媛）

第二节 脑 出 血

一、概念和特点

脑出血（ICH）又称出血性脑卒中，是指原发性非外伤性脑实质内出血，是发病率和病死率都很高的疾病。可分为继发性和原发性脑出血。继发性脑出血是由于某种原发性血管病变如血液病、结缔组织病、脑肿瘤、脑血管畸形等引发的脑出血。原发性脑出血是指在动脉硬化的基础上，脑动脉破裂出血。

二、病理生理

绝大多数高血压性脑出血发生在基底节区的壳核和内囊区，约占 ICH 的 70%。脑叶、脑干及小脑齿状核出血各占约 10%。壳核出血常侵入内囊，如出血量大也可破入侧脑室，使血液充满脑室系统和蛛网膜下腔；丘脑出血常破入第三脑室或侧脑室，向外也可损伤内囊；脑桥或小脑出血则可直接破入蛛网膜下腔或第四脑室。脑出血血肿较大时，可使脑组织和脑室变形移位，形成脑疝；幕上的半球出血，可出现小脑幕疝；小脑大量出血可发生枕大孔疝。

三、病因与诱因

最常见的病因为高血压合并细小动脉硬化，其他病因包括脑动脉粥样硬化，颅内动脉瘤和动静脉畸形、脑动脉炎、血液病（再生障碍性贫血、白血病、特发性血小板减少性紫癜、血友病等）、梗死后出血、脑淀粉样血管病、脑底异常血管网病、抗凝及溶栓治疗等。

四、临床表现

（一）一般表现

脑出血好发年龄为 50～70 岁，男性稍多于女性，冬春季发病率较高，多有高血压病史。情绪激动或活动时突然发病，症状常于数分钟至数小时达到高峰。

（二）不同部位出血的表现

1.壳核出血

壳核出血最常见，占脑出血的 50%～60%，系豆纹动脉破裂所致，可分为局限型（血肿局限于壳核内）和扩延型（血肿向内扩展波及内囊外侧）。患者常有病灶对侧偏瘫、偏身感觉缺失和同向性偏盲，还可出现眼球向病灶对侧同向凝视不能，优势半球受累可有失语。

2.丘脑出血

丘脑出血约占脑出血的 20%，系丘脑穿通动脉或丘脑膝状体动脉破裂所致，分为局限型（血肿局限于丘脑）和扩延型（出血侵及内囊内侧）。患者常有"三偏征"，通常感觉障碍重于运动障碍,深浅感觉均受累,但深感觉障碍更明显。可有特征性眼征,如上视不能或凝视鼻尖、眼球偏斜或分离性斜视等。优势侧出血可出现丘脑性失语(言语缓慢不清、重复语言、发音困难等);也可出现丘脑性痴呆(记忆力减退、计算力下降、情感障碍和人格改变等)。

3.脑干出血

脑干出血占脑出血的 10%,绝大多数为脑桥出血,系基底动脉的脑桥分支破裂所致。偶见中脑出血,延髓出血罕见。脑桥出血患者常表现为突发头痛、呕吐、眩晕、复视、交叉性瘫痪或偏瘫、四肢瘫等。大量出血(血肿>5 mL)者,患者立即昏迷、双侧瞳孔缩小如针尖样、呕吐咖啡色胃内容物、中枢性高热、呼吸衰竭和四肢瘫痪,多于 48 小时内死亡。出血量小可无意识障碍。中枢性高热由于下丘脑散热中枢受损所致,表现为体温迅速升高,达 39~40 ℃,解热镇痛剂无效,物理降温有效。

4.小脑出血

小脑出血占脑出血的 10%,多由小脑上动脉破裂所致。小量出血主要表现为小脑症状,如眼球震颤、病变侧共济失调、站立和步态不稳等,无肢体瘫痪。出血量较大者,发病 12~24 小时内颅内压迅速升高、昏迷、双侧瞳孔缩小如针尖样、呼吸节律不规则、枕骨大孔疝形成而死亡。

5.脑室出血

脑室出血占脑出血的 3%~5%,分为原发性和继发性。原发性脑室出血为脉络丛血管或室管膜下动脉破裂所致,继发性脑室出血为脑实质内出血破入脑室。出血量较少时,仅表现为头痛、呕吐、脑膜刺激征阳性。出血量较大时,很快昏迷、双侧针尖样瞳孔、四肢肌张力增高。

6.脑叶出血

脑叶出血占脑出血的 5%~10%,常由淀粉样脑血管疾病、脑动脉畸形、高血压、血液病等所致。出血以顶叶最为常见,其次为颞叶、枕叶及额叶。临床表现为头痛、呕吐等,肢体瘫痪较轻,昏迷少见。额叶出血可有前额痛、呕吐、对侧偏瘫和精神障碍,优势半球出血可出现运动性失语。顶叶出血偏瘫较轻,而偏侧感觉障碍显著,优势半球出血可出现混合型失语。颞叶出血表现为对侧中枢性面舌瘫及以上肢为主的瘫痪,优势半球出血可出现感觉性或混合性失语。枕叶出血表现为对侧同向性偏盲,可有一过性黑蒙和视物变形,多无肢体瘫痪。

五、辅助检查

(一)头颅 CT

头颅 CT 是确诊脑出血的首选检查方法,可清晰、准确的显示出血的部位、出血量、血肿形态、脑水肿情况及是否破入脑室等。发病后立即出现边界清楚的高密度影像。

(二)头颅 MRI

对检出脑干、小脑的出血灶和监测脑出血的演进过程优于 CT。

(三)脑脊液

脑出血患者需谨慎进行腰椎穿刺检查,以免诱发脑疝。

(四)DSA

脑出血患者一般不需要进行 DSA 检查,除非疑有血管畸形、血管炎或 Moyamoya 病有需要外科手术或介入手术时才考虑进行。

(五)其他检查

其他检查包括血常规、血液生化、凝血功能、心电图检查。

六、治疗

治疗原则为脱水降颅压、调整血压、防止继续出血、减轻血肿所致继发性损害、促进神经功能恢复、加强护理防治并发症。

(一)一般治疗

卧床休息,密切观察生命体征,保持呼吸道通畅,吸氧,保持肢体功能位,鼻饲,预防感染,维持水电解质平衡等。

(二)脱水降颅压

积极控制脑水肿、降低颅内压是脑出血急性期治疗的重要环节。可选用:20％甘露醇 125～250 mL,快速静脉滴注,1 次用时 6～8 小时;呋塞米 20～40 mg 静脉推注,2～4 次/天;甘油果糖500 mL 静脉滴注,3～6 小时滴完,1～2 次/天。

(三)调控血压

脑出血患者血压过高时,可增加再出血的风险,应及时控制血压,常用的药物有苯磺酸氨氯地平、硝普钠等。血压过低时,应进行升压治疗以维持足够的脑灌注,常用的药物有多巴胺、去甲肾上腺素等。

(四)止血和凝血治疗

仅用于并发消化道出血或有凝血障碍时,对高血压性脑出血无效。常用的药物有 6-氨基己酸、对羧基苄酸、氨甲环酸等。应激性溃疡导致消化道出血时,可应用西咪替丁、奥美拉唑等药物。

(五)外科治疗

有开颅血肿清除、脑室穿刺引流、经皮钻孔血肿穿刺抽吸等手术治疗。

(六)亚低温治疗

脑出血的新型辅助治疗方法,越早应用越好。

(七)康复治疗

早期将患肢置于功能位,病情稳定时,尽早行肢体、语言、心理康复治疗。

七、护理评估

(一)一般评估

1.生命体征

脑出血患者可有发热,评估是否为中枢性高热;脉率可加快、减慢或有心律不齐;注意观察呼吸频率、深度和节律(潮式、间停、抽泣样呼吸等)的异常;血压过高易致再出血,诱发脑疝,血压过低常提示病情危重,也可能是失血性休克表现。

2.患者主诉

询问患者既往有无高血压、动脉粥样硬化、血液病和家族性脑卒中史;是否遵医嘱进行降压、抗凝等治疗和治疗效果及目前用药情况;了解患者的性格特点、生活习惯与饮食结构。了解患者是在活动还是安静状态下起病,起病前有无情绪激动、活动过度、疲劳、用力排便等诱因和头晕、头痛、肢体麻木等前驱症状;发病时间及病情进展速度。

3.相关记录

生命体征、体重、体位、饮食、皮肤、出入量、GCS 评分、NIHSS 评分等记录结果。

(二)身体评估

1.头颈部

患者意识是否清楚,眼球运动是否正常。两侧瞳孔是否等大等圆、瞳孔对光反射是否灵敏,角膜反射是否正常。是否存在剧烈头痛、喷射性呕吐、视盘水肿等颅内压增高的表现。有无面色苍白、口唇发绀、皮肤湿冷、烦躁不安,是否存在吞咽困难和饮水呛咳,有无声音嘶哑或其他语言障碍。注意头颅有无局部肿块或压痛,咽反射是否存在或消失。有无头部活动受限、不自主活动及抬头无力。颈动脉听诊是否闻及血管杂音。

2.胸部

脊柱有无畸形,心脏及肺部听诊是否异常。

3.腹部

上腹部有无疼痛、饱胀,肠鸣音是否正常。有无大、小便失禁,并观察大小便的颜色、量和性质。

4.四肢

四肢肌肉有无萎缩,皮肤是否干燥。脑膜刺激征是否阳性,颈椎、脊柱、肌肉有无压痛。肢体有无瘫痪及其类型、性质和程度。肱二、三头肌反射,桡反射、膝腱反射、跟腱反射是否阳性。

(三)心理-社会评估

了解患者是否存在因突发肢体残疾或瘫痪卧床,生活需要依赖他人而产生的焦虑、恐惧、绝望等心理反应;患者及家属对疾病的病因和诱因、治疗护理经过、防治知识及预后的了解程度;家庭成员组成、家庭环境及经济状况和家属对患者的关心和支持程度等。

(四)辅助检查结果评估

(1)头颅 CT:有无高密度影响及其出现时间。

(2)头颅 MRI 及 DSA:有无血管畸形、肿瘤及血管瘤等病变的相应表现。

(3)脑脊液:颜色和压力变化。

(4)血液检查:有无白细胞、血糖和血尿素氮增高及其程度等。

(五)常用药物治疗效果的评估

1.应用脱水药的评估

(1)用药剂量、方法、时间、疗程的评估与记录。

(2)观察患者瞳孔的变化,询问患者头痛、恶心等症状的变化。

(3)准确记录 24 小时出入量,用药期间监测水、电解质、酸碱平衡,注意补充氯化钠和氯化钾,以免造成低钠、低氯、低钾血症。

(4)观察局部皮肤情况,药物不能外渗入皮下,以免引起皮下组织坏死。

2.应用血管活性药物的评估

(1)脑出血患者密切监测血压变化,血压≥26.7/14.7 kPa(200/110 mmHg)时,应采取降压治疗,使血压维持在 24.0/14.0 kPa(180/105 mmHg)左右。收缩压在 24.0～26.7 kPa(180～200 mmHg)或舒张压在 13.3～14.7 kPa(100～110 mmHg)时暂不应用降压药物。

(2)脑出血患者血压降低速度和幅度不宜过快、过大,以免造成脑低灌注;血压过低时,应进行升压治疗以维持脑足够的脑灌注。急性期血压骤降提示病情危重,脑出血恢复期应将血压维持在正常范围。

3.应用止血和凝血药物的评估

(1)高血压性脑出血应用止血药物无效。

(2)并发上消化道出血时和凝血功能有障碍时,应用止血和抗凝药物。

八、主要护理诊断/问题

(1)有受伤的危险:与脑出血导致脑功能损害、意识障碍有关。

(2)自理缺陷:与脑出血所致偏瘫、共济失调或医源性限制(绝对卧床)有关。

(3)有失用综合征的危险:与脑出血所致意识障碍、运动障碍或长期卧床有关。

(4)潜在并发症包括脑疝、上消化道出血。

九、护理措施

(一)休息与运动

绝对卧床休息2~4周,抬高床头15°~30°,减轻脑水肿。病室安静,减少探视,操作集中进行,减少刺激。躁动患者适当约束,必要时应用镇静剂,便秘患者应用缓泻剂。

(二)饮食护理

给予高蛋白、高维生素、清淡、易消化、营养丰富的流质或半流质饮食,补充足够的水分和热量。昏迷或有吞咽功能障碍的患者发病第2~3天遵医嘱予鼻饲饮食。食物应无刺激性,温度适宜,少量多餐,并加强口腔护理,保持口腔清洁。

(三)用药护理

脑出血患者抢救时,遵医嘱快速静脉滴注甘露醇或静脉注射呋塞米,甘露醇应在15~30分钟内滴完,避免药物外渗。注意甘露醇的致肾衰竭不良反应,观察尿液的颜色、量和性质,定期复查电解质。上消化道出血患者用药,应观察药物疗效和不良反应,如奥美拉唑可致转氨酶升高、枸橼酸铋钾引起大便发黑等。

(四)心理护理

详细告诉患者本病的原因、常见症状、预防、治疗知识及自我护理方法。帮助患者了解本病的危害性,帮助患者寻找和去除自身的危险因素,积极治疗相关疾病。安慰患者,消除其紧张情绪,创造安静舒适的环境,保证患者休息。

(五)皮肤护理

加强皮肤护理和大小便护理,每天床上擦浴1~2次,每2~3小时应协助患者变换体位1次,变换体位时,尽量减少头部摆动幅度,以免加重脑出血。注意保持床单整洁和干燥,应用气垫床或自动减压床,预防压疮。将患者瘫痪侧肢体置于功能位,指导和协助患者进行肢体的被动运动,预防关节僵硬和肢体挛缩畸形。

(六)健康教育

1.疾病预防指导

指导高血压患者避免情绪激动,保持心态平和;建立健康的生活方式,保证充足的睡眠,适当的运动,避免体力或脑力过度劳累和突然用力;低盐、低脂、高蛋白、高维生素饮食;戒烟限酒,养成定时排便的习惯,保持大便通畅。

2.用药指导与病情监测

告知患者和家属疾病的基本病因、主要危险因素和防治原则,遵医嘱服用降压药等。教会患者测量血压、血糖,并会鉴别早期疾病表现,发现剧烈头痛、头晕、恶心、肢体麻木、乏力、语言障碍等症状时,应及时就医。

3.康复指导

教会患者和家属自我护理方法和康复训练技巧,并使其认识到坚持主动或被动康复训练的意义。

4.就诊指标

出现肢体麻木、无力、头痛、头晕、视物模糊等症状及时就诊,定期门诊复查,积极治疗高血压、高血脂、糖尿病等疾病。

十、护理效果评估

(1)患者意识障碍无加重或意识清楚。

(2)患者没有发生因意识障碍而并发的误吸、窒息、压疮和感染。

(3)患者未发生脑疝、上消化道出血或脑疝抢救成功、上消化道出血得到有效控制。

(4)患者能适应长期卧床的状态,生活需要得到满足。

(孔媛媛)

第三节　脑　梗　死

一、概念和特点

脑梗死又称缺血性脑卒中,是由于脑组织局部供血动脉血流的突然减少或停止,造成该血管供血区的脑组织缺血、缺氧导致脑组织坏死、软化,并伴有相应部位的临床症状和体征,如偏瘫、失语等神经功能缺失的症候。

脑梗死发病率、患病率和病死率随年龄增加,45岁后均呈明显增加,65岁以上人群增加最明显,75岁以上者发病率是45～54岁组的5～8倍。男性发病率高于女性,男:女为(1.3～1.7):1。

二、病理生理

动脉内膜损伤、破裂,随后胆固醇沉积于内膜下,形成粥样斑块,管壁变性增厚,使管腔狭窄,动脉变硬弯曲,最终动脉完全闭塞,导致供血区形成缺血性梗死。梗死区伴有脑水肿及毛细血管周围点状出血,后期病变组织萎缩,坏死组织被格子细胞清除,留下瘢痕组织及空腔,通常称为缺血性坏死。脑栓塞引起的梗死发生快,可产生红色充血性梗死或白色缺血性或混合性梗死。红色充血性梗死,常由较大栓子阻塞血管所引起,在梗死基础上导致梗死区血管破裂和脑内出血。大脑的神经细胞对缺血的耐受性最低,3～4分钟的缺血即引起梗死。

三、病因与诱因

脑血管病是神经科最常见的疾病,病因复杂,受多种因素的影响,一般根据常规把脑血管病按病因分类分为血管壁病变、血液成分改变和血流动力学改变。

流行病学研究证实,高血脂和高血压是动脉粥样硬化的两个主要危险因素,吸烟、饮酒、糖尿病、肥胖、高密度脂蛋白胆固醇降低、三酰甘油增高、血清脂蛋白增高均为脑血管病的危险因素,尤其是缺血性脑血管病的危险因素。

四、临床表现

临床表现因梗死的部位和梗死面积而有所不同,常见的临床表现如下。

(1)起病突然,常于安静休息或睡眠时发病。起病在数小时或1~2天内达到高峰。

(2)头痛、眩晕、耳鸣、半身不遂,可以是单个肢体或一侧肢体,也可以是上肢比下肢重或下肢比上肢重,并出现吞咽困难,说话不清,伴有恶心、呕吐等多种情况,严重者很快昏迷不醒。

(3)腔隙性脑梗死患者可以无症状或症状轻微,因其他病而行脑CT检查发现此病,有的已属于陈旧性病灶。这种情况以老年人多见,患者常伴有高血压病、动脉硬化、高脂血症、冠心病、糖尿病等慢性病。腔隙性脑梗死可以反复发作,有的患者最终发展为有症状的脑梗死,有的患者病情稳定,多年不变。故对老年人"无症状性脑卒中"应引起重视,在预防上持积极态度。

五、治疗

(一)急性期治疗

(1)溶栓治疗:发病后6小时之内,常用药物有尿激酶、链激酶、重组组织型纤溶酶原激活剂等。

(2)脱水剂:对较大面积的梗死应及时应用脱水治疗。

(3)抗血小板聚集药:右旋糖酐-40,有心、肾疾病者慎用。此外,可口服小剂量阿司匹林,有出血倾向或溃疡病患者禁用。

(4)钙拮抗剂:可选用桂利嗪、盐酸氟桂利嗪。

(5)血管扩张剂。

(二)恢复期治疗

继续口服抗血小板聚集药、钙拮抗剂等,但主要应加强功能锻炼,进行康复治疗,经过3~6个月即可生活自理。

(三)手术治疗

大面积梗死引起急性颅内压增高,除用脱水药以外,必要时可进行外科手术减压,以缓解症状。

(四)中医、中药、针灸、按摩方法

对本病防治和康复有较好疗效,一般应辨证施治,使用活血化瘀、通络等方药治疗,针灸、按摩,对功能恢复,十分有利。

六、护理评估

(一)一般评估

1.生命体征

监测患者的血压、脉搏、呼吸、体温有无异常。脑梗死的患者一般会出现血压升高。

2.患者主诉

询问患者发病时间及发病前有无头晕、头痛、恶心、呕吐等症状出现。

3.相关记录

体重、身高、上臂围、皮肤、饮食、NIHSS 评分、GCS 评分、BI 等记录结果。

(二)身体评估

1.头颈部

脑梗死的患者一般都会出现不同程度的意识障碍,要注意观察患者意识障碍的类型;注意有无眼球运动受限、结膜有无水肿及眼睑闭合不全;观察瞳孔的大小以及对光反射情况;观察有无口角歪斜及鼻唇沟有无变浅,评估患者吞咽功能(洼田饮水试验结果)。

2.胸部

评估患者肺部呼吸音情况(肺部感染是脑梗死患者一个重要并发症)。

3.腹部

上腹部有无疼痛、饱胀,肠鸣音是否正常。有无大、小便失禁,并观察大小便的颜色、量和性质。

4.四肢

评估患者四肢肌力,腱反射情况,以及有无出现病例反射(如巴宾斯基征)、脑膜刺激征(如颈强直、凯尔尼格征和布鲁津斯基征)。

(三)心理-社会评估

评估患者及其照顾者对疾病的认知程度,心理反应与需求,家庭及社会支持情况,正确引导患者及家属配合治疗与护理。

(四)辅助检查评估

(1)血液检查:血脂、血糖、血流动力学和凝血功能有无异常。

(2)头部 CT 及 MRI 有无异常。

(3)DSA、MRA 及 TCD 检查结果有无异常。

七、主要护理诊断/问题

(1)脑血流灌注不足与脑血流不足、颅内压增高、组织缺血缺氧有关。

(2)躯体移动障碍与意识障碍、肌力异常有关。

(3)言语沟通障碍与意识障碍或相应言语功能区受损有关。

(4)焦虑与担心疾病预后差有关。

(5)有发生压疮的可能与长期卧床有关。

(6)有误吸的危险与吞咽功能差有关。

(7)潜在并发症有肺部感染、泌尿系统感染。

八、护理措施

(一)一般护理

(1)严密观察病情,监测生命体征。备齐各种急救药品、仪器。

(2)保持呼吸道通畅,及时吸痰,防止窒息。

(3)多功能监护,氧气吸入。

(4)躁动的患者给予安全措施,必要时用约束带。

(5)保证呼吸机正常工作,观察血氧、血气结果,遵医嘱对症处理。

(6)保持各种管道通畅,并妥善固定,观察引流液的色、量、性状,做好记录。

(7)做好鼻饲喂养的护理。口腔护理 2 次/天。

(8)尿管护理 2 次/天。

(9)保持肢体功能位,按时翻身,叩背,预防压疮发生。

(10)准确测量 24 小时出入量并记录。

(11)护理记录客观、及时、准确、真实、完整。严格按计划实施护理措施。

(12)患者病情变化时,及时报告医师。

(13)脑血管造影术后,穿刺侧肢体制动,观察足背动脉、血压,有病情变化及时报告医师。

(14)做好晨晚间护理,做到两短六洁。

(二)健康教育

1.疾病知识指导

脑梗死患者康复时间比较长,患者出院后要教会患者及家属必要的护理方法。教会患者药物的名称、用法、疗效及不良反应。介绍脑梗死的症状及体征。并与患者及其家属共同制定包括饮食、锻炼在内的康复计划,告知其危险因素。

2.就诊指标

出现肢体麻木、无力、头痛、头晕、视物模糊等症状及时就诊,定期门诊复查,积极治疗高血压、高血脂、糖尿病等疾病。

九、护理效果评估

(1)患者脑血流得到改善。

(2)患者呼吸顺畅,无误吸发生。

(3)患者躯体活动得到显著提高。

(4)患者言语功能恢复或部分恢复。

(5)患者无压疮发生。

(6)患者生活基本能够自理。

(7)患者无肺部及尿路感染或发生感染后得到及时处理。

(朱蕊彦)

第五章

骨科护理

第一节 尺桡骨干双骨折

一、疾病概述

(一)概念

尺桡骨干双骨折较多见,占各类骨折的 6% 左右,以青少年多见。因骨折后常导致复杂的移位,使复位十分困难,易发生骨筋膜室综合征。

(二)相关病理生理

骨筋膜室综合征:骨筋膜室是由骨、骨间膜、肌间膜和深筋膜形成的密闭腔隙。骨折时,骨折部位骨筋膜室内的压力增高,导致肌肉和神经因急性缺血而产生一系列早期综合征,主要表现为"5P"征:疼痛(pain)、苍白(pallor)、感觉异常(paresthesia)、麻痹(paralysis)及脉搏消失(pulseless)。

(三)病因与诱因

尺桡骨干双骨折多由于直接暴力、间接暴力和扭转暴力致伤。

1.直接暴力

多由于重物直接打击、挤压或刀伤引起。特点为两骨同一平面的横形或粉碎性骨折,多伴有不同程度的软组织损伤,包括肌肉、肌腱断裂、神经血管损伤等,整复对位不稳定。

2.间接暴力

常为跌倒时手掌着地,由于桡骨负重较多,暴力作用向上传到后首先使桡骨骨折,继而残余暴力通过骨间膜向内下方传导,引起低位尺骨斜形骨折。

3.扭转暴力

跌倒时手掌着地,同时前臂发生旋转,导致不同平面的尺桡骨螺旋形骨折或斜形骨折,尺骨的骨折线多高于桡骨的骨折线。

(四)临床表现

1.症状

受伤后,患侧前臂出现疼痛、肿胀、畸形及功能障碍。

2.体征

可发现畸形、反常活动、骨摩擦感。尺骨上 1/3 骨干骨折可合并桡骨小头脱位,称为孟氏骨折。桡骨干下 1/3 骨干骨折合并尺骨小头脱位,称为盖氏骨折。

(五)辅助检查

X 线片检查应包括肘关节或腕关节,可发现骨折部位、类型、移位方向,以及是否合并有桡骨头脱位或尺骨小头脱位。

(六)治疗原则

1.手法复位外固定

手法复位成功后采用石膏固定,即用上肢前、后石膏夹板固定,待肿胀消退后改为上肢管型石膏固定,一般 8～12 周可达到骨性愈合。也可以采用小夹板固定,即在前臂掌侧、背侧、尺侧和桡侧分别放置四块小夹板并捆扎,将前臂放在防旋板上固定,再用三角巾悬吊患肢。

2.切开复位内固定

在骨折部位选择切口,在直视下准确对位,用加压钢板螺钉固定或髓内针固定。

二、护理评估

(一)一般评估

1.健康史

(1)一般情况:了解患者的年龄、职业特点、运动爱好、日常饮食结构、有无酗酒等。

(2)受伤情况:了解患者受伤的原因、部位和时间,受伤时的体位和环境,外力作用的方式、方向与性质,骨折轻重程度,急救处理的过程等。

(3)既往史:重点了解与骨折愈合有关的因素,如患者有无骨折史,有无药物滥用、服用特殊药物及药物过敏史,有无手术史等。

2.生命体征

按护理常规监测生命体征。

3.患者主诉

受伤的原因、时间、外力方式与性质,骨折轻重程度及有无合并桡神经损伤、受伤时的体位和环境、急救处理的过程等。

4.相关记录

外伤情况及既往史;X 线片及实验室检查等结果记录。

(二)身体评估

1.术前评估

(1)视诊:患侧前臂出现肿胀、皮下瘀斑。

(2)触诊:患肢有触痛、骨摩擦音或骨擦感。

(3)动诊:可见反常活动。

(4)量诊:患肢有无短缩、双侧上肢周径大小、关节活动度。

2.术后评估

(1)视诊:患侧前臂出现肿胀、皮下瘀斑减轻或消退;外固定清洁、干燥,保持有效固定。

(2)触诊:患侧触痛减轻或消退;骨摩擦音或骨擦感消失。

(3)动诊:反常活动消失。

(4)量诊:患肢无短缩,双侧上肢周径大小相等、关节活动度无差异。

(三)心理-社会评估

患者突然受伤骨折,患侧肢体活动障碍,生活自理能力下降,疼痛刺激及外固定的使用,易产生焦虑、紧张及自身形象紊乱等心理变化。

(四)辅助检查阳性结果评估

肘关节或腕关节 X 线片结果确定骨折类型、移位方向,以及是否合并有桡骨头脱位或尺骨小头脱位。

(五)治疗效果的评估

(1)局部无压痛及纵向叩击痛。

(2)局部无反常活动。

(3)X 线片显示骨折处有连续骨痂通过,骨折线已模糊。

(4)拆除外固定后,成人上肢能平举 1 kg 重物持续达 1 分钟。

(5)连续观察 2 周骨折处不变形。

三、主要护理诊断(问题)

(一)疼痛

疼痛与骨折、软组织损伤、肌痉挛和水肿有关。

(二)外周神经血管功能障碍的危险

外周神经血管功能障碍的危险与骨和软组织损伤、外固定不当有关。

(三)潜在并发症

肌萎缩、关节僵硬。

四、主要护理措施

(一)病情观察与体位护理

1.疼痛护理

及时评估患者疼痛程度,遵医嘱给予止痛药物。

2.体位

用吊带或三角巾将患肢托起,以促进静脉回流,减轻肢体肿胀疼痛。

3.患肢缺血护理

观察石膏绷带或夹板固定的松紧度,必要时及时调整,以免神经、血管受压,影响有效组织灌注。观察前臂肿胀程度及手的感觉运动功能,如出现高张力肿胀、手指发凉、感觉异常、手指主动活动障碍、被动伸直剧痛、桡动脉搏动减弱或消失,即可确定骨筋膜室高压存在,须立即通知医师,并做好手术准备。如已出现 5P 征,及时手术也难以避免缺血性肌挛缩,从而遗留爪形手畸形。

4.局部制动

支持并保护患肢在复位后体位,防止腕关节旋前或旋后。

(二)饮食护理

指导患者进食高蛋白、高维生素、高热量、高钙和高铁的食物。

(三)生活护理

指导患者进行力所能及的活动,必要时提供帮助。

(四)心理护理

向患者和家属解释骨折的愈合是一个循序渐进的过程,充分固定能为骨折断端连接提供良好的条件。正确的功能锻炼可以促进断端生长愈合和患肢功能恢复。

(五)健康教育

1.指导功能锻炼

复位固定后尽早开始手指伸屈和用力握拳活动,并进行上臂和前臂肌肉的主动舒缩运动。2周后局部肿胀消退,开始练习腕关节活动。4周以后开始练习肘关节和肩关节活动。8~10周后拍片证实骨折已愈合,才可进行前臂旋转活动。

2.复查

告知患者及家属若骨折远端肢体肿胀或疼痛明显加重,肢体感觉麻木、肢端发凉,夹板或外固定松动,应立即到医院复查并评估功能恢复情况。

3.安全指导

指导患者及家属评估家庭环境的安全性,妥善放置可能影响患者活动的障碍物。

五、护理效果评估

(1)患者是否主诉骨折部位疼痛减轻或消失,感觉舒适。

(2)患侧肢端能否维持正常的组织灌注,皮肤温度和颜色正常,末梢动脉搏动有力。

(3)能否避免因缺血性肌挛缩导致爪形手畸形的发生。一旦发生骨筋膜室综合征,能否及时发现和处理。

(4)患者在指导下能否按计划进行有效的功能锻炼,患肢功能恢复情况及有无活动障碍。

(韩玉荣)

第二节　桡骨远端骨折

一、疾病概述

(一)概念

桡骨远端骨折是指距桡骨远端关节面 3 cm 以内的骨折,常见于有骨质疏松的中老年妇女。

(二)病因与分类

多为间接暴力引起。根据受伤的机制不同,可发生伸直型骨折和屈曲型骨折。

(三)临床表现

1.症状

伤后腕关节局部疼痛和皮下瘀斑、肿胀、功能障碍。

2.体征

患侧腕部压痛明显,腕关节活动受限。伸直型骨折由于远折端向背侧移位,从侧面看腕关呈"银叉"畸形;又由于其远折端向桡侧移位,从正面看呈"枪刺样"畸形。屈曲型骨折者受伤后腕部出现下垂畸形。

(四)辅助检查

X线片可见典型移位。

(五)治疗原则

1.手法复位外固定

对伸直型骨折者,手法复位后在旋前、屈腕、尺偏位用超腕关节石膏绷带固定或小夹板固定2周。水肿消退后,在腕关节中立位改用前臂管型石膏或继续用小夹板固定。屈曲型骨折处理原则基本相同,复位手法相反。

2.切开复位内固定

严重粉碎性骨折移位明显、手法复位失败或复位后外固定不能维持复位者,可行切开复位,用松质骨螺钉、T形钢板或钢针固定。

二、护理评估

(一)一般评估

1.健康史

(1)一般情况:了解患者的年龄、职业特点、运动爱好、日常饮食结构、有无酗酒等。

(2)受伤情况:了解患者受伤的原因、部位和时间,受伤时的体位和环境,外力作用的方式、方向与性质,骨折轻重程度,急救处理的过程等。

(3)既往史:重点了解与骨折愈合有关的因素,如患者有无骨折史,有无药物滥用、服用特殊药物及药物过敏史,有无手术史等。

2.生命体征

按护理常规监测生命体征。

3.患者主诉

受伤的原因、时间、外力方式与性质,骨折轻重程度及有无合并桡神经损伤、受伤时的体位和环境、急救处理的过程等。

4.相关记录

外伤情况及既往史;X线片及实验室检查等结果记录。

(二)身体评估

1.术前评估

(1)视诊:患侧腕关节出现肿胀、皮下瘀斑;伸直型骨折从侧面看腕关节呈"银叉"畸形,从正面看呈"枪刺样"畸形;屈曲型骨折者受伤后腕部出现下垂畸形。

(2)触诊:患侧腕关节压痛明显。

(3)动诊:患侧腕关节活动受限。

(4)量诊:患肢有无短缩、双侧上肢周径大小、关节活动度。

2.术后评估

(1)视诊:患侧腕关节出现肿胀、皮下瘀斑减轻或消退;外固定清洁、干燥,保持有效固定。

(2)触诊:患侧腕关节压痛减轻或消退。

(3)动诊:患侧腕关节活动改善或恢复正常。

(4)量诊:患肢无短缩,双侧上肢周径大小相等、关节活动度无差异。

(三)心理-社会评估

患者突然受伤骨折,患侧肢体活动障碍,生活自理能力下降,疼痛刺激及外固定的使用,易产生焦虑、紧张及自身形象紊乱等心理变化。

(四)辅助检查阳性结果评估

肘腕关节 X 线片结果可以确定骨折类型、移位方向。

(五)治疗效果的评估

(1)局部无压痛。

(2)局部无反常活动。

(3)X 线片显示骨折处有连续骨痂通过,骨折线已模糊。

(4)拆除外固定后,成人上肢能胸前平举 1 kg 重物持续达 1 分钟。

(5)连续观察 2 周骨折处不变形。

三、主要护理诊断(问题)

(一)疼痛

疼痛与骨折、软组织损伤、肌痉挛和水肿有关。

(二)外周神经血管功能障碍的危险

外周神经血管功能障碍的危险与骨和软组织损伤、外固定不当有关。

四、主要护理措施

(一)病情观察与体位护理

1.疼痛护理

及时评估患者疼痛程度,遵医嘱给予止痛药物。

2.体位

用吊带或三角巾将患肢托起,以促进静脉回流,减轻肢体肿胀疼痛。

3.患肢缺血护理

观察石膏绷带或夹板固定的松紧度,必要时及时调整,以免神经、血管受压,影响有效组织灌注。观察前臂肿胀程度及手的感觉运动功能,如出现高张力肿胀、手指发凉、感觉异常、手指主动活动障碍、被动伸直剧痛、桡动脉搏动减弱或消失,即可确定骨筋膜室高压存在,须立即通知医师,并做好手术准备。

4.局部制动

支持并保护患肢在复位后体位,防止腕关节旋前或旋后。

(二)饮食护理

指导患者进食高蛋白、高维生素、高热量、高钙和高铁的食物。

(三)生活护理

指导患者进行力所能及的活动,必要时提供帮助。

(四)心理护理

向患者和家属解释骨折的愈合是一个循序渐进的过程,充分固定能为骨折断端连接提供良好的条件。正确的功能锻炼可以促进断端生长愈合和患肢功能恢复。

(五)健康教育

1.指导功能锻炼

复位固定后尽早开始手指伸屈和用力握拳活动,并进行前臂肌肉的主动舒缩运动。4～6周后可去除外固定,逐渐开始关节活动。

2.复查

告知患者及家属若骨折远端肢体肿胀或疼痛明显加重,肢体感觉麻木、肢端发凉,夹板或外固定松动,应立即到医院复查并评估功能恢复情况。

3.安全指导

指导患者及家属评估家庭环境的安全性,妥善放置可能影响患者活动的障碍物。

五、护理效果评估

(1)患者是否主诉骨折部位疼痛减轻或消失,感觉舒适。

(2)患侧肢端能否维持正常的组织灌注,皮肤温度和颜色正常,末梢动脉搏动有力。

(3)能否避免因缺血性肌挛缩的发生。一旦发生,能否及时发现和处理。

(4)患者在指导下能否按计划进行有效的功能锻炼,患肢功能恢复情况及有无活动障碍。

(韩玉荣)

第三节 骨盆骨折

一、基础知识

在多发性损伤中,骨盆骨折多见。除颅脑损伤外,骨盆骨折也是常见的致死原因,其死亡率可高达20%。主要致死原因是由血管损伤引起的难以控制的大出血,以及并发的脂肪栓塞;或由于腹内脏器、泌尿生殖道损伤和腹膜血肿继发感染所产生的严重败血症和毒血症。骨盆骨折合并神经损伤,日后也可能影响患者的肢体、膀胱、直肠功能和性功能。故骨折脱位的早期复位固定,辅以正确的护理,不仅有助于控制出血,减少并发症,也有利于功能康复。

(一)解剖生理

1.骨盆

骨盆是由骶骨、尾骨和两侧髋骨(髂骨、耻骨和坐骨)连接而成的坚强骨环,形如漏斗。两髂骨与骶骨构成骶髂关节,髋臼与股骨头构成髋关节,两侧耻骨借纤维软骨构成耻骨联合,三者均有坚强的韧带附着。骨盆是躯干与下肢连接的桥梁,有承上启下、保护盆腔脏器和传递重力的功能。骨盆分为前后两部,后方有两个负重的主弓:一是在站立位时由两侧髋臼斜行向上通过髂骨增厚部到达骶髂关节与对侧相交而成,称骶股弓(图5-1),此弓站立时支持体重;二是由两侧坐骨结节向上经髂骨后部至骶髂关节与对侧相交而成,称骶坐弓(图5-2),在直立位或坐位时承受体重。此二弓较坚固,不易骨折。前方上下各有1个起约束稳定作用的副弓,称连接弓,由双侧耻骨相连合,上束弓经耻骨体及耻骨上支,防止骶股弓分离;下束弓经耻骨下支及坐骨下支,支持骶坐弓,防止骨盆向两侧分开。副弓远不如主弓坚强有力,受外伤时副弓必会先分离或骨折。当负重主弓骨折时,副弓大多同时骨折(耻骨联合分离时可无骨折)。

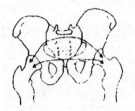

图 5-1 骶股弓

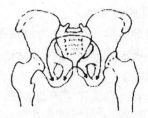

图 5-2 骶坐弓

2.骨盆外围

骨盆外围是上身与下肢诸肌的起止处,如后方有臀部肌肉附着(臀大、中、小肌);坐骨结节处有二头肌、半腱肌、半膜肌附着;缝匠肌起于髂前上棘,股直肌抵止于髂前下棘;在耻骨支、坐骨支及坐骨结节处有内收肌群附着;骨盆的上方,在前侧有腹直肌、腹内斜肌、腹横肌分别抵止于耻骨联合及耻骨结节和髂嵴上;在后侧有腰方肌抵止于髂嵴。这些肌肉的急骤收缩均可引起附着点的撕脱骨折,同时也是骨盆骨折发生移位的因素之一。

3.盆腔内

盆腔内的主要血管与骨盆的关系密切,耻骨上支前后方各有髂外动、静脉及闭孔动、静脉经过,耻骨下支、坐骨支内缘有阴部内动、静脉经过,当耻骨、坐骨骨折或耻骨联合分离时,上述血管由于贴近骨面易受损伤;髋臼窝处有闭孔动、静脉经过,髋臼骨折或中心型脱位时可伤及此血管;骨盆后段的骶髂关节周围有髂内动、静脉及其主要分支,如臀上动、静脉经坐骨切迹到髂骨后面,骶外侧动脉走在骶骨前面,髂腹动、静脉越过骶髂关节到髂骨前面,髂内动、静脉壁支紧靠盆壁行走,此段血管排列稠密,骨折时常引起损伤,若伴骶髂关节脱位则髂腰动、静脉的分支最易撕裂;骨盆对盆腔内的内脏器官和组织(如膀胱、直肠、输尿管、性器、血管和神经)有保护作用,严重的骨盆骨折除影响负重功能外,常引起血管神经的损伤,尤其是大量出血会造成休克;盆腔脏器破裂可造成腹膜炎而危及生命。

(二)病因

骨盆骨折多由强大的外力所致,也可通过骨盆环传达暴力而发生他处骨折,如车轮碾轧碰撞、房屋倒塌、矿井塌方、机械挤压等外伤所造成。由于暴力的性质、大小和方向的不同,常可引起各种形式的骨折或骨折脱位。

(1)前后方向的暴力主要作用于骶骨和耻骨,在外力作用下,骨盆前倾,既增加了负重弓前份的宽度,又使骶髂关节接触面更加紧密,加之其后部有非常坚强的韧带,故常造成耻骨下支双侧骨折、耻骨联合分离,并发骶髂关节脱位、骶骨骨折和髂骨骨折等,引起膀胱和尿道损伤。

(2)侧方暴力挤压骨盆,可造成耻骨单侧上下支骨折或坐骨上下支骨折、耻骨联合分离、骶髂关节分离、骶骨纵形骨折、髂骨翼骨折。

(3)间接传导暴力经股骨头作用于髋臼时,还可引起髋臼骨折,甚至发生髋关节中心型脱位,与骶髂关节平行的剪式应力则可导致该关节的后上脱位。

(4)牵拉伤,如急剧的跑跳,肌肉强力收缩,则会引起肌肉附着点撕脱性骨折,常发生在髂前上棘和坐骨结节处。

(5)直接暴力,如由高处坠落,滑倒臀部着地,可引起尾骨骨折或脱位、骶骨横断骨折。

（三）分类

骨盆骨折的严重性,取决于骨盆环的破坏程度,以及是否伴有盆腔内脏、血管、神经的损伤。因此,在临床上可将骨盆骨折分为两大类:稳定性和不稳定性。

1.稳定性骨折

稳定性骨折指骨折线走向不影响负重,骨盆整个环形结构未遭破坏,其中包括不累及骨盆环的骨折如髂骨翼骨折,一侧耻骨支或坐骨支骨折,髂前上、下棘或坐骨结节处撕脱骨折,骶骨裂纹骨折或尾骨骨折脱位(图 5-3)。

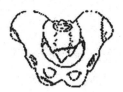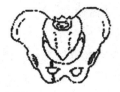

图 5-3 稳定性骨折

2.不稳定性骨折与脱位

不稳定性骨折与脱位指骨盆环的连接性遭到破坏,至少有前后两处骨折或骶髂关节松弛、脱位、骨折错位、骨盆变形,如耻骨或坐骨上、下支骨折伴耻骨联合分离,耻骨或坐骨上、下支骨折伴骶髂关节错位,耻骨联合分离并伴骶髂关节错位等(图 5-4)。上述骨折共同的特点是不稳定性。骨折同时发生在耻骨及髂骨部,将骨盆纵向分裂为两半,半侧骨盆连同下肢向后上移位,造成畸形和肢体短缩,导致晚期活动和负重功能严重障碍,而且常伴有其他骨折或内脏损伤,尤以尿道、膀胱损伤多见。也可发生盆腔大血管或肠道损伤,产生严重后果。治疗时需要针对不同情况进行处理。

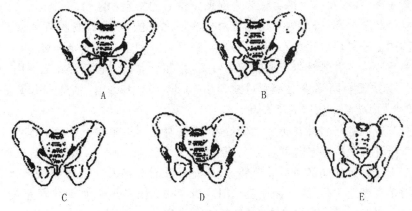

图 5-4 骨盆不稳定性骨折与脱位

A.一侧耻骨上下支骨折合并耻骨联合分离;B.一侧耻骨上下支骨折合并
同侧骶髂关节脱位;C.髂骨翼骨折合并耻骨联合分离;D.单侧骶髂关节
脱位合并耻骨联合分离;E.双侧耻骨上下支骨折合并骶髂关节脱位

（四）临床表现

有明显的外伤史,伤后局部疼痛、肿胀、瘀斑。骨盆骨折多由强大暴力造成,可合并有膀胱、尿道、直肠及血管神经损伤而造成大出血。因此,常有不同程度的休克表现。单处骨折骨盆环保持完整者,除局部有压痛外,多无明显症状。其他较重的骨折,如骨盆环的完整性被破坏,患者多不能翻身、坐起或站立,下肢移动时疼痛加重,局部肿胀、皮下瘀斑及压痛明显。在骶髂关节脱位时,患侧髂后上棘较健侧明显凸起,并较健侧为高,与棘突侧间距离也较健侧缩短,从脐到内踝的长度也是患侧缩短。交叉量诊对比测量两侧肩峰至对侧髂前上棘之间的距离,可发现变短的一侧骶髂关节错位或耻骨联合分离,或骨折向上移位。骨盆挤压试验和分离试验时,在骨折处出现疼痛。尾骨骨折或脱位可有异常活动和纵向挤压痛,肛门指诊能摸到向前移位的尾骨。X线检查可显示骨折类型和移位情况,可摄左、右45°斜位片及标准前后位片,必要时做CT检查。

二、治疗原则

(一)稳定性骨盆骨折的治疗

1.单纯前环耻骨支、坐骨支骨折

不论单侧或双侧,除个别骨折块游离突出于会阴部皮下,需手法推挤到原位,以免影响坐骑之外,一般不需整复。卧硬板床休息,对症治疗,3~4周即可下床活动。

2.撕脱性骨折

需改变体位,松弛牵拉骨折块的肌肉,有利于骨折块的稳定和愈合。如髂前上、下棘撕脱骨折,可在屈膝屈髋位休息,3~4周即可下床活动。坐骨结节骨折,可在伸髋屈膝位休息,4~6周下床锻炼。

3.尾骨骨折移位

可通过肛门内整复,如遗留疼痛或影响排便者,可进行切除术。

(二)不稳定性骨折的治疗

对不稳定性骨折的治疗,关键在于整复骶髂关节脱位和骨盆骨折的变位,最大限度地恢复骨盆环的原状。治疗方法应根据骨折脱位的不同类型,采取相应手法,配合单相或双相牵引,或用外固定架、石膏短裤、沙袋垫挤等综合措施来保证复位后的稳定和愈合。

(1)单纯耻骨联合分离,分离轻者用侧方对挤法使之复位,两侧髂骨翼外侧放置沙袋保持固定。分离宽者,用上法复位后再用布兜悬吊以维持对位,或用多头带固定即可。

(2)骶髂关节脱位合并骶骨骨折或髂骨翼骨折,半侧骨盆向上移位而无髂翼内、外翻者,可在牵拉下手法复位,并配合同侧踝上牵引或皮牵引,重量10~15 kg。维持牵引重量不宜过早减轻,以免错位。8周后拆除牵引,下床锻炼。

(3)骶髂关节脱位并伴髂翼骨折外翻变位者,手法复位后给单向下肢牵引即可。

(4)髂翼骨折外翻变位伴耻骨联合分离,骶髂关节往后上脱位者,可用骨盆夹固定;耻骨上、下支或坐骨上、下支骨折伴同侧骶髂关节错位,或耻骨联合分离并一侧骶髂关节错位者,复位后多不稳定,除用多头带固定外,患肢需用皮牵引或骨牵引,床尾抬高;如错位严重进行骨牵引者,健侧需用一长石膏裤做反牵引,一般牵引时间为6~8周。

(5)髋臼骨折伴股骨头中心型脱位,采用牵伸扳拉复位法和牵引复位法。牵引固定6~8周方可解除。

三、护理

(一)护理要点

(1)骨盆骨折一般出血较多,且多伴有休克征象。急诊入院时,病情急,变化快。接诊人员首先应迅速、敏捷、沉着冷静地配合抢救,及时测量血压、脉搏以判断病情,同时输氧、建立静脉通道,并备好手套、导尿包、穿刺针等,以便待病情稳定后配合医师检查腹部、尿道、会阴及肛门。若有膀胱、尿道、直肠、血管损伤需要紧急手术处理者,护士应迅速做好术前准备:备皮、留置尿管、配血、抗休克、补充血容量、做各种药物过敏试验。操作时动作要轻柔,以免加重损伤,同时要给患者以心理安慰,解除其紧张恐惧情绪。对病情较轻者,除密切观察生命体征的变化外,还要注意腹部、排尿、排便等情况,警惕隐匿性内脏损伤发生。

(2)牵引治疗期间,要观察患者的体位、牵引重量和肢体外展角度,保证牵引效果,要将患者躯干、骨盆、患肢的体位联系起来观察。要求躯干要放直,骨盆要摆正,脊柱与骨盆要垂直。同时要注意倾听患者的主诉,如牵引针眼疼痛、牵引肢体麻木、足部背伸无力等,警惕因循环障碍而导致的缺血性痉挛,或因腓总神经受压而致的足下垂发生。

(3)预防并发症:长期卧床患者要加强基础护理,预防压疮及呼吸、泌尿系统并发症发生。尤其是年老体弱者,长期卧床,呼吸变浅,分泌物不易排出,容易引起坠积性肺炎及排尿不全、尿渣沉淀。因此要鼓励患者加强深呼吸,促进血液循环。病情允许者,可利用牵引架向上牵拉抬起上身,有助于排净膀胱中尿液。

(二)护理问题

(1)有腹胀、排便困难或便秘的可能。

(2)有发生卧床并发症的可能。

(3)活动受限,自理能力下降。

(4)有骨折再移位的可能。

(5)患者体质下降。

(6)不了解功能锻炼方法。

(三)护理措施

(1)由于腹膜后血肿的刺激,造成肠麻痹或自主神经功能紊乱,可导致腹胀、排便困难或便秘,加之患者长期卧床,肠蠕动减弱,也可引起便秘。具体措施:①鼓励患者多食富含粗纤维的蔬菜、水果,必要时服用麻仁润肠丸、果导片等缓泻剂。②在排除内出血情况下,可进行腹部热敷,并做环形按摩,以促进肠蠕动。按摩时动作要轻柔,不可用力过猛过重。③通过暂禁食,肛管排气,必要时进行胃肠减压以减轻肠胀气,逐步恢复胃肠功能。

(2)骨盆骨折后需要牵引、固定,故卧床时间长,易发生压疮、肺部及泌尿系统感染等并发症,应予以积极预防。

(3)由于骨折的疼痛或因牵引固定,患者活动功能明显受到限制,给生活起居带来诸多不便。具体措施:①对于轻患者或有急躁情绪者,应讲明卧床制动的重要性和必要性,以及过早活动的危害,取得患者的配合。②主动关心患者,帮助患者解决饮食、生活起居所需,鼓励患者要安心养病。

(4)预防骨折再移位的发生。具体措施:①每天晨晚间护理时,检查患者的卧位与牵引装置,及时调整患者因重力牵引而滑动的体位、外展角度,保证脊柱放直,骨盆摆正,肢体符合牵引力线。②指导并教会患者床上排便的方法,避免因抬臀坐便盆而致骨折错位。③告知患者保持正确卧位的重要性,以及扭动、倾斜上身的危害,以取得配合。

(5)因出血量多,卧床时间长,气虚食少、营养不足而致患者体质下降。具体措施:①做好饮食指导,给高热量、高营养饮食,早期宜食清淡的牛奶、豆腐、大枣米汤,水果和蔬菜,后期给予鸡汤、排骨汤、牛羊肉、核桃、桂圆等。②每天做口腔护理2次,以增进食欲。③病情稳定后,可指导患者床上练功活动,如扩胸、举臂等上肢活动,以促进血液运行,增强心肺功能;每天清晨醒后做叩齿、鼓漱、咽津,以刺激胃肠蠕动。

(6)指导功能锻炼。①无移位骨折:单纯耻骨支或髂骨无移位骨折又无合并伤,仅需卧床休息者,取仰卧与侧卧交替(健侧在下)。早期可在床上做股四头肌舒缩和提肛训练,以及患侧踝关节跖屈背伸活动。伤后1～2周可指导患者练习半坐位,做屈膝屈髋活动。三周后可根据患者情况下床站立、行走,并逐渐加大活动量。四周后经拍片证明临床愈合者可练习正常行走及下蹲。②对耻骨上、下支骨折合并骶髂关节脱位,髂骨翼骨折或骶髂关节脱位合并耻骨联合分离者,仰卧硬板床。早期可根据情况活动上肢,忌盘腿、侧卧,以防骨盆变形。2周后可进行股四头肌等长收缩及踝关节的跖屈背伸活动,每天2次推拿髌骨,以防关节强直。4周后可做膝、髋关节的被动伸屈活动,动作要缓慢,幅度由小到大,逐渐过渡到主动活动。6～8周去除固定后,可先试行扶拐不负重活动,经X线片显示骨折愈合后,可逐渐练习扶拐行走。

(四)出院指导

(1)轻症无移位骨折回家疗养者,要告知患者卧床休息的重要性,禁止早期下床活动,防止发生移位。

(2)对耻骨联合分离而要求回家休养的患者,要教会其家属正确使用骨盆兜,或掌握沙袋对挤的方法及皮肤护理和会阴部清洁的方法,防止压疮和感染,禁止侧卧。

(3)临床愈合后出院的患者,要继续坚持功能锻炼。

(4)加强营养,以补虚弱之躯,促进早日康复。

(韩玉荣)

第四节　股骨颈骨折

一、疾病概述

(一)概念

股骨颈骨折多发生在中老年人,以女性多见。常出现骨折不愈合(占15%)和股骨头缺血性坏死(占20%～30%)。

(二)相关病理生理

股骨颈骨折的发生常与骨质疏松导致骨质量下降有关,使患者在遭受轻微扭转暴力时即发生骨折。

(三)病因与分类

患者多在走路时滑倒,身体发生扭转倒地,间接暴力传导致股骨颈发生骨折。青少年股骨颈骨折较少见,常需较大暴力才会引起,且多为不稳定性骨折。

(1)按骨折线部位分类:股骨头下骨折、经股骨颈骨折和股骨颈基底骨折。

(2)按X线表现分类:内收骨折、外展骨折。

(3)按移位程度分类:常采用Garden分型,可分为不完全骨折、完全骨折但不移位、完全骨折部分移位且股骨头与股骨颈有接触、完全移位的骨折。

（四）临床表现

1.症状

中老年人有摔倒受伤史,伤后感髋部疼痛,下肢活动受限,不能站立和行走。嵌插骨折患者受伤后仍能行走,但是数天后髋部疼痛逐渐加强,活动后更痛,甚至完全不能行走,提示可能由受伤时的稳定骨折发展为不稳定骨折。

2.体征

患肢缩短,出现外旋畸形,一般在 45°～60°角。患侧大转子突出,局部压痛和轴向叩击痛。患者较少出现髋部肿胀和瘀斑。

（五）辅助检查

髋部正侧位 X 线片可见明确骨折的部位、类型、移位情况,是选择治疗方法的重要依据。

（六）治疗原则

1.非手术治疗

无明显移位的骨折、外展型或嵌插型等稳定性骨折者,年龄过大、全身情况差。或合并有严重心、肺、肾、肝等功能障碍者,可选择非手术治疗。患者可穿防旋鞋,下肢 30°角外展中立位皮肤牵引,卧床 6～8 周。对全身情况很差的高龄患者应以挽救生命和治疗并发症为主,骨折可不进行特殊治疗。尽管可能发生骨折不愈合,但患者仍能扶拐行走。

2.手术治疗

对内收型骨折和有移位的骨折,65 岁以上老年人的股骨头下型骨折、青少年股骨颈骨折、股骨陈旧骨折不愈合,以及影响功能的畸形愈合等,应采用手术治疗。

(1)闭合复位内固定:对所有类型股骨颈骨折患者均可进行闭合复位内固定术。闭合复位成功后,在股骨外侧打入多根空心加压螺钉内固定或动力髋钉板固定。

(2)切开复位内固定:对闭合复位困难或复位失败者可行切开复位内固定术。经切口在直视下复位,用加压螺钉。

(3)人工关节置换术:对全身情况尚好的高龄患者股骨头下骨折,已合并骨关节炎或股骨头坏死者,可选择单纯人工股骨头置换术或全髋关节置换术。

二、护理评估

（一）一般评估

1.健康史

(1)一般情况:了解患者的年龄、职业特点、运动爱好、日常饮食结构、有无酗酒等。

(2)受伤史:有摔倒受伤后感髋部疼痛,下肢活动受限,不能站立和行走。

(3)既往史:重点了解与骨折愈合有关的因素,如患者有无骨折史,有无药物滥用、服用特殊药物及药物过敏史,有无手术史等。

2.生命体征

根据病情定时监测生命体征。

3.患者主诉

受伤的原因、时间、外力方式与性质,骨折轻重程度及有无合并桡神经损伤、受伤时的体位和环境、急救处理的过程等。

4.相关记录

外伤情况及既往史;X线片及实验室检查等结果记录。

(二)身体评估

1.术前评估

(1)视诊:患肢出现外旋畸形,股骨大转子突出。

(2)触诊:患肢局部压痛。

(3)叩诊:患肢局部纵向压痛。

(4)动诊:患肢活动受限。

(5)量诊:患肢有无短缩、双侧下肢周径大小、关节活动度。

2.术后评估

(1)视诊:患肢保持外展中立位;外固定清洁、干燥,保持有效固定。

(2)触诊:患肢局部压痛减轻或消退。

(3)叩诊:患肢局部纵向压痛减轻或消退。

(4)动诊:患肢根据愈合情况进行相应活动。

(5)量诊:患肢无短缩,双侧下肢周径大小相等、关节活动度无差异。

(三)心理-社会评估

患者受伤骨折,患侧肢体活动障碍,生活自理能力下降,疼痛刺激及外固定的使用,易产生焦虑、紧张及自身形象紊乱等心理变化。

(四)辅助检查阳性结果评估

髋部正侧位X线片结果确定骨折的部位、类型、移位方向。

(五)治疗效果的评估

(1)局部无压痛及叩击痛。

(2)局部无反常活动。

(3)内固定治疗者,X线片显示骨折处有连续骨痂通过,骨折线已模糊。

(4)X线片证实骨折愈合后可正常行走或负重行走。

三、主要护理诊断(问题)

(一)躯体活动障碍

躯体活动障碍与骨折、牵引或石膏固定有关。

(二)失用综合征的危险

失用综合征的危险与骨折、软组织损伤或长期卧床有关。

(三)潜在并发症

下肢深静脉血栓、肺部感染、压疮、股骨头缺血坏死、骨折不愈合、关节脱位、关节感染等。

四、主要护理措施

(一)病情观察与并发症预防

1.搬运与移动

尽量避免搬运和移动患者。搬运时将髋关节与患肢整体托起,防止关节脱位或骨折断端移位造成新的损伤。在病情允许的情况下,指导患者借助吊架或床栏更换体位、坐起、转移到轮椅上,以及使用助行器、拐杖行走的方法。

2.疼痛护理

及时评估患者疼痛程度,遵医嘱给予止痛药物。人工关节置换术后患者有中度至重度疼痛,术后用患者自控性止痛治疗、静脉或硬膜外止痛治疗可以控制疼痛。疼痛将逐渐减轻,到术后第3天,口服止痛药就可以充分缓解疼痛。口服止痛药在运动或体位改变前1.5小时服用为宜。

3.下肢深静脉血栓的预防

指导患者卧床时多做踝关节运动,鼓励患者术后早期运动和行走。人工关节置换术后患者要穿抗血栓长袜或充气压力长袜,术后第1天鼓励患者下床取坐位。

4.压疮的预防

保持床单的清洁、干燥,定时翻身并按摩受压的骨突部位,避免剪切力、摩擦力等损伤。

5.肺部感染的预防

鼓励患者进行主动咳嗽,可指导患者使用刺激性肺活量测定器(一种显示一次呼吸气量多少的塑料装置)来逐步增加患者的呼吸深度,调节深呼吸和咳嗽过程,防止肺炎。

6.关节感染的预防

保持关节腔内有效的负压吸引,引流管留置不应超过72小时,24小时引流量少于20 mL后才可拔管。若手术后关节持续肿胀疼痛、伤口有异常体液溢出、皮肤发红、局部皮温较高,应警惕是否为关节感染。关节感染虽然少见,但是最严重的并发症。

(二)饮食护理

指导患者进食高蛋白、高维生素、高热量、高钙和高铁的食物。对于手术或进食困难者,予以静脉营养支持。

(三)生活护理

指导患者进行力所能及的活动,必要时为其帮助,如协助进食、进水、排便和翻身等。

(四)心理护理

向患者和家属解释骨折的愈合是一个循序渐进的过程,充分固定能为骨折断端连接提供良好的条件。正确的功能锻炼可以促进断端生长愈合和患肢功能恢复。对可能遗留残疾的患者,应鼓励其表达自己的思想,减轻患者及其家属的心理负担。

(五)健康教育

1.非手术治疗

卧床期间保持患肢外展中立位,即平卧时两腿分开30°角,腿间放枕头,脚尖向上或穿丁字鞋。不可使患肢内收或外旋,坐起时不能交叉盘腿,以免发生骨折移位。翻身过程应由护士或家属协助,使患肢在上且始终保持外展中立位,然后在两大腿之间放1个枕头以防内收。指导患肢股四头肌等长收缩、踝关节和足趾屈伸旋转运动,在非睡眠状态下每小时练习1次,每次5~20分钟,以防止下肢深静脉血栓、肌萎缩和关节僵硬。在锻炼患肢的同时,指导患者进行双上肢及健侧下肢全范围关节活动和功能锻炼。

一般8周后复查X线片,若无异常可去除牵引后在床上坐起;3个月后骨折基本愈合,可先双扶拐患肢不负重活动,后逐渐单拐部分负重活动;6个月后复查X线检查显示骨折愈合牢固后,可完全负重行走。

2.内固定治疗

卧床期间不可使患肢内收,坐起不能交叉盘腿。若骨折复位良好,术后早期即可扶双拐下床活动,逐渐增加负重重量,X线检查证实骨折愈合后可弃拐负重行走。

3.人工关节置换术

卧床期间两腿间垫枕,保持患肢外展中立位,同时进行患肢股四头肌等长收缩、踝关节和足趾屈伸旋转运动。骨水泥型假体置换术后第1天后,即可遵医嘱进行床旁坐、站及扶双拐行走练习。生物型假体置换者一般于术后1周开始逐步进行行走练习。根据患者个体情况不同,制订具体康复计划,如果活动后感觉到关节持续疼痛和肿胀,说明练习强度过大。

在术后3个月内,关节周围软组织没有充分愈合,为避免关节脱位,应尽量避免屈髋大于90°角和下肢内收超过身体中线。因此,避免下蹲、坐矮凳、坐沙发、跪姿、盘腿、过度内收或外旋、交叉腿站立、跷二郎腿或过度弯腰拾物等动作;侧卧时应健侧在下,患肢在上,两腿间夹枕头;排便时使用坐便器。可以坐高椅、散步、骑车、跳舞和游泳等,上楼时健肢先上,下楼时患肢先下。另外,嘱患者尽量不做或少做有损人工关节的活动,如爬山、爬楼梯和跑步等;避免在负重状态下反复做髋关节屈伸运动,或做剧烈跳跃和急转急停运动。肥胖患者应控制体重,预防骨质疏松,避免过多负重。

警惕术后关节感染的发生。人工关节置换多年后关节松动或磨损,可在活动时出现关节疼痛、跛行、髋关节功能减退。患者摔倒或髋关节扭伤后髋部不能活动,伴有疼痛,双下肢不等长,可能出现了关节脱位。嘱患者出现以上情况应尽快就诊。

严格定期随诊,术后1、2、3、6、12个月,以及以后每年,以便指导锻炼和了解康复情况。

4.安全指导

指导患者及家属评估家庭环境的安全性,妥善放置可能影响患者活动的障碍物。指导患者安全使用步行辅助器械或轮椅。行走练习时需有人陪伴,以防摔倒。

五、护理效果评估

(1)患者是否主诉骨折部位疼痛减轻或消失,感觉舒适。

(2)患侧肢端能否维持正常的组织灌注,皮肤温度和颜色正常,末梢动脉搏动有力。

(3)能否避免下肢深静脉血栓、肺部感染、压疮、股骨头缺血坏死、骨折不愈合、关节脱位、关节感染等并发症的发生。一旦发生,能否及时发现和处理。

(4)患者在指导下能否按计划进行有效的功能锻炼,患肢功能恢复情况及有无活动障碍。

(韩玉荣)

第五节　股骨干骨折

一、疾病概述

(一)概念

股骨干骨折是至股骨转子以下、股骨髁以上部位的骨折,包括粗隆下 2～5 cm 至股骨髁上 2～5 cm 的骨干,约占全身骨折 6%。

(二)相关病理生理

股骨是人体最粗、最长、承受应力最大的管状骨,股骨干血运丰富,一旦骨折,常有大量失血。股骨干为3组肌肉所包围,其中伸肌群最大,由股神经支配;屈肌群次之,由坐骨神经支配;内收肌群最小,由闭孔神经支配,由于大腿的肌肉发达,骨折后多有错位及重叠。股骨干周围的外展肌群,与其他肌群相比其肌力稍弱,外展肌群位于臀部附着在大粗隆上,由于内收肌的作用,骨折远端常有向内收移位的倾向,已对位的骨折,常有向外弓的倾向,这种移位和成角倾向,在骨折治疗中应注意纠正和防止。

一般股骨上1/3骨折时,其移位方向比较规律,骨折近端因受外展、外旋肌群和髂腰肌的作用而出现外展、外旋和屈曲等向前、外成角突起移位,骨折远端则向内、向后、向上重叠移位。股骨中1/3骨折时,除原骨折端向上重叠外,移位多随暴力方向而异,一般远折端多向后向内移位。股骨下1/3骨折时,近折端因受内收肌的牵拉而向后倾斜成角突起移位,有损伤腘窝部动、静脉及神经的危险。

(三)病因与分类

多数骨折由强大的直接暴力所致,如撞击、挤压等;一部分骨折由间接暴力所致,如杠杆作用、扭转作用、由高处跌落等。正常股骨干在遭受强大外力才发生骨折。多数原因是车祸、行人相撞、摩托车车祸、坠落伤与枪弹伤等高能量损伤。

股骨干骨折由于部位不同可分为上1/3骨折,中1/3骨折和下1/3骨折,以中下1/3交界处骨折最为多见。

(四)临床表现

1.症状

受伤后患肢疼痛、肿胀,远端肢体异常扭曲,不能站立和行走。

2.体征

患肢明显畸形,可出现反常活动、骨擦音。单一股骨干骨折因失血较多者,可能出现休克前期表现;若合并多处骨折,或双侧股骨干骨折,发生休克的可能性很大,甚至可以出现休克表现。若骨折损伤腘动脉、腘静脉、胫神经或腓总神经,可出现远端肢体相应的血液循环、感觉和运动障碍。

(五)辅助检查

X线正、侧位片可明确骨折部位、类型和移位情况。

(六)治疗原则

1.非手术治疗

(1)牵引法:①皮牵引,适用于3岁以下儿童。②骨牵引,适于成人各类型股骨骨折。由于需长期卧床、住院时间长、并发症多,目前已逐渐少用。牵引现在更多的是作为常规的术前准备或其他治疗前使用。

(2)石膏支具:离床治疗和防止髋人字石膏引起膝关节、髋关节挛缩导致石膏支具的发展。石膏支具在理论上有许多特点,它允许逐渐负重,可以改善肌肉和关节的功能,增加骨骼的应力刺激,促进骨折愈合。

2.手术治疗

采用切开复位内固定。由于内固定器械的改进、手术技术的提高,以及人们对骨折治疗观念的改变,股骨干骨折多趋向于手术治疗。内固定的选择应考虑到患者的全身情况、软组织情况及骨折损伤类型。内固定材料包括钢板螺钉固定和髓内钉固定。

二、护理评估

(一)一般评估

1.健康史

(1)一般情况:了解患者的年龄、职业特点、运动爱好、日常饮食结构、有无酗酒等。

(2)受伤情况:了解患者受伤的原因、部位和时间,受伤时的体位和环境,外力作用的方式、方向与性质,骨折轻重程度,急救处理的过程等。

(3)既往史:重点了解与骨折愈合有关的因素,如患者有无骨折史,有无药物滥用、服用特殊药物及药物过敏史,有无手术史等。

2.生命体征

密切观察患者的生命体征及神志,警惕休克的发生。

3.患者主诉

受伤的原因、时间、外力方式与性质,骨折轻重程度及有无合并血管神经损伤、受伤时的体位和环境、急救处理的过程等。

4.相关记录

外伤情况及既往史;X线片及实验室检查等结果记录。

(二)身体评估

1.术前评估

(1)视诊:肢体肿胀,缩短,由于肌肉痉挛,常有明显的扭曲畸形。

(2)触诊:局部皮温可偏高,明显压痛。完全骨折有骨擦音。触诊患肢足背动脉、腘窝动脉搏动情况。

(3)动诊:可见反常活动,膝、髋关节活动受限,不能站立和行走。

(4)量诊:患肢有无短缩、双侧下肢周径大小、关节活动度。

2.术后评估

(1)视诊:牵引患者患肢保持外展中立位;外固定清洁、干燥,保持有效固定。

(2)触诊:患肢局部压痛减轻或消退。

(3)动诊:患肢根据愈合情况进行如活动足部、踝关节及小腿。

(4)量诊:患肢无短缩,双侧上肢周径大小相等、关节活动度无差异。

(三)心理-社会评估

评估心理状态,了解患者社会背景,致伤经过及家庭支持系统,对疾病的接受程度,是否承受心理负担,能否有效调节角色转换。

(四)辅助检查阳性结果评估

X线片结果明确骨折具体部位、类型、稳定性及损伤程度。

(五)治疗效果的评估

1.非手术治疗评估要点

(1)消肿处理效果的评估:观察患肢肿胀变化;使用冷疗技术后效果;末梢感觉异常者避免冻伤。联合药物静脉使用时密切观察穿刺部位,谨防药物外渗引起局部组织损害。

(2)保持有效牵引效果评估:骨牵引穿刺的针眼有无出现感染征,注意观察患者有无足下垂情况,并注意膝关节外侧腓总神经有无受压。小儿悬吊牵引时无故哭闹时仔细查找原因,调整牵引带,经常检查双足的血液循环和感觉有无异常,皮肤有无破损、溃疡。

(3)观察石膏松紧情况,有无松脱、过紧、污染、断裂。长期固定有无出现关节僵硬、肌肉萎缩、肺炎、压疮、泌尿系统感染等并发症。

2.手术治疗评估要点

(1)评估术区伤口敷料有无渗血、渗液,评估早期功能锻炼的掌握情况。

(2)观察患肢末梢血液循环、活动、感觉,及早发现术后并发症。

三、主要护理诊断(问题)

(一)疼痛

疼痛与骨折有关。

(二)躯体移动障碍

躯体移动障碍与骨折或牵引有关。

(三)潜在并发症

低血容量休克。

四、主要护理措施

(一)病情观察与并发症预防

1.病情观察

由于股骨干骨折失血量较大,观察患者有无脉搏增快、皮肤湿冷、血压下降等低血容量性休克表现。因骨折可损伤下肢重要神经或血管,观察患肢血液供应,如足背动脉搏动和毛细血管充盈情况,并与健肢比较,同时观察患肢是否出现感觉和运动障碍等。一旦发生异常,及时报告医师并协助处理。

2.疼痛护理

及时评估患者疼痛程度,遵医嘱给予止痛药物。

3.牵引护理

(1)保持有效牵引,定期测量下肢的长度和力线,以免造成过度牵引和骨端旋转。

(2)注意牵引针是否有移位,若有移位应消毒后调整。

(3)预防腓总神经损伤,在膝外侧腓骨头处垫纱布或棉垫,防止腓总神经受压,经常检查足部背伸运动,询问是否有感觉异常等情况。

(4)长期卧床者,骶尾处皮肤受压易发生压疮,给予睡气垫床,定时按摩受压处皮肤,足跟悬空。

(二)饮食

给予患者高热量、高蛋白、高纤维素、高钙、富含维生素及果胶成分饮食。如牛奶、鸡蛋、海米、虾皮、鱼汤、骨头汤、新鲜蔬菜和水果等。

(三)用药护理

了解药物不良反应,对症处理用药时观察其用药后效果。根据疼痛程度使用止痛药,并评估不良反应。

(四)心理护理

向患者和家属解释骨折的愈合是一个循序渐进的过程,充分固定能为骨折断端连接提供良好的条件。正确的功能锻炼可以促进断端生长愈合和患肢功能恢复。鼓励患者表达自己的思想,减轻患者及其家属的心理负担。

(五)健康教育

1.指导功能锻炼

患肢固定后,可在持续牵引下做股四头肌等长舒缩运动,并活动足部、踝关节和小腿。卧床期间鼓励患者利用牵引架拉手环或使用双肘、健侧下肢三点支撑抬起身体使局部减轻压力。在X线片证实有牢固的骨折愈合后,才能取消牵引,进行较大范围的运动。有条件时,也可在8～10周后,有外固定架保护,早起不负重活动,以后逐渐增加负重。股骨中段以上骨折,下床活动时始终应注意保持患肢的外展体位,以免因负重和内收肌的作用而发生继发性向外成角突起畸形。

2.复查

告知患者及家属若骨折远端肢体肿胀或疼痛明显加重,肢体感觉麻木、肢端发凉,应立即到医院复查并评估功能恢复情况。

3.安全指导

指导患者及家属评估家庭环境的安全性,妥善放置可能影响患者活动的障碍物。

五、护理效果评估

(1)患者是否主诉骨折部位疼痛减轻或消失,感觉舒适。

(2)患侧肢端能否维持正常的组织灌注,皮肤温度和颜色正常,末梢动脉搏动有力。

(3)能否避免低血容量休克等并发症的发生。一旦发生,能否及时发现和处理。

(4)患者在指导下能否按计划进行有效的功能锻炼,患肢功能恢复情况及有无活动障碍。

(韩玉荣)

第六节　骨与关节结核

骨与关节结核曾经是很常见的感染性疾病,常继发于肺结核(约90%),少数继发于消化道或淋巴结核。好发于儿童及青少年,30岁以下患者占80%以上。好发部位为脊柱,其次为膝、髋及肘关节。随着科技的进步、抗结核药物的出现,骨与关节结核的发病率明显下降。但是由于流动人口的大量增加,以及耐药菌的出现,骨与关节结核的发病率又有所回升,应引起重视。

一、脊柱结核

在骨关节结核病中,脊柱受累占50%左右,脊柱结核中,以椎体结核占绝大多数(约99%),其中腰椎为最高,胸椎、胸腰段其次,颈椎及骶尾椎较少见,但颈椎结核致残率较高。男性比女性略多见;儿童、成人均可发生,应引起注意。

(一)病因与发病机制

人型结核分枝杆菌是主要病原菌。主要继发于肺或胃肠道结核。当机体抵抗力下降时,潜伏的结核菌引起感染。椎体承重大、骨松质多、肌肉附着少、血液供应容易被感染。

(二)病理变化

椎体被破坏以后出现脓肿并伴干酪样物质,因缺乏急性化脓性感染的红、热,形成寒性脓肿,有两种表现。①椎旁脓肿:脓液多汇集椎体两侧和前方。脓液可沿着韧带间隙向上下蔓延,使几个椎体的边缘都出现骨侵蚀,进入椎管内可压迫脊髓和神经根。②流注脓肿:椎旁脓液积聚至一定量后可穿破骨膜,向下方流动,在远离病灶的部位出现脓肿。下胸椎及腰椎病变所致的椎旁脓肿穿破骨膜后,形成腰大肌脓肿。浅层腰大肌脓肿向下流动积聚在髂窝内,成为髂窝脓肿。还可形成腹股沟深部脓肿。甚至脓液还可下流至膝上部位。

椎体结核可分为中心型和边缘型两种(图 5-5)。①中心型椎体结核:多见于儿童,好发于胸椎。病变进展快,一般只侵犯一个椎体,椎体被压缩成楔形。可穿透椎间盘累及邻近椎体。②边缘型椎体结核:多见于成人,好发于腰椎。病变部位局限在椎体的上下缘,很快侵犯椎间盘和相邻的椎体。本病的特征是椎间盘破坏、椎间隙变窄。

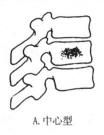
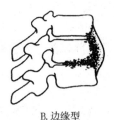

A. 中心型　　　　　　　　　B. 边缘型

图 5-5　椎体结核

(三)临床表现

1.症状

起病缓慢,早期症状不明显,可有低热、自汗、消瘦、食欲缺乏、全身不适等。病变部位钝痛,休息时减轻,劳累时加重。

2.体征

局部肌痉挛和脊柱活动受限,患者可有姿势异常,如拾物试验阳性、托马斯试验阳性、颈椎结核时抬头困难。可伴有脊柱后凸、侧凸,腰椎生理前凸消失、胸椎后凸可引起驼背等畸形。

寒性脓肿和窦道的形成,脓肿破溃后出现窦道与体外相通,可有干酪样分泌物排出。结核的脓液、干酪样坏死、死骨、被破坏的椎体和椎间盘都可压迫脊髓,出现截瘫。其中以胸椎和颈椎结核截瘫发生率高。此外,颈椎结核还有上肢麻木等神经根受刺激的表现,有咽后壁脓肿者出现呼吸与吞咽困难,胸椎结核有背痛症状,而下胸椎病变引起的疼痛表现为腰骶部疼痛。

(四)实验室及其他检查

1.影像学检查

(1)X 线检查:早期表现为骨质变薄。随着病情的发展,表现为骨质破坏和椎间隙变窄,与化脓性脊柱炎相似。前方椎体多个节段受累,椎体被侵蚀为扇贝状。中央型的病变与肿瘤类似,表现为椎体中央变薄和骨质破坏,接着出现椎体塌陷。偶见小死骨,椎体呈楔状改变。边缘型的骨质破坏集中在椎体上缘或下缘,椎间隙变窄或消失,脊柱各段结核可见寒性脓肿的阴影。

(2)CT 检查:清晰显示软组织病灶的界限、骨质破坏的程度,以及小脓肿。

(3)MRI 检查:在多个切面水平上显示骨和软组织的病变,以及脊髓受压情况,另外增强的

MRI 可以区别脓肿与肉芽组织。

2.结核菌素试验

在机体免疫力严重低下时可为阴性。

3.血常规检查

仅约 10% 的患者有血白细胞计数升高。血沉可检测病变是否静止和活动。活动期明显增快,静止期一般正常。

4.脓肿穿刺或病变部位的组织学检查

脓肿穿刺或病变部位的组织学检查是结核感染确诊的重要途径。通过培养或组织学检查,70%～90% 的病例可以确诊,但混合性感染时结核杆菌培养阳性率极低。

(五)诊断要点

根据上述临床表现及影像学检查,结合患者血沉增快、结核菌素试验阳性,应考虑本病。确诊需要做椎体病灶或软组织的活检。CT 引导下的细针穿刺活检非常有诊断价值。皮下脓肿穿刺发现病原菌,可不必再做脊柱活检。

(六)治疗要点

脊柱结核治疗的目标是根除感染、恢复神经功能、防止脊柱畸形。抗结核药物化疗是治疗脊柱结核的重要部分。

1.非手术治疗

(1)一般处理:改善全身营养状况,加强休息。局部制动:适用于病变静止而脊柱尚不够稳定者,如颅骨牵引、石膏背心、腰围等。

(2)抗结核药物治疗:异烟肼、利福平、链霉素、对氨基水杨酸钠、乙胺丁醇等一线抗结核药物治疗。脊柱结核一般要用药 2 年左右。有窦道出现混合感染者,应结合药敏试验,应用敏感的抗生素。

2.手术治疗

手术适应证为死骨、脓肿较大不易吸收和窦道经久不愈;结核病灶压迫脊髓出现症状;晚期结核引起的迟发性瘫痪。

(1)病灶清除术:结核病灶的彻底清除是控制感染的关键。把死骨和干酪样坏死物完全清除,直至露出正常松质骨。

(2)脊柱功能重建:通过植骨或结合内固定。早期重建的效果主要通过内固定维持,后期(一般 1 年以后)主要依靠植骨融合完成。自体骨植骨可靠并且愈合率高。

(七)护理要点

1.术前及非手术治疗的护理

局部制动、遵医嘱抗结核、加强营养和休息。

(1)用药护理:可同时使用 2～3 种抗结核药物,密切观察用药反应,定期监测血常规。

(2)体位的护理:严格平卧硬板床,选择适合石膏固定或牵引,石膏或牵引带内面加垫小毛巾,保证患者舒适,防止局部长期受压,产生压疮。为患者翻身时,注意要有 2 人以上合作,保证其颈、胸、腰椎的平直,预防脊柱的再损伤。

(3)术前训练:训练床上大小便、有效咳嗽、深呼吸,为手术后适应做好准备。

2.术后护理

(1)体位:术后 6～8 小时可翻身,翻身时应防止脊柱扭曲,3 人协助患者轴式翻身。

(2)病情监测:脊柱结核患者椎管狭窄,椎管内神经易受压,术后 24 小时内应密切观察上下肢感觉、有无异常,运动、排尿有无障碍。

3.健康指导

(1)主动活动:腰椎结核患者术后第一天,可做双下肢直腿抬高训练,每天 3~5 次,每次10 分钟。可指导患者 1 周后做床上抬臀运动以锻炼腰背肌,预防神经根粘连。

(2)被动活动:颈椎结核截瘫患者,对四肢肌肉进行向心按摩,做上、下肢各关节的被动活动,以防肌肉萎缩。

(3)出院指导:出院在家仍需要卧硬板床,可平卧或侧卧;颈椎结核者,避免头颈用力转动,腰椎胸椎结核者,避免久坐,防止胸腰部屈曲或极度扭曲;行骨融合术者,在植骨融合时可下床活动,骨融合一般颈椎术后 3 个月,腰椎术后需 4~5 个月。

二、膝关节结核

膝关节结核发病率占全身骨与关节结核的第二位,仅次于脊柱结核。患者多为儿童及青壮年。

(一)病因与发病机制

膝关节病变以滑膜结核多见,滑膜结核发病缓慢,症状轻微,很多患者就诊时滑膜已完全被结核性肉芽组织破坏,关节面软骨、骨质受到不同程度的侵犯和破坏,发展为全关节结核。形成死骨、空洞。脓液可侵入髌上囊、腘窝或膝关节两侧,后期形成脓肿。若脓肿破溃,继发混合感染,可形成经久不愈的窦道。儿童膝关节结核骨骺遭到破坏后,影响下肢的发育,可引起明显肢体短缩畸形。病变累及关节韧带时,可出现膝关节病理性半脱位或脱位,病变静止后,可有膝关节挛缩畸形。

(二)临床表现

1.全身症状

起病缓慢,有低热、乏力、疲倦、食欲缺乏、消瘦、贫血、夜间自汗等全身症状。血沉可增快。

2.局部症状

(1)关节弥漫性肿胀是早期单纯滑膜结核的症状,局部疼痛多不明显。由于膝关节位置表浅,肿胀和积液通常很明显。检查可发现膝部肿胀饱满,浮髌试验阳性。

(2)单纯骨结核的局部症状轻微,仅有病灶周围肿胀和压痛,关节功能多不受限。

(3)全关节结核症状明显,肿胀、疼痛和关节功能受限都比较明显。脓肿破溃,继发混合感染,形成窦道。晚期股四头肌萎缩,关节肿胀、骨质破坏和韧带松弛,可发生膝外翻畸形。骨骺破坏后,骨生长受到影响,致使患肢发生短缩畸形。

(三)实验室及其他检查

1.X 线检查

(1)单纯性滑膜结核放射学表现常不典型。仅病程较长者可见软组织肿胀和骨组织疏松。

(2)在单纯骨结核中,中心型表现为骨质模糊,呈磨砂玻璃样,后期可形成死骨及空洞;边缘型则表现为边缘骨质被侵蚀破坏。

(3)在全关节结核,表现为骨质广泛疏松,骨质被侵蚀破坏,关节间隙变窄。窦道长期不愈可出现骨硬化。

2.CT、MRI 检查

可较早地发现局部小脓肿、软组织增厚、死骨块等,对关节内早期病变有诊断价值。

3.关节镜检查

对诊断早期膝关节滑膜结核有重要价值,可取关节液培养做组织活检,也可进行滑膜切除术。

（四）诊断要点

根据结核接触史、患病史,临床表现、X 线检查、关节镜及实验室检查可明确诊断。

（五）治疗要点

1.局部制动

十分重要,无论是手术或非手术治疗,固定时间一般不少于 3 个月。

2.抗结核治疗

单纯滑膜结核者,多可以通过应用全身抗结核药治愈,并能够保留基本正常的关节功能。

3.局部治疗

（1）抽出关节积液并注入抗结核药物。

（2）若治疗无效,可施行滑膜切除术。

（3）单纯骨结核当骨质破坏较重时,应施行病灶清除术,病灶清除后可用松质骨填充。术后管型石膏固定 3 个月。

（4）对全关节结核,15 岁以下的患者仅做病灶清除术;15 岁以上者在清除病灶后,可同时行膝关节加压融合术,术后 4 周拔除加压钢针,改用管型石膏固定 2 个月。

（六）护理要点

1.术前及非手术患者护理

（1）心理护理:因为病程长,患者心理负担重,医护人员要鼓励患者及家属正确认识疾病,增加战胜疾病的信心,积极配合治疗。

（2）局部制动:肿胀、疼痛明显者,可用石膏托固定。固定期间,石膏托可以每天解下 1～2 次,并适当活动膝关节,以防关节粘连,肌肉萎缩。可在伸膝位做股四头肌收缩训练。

2.术后护理

（1）制动:患者术后回病室时要注意平稳搬移,防止石膏变形或折断。

（2）伤口引流护理:观察伤口渗血及引流管的通畅情况,防止引流管脱落及管内引流液倒流,注意无菌操作。记录引流液的颜色、性质、量,发现异常及时通知医师并妥善处理。引流液正常为淡红色,每天引流液≤200 mL。引流管持续引流 24～48 小时后,引流液≤50 mL,可拔管。

（3）术后用软枕抬高患肢 20°～30°,以促进血液循环,减轻肿胀。密切观察患肢血液循环、皮肤温度、神经觉情况,并与健侧进行比较。发现问题及时处理。

（4）行关节加压融合者,应注意保持关节夹的松紧度,预防加压针眼感染。

3.健康指导

（1）预防深静脉血栓形成:手术第一天,可行健侧肢体和患侧踝关节的主动运动。

（2）指导肢体活动:滑膜切除术后,皮牵引 1～2 周后可在床上练习屈伸膝关节,一个月后可下床扶双拐活动;单纯骨结核清除病灶松质骨填充术后,石膏固定 2～3 周,早期行股四头肌静力收缩,一个月后扶双拐练习行走;全关节结核行关节加压融合术后,4 周可除去石膏和关节夹,在床上练习肢体抬高,35 天后可扶双拐下地活动。

（3）出院后嘱患者继续加强患肢的功能锻炼,劳逸结合,避免过早负重。定期复查。

三、髋关节结核

髋关节结核发病率在骨与关节结核中居第三位,仅次于脊柱和膝关节。多为单侧发病,多见于儿童和青少年。

(一)病因与发病机制

早期髋关节结核以单纯滑膜结核和单纯骨结核多见。大多发展成全关节结核。单纯骨结核的病灶常位于髋臼上缘、股骨头和靠近骺板处的股骨颈。病灶处骨质破坏,出现死骨和空洞,易形成脓肿。随着病变发展,可穿破关节面软骨,进入关节腔,造成全关节感染。股骨头部分被破坏、吸收后可发生病理性脱位,多为后脱位。髋臼结核产生的脓液可向周围流注,向后常形成臀部脓肿。穿破骨盆内壁,形成盆腔内脓肿。

(二)临床表现

1.全身症状

起病缓慢,可有低热、自汗、食欲缺乏、消瘦、乏力、倦怠、贫血等。

2.局部症状

(1)典型的临床表现有跛行和放射至膝的患髋疼痛。

(2)早期仅表现为跛行和患髋不适感。患儿常有"夜啼",因为熟睡后髋部保护性肌痉挛消失,患髋移动时引起疼痛所致。髋关节活动因疼痛而受限,托马斯征阳性。

(3)可出现髋关节屈曲、内收、内旋畸形,患肢短缩,于腹股沟或臀部可出现肿胀或肿块,有压痛。患肢及臀部肌萎缩。

(三)实验室及其他检查

1.X线检查

X线片早期显示有局限性的骨质疏松,疾病后期,全关节结核可见关节间隙变宽,出现空洞和死骨。严重者股骨头几乎完全消失,可出现病理性脱位。

2.CT与MRI检查

有助于早期诊断,可清楚显示髋关节内积液量和微小的骨破坏病灶。

(四)诊断要点

髋关节结核的早期诊断极为重要,根据病史、症状、体征和X线检查,不难诊断。骨盆正位片对两侧髋关节进行反复比较,仔细观察,关节间隙轻度狭窄应引起注意,以防漏诊。

(五)治疗要点

1.全身支持疗法

休息,增加营养以增强机体抵抗力,改善患者的全身状况。

2.局部处理

(1)单纯滑膜结核:早期行关节穿刺抽液并注入抗结核药物,对患肢进行皮牵引、石膏固定。无效者行滑膜切除术。术后用皮牵引和丁字鞋制动3周。

(2)单纯骨结核:有死骨或无效腔者,应尽早行病灶清除术,清除死骨、清理无效腔,遗留的空腔可用松质骨充填,术后皮牵引或髋人字石膏固定4~6周。

(3)全关节结核:早期及时进行病灶清除术,术后皮牵引3~4周。晚期则行病灶清除术,同时作关节植骨融合术,术后髋人字石膏固定3~6个月。病情稳定者可选择全髋关节置换术。

(六)护理要点

1.术前及非手术治疗的护理

(1)关节腔抽液、注入抗结核药物时,要严格执行无菌操作。

(2)关节疼痛皮牵引时,保持患肢外展 30°中立位。严格卧床休息,预防病理性骨折。

2.术后护理

(1)注意观察生命体征的变化,必要时进行心电监护。

(2)由于髋关节手术后出血较多,要注意观察伤口敷料渗血情况,保持引流管的通畅。

(3)对于石膏固定者,观察患肢血液循环情况,倾听患者主诉,如有肢体远端苍白、厥冷、疼痛、麻木等异常及时通知医师妥善处理。行石膏"人"字形固定者,注意保护石膏周围的皮肤,尤其是女患者会阴部皮肤的清洁干燥。

(4)定时翻身、按摩皮肤防治压疮。指导有效咳嗽,经常深呼吸,预防肺感染、肺不张。

3.健康指导

(1)术后第 1 天,上肢、健侧下肢的主动活动,以防深静脉血栓形成。术后 2～3 天可进行股四头肌等长收缩,但要避免主动屈髋练习。

(2)皮牵引 3～4 周后可去除,患者可进行髋、膝关节的主动锻炼。石膏固定 6～8 周后,拍 X 线片复查,病变愈合,可拆除石膏,持双拐下床练习行走,但患肢不能负重。

(3)指导患者及家属正确用药、合理饮食、有计划的功能锻炼、定期复查。

(韩玉荣)

第七节　急性化脓性关节炎

关节的化脓性感染称为化脓性关节炎,多见于儿童,常发生于髋关节和膝关节。儿童多为血源性,成人多为外伤感染所致。常见致病菌为金黄色葡萄球菌。

一、诊断

(1)患肢近期内有外伤史或邻近部位感染史。

(2)全身症状:起病急,出现高热、畏寒、全身不适、食欲减退等急性感染症状。

(3)局部症状:关节处疼痛、红肿,皮温增高,关节腔内有积液。晚期常合并关节功能障碍或关节半脱位。

(4)化验:血中白细胞及中性粒细胞计数增高,白细胞计数可达 $10×10^9/L$ 以上。

(5)关节液可为浆液性、血性、混浊性或脓性,镜下可见大量白细胞、脓细胞和革兰阳性球菌。

(6)X 线早期可见关节间隙增宽,关节周围软组织影扩大;晚期则为关节间隙变窄或消失,骨质疏松。

二、鉴别诊断

(一)急性血源性骨髓炎

压痛在干骺端,关节肿大多为反应性积液。

(二)急性风湿热

多为游走性疼痛,关节液无脓细胞,无细菌。

三、治疗

(1)早期大剂量联合抗生素治疗,高热患者给予降温,纠正酸中毒。

(2)皮牵引或石膏托固定患肢于功能位。

(3)关节内抽脓,注射抗生素。

(4)关节行切开排脓引流术,以确保关节功能。

(5)急性炎症消退后,早期锻炼关节。

(6)关节强直于非功能位,可于炎症消退 6 个月后行矫正手术。

四、疗效标准及预后

早期无关节软骨破坏时,积极治疗可完全愈合而无功能障碍,治疗不当可遗留关节功能障碍及关节畸形。

五、护理问题

(一)体温过高
体温过高与局部感染细菌、毒素侵入血液有关。

(二)疼痛
疼痛与炎症刺激、关节肿胀、粘连有关。

(三)活动无耐力
活动无耐力与关节疼痛、肿胀、功能障碍有关。

(四)知识缺乏
对疾病的相关知识缺乏了解。

(五)有关节功能丧失的可能
有关节功能丧失的可能与关节粘连、骨性强直有关。

(六)潜在并发症
肢体的失用性综合征。

六、护理目标

(1)体温正常,炎症得到控制。

(2)患者自诉疼痛消失或减轻。

(3)患者的活动耐力逐渐增加。

(4)患者能掌握疾病的有关知识,进行自我护理和主动功能锻炼。

(5)关节功能最大限度地得到恢复。

(6)无并发症发生。

七、护理措施

(一)卧床休息

急性期患者应适当抬高患肢,限制活动。保持患肢功能位,以减轻疼痛,消除肿胀,并预防关节畸形。急性期过后,鼓励患者做主动活动。

(二)高热护理

给予乙醇擦浴、温水擦浴、头置冰袋等方法进行物理降温,必要时遵医嘱行药物降温。

(三)药物观察

根据细菌培养和药物敏感试验合理选用抗生素。注意用药浓度和药物滴速,观察药物的毒副作用。

(四)病情观察

观察患者的生命体征,根据肢体局部的红肿、疼痛程度来判断感染的严重程度。

(五)引流管的护理

对一般治疗效果不理想的患者,可行关节切开置管冲洗引流。保持冲洗管和引流管通畅,维持引流管呈负压状态。观察引流液的性质,有无渗漏,及时更换污染的敷料。每天更换负压吸引器,注意无菌操作。妥善固定引流管,避免堵塞、扭曲、脱落。

(六)石膏固定的护理

临床上常采用石膏固定限制患肢活动,防止炎症扩散;减轻疼痛,防止肌肉萎缩。在石膏未干前减少搬动,勿使其折断,冬季可用电吹风吹干。从膝关节凹处将患肢抬高,观察末梢血液循环及有无石膏压迫症状;保持石膏清洁,尤其是女性患者,教会其仰卧排便的方法,避免尿液、粪便污染;髋人字形石膏固定的患者,要观察臀部、骶尾部是否石膏过紧,以防压疮。有无恶心、呕吐、腹胀等石膏综合征的发生,给予对症处理,必要时在腹部开窗,并在背部适当垫枕以减轻对腹部的压迫。

(七)功能锻炼

急性期患者可做等长收缩和舒张运动。待炎症消退后,关节没有明显破坏者,应鼓励患者逐渐锻炼关节功能,并配合理疗和热敷,防止关节内粘连和强直;对正常的关节应该做主动功能训练,防止失用性萎缩。

八、健康指导

(1)向患者及家属介绍疾病的发生原因、治疗方法和预后情况。

(2)讲解石膏护理的方法。

(3)教会患者戴石膏活动方法。①翻身法:必须待石膏干后进行。患者仰卧向患侧床边移动,然后伸直健腿,双手抓紧头侧栏杆,在护理人员协助下向健侧翻转,然后将身体移至床中央。②坐起法:患者先向患侧移动,臀部抵达床沿,然后双手抓住固定在床尾的拉绳,用力坐起。③下地法:将患肢用绷带在下面兜住患肢石膏足底部,上面挂在颈部,使患肢悬空不负重,借助双拐下地活动。

(4)强调功能锻炼的重要性和方法。

(5)介绍压疮产生的原因及预防压疮的方法。

(6)自我检测的方法及定期复查的意义,安排复查时间。

(韩玉荣)

第八节 寰枢椎脱位

一、定义

寰枢椎脱位是指先天畸形、创伤、退变、肿瘤、感染和手术等因素造成的寰椎与枢椎骨关节面失去正常的对合关系,发生关节功能障碍和/或神经压迫的病理改变。

二、解剖

第一颈椎又叫寰椎,它没有椎体和棘突,由前后弓和侧块组成。寰椎容易发生脱位,与其解剖结构有着密切的关系。寰椎无椎体,寰、枢椎之间有 4 个关节,齿状突与寰椎前弓中部组成前关节,寰椎横韧带和齿状突组成后关节(即齿状突关节),寰椎外侧由两侧侧块下关节面和枢椎上关节面组成两个关节突关节。寰枢椎间无椎间盘组织,关节囊大而松弛,关节面平坦,活动范围较大,即局部的解剖结构不够坚固,稳定性较差。

三、病因

寰枢椎脱位是上颈椎最常见的严重损伤。外伤多见,也有因颈部感染,韧带松弛,姿势不良及先天性畸形或不明原因引起。若不及时治疗,其脱位程度常进行性加重,导致脊髓高位受压而危及生命。

四、临床表现

寰枢椎脱位无特有体征,主要取决于脱位程度、是否对脊髓造成压迫,以及致伤机制的不同,临床表现差异较大。轻者颈痛,头痛,眩晕,恶心呕吐,活动受限;重者因血管、神经脊髓受压出现不同程度的瘫痪,如不及时诊治,可带来终身残疾甚至死亡。

(一)颈枕部疼痛及头颈部异常体位

寰椎前脱位伴旋转移位时,头部可斜向一侧。儿童头颈部外伤所致的寰枢椎半脱位多呈斜颈体征。

(二)眩晕或视力障碍

寰椎向前脱位,位于寰椎横突孔中的椎动脉受到牵拉而引起供血不足时,可发生眩晕或视力障碍。

(三)颈髓或延髓损害所引起的症状

颈脊髓压迫性病变可引起肢体麻木、四肢力弱、颈肌萎缩、手指精细动作障碍、行路不稳及踩棉花感等,而延髓部缺血性病变可表现为四肢运动麻痹、构音障碍及吞咽困难等症状。

五、诊断

X 线检查是诊断寰枢椎脱位最可靠的诊断方法,正位片可观察双侧椎板宽度是否对称,棘突位置是否有移动;侧位片可观察椎体排列,关节突关节位置的微细改变及棘突的位移及观察颈椎的生理曲度的改变;斜位片主要观察椎间孔的形态 Luschka 关节部骨质增生的程度。对所有患者进行颈椎正侧位、开口位 X 线片和 CT 扫描及三维重建,并进行颅骨牵引,在 X 线上观察 C_1 后弓和 C_2 峡部的高度,走行方向及后缘对应的解剖关系。

六、治疗

除积极治疗原发病和损伤外,以矫正脱位、解除压迫,重建稳定、恢复功能为主。角度牵引配合手法复位治疗寰枢关节脱位是高效的方法;可复性寰枢椎脱位的手术治疗:治疗主要以复位、固定与融合为主。手术方式有前路齿突螺钉内固定术和后路寰枢椎后弓融合术。

七、护理评估

(一)健康史

评估受伤时间、原因和部位,受伤时的体位,急救、搬运和运送方式等。

(二)身体状况

1.局部

躯体、肢体麻痹平面的变化,肢体感觉、运动的恢复状况。

2.全身

有无高热、压疮、坠积性肺炎等并发症的出现。

3.辅助检查

辅助检查主要为影像学检查结果。

(三)心理和社会支持状态

患者对功能失调的感性认识和对现况的承受能力。患者及其家属对疾病治疗的态度。

八、护理诊断/问题

(一)清理呼吸道低效

由呼吸肌麻痹、全麻插管术后、颈部过度制动所致。

(二)血肿压迫

伤口渗血多且引流不畅。

(三)潜在并发症——窒息

进食不当,误入气管。

九、预期目标

(1)患者呼吸道通畅。

(2)患者伤口引流通畅,无血肿压迫。

(3)患者体位舒适,未出现头颈部剧烈地移动。

(4)患者未出现窒息,患者一旦出现窒息,能得到及时地抢救。

十、护理措施

(一)术前护理

1.心理护理

通常患者和家属对脊柱手术缺乏一定的了解,大多会存在紧张、焦虑和恐惧不安等不良情绪。首先要建立良好的护患关系,取得患者的信任,帮助患者了解病情,使患者配合医护人员做好各项必要的检查和治疗。耐心讲解手术前后的注意事项、术后可能出现的不适及减轻不适的方法。

2.口腔护理

手术为口咽入路,术前口腔准备十分重要。术前常规请相关科室检查,术前 1 周对患者的牙石、龋齿进行对症处理;指导患者进食温凉软食,禁食烫食及粗糙食物,避免损伤口腔黏膜。术前 7 天用 1∶5 000 氯己定溶液或生理盐水 100 mL 加庆大霉素 8 万单位漱口,每天 4 次,使用有效的抗生素,术前 3 天给予甲硝唑片口服,每次 0.4 g,每天 3 次。复方呋喃西林滴鼻液滴鼻。术晨留置胃管,指导并鼓励患者做有效咳嗽和深呼吸运动。

3.术前训练

防止废用综合征的发生,对肢体功能障碍者被动活动四肢,每天 4~6 次,每次 20~30 分钟,包括肢体屈、伸、收、展、旋转及手的抓握动作。术前需有创气管切开,训练患者床上进食、大小便,教患者用手势、表情、肢体语言进行沟通,了解患者的需求及想表达的内容,便于治疗、护理。方法:患者侧卧,训练患者卧床吞咽水、食物。

4.颅骨牵引的护理

注意保持牵引的位置、方向和重量安全有效、枕下支架无阻力。防止颅钉松动,发现异常及时报告医师。保持牵引眼干燥,每天用盐水和酒精棉签清洁牵引孔周围皮肤并保持头面部清洁。翻身时应一人手扶头颈,一人手托肩背,注意轴向翻身,脊柱不可过旋。骶尾部垫水垫,定时按摩,防止压疮,随时了解观察患者的不良感受,及时处理。牵引重量 5~6 kg,维持牵引重量一般 2~3 kg;保持有效牵引,牵引松动的螺栓要及时旋紧。用 75% 乙醇纱条包绕针眼部位,每天更换 1 次;用消毒液喷洒牵引针道口,每天 3 次,防止针道感染;协助患者翻身,每 2~3 小时 1 次。翻身时保持头与牵引弓、颈、躯干三点一线。

5.完善术前准备

纠正营养不良状况,给予胃肠外静脉营养疗法。吸烟可增加呼吸道分泌物引起咳嗽,加重术后伤口疼痛,延缓伤口愈合,且此手术需行气管切开,吸烟会延长气管堵管时间,因此,对吸烟患者要劝其立即戒烟。术前 1 天配血、备皮及药敏试验。术前 30 分钟常规置胃管,留置尿管、肌内注射术前用药。床旁备无菌口腔护理盘、气管切开护理操作盘。

(二)术后护理

1.搬运及卧位

术后搬运患者由手术医师负责其头、颈部,保持自然中立位,切忌扭转、过屈或过伸,要注意保持头、颈、躯干轴位,防止扭动,术后尽量避免搬动患者头颈部,以免造成或加重颈、延髓损伤。患者头下垫高度为 5 cm 的枕头,颈部两侧置沙袋制动,严防头颈部突然转动,遵医嘱准确、及时使用脱水剂和少量激素,以减轻脊髓、颈部水肿,防止窒息。

2.密切观察病情变化

(1)密切观察术后患者(尤其是术前有瘫痪者)有无呼吸困难等缺氧症状,并做如下准备:置抽吸装置于床旁,有痰时及时抽吸,保持呼吸道通畅,备气管切开包于床旁。

(2)动态监测 BP、P 及 SpO_2 变化,持续 2~3 天。

(3)手术的牵拉刺激,脊髓产生水肿,术后 4~5 天是水肿高峰期。术后 4~5 天注意四肢感觉运动的改变,并要与术前比较,重点预防脊髓创伤性水肿的发生,发现异常应及时报告并处理。

(4)翻身时进行整体协调。

3.观察局部渗血情况

观察局部渗血情况,警惕血肿压迫脊髓、气管而窒息。

(1)保持伤口内置负压引流装置通畅,以防术后肌肉创面渗血而致血肿。

(2)观察颈部伤口敷料渗血及颈部肿胀情况。若伤口敷料渗血多,颈部逐渐肿胀,且负压引流装置引流量少,则很可能出现由于渗血导致肿胀,压迫脊髓、气管而窒息。

(3)一旦发现肿胀明显且伴有气促、发绀等窒息前兆,立即报告医师,积极静脉用止血药及扩容,并做好血肿清除术的准备。

4.呼吸道护理

(1)术中常规行气管切开,术后定时气管内吸痰,保持呼吸道通畅。严格无菌操作,防止呼吸道感染。手术当天即行雾化吸入,每天2次。雾化后行轴位翻身、拍背、排痰,每次吸痰时套管内加入生理盐水2~3 mL,以湿化痰液,利于吸痰。

(2)密切观察呼吸形态改变,脊髓受到的某种压力突然解除时,可出现不同程度水肿。脊髓损伤者尤其突出。深夜熟睡时,迷走神经兴奋性增高会加重呼吸肌麻痹症状,因此,夜间谨防呼吸骤停发生。

(3)术后5~6天当口腔咽部切口愈合、痰液减少后,可先试行堵管1天,无呼吸困难后,在无菌操作下拔除气管导管。

5.神经系统功能的观察

术后麻醉清醒后立即检查患者双手握力、双上肢及双下肢感觉运动功能,截瘫平面与术前进行对比,应警惕神经功能紊乱的发生。

6.疼痛护理

评估患者疼痛的程度。为患者提供舒适安静的环境。帮助患者调整舒适的体位。术后禁止头部前屈,平卧位颈下垫薄枕,使头部处于过伸位。翻身时保持头颈、躯干一致,不可自行翻身。遵医嘱给止痛药到术后3天。

7.口腔护理

切口位于口腔,术后预防口腔感染非常重要。上颈椎经口入路手术最易出现的术后并发症是经口的医源性感染,需特别加强口腔的护理。及时吸出口腔内分泌物及残存物,吸引时压力不可过大,用生理盐水行口腔护理,每天口腔护理4次。雾化吸入,每天2次,连续7天。在呼吸平稳的情况下应尽早拔管,以减轻吞咽困难,同时患者可更多吞咽唾液而保持伤口干净。预防伤口炎症、水肿。每天数次向鼻腔内滴入复方呋喃西林滴鼻液,防止呼吸道逆行感染。

8.预防压疮

加强皮肤护理,避免发生压疮,术后平卧6小时后每2小时轴位翻身1次,注意带颈围保护颈椎,防止颈部过伸、过屈、旋转,导致手术失败。翻身后在肩背臀处垫枕,使患者感觉舒适。

9.功能锻炼

骨科患者的康复与功能锻炼关系密切,患者术后第2天开始进行床上四肢手部的功能锻炼,以增强肌力,术后10天戴颈围,于床上坐起活动,逐渐床边活动,至自己行走,指导患者活动量由小到大,循序渐进。

10.饮食护理

(1)术后当天禁食,以后根据颈部肿胀、喉部舒适程度、呼吸道分泌物量来决定进食时间与种类(由进食流质→半流质→软食)。

(2)饮水、进食速度宜慢且均匀。

(3)术后鼻饲流质可防止存留食物摩擦伤口引起疼痛或感染,并保持伤口清洁。胃管内注入流质,维持鼻饲1周以上至伤口愈合。

(4)少量多餐,每次鼻饲前需抽取胃液,了解有无应激性溃疡的发生,以及胃管的位置。每次注食量200 mL,每天6次,温度在38 ℃左右。

十一、护理评价

(1)患者呼吸道是否通畅,有无痰鸣音。

(2)患者伤口引流是否通畅。

(3)患者颈部是否得到了妥善的制动。

(4)患者进食方式与种类是否依病情而异。

(5)患者一旦出现窒息,是否得到了急救。

十二、康复指导

对康复期出院患者,应做好出院宣教、康复指导、定期复查,做好回访及随诊工作,让患者满意而归,增强对抗疾病的信心。

(一)不完全截瘫患者的护理

患者术后24小时嘱患者上肢运动,配合足背伸和股四头肌收缩、循序渐进,防止肌肉萎缩。尿管定时开放,训练膀胱舒缩功能,尽早恢复排尿功能。3天后戴颈托可扶坐起,2周拆线后戴颈托站立行走,宜缓慢进行,注意潜在直立性低血压,要搀扶防止摔伤。

(二)对全瘫患者的护理

每天检查和评估患者感觉平面是否改善,并与术前进行比较。每天被动活动全身各关节3次,每次30分钟,防止关节强直及肌肉萎缩,为防足下垂可穿木底板鞋固定。帮助患者增加肺活量,练习吹气球。全身支持疗法,保持精神愉快,提高机体抵抗力。行中医针灸按摩理疗配合康复治疗。

(韩玉荣)

第九节　颈椎骨折并发脊髓损伤

颈椎骨折并发脊髓损伤,因损伤平面和程度不同,可出现不同程度的瘫痪,致残率高。同时患者长时间卧床,容易发生多种并发症,若能及时采取正确的手术治疗辅以全面、细致、有效的围术期护理,可使患者得到有效的康复,减少并发症,提高生活质量。

一、术前护理

(一)心理护理

患者均是突然受伤,终日卧床,往往无法接受现实,情绪低落,不愿与人交谈认为自己是残疾人,对生活绝望。因此,应多与患者进行沟通,了解患者的思想情况,家庭经济状况等,做好健康宣教。介绍手术过程及手术成功的病例,安慰、关心、鼓励患者,解除其心理压力,增强信心,以良好的心理状态配合治疗与护理。另外还要与家属多交流,争取多方配合。心理护理要贯穿于整个治疗过程当中。

(二)进行术前锻炼

(1)减少术后呼吸系统并发症,术前戒烟,进行呼吸功能训练,指导患者练习深呼吸活动,增加肺通气量。并进行有效咳嗽,嘱患者深呼吸,在呼气末咳出,重复多次。

(2)指导患者做气管推移训练:气管推移训练主要是为颈椎前路手术做准备。告知患者气管推移训练的重要性,以取得积极配合。术前3~5天,指导患者或护士用示指、中指、环指将气管向左侧推移,必须超过中线,持续5~10分钟,逐渐增至15~20分钟,每天3~4次。

(三)高热护理

颈脊髓损伤的患者由于自主神经功能紊乱,机体丧失了对外界环境温度调控的能力,常出现39℃以上的高热,因此要严密观察体温变化,体温过高者及时给予物理降温,如酒精擦浴、冰袋、冰帽降温等。另外要调节室温,病室早晚要通风,保持空气清新,鼓励患者适量多饮水。

(四)饮食护理

脊髓损伤后,躯体神经功能障碍,患者可出现一系列消化道紊乱的症状,可给予流食或半流食,如出现腹胀可禁食。为防止便秘的发生,应合理安排饮食,适量多饮水,并食用富含纤维的食物,训练每天定时排便。另外,因受创伤和激素冲击治疗,患者常发生应激性溃疡,应警惕有无消化道出血,此时要严密观察用药效果和患者的主诉,如发现大便异常及时送检。

二、术后护理

(一)体位护理

患者术后回病房时,应保持脊柱水平位搬动患者。颈部两侧用沙袋固定,颈部制动,以防植骨块脱落或内固定松动。术后进行定时轴位翻身,2天后可适当抬高床头,在颈托固定下逐渐过渡到半卧位,以减轻颈部水肿。

(二)术后观察与护理

(1)患者术后回病房,床边备气管切开包。

(2)常规给予氧气吸入,每分钟3~5 L,心电监护,监测患者血压、心率、呼吸、血氧饱和度,特别是呼吸情况,注意呼吸的节律及频率。术后1~2天为喉头水肿初期,4~5天为水肿高峰期,此期密切观察呼吸情况,如出现呼吸浅快、声音嘶哑、口唇发绀,提示有喉头水肿的可能,应及时报告医师,采取有效措施,必要时行气管切开。

(3)及时观察患者切口敷料渗出情况及切口引流情况。正常情况下术后24小时内切口引流液量应少于100 mL,若引流量过多、色鲜红、切口敷料渗出多或局部隆起,颈部增粗且患者自觉呼吸费力,提示有活动性出血及局部血肿形成,应及时通知医师进行紧急处理。

(三)饮食指导

术后1~2天给予温凉流质饮食,以减少咽部的充血水肿,2天后改半流质,逐渐过渡到普食,应告知患者多食高蛋白富含维生素粗纤维易消化的食物。

三、预防并发症

(一)呼吸系统感染

注意保持病室内空气新鲜、流通、温湿度适宜。定时更换体位,每次翻身后自下而上,自外向内叩击患者背部,以利排痰,必要时给予雾化吸入。

(二)泌尿系统感染

鼓励患者多饮水,每天饮水量为 1 500~2 000 mL;保持会阴部清洁,每天用温水清洗会阴部2次;保持尿管通畅,每天更换尿袋,每月更换气囊导尿管1次。

(三)预防压疮

常规使用气垫床,注意保持床铺平整、清洁、干燥,定时翻身(病情允许时每2~4小时轴位翻身1次),按摩受压部位。

四、功能锻炼

术后早期进行肢体锻炼,包括肢体按摩及关节被动活动,以促进血液和淋巴循环,加速新陈代谢,促进损伤的神经功能恢复,避免关节强直和肌肉萎缩。

患者在术后6~8周,骨折已基本愈合时,尽可能进行肢体主动锻炼,开始利用床架,卧位引体上升,训练上肢和腰肌的力量;逐渐练习起坐、自行翻身和在双下肢支架保护下扶双拐站立及练习行走等;还可坐手摇轮椅,循序渐进,注意安全,以免跌伤。

功能锻炼应贯穿于住院直至出院后的恢复期,持之以恒。

(韩玉荣)

第十节　颈椎间盘突出症

一、概述

颈椎间盘突出症(LDH)是指颈椎间盘的髓核和相应破裂的纤维环突向椎管内,而引起的颈髓后神经根受压的一系列临床表现,致压物是单纯的椎间盘组织。它与颈椎病属于不同病理变化的颈椎疾病。颈椎间盘突出症临床上并不少见,是较为常见的脊柱疾病之一,发病率仅次于腰椎间盘突出。严重时可发生高位截瘫危及生命。

颈椎间盘突出临床多见于20~40岁的青壮年,约占患者人数的80%。有一定的职业倾向性。例如,长期保持固定姿势的人群:办公室职员、教师、手术室护士、长期观看显微镜者、油漆工等较易发生。颈椎间盘突出男性明显多于女性,农村多于城市。女性多发于孕产后,往往是突然发生的腰痛异常剧烈,活动有障碍。另外长期生活、工作在潮湿及寒冷环境中的人也较易发生。

二、分类

(一)根据病程分类

1.急性颈椎间盘突出症

有明确的外伤史,伤前无临床症状,伤后出现。影像学检查证实有椎间盘破裂或突出而无颈椎骨折或脱位,并有相应临床表现。

2.慢性颈椎间盘突出症

无明显诱因缓慢发病或因为颈部姿势长期处于非生理位置,如长期持续低头工作者,不良嗜睡姿势者或强迫性屈曲头颈者等。

(二)根据症状分类

1.神经根型

颈神经受累所致。

2.脊髓型

脊髓型是椎间盘突出压迫脊髓引起的一系列症状,临床此类型多见。

3.混合型

同时表现以上两种症状。

(三)根据颈椎间盘向椎管内突出的位置不同分类

1.侧方突出型

突出部位在后纵韧带的外侧,钩椎关节的内侧。该处是颈脊神经经过的地方,因此突出的椎间盘可压迫脊神经根而产生根性症状。

2.旁中央突出型

突出部位偏向一侧而在脊髓与脊神经之间,因此可以同时压迫二者而产生单侧脊髓及神经根症状。

3.中央突出型

突出部位在椎管中央,因此可压迫脊髓双侧腹面而产生双侧症状。

三、病因机制

椎间盘是人体各组织中最早最易随年龄发生退行性改变的组织,椎间盘的退变多开始于20岁以后,随着年龄的增长退变程度不断加重,以 $C_5 \sim C_6$ 的退变最常见,其次是 $C_6 \sim C_7$,两者占颈椎间盘突出症的90%。颈椎间盘突出症常由颈部创伤、退行性变等因素导致。致伤原因主要是突然遭受到意外力量作用或颈椎突然快速屈伸旋转运动,使髓核突破纤维环,造成脊髓或神经根受压,出现急性发病,多见于交通事故或体育运动。临床还有部分患者呈慢性发病。

四、临床表现

颈椎间盘前部较高较厚,正常髓核位置偏后,且纤维环后方薄弱,故髓核容易向后方突出或脱出,而椎间盘的后方有脊髓、神经根等重要结构,因此突出的髓核容易刺激或压迫脊髓或神经根,产生临床症状。

(一)症状

症状呈现多样性:颈部不适、疼痛,并肩部酸痛、疲劳。单侧上肢及手部放射性疼痛、麻木、无力。双侧手麻木无力,跨步无力,步态不稳,腿有打软踩棉花感,容易跌倒,病重者可出现瘫痪等。

(二)一般体征

当椎间盘突出压迫颈神经根时,颈部可出现颈肌痉挛,颈发僵,生理前凸减小或消失,部分节段棘突有压痛,上肢可查出受压神经根分布区的痛觉过敏或麻木,肌肉力量减弱,肌萎缩,肌腱反射减退或消失。压迫脊髓时可表现为四肢肌张力增高,腹壁反射、提睾反射减退或消失,病理反射多呈阳性。当脊髓半侧受压时可出现典型 Brown-Sequard 征（即末梢性麻痹、与病变脊髓分节相应的皮肤区域感觉消失）。

（三）特殊体检

1.颈椎间孔挤压试验

颈椎间孔挤压试验为患者取坐位，头颈后仰并向侧方旋转，检查者立于背后，用双手按压患者额头顶部，出现上肢放射痛或麻木者为阳性。对症状轻者可采用头顶叩击法检查。

2.神经根牵拉试验

神经根牵拉试验为患者端坐，检查者一手轻推患侧头颈部，另一手握住患侧腕部，对抗牵拉，可诱发上肢放射痛或麻木。

五、治疗

对颈椎间盘突出症诊断明确；对保守治疗无效、顽固性疼痛、神经根或脊髓压迫症状严重者应采取手术治疗。

（一）前路椎间盘切除融合

适用于中央型和旁中央型椎间盘突出症患者，对原有退变者应同时去除增生的骨赘，以免残留可能的致压物。

（二）后路椎间盘切除术

适用于侧方型颈椎间盘突出症或多节段受累、伴椎管狭窄或后纵韧带骨化者。单纯的椎间盘突出可采用半椎板及部分关节突切除术，通过减压孔摘除压迫神经根的椎间盘组织。若伴有椎管狭窄或后纵韧带骨化则可采用全椎板减压术。

（三）经皮椎间盘切除术

具有创伤小，出血少等优点，国内尚未广泛开展。

（四）经皮激光椎间盘减压术

首先用于治疗腰椎间盘突出症，近年来国内外学者将其用于颈椎间盘突出症的治疗。

（五）融核术

年轻患者，经非手术治疗数周无效则可选用此法。虽有不少学者报道该法疗效不亚于外科手术治疗，但诸多因素限制其广泛应用：①该法采用颈前路穿刺途径，而颈前方解剖结构密集，如血管神经束、气管食管束等，增加了穿刺的难度和危险性；②使用木瓜凝乳蛋白酶有损伤脊髓的潜在危险性。

六、护理

（一）术前护理

1.术前健康宣教

为保证患者术前训练质量和有一个良好的状态，积极配合治疗并安全渡过围术期，减少术后并发症，护理人员须做好患者的术前健康教育，以配合手术治疗的顺利开展，内容应包括以下几点。

（1）首先护理人员要有一个认真的工作态度、良好的精神面貌和熟练的操作技术；在对待患者及家属时要热情和蔼，以取得他们的信任。

（2）对术前准备的具体内容、术后需要进行监测的设备、管道，以及术后可能出现的一些状况,例如,切口疼痛、渗血、因麻醉、插管造成的咽喉部疼痛、痰多、痰中带血,以及恶心、呕吐等情况仔细向患者和家属进行交代,消除因未知带来的恐惧、不安情绪,使在精神上、心理上都有所准备,以良好的心态迎接手术。

(3)护士应在医护观点一致的前提下进行健康教育。在进行术前健康教育时,不可将该手治疗效果绝对化,避免引起患者的误解,成为引发医疗纠纷的隐患。另外患者也经常通过护理人员来了解手术医师的情况,患者非常注重主刀医师的技术与经验,担心人为因素增加手术的危险性。提示在进行术前健康教育时,可将同病种术后效果好的患者介绍给术前患者,让其现身说法,增加患者对术者的信赖。

2.心理护理

颈椎手术部位特殊,靠近脊髓,危险性大,患者对手术抱有恐惧心理,顾虑大,思想负担重。因此满足其心理需求是必要的,要通过细心观察,与患者及时沟通,缓解心理压力。

3.指导训练

术前训练项目较为重要且不易掌握动作要领,医护人员要在训练中给予指导,并对训练效果给予评价,以减少患者自行训练所致效果偏差而影响手术。

(1)气管食管推移训练:主要用于颈前路手术。要求在术前3~5天即开始进行。方法是:患者自己或护理人员用手的2~4指插入一侧颈部的内脏鞘与血管鞘间隙,持续向对侧牵拉;或用大拇指推移,循序渐进,开始时每次持续1~2分钟,逐渐增加至15~30分钟,每天2~3次。要求每次推拉气管过中线,以适应手术时对气管的牵拉,减轻不适感,注意要保护皮肤,勿损伤。

(2)有效咳嗽排痰训练。方法:嘱患者先缓慢吸气,同时上身向前倾,咳嗽时将腹壁内收,一次吸气连续咳三声,停止咳嗽将余气尽量呼出,再缓慢吸气,或平静呼吸片刻后,再次进行咳嗽练习。时间一般控制在5分钟以内,避免餐后、饮水后进行,以免引起恶心。患者无力咳痰时,可用右手示指和中指按压气管,以刺激咳嗽,或用双手压迫患者上腹部或下腹部,增加膈肌反弹力,帮助患者咳嗽咳痰。同时要向患者解释通过有效咳嗽可预防肺部感染,并告知患者术后咳嗽可能会有些不舒服或疼痛,但不影响伤口愈合。对于接受能力较弱的老年患者和儿童,可通过指导其进行吹气球的练习方法来达到增加肺活量的目的。具体方法:准备一些普通气球,练习时每次将气球吹得尽可能大,然后放松5~10秒,重复以上动作,每次10~15分钟,每天3次。

(3)体位训练:颈椎前路手术时患者的体位是仰卧时颈部稍稍地过伸,因此术前患者需要练习去枕平卧或颈部稍稍地处于过伸仰卧位,以坚持2~3小时为宜,以免术中长期处于这一固定体位而产生不适感;俯卧位的练习,主要用于颈后路手术患者,患者俯卧在床上,胸部用高枕头或叠好的被子垫高20~30 cm,额部垫一硬的东西,如书本等,以保持颈部屈曲的姿势,坚持时间应超过手术所需的时间,一般以能坚持3~4小时为宜。

(4)床上大小便及肢体功能锻炼:强调其对手术及术后康复的积极意义,使患者在术前两日学会床上解大小便;教会患者术后如何在床上进行四肢的主动活动;讲解轴线翻身的配合要点和重要性。

4.感染的预防

住院患者要保持口腔清洁,经常用含漱液含漱;有吸烟习惯的患者应在入院时即劝其停止吸烟,以减少呼吸道的刺激及分泌物,对痰多黏稠者应给以雾化吸入,或使用祛痰药。指导患者训练深呼吸运动,可增加肺通气量,也有利于排痰,避免发生坠积性肺炎。

5.手术前日准备

(1)药敏试验:包括抗生素试验、碘过敏试验(手术中拟行造影者)。如过敏试验呈阳性者,及时通知医师,并做好标记。

(2)交叉配血:及时抽取血标本,送血库,做好血型鉴定和交叉配血试验。

(3)皮肤准备:按照手术要求常规备皮,范围分别为颈椎前路(包括下颌部、颈部、上胸部)、颈椎后路(要理光头,包括颈项部、肩胛区);若需要取自体移植,供骨区(多为髂骨区)同时准备。另外,还要修剪指甲、沐浴、更换清洁衣裤。

(4)选配颈托:为达到充分减压的目的术中需切除椎间盘组织及部分椎体骨质,并进行植骨,颈椎稳定性受到一定影响,因此术后需佩戴颈托进行保护。目前多采用前后两片式颈托,松紧可自由调节,根据患者个体选择不同的型号,术前试戴一段时间,达到既能控制颈部活动,又无特别不适为宜。让患者立、卧位试戴均合适,便于术后佩戴,预防术后并发症,因此要求护士应详细讲解颈托的佩戴、脱取、使用、保养等方法,并要求患者及家属能正确复述且能在护士指导下正确操作。佩戴颈托松紧适宜,维持颈椎的生理曲度,过松影响制动效果,过紧颈托边缘易压伤枕骨处皮肤,并影响呼吸;颈托勿直接与患者皮肤接触,因其材料为优质泡沫,吸汗性能差,故颈托内应垫棉质软衬垫,有利于汗液吸收,每天更换内衬垫1~2次,确保颈部舒适、清洁;佩戴期间,保持颈托清洁,必要时用软刷蘸洗洁精清洗干净,毛巾擦干,置阴凉处晾干;加强颈部皮肤护理,向患者及家属详细讲解佩戴颈托期间皮肤护理的重要性,指导、协助并教会家属定时检查颈托边缘及枕部皮肤情况,并定时按摩。

(5)胃肠道准备:术前一天以半流质或流质为佳,对于择期手术患者、大便功能障碍导致便秘及排便困难的患者,为了防止麻醉后肛门松弛,不能控制粪便的排出,增加污染的机会或避免术后腹胀及术后排便的痛苦,易在术前晚及术日晨用0.1%~0.2%的肥皂水各清洁灌肠一次。

6.手术当天的护理

(1)观察:夜班护士要观察患者的情绪,精神状况、生命体征、禁食禁饮情况;若患者体温突然升高、女性患者月经来潮及其他异常情况要及时与医师联系,择期手术的患者应推迟手术日期。

(2)饮食:术日晨患者禁食禁水,术前禁食12小时以上,禁饮4~6小时,防止麻醉或手术过程中呕吐而致窒息或吸入性肺炎。但抗结核药、降糖药、降血压药应根据情况服用。

(3)用物准备:准备好带往手术室的各种用物,包括颈托、术中用药、影像学资料、病历等并全面检查术前各项准备工作是否完善,应确认所有术前医嘱、操作及医疗文书均已完成。

(4)着装准备:要求患者仅穿病员服,里面不穿任何内衣。告知患者不要化妆、涂口红、指甲油,以免影响术中对皮肤颜色的观察。请患者取下佩戴的饰物、义齿、手表、隐形眼镜等,贵重物品交由家属保管。

(5)交接患者:向接病员的手术室工作人员交点术中用物、病历等,扶患者上平车,转运期间把患者的安全放在首位。并仔细核对确认患者为拟行手术的患者。

(6)病床准备:患者进入手术室后,病床更换清洁床单、被套等物,准备输液架、氧气装置、吸引器、气管切开包、监护仪、两个沙袋及其他必需用物。

(二)术后护理

1.体位

患者术后返回病房,搬运时至少有3人参与,当班护士应协助将患者抬上病床,手术医师负责头颈部,搬运时必须保持脊柱水平位,头颈部置于自然中立位,局部不弯曲,不扭转,动作轻稳,步调一致,尽量减少震动,注意保护伤口,如有引流管、输液管要防止牵拉脱出。因术后均戴有颈托,将患者放置适当体位后,需摘下颈托,头颈部两侧各放一沙袋以固定并制动,局部制动不仅可减少出血,还可以防止植骨块或内固定的移位。交接输血、输液及引流管情况。

2.密切观察病情变化

术后进行心电监护,术后 6 小时内监测血压、脉搏、呼吸、血氧饱和度每 15~30 分钟 1 次,病情平稳后改为 1~2 小时 1 次。因手术过程中刺激脊髓导致脊髓、神经根水肿,可造成呼吸肌麻痹;牵拉气管、食管、喉上、喉返神经可出现呼吸道分泌物增多、声嘶、呛咳、吞咽和呼吸困难等异常情况,应重点观察呼吸的频率、节律、深浅、面色的变化,以及四肢皮肤感觉、运动和肌力情况。低流量给氧 12~24 小时。用醋酸地塞米松、硫酸庆大霉素或盐酸氨溴索加入生理盐水行超声雾化每天 2~3 次。鼓励患者咳嗽,促进排痰,必要时使用吸痰器,保持呼吸道通畅。如出现憋气、呼吸表浅、口唇及四肢末梢发绀,血氧饱和度降低,应立即报告医师并协助处理。

3.观察伤口敷料情况有无渗出

如有渗出及时更换潮湿的敷料,并观察渗出液的量和色;妥善固定引流管并保持通畅,一般术后 24~48 小时,引流量少于 50 mL,且色淡即可拔管。并注意观察有无脑脊液漏。

4.皮肤护理

避免皮肤长时间受压,注意保持床单位清洁、平整,协助翻身,拍背每 2 小时 1 次。更换体位时脊柱保持中立位,防止颈部过屈、过伸及旋转。

5.预防肺部、泌尿系统感染

卧床期间给予口腔护理每天 2 次,术后第 2 天即可嘱患者做深呼吸及扩胸运动。每天 1:5 000呋喃西林或生理盐水 500 mL 密闭式冲洗膀胱 2 次,会阴擦洗 2 次,每天更换尿袋,定时放尿,并嘱其多饮水,每天不少于 2 500 mL。

6.活动护理

下床时先坐起,逐渐移至床边,双足垂于床下,适应片刻,无头晕、眼花等感觉时,再站立行走,防止因长时间卧床后突然站立导致直立性低血压而摔倒。

7.加强锻炼

术后第一天协助患者做肢体抬高、关节被动活动及肌肉按摩等,第二天嘱患者练习握拳、抬臂,伸、曲髋、膝、肘各关节,每天 2~3 次,每天 15~30 分钟,循序渐进,以患者不疲劳为主。

(三)出院指导

(1)嘱患者术后 3 个月内继续佩戴颈托保护颈部,避免颈部屈伸和旋转运动。

(2)术后继续佩戴颈托 3 个月,保持颈托清洁,松紧适中,内垫小毛巾或软布确保舒适,防止皮肤压伤;始终保持颈部置中立位,平视前方,卧位时去枕平卧或仅垫小薄枕,保持颈椎正常曲度;禁止做低头、仰头、旋转动作;避免长时间看电视、电脑、看书报、防颈部过度疲劳;避免用高枕,保持颈部功能位,有利于康复,特殊情况遵医嘱。

(3)继续加强功能锻炼,保持正常肌力,加大关节活动度。持之以恒,促进颈部肌肉血液循环,防止颈背肌失用性萎缩。

(4)术后 3 个月门诊复查随访。若颈部出现剧烈疼痛或吞咽困难,有梗塞感,应及时来院复查,可能为植骨块、内固定松动、移位、脱落。

(5)6个月后可恢复工作,工作中注意不能长时间持续屈颈,保持颈椎正常曲度防复发;术后3个月内禁抬重物。

(6)营养神经药物应用1～3个月。

(韩玉荣)

第十一节　颈椎管狭窄症

一、概述

颈椎管狭窄症是指组成颈椎椎管的诸解剖结构因先天性或继发性因素引起一个或多个平面管腔狭窄,而导致脊髓或神经根受压并出现一系列的临床症状。其发病率仅次于腰椎管狭窄症。颈椎管狭窄症多见于40岁以上的中老年人,起病隐匿,发展较缓慢,很多在创伤后出现症状,以下颈椎为好发部位,$C_4 \sim C_6$最多见。本病常与颈椎病并存。

二、病因和分类

颈椎管狭窄症包括先天性椎管狭窄和继发性椎管狭窄两类,根据病因将颈椎管狭窄症分为4类。

(一)发育性颈椎管狭窄症

发育性颈椎管狭窄症是指个体在发育过程中,椎弓发育障碍,颈椎椎管矢状径较正常发育狭小,致使椎管内容积缩小,而致脊髓或神经根受到刺激或压迫,并出现一系列的临床症状。发育性颈椎管狭窄具有家族遗传倾向,其确切病因尚不清楚。

早期或未受到外伤时,可不出现症状,但随着脊柱的退变或者在某些继发性因素作用下,如头颈部的外伤、椎节不稳、骨刺形成、髓核突出或脱出、黄韧带肥厚等均可使椎管进一步狭窄,导致脊髓受压的一系列临床表现。矢状径越小,症状越重。

(二)退变性颈椎管狭窄症

退变性颈椎管狭窄症是最常见的一种类型。退变发生的时间和程度与个体差异、职业、劳动强度、创伤等因素有关。颈椎活动较多,且活动范围大,因此中年以后容易发生颈椎劳损。此时如遭遇外伤,很容易破坏椎管内的骨性或纤维结构,迅速出现颈脊髓受压的表现,退行变的椎间盘更易受损而发生破裂。

(三)医源性颈椎管狭窄症

医源性颈椎管狭窄症主要由于手术所引起,在临床上有增多的趋势。其主要原因:①椎板切除过多或范围过大,未行融合固定,导致颈椎不稳,引起继发性创伤和纤维结构增生性改变;②手术创伤或出血,形成瘢痕组织与硬脊膜粘连,缩小了椎管容积,造成脊髓压迫;③颈椎前路减压植骨后,骨块突入椎管,使椎管容积迅速减小或直接压迫脊髓;颈后路手术后植骨块更易突入椎管内形成新的压迫源;④椎管成型失败,如椎管成形术时铰链处断裂,使回植的椎板对脊髓造成压迫。

(四)其他病变

如颈椎病、颈椎间盘突出症、颈椎后纵韧带骨化症、颈椎肿瘤和结核等因素,造成椎管容积的减小,可出现椎管狭窄的表现。

三、临床表现

(一)感觉障碍

出现较早,并比较明显,表现为四肢麻木、疼痛或过敏。大多数患者上肢为始发症状,临床亦可见一侧肢体先出现症状者。另外也有患者主诉胸部束带感,严重者可出现呼吸困难。感觉障碍出现后,一般持续时间较长,可有阵发性加剧。

(二)运动障碍

大多在感觉障碍后出现,表现为锥体束征,四肢无力,活动不便,僵硬,多数先有下肢无力,行走有踩棉花感,重者站立不稳,步态蹒跚,严重者可出现四肢瘫痪。

(三)大小便功能障碍

一般出现较晚,早期以尿频、尿急、便秘多见,晚期出现尿潴留、大小便失禁。

(四)其他表现

1.自主神经症状

约35%的患者可出现,以胃肠和心血管症状居多,包括心慌、失眠、头晕、耳鸣等,严重者可出现 Horner 征。

2.局部症状

患者颈部可有疼痛、僵硬感,颈部常保持自然仰伸位,惧怕后仰。因颈椎伸屈位椎管容积有相应变化,多数患者可前屈。椎节后缘有骨刺形成者,亦惧前屈。

四、护理

颈椎手术风险较大,术中术后可能发生各种意外,并且患者常因担心手术风险及效果而有很大心理压力。因此,护士应在充分评估患者的基础上,术前给予最佳的照顾和指导,提高手术耐受力,确保患者以最佳的身心状态接受手术;并在术后给予妥善的护理,预防和减少术后并发症,促进早日康复。所以,重视并加强围术期护理对颈椎手术成功的实施极为重要。

(一)术前护理

1.术前健康宣教

为使患者能有一个良好的状态,积极配合治疗并安全渡过围术期,护理人员须做好患者的术前健康教育,以配合手术治疗的顺利开展,内容应包括以下几点。

(1)首先护理人员要有一个认真的工作态度、良好的精神面貌和熟练的操作技术;在对待患者及家属时要热情和蔼,以取得他们的信任。

(2)对术前准备的具体内容、术后需要进行监测的设备、管道,以及术后可能出现的一些状况,例如,切口疼痛、渗血,因麻醉、插管造成的咽喉部疼痛、痰多、痰中带血,以及恶心、呕吐等情况仔细向患者和家属进行交代,消除因未知带来的恐惧、不安情绪,使在精神上、心理上都有所准备。

(3)护士应在医护观点一致的前提下进行健康教育。在进行术前健康教育时,不可将该手术的治疗效果绝对化,避免引起患者的误解,成为引发医疗纠纷的隐患。另外患者也经常通过护理人员来了解手术医师的情况,他们非常注重主刀医师的技术与经验,担心人为因素增加手术的危险性。提示在进行术前健康教育时,可将同病种术后效果好的患者介绍给术前患者,让其现身说法,增加患者对术者的信赖。

(4)心理护理:颈椎手术部位特殊,靠近脊髓,危险性大,患者顾虑大,思想负担重,对手术抱有恐惧心理。因此要通过细心观察,与患者及时沟通,缓解心理压力。

2.指导训练

(1)气管食管推移训练:主要用于颈前路手术,要求术前 3～5 天即开始进行。方法:患者自己或护理人员用手的 2～4 指插入一侧颈部的内脏鞘与血管鞘间隙,持续向对侧牵拉;或用手大拇指推移,循序渐进,开始时每次持续 1～2 分钟,逐渐增加至 15～30 分钟,要求每次推拉气管过中线,以适应手术时对气管的牵拉,减轻不适感,注意要保护皮肤,勿损伤。

(2)有效咳嗽排痰训练。方法:嘱患者先缓慢吸气,同时上身向前倾,咳嗽时将腹壁内收,一次吸气连续咳三声,停止咳嗽将余气尽量呼出,再缓慢吸气,或平静呼吸片刻后,再次咳嗽练习。时间一般控制在5分钟以内,避免餐后、饮水后进行,以免引起恶心。患者无力咳痰时,可用右手示指和中指按压气管,以刺激咳嗽,或用双手压迫患者上腹部或下腹部,增加膈肌反弹力,帮助患者咳嗽咳痰。同时要向患者解释通过有效咳嗽可预防肺部感染,并告知患者术后咳嗽可能会有些不舒服或疼痛,但不影响伤口愈合。

对于接受能力较弱的老年患者和儿童,可通过指导其进行吹气球的练习方法来达到增加肺活量的目的。具体方法:准备一些普通气球,练习时每次将气球吹得尽可能大,然后放松 5～10 秒,重复以上动作,每次 10～15 分钟,每天 3 次。

(3)体位训练:颈椎前路手术时患者的体位是仰卧时颈部稍稍地过伸,因此术前患者需要练习去枕平卧或颈部稍稍地处于过伸仰卧位,以坚持 2～3 小时为宜,以免术中长期处于这一固定体位而产生不适感;俯卧位的练习,主要用于颈后路手术患者,患者俯卧在床上,胸部用高枕头或叠好的被子垫高 20～30 cm,额部垫一硬的东西,如书本等,以保持颈部屈曲的姿势,坚持时间应超过手术所需的时间,一般以能坚持 3～4 小时为宜;另外还有床上大小便训练等。必须反复向患者强调术前训练的重要性,并准确的教会患者和家属训练的方法、内容、要求和目标。

3.感染的预防

住院患者要保持口腔清洁,经常用含漱液含漱;有吸烟习惯的患者应在入院时即劝其停止吸烟,以减少呼吸道的刺激及分泌物,对痰多黏稠者应给以雾化吸入,或使用祛痰药。指导患者训练深呼吸运动,可增加肺通气量,也有利于排痰,避免发生坠积性肺炎。

4.手术前日准备

(1)药敏试验:包括抗生素试验、碘过敏试验(手术中拟行造影者)。如过敏试验呈阳性者,及时通知医师,并做好标记。

(2)交叉配血:及时抽取血标本,送血库,做好血型鉴定和交叉配血试验。

(3)皮肤准备:按照手术要求常规备皮,范围分别为颈椎前路(包括下颌部、颈部、上胸部)、颈椎后路(要理光头,包括颈项部、肩胛区);若需要取自体移植,供骨区(多为髂骨区)同时准备。另外,还要修剪指甲、沐浴、更换清洁衣裤。

(4)选配颈托:为达到充分减压的目的术中需切除椎间盘组织及部分椎体骨质,并进行植骨,颈椎稳定性受到一定影响,因此术后需佩戴颈托进行保护。目前多采用前后两片式颈托,松紧可自由调节,根据患者个体选择不同的型号,术前试戴一段时间,达到既能控制颈部活动,又无特别不适为宜。让患者立、卧位试戴均合适,便于术后佩戴,预防术后并发症,因此要求护士应详细讲解颈托的佩戴、脱取、使用、保养等方法,并要求患者及家属能正确复述且能在护士指导下正确操作。佩戴颈托松紧适宜,维持颈椎的生理曲度,过松会影响制动效果,过紧颈托边缘易压伤枕骨处皮肤,并影响呼吸;颈托勿直接与患者皮肤接触,因其材料为优质泡沫,吸汗性能差,故颈托内应垫棉质软衬垫,有利于汗液吸收,每天更换内衬垫 1～2 次,确保颈部舒适、清洁;佩戴期间,保持颈托清洁,必要时用软刷蘸洗洁精清洗干净,毛巾擦干,置阴凉处晾干;加强颈部皮肤护理,向患者及家属详细讲解佩戴颈托期间皮肤护理的重要性,指导、协助并教会家属定时检查颈托边缘及枕部皮肤情况,并定时按摩。

(5)胃肠道准备:术前 1 天以半流质或流质为佳,对于择期手术患者、大便功能障碍导致便秘及排便困难的患者,为了防止麻醉后肛门松弛,不能控制粪便的排出,增加污染的机会或避免术后腹胀及术后排便的痛苦,易在术前晚及术日晨用 0.1%～0.2% 的肥皂水各清洁灌肠一次。

5.手术当天的护理

(1)观察:夜班护士要观察患者的情绪,精神状况、生命体征、禁食禁饮情况;若患者体温突然升高、女性患者月经来潮及其他异常情况要及时与医师联系,择期手术的患者应推迟手术日期。

(2)饮食:术日晨患者禁食禁水,术前禁食 12 小时以上,禁饮 4～6 小时,防止麻醉或手术过程中呕吐而致窒息或吸入性肺炎。但抗结核药、降糖药、降血压药应根据情况服用。

(3)用物准备:准备好带往手术室的各种用物,包括颈托、术中用药、影像学资料、病历等并全面检查术前各项准备工作是否完善,应确认所有术前医嘱、操作及医疗文书均已完成。

(4)着装准备:要求患者仅穿病员服,里面不穿任何内衣。告知患者不要化妆、涂口红、指甲油,以免影响术中对皮肤颜色的观察。请患者取下佩戴的饰物、义齿、手表、隐形眼镜等,贵重物品交由家属保管。

(5)交接患者:向接病员的手术室工作人员,交点术中用物、病历等,扶患者上平车,转运期间把患者的安全放在首位。并仔细核对确认患者为拟行手术的患者。

(6)病床准备:患者进入手术室后,病床更换清洁床单、被套等物,准备输液架、氧气装置、吸引器、气管切开包、监护仪、两个沙袋及其他必需用物。

(二)术后护理

1.术后搬运与体位

患者术后返回病房,搬运时要十分谨慎,至少有 3 人参与,当班护士应协助将患者抬上病床,此时手术医师负责头颈部的体位与搬动,搬运时必须保持脊柱水平位,头颈部置于自然中立位,局部不弯曲,不扭转,动作轻稳,步调一致,尽量减少震动,注意保护伤口,如有引流管、输液管要防止牵拉脱出。因术后均带有颈托,将患者放置适当体位后,需摘下颈托,头颈部两侧各放一沙袋以固定并制动,局部制动不仅可减少出血,还可以防止植骨块或内固定的移位。病房护士与手术室护士交接输血、输液及引流管情况,并迅速连接好血压、血氧饱和度等监测仪器,观察患者的一般情况,调整好输血液的滴速。如有异常变化及时处理。

2.保持呼吸道通畅

术后可取去枕平卧位或垫枕侧卧位,保持颈椎平直及呼吸道通畅,低流量吸氧。如有呕吐及时吸出呕吐物,防止误吸;保持有效地分泌物引流,及时清除口腔、咽喉部的黏痰。若患者烦躁不安、发绀、呼吸困难、颈部增粗、四肢感觉运动障碍进行性加重,应考虑颈部血肿压迫气管、颈脊髓的可能,立即通知医师采取紧急措施,在床旁剪开缝线,清除积血,待呼吸改善后,急送手术室清创、消毒、寻找出血点。不伴有颈部肿胀的呼吸困难者,多系喉头水肿所致。主要是由于术中牵拉与刺激气管所致,此时应在吸氧的同时,静脉滴注醋酸地塞米松 5～10 mg。并做好气管切开的准备。

3.全身情况的观察

术后定时观察患者的生命体征、面色、表情、四肢运动和感觉及引流等情况。全麻未清醒前,每 15～30 分钟巡视一次,观察血压、脉搏、血氧饱和度等并做好记录,连续 6 小时。如病情稳定,可 2～4 小时一次。术后由于机体对手术损伤的反应,患者体温可略升高,一般不超过 38 ℃,临床上称为外科热,不需特殊处理。若体温持续不退,或 3 天后出现发热,应检查伤口有无感染或其他并发症。

4.翻身的护理

为防止压疮的发生,应每 2 小时翻身一次,并对受压的骨突处按摩 5～10 分钟,翻身时一般由 3 人共同完成,并准备 2 个翻身用的枕头。如果将患者由仰卧位翻身至左侧,其中 2 人分别站在病床的两侧,第 1 人站在右侧靠床头的位置,负责扶住患者的颈部与头部,位于床左侧的第 2 人用双手向自己一侧扒住患者的右侧肩背部及腰臀部,与第 1 人同步行动,将患者的躯干呈轴线向左侧翻转,并保持颈部与胸腰椎始终成一直线,不可使颈部左右偏斜、扭转。位于床右侧的第 3 人则迅速用枕头顶住患者的右侧肩部和腰臀部,同时垫高头颈部的枕头,使之适合于侧卧,侧卧时枕头高度同一侧肩宽,并在两侧置沙袋以制动。双下肢屈曲,两膝间放一软枕,增加舒适感。翻身时可用手掌拍打背部,力量要适中,不可过猛,可协助排痰,预防肺部并发症。同法翻至右侧。

5.饮食的护理

术后第一天给予流质或半流质,1 周后视病情改为普食,给高蛋白、高热量、高维生素、易消化食物,如鱼类、蛋类、蔬菜、水果等,促进康复。

6.引流管的护理

引流的目的是及时引出可能成为细菌生长温床的血液和渗液,在术后恢复过程中虽然出血的危险逐渐减少,但在引流部位则仍可能发生。因此应密切观察和记录引流液的量、色和性状,避免引流管打折;妥善固定,确保引流管有效引流;每天更换引流袋并严格无菌操作;注意引流管内有无血块、坏死组织填塞;一般 24～48 小时拔除引流管。遵医嘱给氧,提高血氧饱和度,观察给氧效果,给氧时间超过 24 小时应常规更换湿化瓶、给氧导管、鼻塞;准确记录尿量,随时调节输液速度。

(三)术后并发症的预防及护理

1.喉头痉挛水肿

喉头痉挛水肿表现为声音嘶哑或失声,吞咽困难。预防处理措施包括以下几点。

(1)术前向患者强调气管推移训练的重要性,并检查推移效果,根据情况给予指导。

(2)控制水肿。颈椎术后 1 周水肿期,应加强监护,遵医嘱常规使用醋酸地塞米松或甲泼尼龙和甘露醇静脉滴注,以脱水消炎。

(3)由于伤口疼痛引起吞咽困难,为防止呛咳和误吸,术后宜小口进食,少量多餐,并禁食生硬瓜果。

(4)遵医嘱给予缓解喉头痉挛的药物,并以醋酸地塞米松和庆大霉素雾化吸入。

2.神经损伤

神经损伤表现为双下肢无力并进行性加重;声音嘶哑,发音不清;饮水或进食时呛咳。预防处理措施如下。

(1)注意观察患者双下肢感觉、运动情况,让患者自主活动脚趾,如发现异常及时报告。

(2)及早鼓励并指导患者做抗阻力肌肉锻炼,及时给予按摩,促进局部血循环,防止失用性萎缩。

(3)嘱患者尽量少说话,使损伤的喉返神经及早恢复功能。

(4)给予饮食指导,进食半流饮食,必要时协助坐起,以免发生呛咳。

3.脑脊液漏

表现为切口引流管中引流液持续增多,每小时引流量>8 mL,呈淡红色或类似于血浆;患者有头痛、恶心、呕吐等低颅压症状。主要护理有以下几点。

(1)心理护理:向患者及家属说明外渗脑脊液身体每天可自行产生,少量漏出不会影响伤口愈合,也无后遗症。经医师妥善处理,伤口可以痊愈。

(2)体位护理:采取头低脚高位,床尾抬高 15~20 cm,抬高床尾可减低脊髓腔内脑脊液压力,增加颅腔脑脊液压力,改善颅腔与脊髓腔之间的脑脊液压力上的动力学变化。该姿势有利于减少脑脊液漏出,促进裂口愈合。患者如不能耐受长时间俯卧者,可与侧卧位交替。脑脊液漏未愈前禁止患者下床活动。

(3)伤口护理:保持切口敷料清洁干燥,敷料被污染后随时更换,严格遵守无菌操作规程。必要时伤口局部加压包扎或加密缝合。保持床单清洁、干燥,加强皮肤护理。同时保持病室空气通畅,温、湿度适宜。

(4)饮食护理:鼓励患者进食营养丰富易消化饮食,适量食用含纤维素多的食物,保持大便通畅,以降低腹内压,促进脑脊液漏的愈合。

4.呼吸道并发症

表现为咽干、咽痛、咽部异物感;呼吸困难、发绀、烦躁等,氧饱和度<90%。随时可导致呼吸道阻塞引起窒息甚至死亡。主要护理措施如下。

(1)超声雾化吸入:地塞米松 5 mg、庆大霉素 8 万单位、加入生理盐水雾化吸入每天 2 次,以减轻呼吸道水肿、炎症。可嘱患者多次少量饮水,减轻呼吸道干燥。

(2)保持呼吸道通畅:术后严密观察患者呼吸频率、节律及面色的变化,必要时及时吸出呼吸道分泌物,保持气道通畅,防止坠积性肺炎的发生。同时保证充分有效地供氧。

(3)密切观察:颈椎术后 1 周为水肿期,术后 1~2 天为水肿形成期,4~5 天为水肿高峰期。在此期间密切观察患者呼吸情况。肥胖及打鼾者、应加强夜间观察,注意有无呼吸抑制或睡眠呼吸暂停综合征的发生。

(4)药物治疗:常规遵医嘱静脉滴注甘露醇、醋酸地塞米松等药物,防止喉头水肿及控制血肿对脊髓的压迫。

5.颈部血肿

术后用力咳嗽、呕吐、过度活动或谈话是出血的诱因。表现为:颈部增粗、发音改变,严重时可出现呼吸困难,口唇发绀,鼻翼翕动等症状。护理上主要应注意以下几点。

(1)颈部血肿多发生在术后 24~48 小时。所以术后严密观察切口渗血情况,倾听患者主诉,经常询问患者有无憋气、呼吸困难等症状。如患者颈部明显增粗,进行性呼吸困难,考虑有血肿可能。一旦发生血肿压迫,立即拆开颈部缝线,清除血肿,必要时行气管切开。

(2)保持引流通畅,妥善固定。正常情况下,术后引流量24小时内应少于100 mL,若引流液过多,色鲜红,应及时报告医师。

(四)出院指导

1.出院护送

防止颈部外伤,尤其汽车急刹车时的惯性原理致颈部前后剧烈活动,导致损伤,所以出院乘车回家需平卧为妥;如无法平卧,取侧坐位。

2.头颈的位置与制动

术后继续佩戴颈托3个月,保持颈托清洁,松紧适中,内垫小毛巾或软布确保舒适,防止皮肤压伤;始终保持颈置中立位,平视前方,卧位时去枕平卧或仅垫小薄枕,保持颈椎正常曲度;禁止做低头、仰头、旋转动作;避免长时间看电视、电脑、看书报、防颈部过度疲劳;避免用高枕,保持颈部功能位,有利于康复,特殊情况遵医嘱。

3.锻炼

循序渐进加强肢体及各关节的锻炼,保持正常肌力,加大关节活动度。术后8周开始在颈托保护下做项背肌的抗阻训练,每次用力5秒,休息5秒,每组做20～30次,每2小时做1组,持之以恒,促进颈部肌肉血液循环,防止颈背肌失用性萎缩。

4.复查

一般要求3个月内每个月复查1次,如伤口有红肿、疼痛、渗液等及时复诊,3个月后每6个月复查1次。

5.注意事项

6个月后可恢复工作,工作中注意不能长时间持续屈颈,保持颈椎正常曲度防复发;术后3个月内禁抬重物。

(韩玉荣)

第十二节　胸椎管狭窄症

脊椎管狭窄症多发生在腰椎和颈椎,胸椎管狭窄症(TSS)较少见。随着诊断技术的发展和认识水平的提高,确诊胸椎管狭窄症的病例逐渐增多。Nakanish等在1971年首先报道胸椎后纵韧带骨化引起胸椎管狭窄。Marzluf等在1979年报道胸椎关节突增生压迫胸脊髓。有学者1982年报道了胸椎管狭窄的分型并改进了治疗方法。

一、病因与病理

(一)退变性胸椎管狭窄

退变性胸椎管狭窄见于中年以上,主要由于胸椎的退行变性致椎管狭窄,其病理改变主要有以下几点。

(1)椎板增厚骨质坚硬,有厚达20～25 mm者。

(2)关节突起增生、肥大、向椎管内聚,特别是上关节突向椎管内增生前倾,压迫脊髓后侧方。

(3)黄韧带肥厚可达 7～15 mm。在手术中多可见到黄韧带有不同程度骨化。骨化后的黄韧带与椎板常融合成一整块骨板,使椎板增厚可达 30 mm 以上。多数骨质硬化,如象牙样改变。少数病例椎板疏松、出血多,有称为黄韧带骨化症。

(4)硬膜外间隙消失,胸椎硬膜外脂肪本来较少,于椎管狭窄后硬膜外脂肪消失而静脉淤血,故切开一处椎板后,常有硬膜外出血。

(5)硬脊膜增厚,有的病例可达 2～3 mm,约束着脊髓。当椎板切除减压后,硬膜搏动仍不明显,剪开硬膜后,脑脊液搏动出现。多数病例硬膜轻度增厚,椎板减压后即出现波动。由上述病理改变可以看出,构成胸椎管后壁及侧后壁(关节突)的骨及纤维组织,均有不同程度增厚,向椎管内占位使椎管狭窄,压迫脊髓。在多椎节胸椎管狭窄,每椎节的不同部位,其狭窄程度并不一致,以上关节突上部最重,由肥大的关节突、关节囊与增厚甚至骨化的黄韧带一起向椎管内突入,呈一横行骨纤维嵴或骨嵴压迫脊髓。在下关节突起部位则内聚较少,向椎管内占位少,压迫脊髓较轻。二者相连呈葫芦腰状压迫,多椎节连在一起则呈串珠状压痕。脊髓造影或 MRI 改变显示此种狭窄病理。胸椎退变,上述胸椎管狭窄仅是其病理改变的一部分。还可见到椎间盘变窄,椎体前缘侧缘骨赘增生或形成骨桥,后缘亦有骨赘形成者,向椎管内突出压迫脊髓。胸椎管退变性狭窄病例,除胸椎退变外,还可见到颈椎或腰椎有退行改变,本组中以搬运工人、农民等重体力劳动者较多,胸椎退变可能与重劳动有关。

(二)胸椎后纵韧带骨化所致胸椎管狭窄

可以是单椎节,亦可为多椎节,增厚并骨化的后纵韧带可达数毫米,向椎管内突出压迫脊髓。

(三)胸椎间盘突出

多发生在下部胸椎,单独椎间盘突出压迫胸脊髓或神经根者,称胸椎间盘突出症;本节所指系多椎节或单节椎间突出或膨出,与胸椎退变性改变在一起者,构成胸椎管狭窄的因素之一。

(四)其他

脊柱氟骨症亦可致胸椎管狭窄,使骨质变硬、韧带退变和骨化,可引起广泛严重椎管狭窄,患者长期饮用高氟水,血氟、尿氟增高,血钙、尿钙、碱性磷酸酶增高,X 线片脊柱骨质密度增高可资诊断。此外,尚有少数病例,在胸椎退变基础上,伴有急性胸椎间盘突出,损伤脊髓,此种病例多有轻微外伤,发病较急。

二、临床表现

(一)发病部位和节段

发病部位以下半胸椎为多,累及 T_6～T_{12} 节段者 87%,向下可达腰,累及上部 T_1～T_5 者 4.8%。少数病例病变呈间隔型或跳跃型,即两段病变椎节之间有无狭窄的节段,如病变累及 T_6～T_7、T_9～T_{11} 和 T_8 为无狭窄节。

(二)病史与发病年龄

胸椎管狭窄症的病史,一般均较长,慢性发病,从 6 个月至 20 年不等,平均 5 年左右;发病年龄,最年轻 28～30 岁,是极少数,大多为中年以上,50 岁左右发病最多,可达 60 余岁;男性较多占 80% 以上,女性不及 20%。

(三)发病较缓慢

起初下肢麻木、无力、发凉、僵硬不灵活。双下肢可同时发病,也可一侧下肢先出现症状,然后累及另一下肢。半数患者有间歇跛行,行走一段距离后症状加重,须弯腰或蹲下休息片刻方能再走。较重者步态不稳,需持双拐或扶墙行走,严重者截瘫。半数病例胸腹部有束紧感或束带感,胸闷、腹胀,如病变平面高而严重者有呼吸困难。半数患者有腰背痛,有的时间长达数年,仅有 1/4 患者伴腿痛,疼痛多不严重。大小便功能障碍出现较晚,多为解大小便无力,尿失禁约 1/10。患者一旦发病,多呈进行性加重,缓解期少而短。病情发展速度快慢不一,快者数月即发生截瘫。

(四)物理检查

多数患者呈痉挛步态,行走缓慢。脊柱多无畸形,偶有轻度驼背、侧弯。下肢肌张力增高,肌力减弱。膝及踝反射亢进。髌阵挛和踝阵挛阳性。Babinski 征、Oppenheim 征、Gordon 征、Chaddock 征阳性等上神经单位体征。胸部及下肢感觉减退或消失,胸部皮肤感觉节段性分布明显,准确检查有助于确定椎管狭窄的上界,70%患者胸椎压痛明显,压痛范围大,棘突叩击痛并有放射痛。伴有腿痛者直腿抬高受限,确切上界参考 MRI 确定。

三、治疗

(一)手术适应证和时机选择

目前对退变性胸椎管狭窄,尚无有效的非手术疗法,手术减压是解除压迫恢复脊髓功能唯一有效的方法。因此,诊断一经确立,应尽早手术治疗,特别是脊髓损害发展较快者。

(二)手术途径选择

(1)后路全椎板切除减压术是首选方法,可直接解除椎管后壁的压迫,减压后脊髓轻度后移,间接缓解前壁的压迫,减压范围可按需要向上下延长,在直视下手术操作较方便和安全;合并有旁侧型椎间盘突出者可同时摘除髓核。

(2)以后纵韧带骨化为主要因素的椎管狭窄,尤以巨大孤立型后纵韧带骨化,后路手术效果不佳,会引起症状加重,应从侧前方减压切除骨化块,可解除脊髓压迫。

(3)胸椎管狭窄合并中央型椎间盘突出时,从后路手术摘除髓核很困难且易损伤脊髓及神经根,也以采用侧前方减压为宜。侧前方入路可切除后纵韧带骨化块、严重椎体后缘增生骨赘和摘除突出的髓核,还可以切除一侧椎弓根、后关节、椎板及黄韧带以充分减压。

四、护理

(一)术前护理

1.心理护理

对大多数患者而言,手术都是一个强烈的刺激源。焦虑是术前患者最明显的心理特征,焦虑程度对手术效果及预后均有很大影响。对患者必须做好术前心理健康教育,进行心理疏导,耐心倾听患者意见,了解其心理动态;认真地向患者阐明手术的必要性和重要性,介绍有关专家根据病情反复研究的最佳手术方案,使患者深感医务人员高度的责任心,以缓解其不良心理状态,增加食欲,保证充足睡眠,提高机体免疫能力。消除患者紧张焦虑情绪,使患者增加战胜疾病的信心,以最佳的心理状态配合手术。

2.进行手术后适应性训练

(1)床上大便练习:骨科患者由于治疗需要,需长期卧床,胃肠蠕动减弱,易产生便秘。因此,在术前应做好以下健康教育:①嘱患者多饮水,多食新鲜蔬菜和水果,多食粗纤维食物,如韭菜、芹菜、香蕉等;②指导患者按摩腹部,以脐为中心,按顺时针方向进行,促进肠蠕动;③指导患者养成每天定时床上排便的习惯。

(2)床上排尿练习:骨科患者由于治疗需要,需长期卧床,排尿方式发生改变,引起紧张、恐惧心理,担心尿液污染伤口及床单,造成排尿困难。因此,术前进行床上排尿训练,指导患者用手掌轻轻按压下腹部,增加腹压,以利尿液排出。

(3)关节、肌肉功能锻炼:进行肌肉的主、被动收缩练习和关节屈伸运动,为术后肢体功能锻炼打下基础,以便更好、更快地恢复肢体功能,减少术后并发症发生。

3.体位及翻身训练

指导患者练习轴位翻身,翻身时脊柱成一直线,不可扭转,以适应术后翻身需要。

4.指导患者掌握深呼吸和有效咳嗽的方法

用鼻深吸气后,屏气数秒,然后微微张嘴缓慢将气体呼出,在将气体呼出的同时,连续咳嗽2次,休息数秒,再深吸气、咳嗽。如此反复,其目的是增加肺通气量,利于痰液排出,避免肺部感染的发生。

5.一般术前护理

完善术前各项检查,如肝功能、血糖、心电图等,对于老年患者的常见病如糖尿病、高血压病、心脏病等,应积极进行治疗,排除不利手术的因素。指导术前禁烟禁酒,加强营养支持,以增强体质。术前备皮、交叉配血、抗生素试验,术前一晚予以灌肠。

(二)术后护理

1.生命体征监测

术后予心电监护,密切观察患者生命体征变化,监测血压、脉搏、呼吸及血氧饱和度,做好记录,同时注意观察患者的神志、面色、口唇颜色、皮肤黏膜变化、尿量、有无打哈欠、头晕等血容量不足的早期症状。询问患者有何不适,给予吸氧。每 4 小时测体温 1 次,术后 3 天内体温可升高达 38.5 ℃左右,应向患者讲解是外科吸收热所致,不用紧张,7 天内可恢复正常,如体温持续39 ℃以上数天,应警惕感染的可能,及时通知医师。

2.脊髓神经功能观察

神经损伤的原因可以是手术直接造成、间接损伤和术中强行减压;胸段脊髓对缺血及术中的刺激耐受性差,可能也是损伤的原因;硬膜外血肿可直接压迫脊髓,造成脊髓损伤,导致双下肢麻木、疼痛、活动障碍、大小便障碍等一系列神经系统症状,以及原有的神经症状加重。因此术后应密切观察神经功能恢复情况;全身麻醉清醒后,以钝形针尖如回形针尖轻触患者双下肢或趾尖皮肤,观察有无知觉或痛觉、双下肢活动,以及肢体温度、颜色,观察排尿、排便情况并及时记录。早期发现神经功能异常非常重要,脊髓功能的恢复与症状出现的时间有直接关系。如发现异常应立即通知医师及时对症处理。

3.切口引流管的护理

应保持切口敷料干燥完整,注意观察切口敷料渗血情况,如渗血较多,要及时通知医师,更换敷料,观察切口有无红肿,警惕感染的可能。术后切口处放置负压引流管,目的是为了防止切口内形成血肿压迫硬脊膜造成再手术的危险,并防止血肿感染、机化、粘连。在放置引流管期间,应确保引流管固定、畅通,并观察记录引流液的性质、颜色和量。48 小时后引流液逐渐减少,可拔除引流管。

4.体位护理

手术回病房后予去枕平卧 4～6 小时,头偏向一侧,以利于后路手术切口压迫止血和预防全身麻醉术后呕吐。由护士协助患者,一手置患者肩部,一手置患者臀部,两手同时用力,作滚筒式翻身,动作应稳而准,避免拖、拉、推动作。翻身时要保持整个脊柱平直,勿屈曲扭转,避免脊柱过度扭曲造成伤口出血,一般平卧2～3小时,侧卧15～30分钟,左右侧卧及平卧交替使用。

5.排泄的护理

(1)排便异常的护理。①预防便秘:多饮水,给予高热量、高蛋白、高维生素的饮食,少吃甜食及易产气食物,避免腹胀。由于卧床,肠蠕动减弱,易出现便秘,每天按摩下腹部3～4次,以脐为中心,按顺时针方向进行,促进肠蠕动,预防便秘。出现便秘时,用开塞露塞肛或带橡胶手套将干结的粪便掏出。②排便失禁的护理:排便失禁者,由于液状或糊状粪便浸泡在肛周,易导致局部皮肤糜烂。因此,要及时轻轻擦拭和清洗肛周皮肤,并用润滑油保护。

(2)排尿异常的护理。①尿失禁的护理:女性尿失禁者,选择适当型号的双腔气囊导尿管进行导尿并妥善固定,留置尿管;男性尿失禁者,用保鲜袋将阴茎套住,并妥善固定,每2小时清洗并更换1次。②尿潴留的护理:立即诱导患者自行排尿,如热敷按摩、外阴冲洗、听流水声等。诱导排尿失败者,给予导尿并妥善固定,留置尿管或间歇性清洁导尿。③留置尿管的护理:定时夹管训练,白天每3～4小时放尿1次,夜间每4～6小时放尿1次,以训练膀胱逼尿肌的功能。遵医嘱每天2次膀胱冲洗,防止感染。④间歇性清洁导尿:选用橡胶导尿管,操作者洗手或戴手套,插管前用温盐水冲洗会阴部或碘伏消毒尿道口,然后插导尿管(导尿管前端蘸少量液状石蜡)至所需深度,见尿液流出,然后右手扶助导尿管,左手按摩膀胱,力量由轻到重使尿液慢慢流出(或嘱患者自己按摩)。

6.并发症的护理

(1)脊髓损伤:这是最严重的并发症。临床表现为原有的截瘫症状加重,或术前脊髓神经功能正常的患者出现双下肢麻木、疼痛、活动障碍、大小便障碍等一系列神经系统症状。因此全身麻醉清醒后应立即观察下肢的活动、感觉等是否同术前,如出现上述情况应立即向医师汇报及时处理。

(2)脑脊液漏:在胸椎管狭窄手术时脑脊液漏发生的可能性较其他手术大,尤其是黄韧带骨化与硬脊膜粘连时更易发生。临床表现为切口敷料渗出增多,渗出液颜色为淡红色,患者自觉头痛、头晕、恶心等不适。一旦出现脑脊液漏,应立即报告医师,患者去枕平卧位,将负压引流改为普通引流,或者减低负压球负压,必要时拔除引流管,加强换药,保持切口敷料清洁,并用消毒棉垫覆盖后沙袋加压,保持床单清洁干燥,静脉应用抗生素及等渗盐水,必要时抽吸切口皮下脑脊液,探查伤口,行裂口缝合或修补硬膜或肌瓣填塞。

(3)血肿形成:术后血肿形成多见于当天,有伤口局部血肿和椎管内血肿。主要为切口渗血较多而引流不畅。伤口局部血肿有增加伤口感染的可能,并引起切口裂开;椎管内血肿可引起脊髓压迫。术后密切观察伤口情况及双下肢感觉、运动情况及双下肢肌力,如发现双下肢感觉、运动功能较术前减弱或出现障碍应及时报告医师,如诊断明确,应立即再次手术行血肿清除。

(4)预防双下肢深静脉栓塞甚至肺栓塞:指导并协助、鼓励患者早期进行四肢肌肉和各关节的运动。促进下肢静脉血液循环,抬高下肢,促进下肢静脉血液回流。若无胸、脑外伤者,突然出现胸闷、发绀、烦躁不安、呼吸困难进行性加重、血压下降等症状,应警惕肺栓塞的发生,立即做好抢救准备并通知医师。

(5)自主神经功能紊乱:胸段脊髓损伤后可出现自主神经功能紊乱,加之卧床,在坐起或站起时易出现直立性低血压;指导患者逐渐抬高床头等以纠正。还有可能出现心律失常等,需要监测心率、心律情况。

(6)预防压疮:避免局部皮肤长期受压,每2小时更换1次体位;翻身时,头颈和躯体要在同一水平线。同时做好皮肤护理,保持床单、内衣及皮肤清洁、干燥,避免皮肤受潮湿的刺激,保持床单、内衣的平整,避免皮肤局部受压。在更换内衣、床单、体位时,应避免拖、拽等摩擦性动作,以免损伤皮肤。

(7)肢体关节挛缩:如患者肢体能运动,鼓励患者进行主动运动。如患者肢体无运动,应进行各关节被动运动,保持正确的体位摆放,否则可能出现关节挛缩,最常见的为踝跖屈畸形。

7.其他护理

(1)患者年龄大时,静脉输液,除脱水药外,速度不宜过快,防止急性肺水肿的发生。

(2)合并高血压患者,遵医嘱指导患者服用降压药,每天监测血压,避免排便用力过大。

(3)合并糖尿病的患者,遵医嘱指导患者服用降糖药或胰岛素皮下注射,每天监测空腹及餐后2小时血糖。

(韩玉荣)

第十三节　腰椎间盘突出症

一、概述

腰椎间盘突出症是指因腰椎间盘变性、破裂后髓核组织向后方或突至椎板内,致使相邻组织遭受刺激或压迫而出现的一系列临床症状。腰椎间盘突出症为临床上最为常见的疾病之一,多见于青壮年,虽然腰椎各节段均可发生,但以 $L_4 \sim L_5$、$L_5 \sim S_1$ 最为多见。

二、病因

(一)退行性变

腰椎间盘突出症的危险因素(又称诱发因素)有很多,其中腰椎间盘退行性变是根本原因。椎间盘的生理退变从20岁即开始,30岁时退变已很明显。此时,在组织学方面可见到软骨终板柱状排列的生长层消失,其关节层逐渐钙化,并伴有骨形成和血管的侵入。

(二)职业特性

腰椎间盘突出有明显的职业特性。从业有反复举重物、垂直震动、扭转等特点者,腰椎间盘突出症的发病率高。腰椎间盘长期受颠簸震荡,产生慢性压应力,使椎间盘退变和突出。长期弯腰工作者,尤其是蹲位或坐位如铸工和伏案工作者,髓核长期被挤向后侧,纤维环后部长期受到较大的张应力,再加之腰椎间盘后方纤维环较薄弱,易发生突出,所以并非重体力劳动者是腰椎间盘突出的高危人群。

(三)外伤

外伤是腰椎间盘突出的重要因素,特别是儿童与青少年的发病与之关系密切。

(四)遗传因素

腰椎间盘突出有家族性发病的报道,而有些人种的发病率较低。

（五）腰骶先天异常

腰骶椎畸形可使发病率增高,包括腰椎骶化、骶椎腰化、半椎体畸形等。

（六）体育运动

很多体育活动虽能强身健体,但也可增加腰椎间盘突出发生的可能性,如跳高、跳远、高山滑雪、体操、足球、投掷等,这些活动都能使椎间盘在瞬间受到巨大的压应力和旋转应力,纤维环受损的可能性大大增加。

（七）其他因素

寒冷、酗酒、腹肌无力、肥胖、多产妇和某些不良站、坐姿,也是腰椎间盘突出症的危险因素。

三、临床表现

（一）疼痛

腰痛是最早的症状。由于腰椎间盘突出是在腰椎间盘退行性变的基础上发展起来的,所以在突出以前的椎间盘退行性变即可出现腰腿痛。腰部的疼痛多数是由慢性肌肉失衡、姿势不当或情绪紧张引起。椎间关节引起的牵涉性疼痛是由椎旁肌肉、韧带、关节突关节囊、椎间盘或硬膜囊受损引起,疼痛在腰骶部或患侧下肢。若是腰部的肌肉慢性劳损,其疼痛一般局限于腰骶部,不向下肢放射。神经根引起的牵涉性疼痛,其支配的皮节易出现刺痛、麻木感,若前根的运动神经受压,可出现支配肌肉的力量下降和萎缩。

（二）下肢放射痛、麻木

主要是因为突出的椎间盘对脊神经根造成化学性和机械性刺激,表现为腰部至大腿及小腿后侧的放射性疼痛或麻木感。肢体麻木多与下肢放射痛伴发。麻木是突出的椎间盘压迫本体感觉和触觉纤维引起的。有少数患者自觉下肢发凉、无汗或出现下肢水肿,这与腰部交感神经根受到刺激有关。中央型巨大突出者,可出现会阴部麻木、刺痛、排便及排尿困难,男性阳痿,双下肢坐骨神经疼痛。

（三）肌肉萎缩

腰椎间盘突出较重者,常伴有患下肢的肌萎缩,以踇趾背屈肌力减弱多见。

（四）活动范围减小

腰椎间盘突出常引起腰椎的活动度受限,前屈受限病变多在上腰椎,侧屈受限有神经根受刺激的情况存在,伸展受限多有关节突关节的病损。

（五）马尾神经症状

主要表现为会阴部麻木和刺痛感,排便和排尿困难。

（六）体格检查

可发现腰椎生理曲度改变,腰背部压痛和叩痛,步态异常,直腿抬高试验阳性等。

四、诊断

（一）病史

详细了解与患病有关的情况,如有无外伤,从事何种职业,治疗经过等。

（二）体格检查

观察患者步态,是否跛行,腰椎生理曲线,脊柱是否出现侧突,直腿抬高试验等。

(三)辅助检查

摄腰椎正侧位、斜位 X 线片,CT、MRI 检查,对有马尾神经损伤者行肌电图检查。

五、治疗

(一)非手术治疗

首次发病者、较轻者、诊断不清者以及全身及局部情况不宜手术者。方法包括卧床休息,卧床休息加牵引,支具固定,推拿、理疗、按摩,封闭、髓核溶解术。

(二)手术治疗

(1)诊断明确,病史超过半年,经过严格保守治疗至少 6 周无效;或保守治疗有效,经常复发且疼痛较重者影响工作和生活者。

(2)首次发作的腰椎间盘突出症疼痛剧烈,尤以下肢症状者,患者因疼痛难以行动及睡眠,被迫处于屈髋屈膝侧卧位,甚至跪位。

(3)出现单根神经麻痹或马尾神经受压麻痹,表现为肌肉瘫痪或出现直肠、膀胱症状。

(4)病史虽不典型,经脊髓造影或其他影像学检查,显示硬脊膜明显充盈缺损或神经根压迫征象,或示巨大突出。

(5)椎间盘突出并有腰椎管狭窄。

六、护理

(一)术前护理

1.心理护理

腰椎间盘突出症患者大多病程长,反复发作、痛苦大,给生活及工作带来极大不便,心理负担重,故深入病房与患者交流谈心,了解患者所思所虑,给予正确疏导解除患者各种疑虑。针对自身疾病转归不了解的患者,护理人员应根据患者的年龄、性别、文化背景、职业、性格特点,耐心向患者介绍疾病的病因、解剖知识、临床症状、体征,使患者对自己和疾病有一概括的了解,且能正确描述自己的症状,掌握本病的基本知识,能配合治疗及护理。对担心手术不成功及预后的患者,要向患者介绍主管医师技术水平及可靠性,简明扼要介绍手术过程、注意事项及体位的要求,介绍本病区同种疾病成功患者现身说法,增强患者对手术信心,使患者身心处于最佳状态接受手术。

2.术前检查

本病患者年龄一般较大,故术前应认真协助患者做好各项检查,了解患者全身情况,是否有心脏病、高血压、糖尿病等严重全身疾病,如有异常给予相应的治疗,使各项指标接近正常,减少术后并发症的发生。

3.体位准备

术前 3～5 天,指导患者在床上练习大小便,防止术后卧床期间因体位改变而发生尿潴留或便秘。

4.皮肤准备

术前 3 天嘱患者洗澡清洁全身,活动不便的患者认真擦洗手术部位,术前 1 天备皮、消毒,注意勿损伤皮肤。

(二)术后护理

1.生命体征观察

术后监测体温、脉搏、血压、呼吸及面色等情况,持续心电监护,每 1 小时记录 1 次,发现异常立即报告医师。观察患者双下肢运动、感觉情况及大小便有无异常,及时询问患者腰腿痛和麻木的改善情况。如发现患者体温升高同时伴有腰部剧烈疼痛是椎间隙感染的征兆,应及时给予处理。

2.切口引流管的护理

观察伤口敷料外观有无渗血及脱落或移位,伤口有无红肿、缝线周围情况。术后一般需在硬膜外放置负压引流管,观察并准确记录引出液的色、质、量。保持引流通畅,防止引流管扭曲、受压、滑出。第 1 天引流量应小于 400 mL,第 3 天应小于 50 mL,此时即可拔除引流管,一般术后48～72 小时拔管。若引流量大,色淡,且患者出现恶心、呕吐、头痛等症状,应警惕脑脊液漏,及时报告医师。有资料报道腰椎间盘突出症术后并发脑脊液漏的发生率为 2.65%。

3.体位护理

术后仰卧硬板床 4～6 小时,以减轻切口疼痛和术后出血,以后则以手术方法不同可以侧卧或俯卧位。翻身按摩受压部位,必要时加铺气垫床,避免压疮发生,翻身时保持脊柱平直勿屈曲、扭转,避免拖、拉、推等动作。

4.饮食护理

术后给予清淡易消化富有营养的食物,如蔬菜、水果、米粥、汤类。禁食辛辣油腻易产气的豆类食品及含糖较高食物,待大便通畅后可逐步增加肉类及营养丰富的食物。

5.尿潴留及便秘的护理

了解患者产生尿潴留的原因,给予必要的解释和心理安慰,给患者创造良好排便环境,让患者听流水声及用温水冲洗会阴部,必要时用穴位按摩排尿或导尿解除尿潴留。指导患者掌握床上大便方法,术后3 天禁食辛辣及含糖较高的食物,多食富含粗纤维蔬菜、水果。按结肠走向按摩腹部,每天早晨空腹饮淡盐水 1 杯。必要时用缓泻剂灌肠解除便秘。

6.并发症的护理

(1)脑脊液漏:由多种原因引起,如锐利的骨刺、手术时硬膜损伤。表现为恶心、呕吐和头痛等,伤口负压引流量大,色淡。予去枕平卧,伤口局部用 1 kg 沙袋压迫,同时减轻引流球负压。遵医嘱静脉输注林格液。必要时探查伤口,行裂口缝合或修补硬膜。

(2)椎间隙感染:是椎节深部的感染,多见于椎间盘造影、髓核化学溶解或经皮椎间盘切除术后。表现为背部疼痛和肌肉痉挛,并伴有体温升高,MRI 是可靠的检查手段。一般采用抗生素治疗。

七、健康教育

(1)向患者说明术后功能锻炼对恢复腰背肌的功能及防止神经根粘连的重要性。因为虽然手术摘除了突出的髓核,解除了对神经根的压迫和粘连,但受压后(尤其是病程较长者)所出现的神经根症状及腰腿部功能恢复,仍需一个较长的过程,而手术又不可避免地引起不同程度的神经根粘连;进行功能锻炼对防止神经根粘连,增加疗效起着重要作用,科学合理的功能锻炼,可促进损伤组织的修复,使肌肉恢复平衡状态,改善肌肉萎缩,肌力下降等病理现象,有利于纠正不良姿势。功能锻炼的原则:先少量活动,以后逐渐增加运动量,以锻炼后身体无明显不适为度、持之以恒。

(2)直腿抬高锻炼:术后 2~3 天,指导患者做双下肢直腿抬高锻炼,每次抬高应超过 40°,持续 30 秒~1 分钟,2~3 次/天,15~30 分钟/次,高度逐渐增加,以能耐受为限。

(3)腰背肌功能锻炼:术后应尽早锻炼以恢复腰背肌的功能,缩短康复过程。腰背肌功能锻炼时应严格掌握锻炼时间及强度,遵循循序渐进、持之以恒的原则。一般开窗减压,半椎板切除术患者术后 1 周,全椎板切除术 3~4 周,植骨融合术后 6~8 周开始。具体锻炼方法:五点支撑法,患者先仰卧位,屈肘伸肩,然后屈膝伸髋,同时收缩背伸肌,以双脚双肘及头部为支点,使腰部离开床面,每天坚持锻炼数十次。1~2 周后改为三点支撑法,患者双肘屈曲贴胸,以双脚及头枕为三支点,使整个身体离开床面,每天坚持数十次,最少持续 6 周。飞燕法:先俯卧位,颈部向后伸,稍用力抬起胸部离开床面,两上肢向背后伸,两膝伸直,再从床上抬起双腿,以腹部为支撑点,身体上下两头翘起,3~4 次/天,20~30 分钟/次。功能锻炼应坚持锻炼半年以上。

八、出院指导

(一)日常指导

保持心情愉快,注意饮食起居,劳逸结合。要注意保证正常食饮,防止因饮食不当引起便秘,少吃或忌吃辛辣,多吃蔬菜、水果。注意腰部及下肢的保暖、防寒、防潮。避免因咳嗽、打喷嚏等而增加腹压。

(二)休息

指导患者出院后继续卧硬板床休息,3 个月内尽可能多卧床。

(三)正确的姿势

说明正确的身体力学原理及规则,保持正确姿势的坐、走、站及举物的正确姿势运动的重要性。包括日常生活中指导患者站立时挺胸、脊背挺直,收缩小腹;坐位时两脚平踏地面,背部平靠椅背,臀部坐满整个椅背面;仰卧时,双膝下置一软枕;捡东西时尽量保持腰背部平直,以下蹲弯曲膝部代替弯腰,物体尽量靠近身体;取高处物品时,用矮凳垫高,勿踮脚取物;起床时,先将身体沿轴线翻向一侧,用对侧上肢支撑床铺,使上半身保持平直起床;另外,半年内禁止脊柱弯曲、扭转、提重物等活动或劳动。

(四)功能锻炼

继续进行腰背肌功能锻炼指导,指导患者根据自己的体力在原有锻炼基础上,增加锻炼的强度,做到循序渐进,持之以恒。

(韩玉荣)

第六章

妇产科护理

第一节 多囊卵巢综合征

一、疾病概要

多囊卵巢综合征(PCOS)是妇科内分泌常见病,以雄激素过多、持续无排卵和胰岛素抵抗为主要临床特征。好发于青春期及生育期妇女,是生育期妇女月经紊乱及不孕的常见原因之一。

(一)内分泌特征与病理生理

PCOS的内分泌特征:①雄激素过多。②雌酮过多。③促性腺激素比例失调,LH/FSH≥3。④胰岛素过多。产生这些变化的机制有以下几方面。

1.下丘脑-垂体-卵巢轴调节功能异常

PCOS者垂体对GnRH敏感性增加,分泌过量LH,刺激卵巢间质、卵泡内膜细胞产生过量雄激素。卵巢内高雄激素抑制优势卵泡发育,促进卵泡闭锁。卵泡不能成熟,致持久无排卵和闭经。但卵巢中的小卵泡仍分泌少量雌二醇(E_2),加之由雄烯二酮转化来的雌酮(E_2),形成高雌酮血症。持续分泌的雌激素作用于下丘脑及垂体,对LH分泌呈正反馈,但无月经中期LH峰形成,故无排卵。对FSH分泌呈负反馈,使LH/FSH比例增大,形成PCOS病理生理的恶性循环:雄激素过多、持续无排卵。

2.胰岛素抵抗和高胰岛素血症

可导致卵巢雄激素过多,黑棘皮病是胰岛素抵抗的标志。

3.肾上腺内分泌功能异常

可致肾上腺雄激素生成分泌过多。

(二)病理

巨检:双侧卵巢均匀性增大,为正常妇女的2~5倍,包膜增厚,呈灰白色,切面见卵巢白膜均匀性增厚,直径2~9 mm,卵泡数≥10个,无优势卵泡。子宫内膜因无排卵,长期受雌激素刺激,呈现不同程度增殖性改变,使子宫内膜癌发生概率增加。

(三)临床表现

1.月经失调

月经失调为主要症状,常表现为月经稀发或闭经。

2.不孕

生育期妇女因无排卵而致不孕。

3.多毛、痤疮

呈现高雄激素症状。可出现不同程度多毛,尤其是阴毛,分布常呈男性型。痤疮也较常见。

4.肥胖

约 50% PCOS 患者肥胖。

5.黑棘皮病

颈背部、腋下、外阴、腹股沟等皮肤皱褶部位出现灰褐色的色素沉着,呈对称性,皮肤增厚,质地柔软。

(四)诊断

目前 PCOS 的诊断标准:①稀发排卵或无排卵。②高雄激素的临床症状和/或高雄激素血症。③B 超多囊卵巢(PCO 征)。B 超检查提示一侧或双侧卵巢直径 2~9 mm 的小卵泡≥10 个。围绕卵巢边缘,称项链征。④3 项中有 2 项并排除其他高雄激素病因,如迟发型先天性肾上腺皮质增生、库欣综合征、分泌雄激素的肿瘤。

PCO 征只是一种临床体征而非诊断,并不等于多囊卵巢综合征。PCOS 的卵巢超声可以是正常的。

(五)治疗

无生育要求的 PCOS 者,治疗近期目标为调整周期、治疗多毛、控制体重;远期目标为预防糖尿病、保护子宫内膜、预防子宫内膜癌。有生育要求的 PCOS 治疗目标是促进生育。

1.一般治疗

对肥胖型 PCOS 患者,应加强运动和控制饮食减轻体重,可降低胰岛素、睾酮水平,从而恢复排卵及生育功能。

2.药物治疗

(1)调整月经周期:①口服避孕药如醋酸环丙孕酮 CPA,通过抑制 LH 分泌,减少卵巢源性雄激素生成。②孕激素后半周期疗法,可调节月经并保护子宫内膜,抑制 LH 及雄激素分泌可改善多毛。

(2)降低血雄激素水平:常用药物有糖皮质激素、环丙孕酮、螺内酯。

(3)改善胰岛素抵抗:二甲双胍可降低血胰岛素,纠正患者高雄激素状态,改善卵巢排卵功能。

(4)诱发排卵:氯米芬为一线促排卵药物,促排卵治疗时易发生卵巢过度刺激综合征(OHSS),需严密监测。

二、护理

(一)护理诊断

1.悲哀

悲哀与月经紊乱、闭经及长期不孕有关。

2.自尊紊乱

自尊紊乱与雄激素引起的多毛、痤疮及肥胖有关。

(二)护理措施

1.心理护理

建立良好护患关系,鼓励患者表达内心的感受,及时解答患者提出的有关疾病的相关问题,减轻患者的心理负担,树立战胜疾病的信心。

2.用药指导

说明药物的作用、剂量、用药方法、不良反应等,取得患者及家属配合。常见不良反应:孕激素长期应用可减低高密度脂蛋白胆固醇,对代谢不利;促排卵药物的应用。要严密监测,可指导受孕并防止 OHSS 发生。

3.健康指导

(1)注意劳逸结合,避免过度劳累和精神刺激。

(2)长期无排卵的 PCOS 患者应坚持口服避孕药,周期性黄体酮撤退出血,定期做 B 超监测子宫内膜厚度,预防因子宫内膜增生而发生癌变。

(3)坚持适当的体育锻炼,调节控制饮食,防止肥胖。

(盛 娟)

第二节 绝经期综合征

一、疾病概要

绝经期综合征是指妇女绝经前后出现内分泌改变、性激素减少所致的一系列躯体及精神心理症状。绝经标志妇女月经的终结,平均 50 岁绝经,分自然绝经和人工绝经两种。自然绝经指卵巢内卵泡生理性耗竭所致的绝经;人工绝经指手术切除双卵巢或放射线破坏卵巢功能导致的绝经。人工绝经者更易发生绝经期综合征。

(一)内分泌变化

妇女衰老首先表现为卵巢衰老,然后表现为下丘脑-垂体功能退化。

1.雌激素、孕激素

由于卵巢功能衰退,卵泡发育中合成的雌激素、孕激素发生变化。绝经过渡期卵巢尚有排卵功能,仍有黄体酮分泌。但因黄体功能不全,导致黄体酮分泌减少。绝经后无黄体酮分泌。卵巢功能衰退主要在于合成和分泌雌二醇(E_2)能力低落。在绝经过渡期卵泡仍有一定程度发育,E_2 并不缺乏,绝经后卵泡不发育,基本不产生 E_2 绝经后妇女血循环中仍有低水平雌酮 E_1,主要来自肾上腺皮质和雄烯二酮转化而来。

2.雄激素

雄烯二酮血中含量仅为育龄妇女的一半,主要来自肾上腺。

3.促性腺激素

绝经过渡期 FSH 水平升高,但 FSH/LH 仍<1。绝经后由于雌激素水平下降。诱发下丘脑

179

释放促性腺激素释放激素增加。刺激垂体释放 FSH 和 LH 增加,其中 FSH 升高较 LH 更显著,$FSH/LH > 1$。

4.促性腺激素释放激素

绝经后 GnRH 分泌增加。

(二)临床表现

1.月经改变

月经紊乱是绝经过渡期的常见症状,半数以上妇女出现无排卵性月经,表现为月经周期紊乱、经期延长、经量增多或子宫不规则出血。

2.血管舒缩功能不稳定症状

表现为潮红、潮热,是雌激素下降的特征性症状。其特征为反复出现短暂的胸部、颈部和面部皮肤潮红,伴有潮热,持续 1~3 分钟,症状消失前常大量排汗或畏寒。症状轻者每天发作数次,重者十余次或更多。夜间或应激状态易促发。此种血管功能不稳定可历时 1 年或长达 5 年以上。

3.精神神经症状

主要为情绪、记忆和认知功能改变。围绝经期妇女常出现激动易怒、焦虑不安或情绪低落、抑郁、不能自我控制等情绪症状。记忆力减退及注意力不集中也较常见。

4.泌尿生殖道症状

主要表现为泌尿生殖道萎缩症状,出现阴道干燥、性交痛、尿急、尿失禁,易反复发生尿路感染。

5.心血管症状

绝经后妇女易发生动脉粥样硬化、心肌梗死,可能与体内雌激素水平降低有关。

6.骨质疏松

绝经后妇女由于雌激素缺乏使骨质吸收快于骨质生成,促使骨质丢失变疏松。50 岁以上妇女半数以上会发生绝经后骨质疏松。

(三)诊断

根据病史及临床表现常可诊断。通过 FSH 值测定有助于诊断:①绝经过渡期 $FSH > 10$ U/L,提示卵巢储备功能下降。②$FSH > 40$ U/L 且 $E_2 < 10$ pg/mL,提示卵巢功能衰竭。

(四)治疗

1.一般治疗

个体精神状态不健全和神经类型不稳定可加剧围绝经期精神神经症状,故应进行心理治疗。必要时可选用适量的镇静药以助睡眠,谷维素调节自主神经功能。同时还应坚持体育锻炼,增加日晒时间,摄入含钙丰富食物及足量蛋白质,补充钙剂,预防骨质疏松。

2.激素替代治疗(HRT)

(1)适应证:绝经期综合征明显者,存在高危因素的心血管疾病及骨质疏松的绝经妇女。

(2)禁忌证:绝对禁忌证包括已有或可疑乳腺癌、子宫内膜癌、原因不明的子宫出血、血栓性静脉炎、胆囊疾病及肝脏疾病;相对禁忌证有乳腺良性疾病、血栓、血管栓塞疾病。

(3)制剂及剂量:绝经后,HRT 以补充雌激素为主,常同时使用孕激素。常用药物如下。①雌激素制剂(尽量选用天然雌激素):结合雌激素、戊酸雌二醇、尼尔雌醇。②孕激素制剂:醋酸甲羟孕酮、微粒化孕酮。③复方制剂:克龄蒙、利维爱。剂量应个体化,以最小有效量为佳。

（4）用药途径：性激素不同制剂可经不同途径使用。口服以片剂为主；经皮肤的有皮埋片、皮贴、涂胶；经阴道的有栓、片、霜及硅胶环；肌内注射有油剂。

（5）用药方案：①雌激素＋周期性孕激素，10～14 天后加用孕激素。②雌激素＋连续性孕激素。可选用复方制剂。

（6）用药时间：为缓解围绝经期症状，短期用药通常为 1～5 年。退化性疾病预防，长期用药应持续5～10 年。

HRT 长期单用雌激素，可使子宫内膜异常增殖和子宫内膜癌危险性增加，故对有子宫者主张雌激素、孕激素联合使用。

二、护理

（一）护理诊断

1.身体形象紊乱

身体形象紊乱与对疾病不正确认识及精神神经症状有关。

2.焦虑

焦虑与内分泌改变、家庭和社会环境改变、个性特点、神经类型等有关。

3.有感染的危险

有感染的危险与绝经期阴道及膀胱黏膜变薄、机体抵抗力下降有关。

（二）护理措施

1.心理护理

提供围绝经期相关生理知识，使患者及家属了解围绝经期是必经的生理过程，内分泌改变可导致精神神经症状。应保持乐观情绪，以平和的心态去面对。鼓励患者参与社会活动及体育锻炼，从而改变患者的认知、情绪和行为，顺利渡过这一时期。

2.一般护理

指导合理饮食，多摄取低脂、低盐、高蛋白、高维生素及富含钙的食物。注意劳逸结合，参加力所能及的体力劳动和脑力劳动，增加日晒时间，推迟骨骼老化。保持外阴清洁，避免泌尿生殖系统感染的发生。

3.用药指导

HRT 必须在专业医师指导下进行，督促长期使用性激素者接受定期随访。HRT 常见不良反应及危险性如下。

（1）子宫出血：应查明原因，必要时行诊断性刮宫以排除子宫内膜病变。

（2）雌激素剂量过大可引起乳房胀、白带增多、阴道出血、头痛、水肿或色素沉着等；孕激素不良反应包括抑郁、易怒、乳房胀痛和水肿。

（3）子宫内膜癌：长期单用雌激素，子宫内膜癌发生率增加。

4.健康指导

应设立"妇女围绝经期门诊"，提供咨询、指导和护理。具体咨询内容包括以下几方面。

（1）提供围绝经期相关知识，帮助妇女认识围绝经期是正常的生理过程。

（2）帮助解决各种心理矛盾、情绪障碍，以乐观积极的态度迎接老年期的到来。

（3）建立良好护患关系，耐心解答妇女提出的各种问题。对围绝经期妇女的性要求和性生活等方面给予关心和指导。

(4)宣传激素替代治疗的有关知识。

(5)定期进行妇女病普查,及早发现围绝经期妇女的常见病,多发病＋如糖尿病、高血压病、冠心病、肿瘤和骨质疏松症。

（盛　娟）

第三节　胎盘早剥

妊娠 20 周以后或分娩期正常位置的胎盘在胎儿娩出前部分或全部从子宫壁剥离,称为胎盘早剥。胎盘早剥是妊娠晚期严重并发症,具有起病急、发展快特点,若处理不及时可危及母儿生命。胎盘早剥的发病率:国外 1‰～2‰,国内 0.46‰～2.1‰。

一、病因

胎盘早剥确切的原因及发病机制尚不清楚,可能与下述因素有关。

(一)孕妇血管病变

孕妇患严重妊娠期高血压疾病、慢性高血压、慢性肾脏疾病或全身血管病变时,胎盘早剥的发生率增高。妊娠合并上述疾病时,底蜕膜螺旋小动脉痉挛或硬化,引起远端毛细血管变性坏死甚至破裂出血,血液流至底蜕膜层与胎盘之间形成胎盘后血肿。致使胎盘与子宫壁分离。

(二)机械性因素

外伤尤其是腹部直接受到撞击或挤压;脐带过短(＜30 cm)或脐带围绕颈、绕体相对过短时,分娩过程中胎儿下降牵拉脐带造成胎盘剥离;羊膜穿刺时刺破前壁胎盘附着处,血管破裂出血引起胎盘剥离。

(三)宫腔内压力骤减

双胎妊娠分娩时,第一胎儿娩出过速;羊水过多时,人工破膜后羊水流出过快,均可使宫腔内压力骤减,子宫骤然收缩,胎盘与子宫壁发生错位剥离。

(四)子宫静脉压突然升高

妊娠晚期或临产后,孕妇长时间仰卧位,巨大妊娠子宫压迫下腔静脉,回心血量减少,血压下降。此时子宫静脉淤血、静脉压增高、蜕膜静脉床淤血或破裂,形成胎盘后血肿,导致部分或全部胎盘剥离。

(五)其他一些高危因素

如高龄孕妇、吸烟、可卡因滥用、孕妇代谢异常、孕妇有血栓形成倾向、子宫肌瘤(尤其是胎盘附着部位肌瘤)等与胎盘早剥发生有关。有胎盘早剥史的孕妇再次发生胎盘早剥的危险性比无胎盘早剥史者高 10 倍。

二、分类及病理变化

胎盘早剥主要病理改变是底蜕膜出血并形成血肿,使胎盘从附着处分离。按病理类型,胎盘早剥可分为显性、隐性及混合性 3 种(图 6-1)。若底蜕膜出血量少,出血很快停止,多无明显的临床表现,仅在产后检查胎盘时发现胎盘母体面有凝血块及压迹。若底蜕膜继续出血,形成胎盘后血肿,胎盘剥离面随之扩大,血液冲开胎盘边缘并沿胎膜与子宫壁之间经过颈管向外流出,称为显性剥离或外出血。若胎盘边缘仍附着于子宫壁或由于胎先露部固定于骨盆入口,使血液积聚于胎盘与子宫壁之间,称为隐性剥离或内出血。由于子宫内有妊娠产物存在,子宫肌不能有效收缩,以压迫破裂的血窦而止血,血液不能外流,胎盘后血肿越积越大,子宫底随之升高。当出血达到一定程度时,血液终会冲开胎盘边缘及胎膜外流,称为混合型出血。偶有出血穿破胎膜溢入羊水中成为血性羊水。

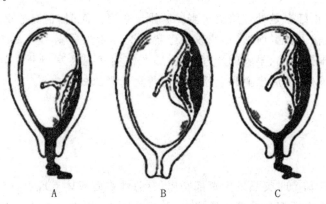

图 6-1 胎盘早剥类型
A.显性剥离;B.隐性剥离;C.混合性剥离

胎盘早剥发生内出血时,血液积聚于胎盘与子宫壁之间,随着胎盘后血肿压力的增加,血液浸入子宫肌层,引起肌纤维分离、断裂甚至变性,当血液渗透至子宫浆膜层时,子宫表面现紫蓝色瘀斑,称为子宫胎盘卒中,又称为库弗莱尔子宫。有时血液还可渗入输卵管系膜、卵巢生发上皮下、阔韧带内。子宫肌层由于血液浸润、收缩力减弱,造成产后出血。

严重的胎盘早剥可以引发一系列病理生理改变。从剥离处的胎盘绒毛和蜕膜中释放大量组织凝血活酶,进入母体血循环,激活凝血系统,导致弥散性血管内凝血(DIC),肺、肾等脏器的毛细血管内微血栓形成,造成脏器缺血和功能障碍。胎盘早剥持续时间越长,促凝物质不断进入母血,激活纤维蛋白溶解系统,产生大量的纤维蛋白原降解产物(FDP),引起继发性纤溶亢进。发生胎盘早剥后,消耗大量凝血因子,并产生高浓度 FDP,最终导致凝血功能障碍。

三、临床表现

根据病情严重程度,Sher 将胎盘早剥分为 3 度。

(一)Ⅰ度

多见于分娩期,胎盘剥离面积小,患者常无腹痛或腹痛轻微,贫血体征不明显。腹部检查见子宫软,大小与妊娠周数相符,胎位清楚,胎心率正常。产后检查见胎盘母体面有凝血块及压迹即可诊断。

(二)Ⅱ度

胎盘剥离面为胎盘面积 1/3 左右。主要症状为突然发生持续性腹痛、腰酸或腰背痛,疼痛程度与胎盘后积血量成正比。无阴道流血或流血量不多,贫血程度与阴道流血量不相符。腹部检查见子宫大于妊娠周数,子宫底随胎盘后血肿增大而升高。胎盘附着处压痛明显(胎盘位于后壁则不明显),宫缩有间歇,胎位可扪及,胎儿存活。

(三)Ⅲ度

胎盘剥离面超过胎盘面积 1/2。临床表现较Ⅱ度重。患者可出现恶心、呕吐、面色苍白、四肢湿冷、脉搏细数、血压下降等休克症状,且休克程度大多与阴道流血量不成正比。腹部检查见子宫硬如板状,宫缩间歇时不能松弛,胎位扪不清,胎心消失。

四、处理原则

纠正休克、及时终止妊娠是处理胎盘早剥的原则。患者入院时,情况危重、处于休克状态,应积极补充血容量,及时输入新鲜血液,尽快改善患者状况。胎盘早剥一旦确诊,必须及时终止妊娠。终止妊娠的方法根据胎次、早剥的严重程度、胎儿宫内状况及宫口开大等情况而定。此外,对并发症如凝血功能障碍、产后出血和急性肾衰竭等进行紧急处理。

五、护理

(一)护理评估

1.病史

孕妇在妊娠晚期或临产时突然发生腹部剧痛,有急性贫血或休克现象,应引起高度重视。护士需结合有无妊娠期高血压疾病或高血压病史、胎盘早剥史、慢性肾炎史、仰卧位低血压综合征史及外伤史,进行全面评估。

2.身心状况

胎盘早剥孕妇发生内出血时,严重者常表现为急性贫血和休克症状,而无阴道流血或有少量阴道流血。因此对胎盘早剥孕妇除进行阴道流血的量、色评估外,应重点评估腹痛的程度、性质,孕妇的生命体征和一般情况,以及时、准确地了解孕妇的身体状况。胎盘早剥孕妇入院时情况危急,孕妇及其家属常常感到高度紧张和恐惧。

3.诊断检查

(1)产科检查:通过四步触诊判断胎方位、胎心情况、宫高变化、腹部压痛范围和程度等。

(2)B超检查:正常胎盘 B 超图像应紧贴子宫体部后壁、前壁或侧壁,若胎盘与子宫体之间有血肿时,在胎盘后方出现液性低回声区,暗区常不止一个,并见胎盘增厚。若胎盘后血肿较大时,能见到胎盘胎儿面凸向羊膜腔,甚至能使子宫内的胎儿偏向对侧。若血液渗入羊水中,见羊水回声增强、增多,是羊水混浊所致。当胎盘边缘已与子宫壁分离,未形成胎盘后血肿,则见不到上述图像,故 B 超检查诊断胎盘早剥有一定的局限性。重型胎盘早剥时常伴胎心、胎动消失。

(3)实验室检查:主要了解患者贫血程度及凝血功能。重型胎盘早剥患者应检查肾功能与二氧化碳结合力。若并发 DIC 时进行筛选试验血小板计数、凝血酶原时间、纤维蛋白原测定),结果可疑者可做纤溶确诊试验(凝血酶时间、优球蛋白溶解时间、血浆鱼精蛋白副凝时间)。

(二)可能的护理诊断

1.潜在并发症

弥散性血管内凝血。

2.恐惧

此与胎盘早剥引起的起病急、进展快,危及母儿生命有关。

3.预感性悲哀

此与死产、切除子宫有关。

(三)预期目标

(1)孕妇出血性休克症状得到控制。

(2)患者未出现凝血功能障碍、产后出血和急性肾衰竭等并发症。

(四)护理措施

胎盘早剥是一种妊娠晚期严重危及母儿生命的并发症,积极预防非常重要。护士应使孕妇接受产前检查,预防和及时治疗妊娠期高血压疾病、慢性高血压、慢性肾病等;妊娠晚期避免仰卧位及腹部外伤;施行外倒转术时动作要轻柔;处理羊水过多和双胎者时,避免子宫腔压力下降过快等。对于已诊断为胎盘早剥的患者,护理措施如下。

1.纠正休克

改善患者的一般情况护士应迅速开放静脉,积极补充其血容量,及时输入新鲜输血。既能补充血容量,又可补充凝血因子。同时密切监测胎儿状态。

2.严密观察病情变化

及时发现并发症凝血功能障碍表现为皮下、黏膜或注射部位出血,子宫出血不凝,有时有尿血、咯血及呕血等现象;急性肾衰竭可表现为尿少或无尿。护士应高度重视上述症状,一旦发现,及时报告医师并配合处理。

3.为终止妊娠做好准备

一旦确诊,应及时终止妊娠,以孕妇病情轻重、胎儿宫内状况、产程进展、胎产式等具体状态决定分娩方式,护士需为此做好相应准备。

4.预防产后出血

胎盘早剥的产妇胎儿娩出后易发生产后出血,因此分娩后应及时给予宫缩剂,并配合按摩子宫,必要时按医嘱做切除子宫的术前准备。未发生出血者,产后仍应加强生命体征观察,预防晚期产后出血的发生。

5.产褥期的处理

患者在产褥期应注意加强营养,纠正贫血。更换消毒会阴垫,保持会阴清洁,预防感染。根据孕妇身体情况给予母乳指导。死产者及时给予退乳措施,可在分娩后 24 小时内尽早服用大剂量雌激素,同时紧束双乳,少进汤类;水煎生麦芽当茶饮;针刺足临泣、悬钟等穴位等。

(五)护理评价

(1)母亲分娩顺利,婴儿平安出生。

(2)患者未出现并发症。

(盛 娟)

第四节 胎 儿 窘 迫

胎儿窘迫是指孕妇、胎儿、胎盘等各种原因引起的胎儿宫内缺氧,影响胎儿健康甚至危及生命。胎儿窘迫是一种综合征,主要发生在临产过程。也可发生在妊娠后期。发生在临产过程者,可以是妊娠后期的延续和加重。

一、病因

胎儿窘迫的病因涉及多方面,可归纳为三大类。

(一)母体因素

妊娠妇女患有高血压疾病、慢性肾炎、妊娠高血压综合征、重度贫血、心脏病、肺源性心脏病、高热、吸烟、产前出血性疾病和创伤、急产或子宫不协调性收缩、缩宫素使用不当、产程延长、子宫过度膨胀、胎膜早破等;或者产妇长期仰卧位,镇静药、麻醉药使用不当等。

(二)胎儿因素

胎儿心血管系统功能障碍、胎儿畸形,如严重的先天性心血管疾病、母婴血型不合引起的胎儿溶血、胎儿贫血、胎儿宫内感染等。

(三)脐带、胎盘因素

脐带因素有长度异常、缠绕、打结、扭转、狭窄、血肿、帆状附着;胎盘因素有植入异常、形状异常、发育障碍、循环障碍等。

二、病理生理

胎儿窘迫的基本病理生理变化是缺血、缺氧引起的一系列变化。缺氧早期或者一过性缺氧时。机体主要通过减少胎盘和自身耗氧量代偿,胎儿则通过减少对肾与下肢血供等方式来保证心脑血流量,不产生严重的代偿障碍及器官损害。缺氧严重则可引起严重的并发症。缺氧初期通过自主神经反射兴奋交感神经,使肾上腺儿茶酚胺及皮质醇分泌增多,引起血压上升及心率加快。此时胎儿的大脑、肾上腺、心脏及胎盘血流增加,而肾、肺、消化系统等血流减少,出现羊水减少、胎儿发育迟缓等。若缺氧继续加重,则转为兴奋迷走神经,血管扩张,有效循环血量减少,主要器官的功能由于血流不能保证而受损,于是胎心率减慢。缺氧继续发展下去可引起严重的器官功能损害,尤其可以引起缺血缺氧性脑病甚至胎死宫内。此过程基本是低氧血症至缺氧,然后至代谢性酸中毒,主要表现为胎动减少、羊水少、胎心监护基线变异差、出现晚期减速甚至呼吸抑制。由于缺氧时肠蠕动加快,肛门括约肌松弛引起胎粪排出。此过程可以形成恶性循环,更加重母体及胎儿的危险。不同原因引起的胎儿窘迫表现过程可以不完全一致,所以应加强监护、积极评价、及时发现高危征象并积极处理。

三、临床表现

胎儿窘迫的主要表现为胎心音改变、胎动异常及羊水胎粪污染或羊水过少,严重者胎动消失。根据其临床表现,胎儿窘迫可以分为急性胎儿窘迫和慢性胎儿窘迫。急性胎儿窘迫多发生在分娩期,主要表现为胎心率加快或减慢;CST 或者 OCT 等出现频繁的晚期减速或变异减速;羊水胎粪污染和胎儿头皮血 pH 下降,出现酸中毒。羊水胎粪污染可以分为三度:①Ⅰ度羊水呈浅绿色;②Ⅱ度羊水呈黄绿色,浑浊;③Ⅲ度羊水呈棕黄色,稠厚。慢性胎儿窘迫发生在妊娠末期,常延续至临产并加重,主要表现为胎动减少或消失、NST 基线平直、胎儿发育受限、胎盘功能减退、羊水胎粪污染等。

四、处理原则

急性胎儿窘迫者,应积极寻找原因并给予及时纠正。若宫颈未完全扩张、胎儿窘迫情况不严重者,给予吸氧,嘱产妇左侧卧位,若胎心率变为正常,可继续观察;若宫口开全、胎先露部已达坐骨棘平面以下3 cm者,应尽快助产经阴道娩出胎儿;若因缩宫素使宫缩过强造成胎心率减慢者。应立即停止使用,继续观察,病情紧迫或经上述处理无效者立即剖宫产结束分娩。慢性胎儿窘迫者,应根据妊娠周、胎儿成熟度和窘迫程度决定处理方案。首先应指导妊娠妇女采取左侧卧位,间断吸氧,积极治疗各种并发症或并发症,密切监护病情变化。若无法改善,则应在促使胎儿成熟后迅速终止妊娠。

五、护理评估

(一)健康史

了解妊娠妇女的年龄、生育史、内科疾病史如高血压疾病、慢性肾炎、心脏病等;本次妊娠经过,如妊娠高血压综合征、胎膜早破、子宫过度膨胀(如羊水过多和多胎妊娠);分娩经过,如产程延长(特别是第二产程延长)、缩宫素使用不当。了解有无胎儿畸形、胎盘功能的情况。

(二)身心状况

胎儿窘迫时,妊娠妇女自感胎动增加或停止。在窘迫的早期可表现为胎动过频(每24小时大于20次);若缺氧未纠正或加重,则胎动转弱且次数减少,进而消失。胎儿轻微或慢性缺氧时,胎心率加快(>160次/分);若长时间或严重缺氧。则会使胎心率减慢。若胎心率<100次/分则提示胎儿危险。胎儿窘迫时主要评估羊水量和性状。

孕产妇夫妇因为胎儿的生命遭遇危险而产生焦虑,对需要手术结束分娩产生犹豫、无助感。对于胎儿不幸死亡的孕产妇夫妇,其感情上受到强烈的创伤,通常会经历否认、愤怒、抑郁、接受的过程。

(三)辅助检查

1.胎盘功能检查

出现胎儿窘迫的妊娠妇女一般24小时尿E_3值急骤减少30%~40%,或于妊娠末期连续多次测定在每24小时10 mg以下。

2.胎心监测

胎动时胎心率加速不明显,基线变异率<3次/分,出现晚期减速、变异减速等。

3.胎儿头皮血血气分析

pH<7.20。

六、护理诊断/诊断问题

(一)气体交换受损(胎儿)

气体交换受损(胎儿)与胎盘子宫的血流改变、血流中断(脐带受压)或血流速度减慢(子宫-胎盘功能不良)有关。

(二)焦虑

焦虑与胎儿宫内窘迫有关。

(三)预期性悲哀

预期性悲哀与胎儿可能死亡有关。

七、预期目标

(1)胎儿情况改善,胎心率在120~160次/分。

(2)妊娠妇女能运用有效的应对机制控制焦虑。

(3)产妇能够接受胎儿死亡的现实。

八、护理措施

(1)妊娠妇女左侧卧位,间断吸氧。严密监测胎心变化,一般每 15 分钟听 1 次胎心或进行胎心监护,注意胎心变化。

(2)为手术者做好术前准备,如宫口开全、胎先露部已达坐骨棘平面以下 3 cm 者,应尽快阴道助产娩出胎儿。

(3)做好新生儿抢救和复苏的准备。

(4)心理护理:①向孕产妇提供相关信息,包括医疗措施的目的、操作过程、预期结果及孕产妇需做的配合;将真实情况告知孕产妇,有助于其减轻焦虑,也可帮助产妇面对现实。必要时陪伴产妇,对产妇的疑虑给予适当的解释。②对于胎儿不幸死亡的父母亲,护理人员可安排一个远离其他婴儿和产妇的单人房间,陪伴他们或安排家人陪伴他们,勿让其独处;鼓励其诉说悲伤,接纳其哭泣及抑郁的情绪,陪伴在旁提供支持及关怀;若他们愿意,护理人员可让他们看看死婴并同意他们为死产婴儿做一些事情,包括沐浴、更衣、命名、拍照或举行丧礼,但事先应向他们描述死婴的情况,使之有心理准备。解除"否认"的态度而进入下一个阶段,提供足印卡、床头卡等作为纪念,帮助他们使用适合自己的压力应对技巧和方法。

九、结果评价

(1)胎儿情况改善,胎心率在 120~160 次/分。

(2)妊娠妇女能运用有效的应对机制来控制焦虑,叙述心理和生理上的感受。

(3)产妇能够接受胎儿死亡的现实。

(盛 娟)

第七章

助产护理

第一节　助产操作技术

一、守(观察)宫缩

(一)目的

定时连续观察子宫收缩持续时间、间歇期时间、强度及节律,并及时记录。这是了解产程进展的重要手段,发现异常及早处理。

(二)物品准备

无须特殊物品准备。

(三)操作步骤

(1)评估当时孕妇产程进展情况,了解宫口开大、先露下降、是否破膜等。

(2)助产士坐在产妇一侧,将手掌放于产妇腹壁宫底处,感觉宫缩时宫体部隆起变硬,间歇期松弛变软,连续观察 3 次宫缩持续时间、强度、间歇时间及规律性,方可记录。

(3)产程中每 1～2 小时观察记录一次。

(四)注意事项

(1)在连续 3 次宫缩观察期间,助产士的手不得离开产妇腹壁,手掌自然放松,不得施压刺激子宫。

(2)宫缩观察记录包括:子宫收缩持续时间、间歇期时间、强度及节律。

(3)产程开始时子宫收缩持续时间较短(约 30 秒)且弱,间歇期时间较长(5～6 分钟),随着产程进展,持续时间渐长(50～60 秒)且强度不断增加,间歇期时间渐短(2～3 分钟)。

二、四步触诊法

(一)目的

通过对孕妇的腹部触诊,评估宫底高度、胎儿大小、胎方位、胎先露是否入盆或衔接。

(二)物品准备

测量用皮尺。

(三)操作步骤

(1)操作者洗手后至孕妇床旁,向孕妇解释四步触诊检查的目的。

(2)指导孕妇平卧,双腿屈膝,解开衣服暴露出腹部。

(3)触诊操作检查。①第一步:检查者站在孕妇右侧,双手置于宫底部,了解子宫底部形状,用皮尺测量子宫底高度,评估胎儿大小与妊娠周数是否相符。用手相对在子宫底轻轻触摸,分辨子宫底部胎儿部分是头还是臀。②第二步:检查者双手平放于孕妇腹部两侧,一手固定,另一手轻按检查,两手交替辨别胎背及四肢,如触到平坦部分即为胎儿背部。③第三步:检查者右手置于耻骨联合上方,拇指与其他四指分开,轻轻深按并握住胎儿先露部,进一步查清是头或臀,左右推动胎先露确定是否与骨盆衔接。若胎儿先露部仍可左右移动,表示尚未衔接入盆。若不能移动,表明先露已衔接入盆。④第四步:检查者面向孕妇足端,两手放于先露部两侧,轻轻向骨盆入口方向深压,再次核对胎先露部分与第一步手法判断是否相符,并确定胎先露部入盆程度。

(4)检查完毕,协助孕妇整理好衣服,取舒适卧位或将孕妇扶起。

(5)检查者洗手,告诉孕妇检查结果并记录。

(四)注意事项

(1)检查者温暖双手后方可操作,避免孕妇感觉不适。

(2)检查时注意遮挡孕妇保护隐私。

(3)检查时注意为孕妇保暖,减少不必要的暴露。

(4)检查时注意动作轻柔。

三、阴道检查

(一)目的

检查宫口开大情况,了解产程进展,骨盆内径线,胎先露下降水平及胎方位等。

(二)物品准备

无菌敷料罐一个,无菌纱布若干放于敷料罐中。聚维酮碘原液一瓶,将适量的聚维酮碘原液倒入上述敷料罐中,以浸透纱布为宜,无菌镊子罐(干罐)一个。

(三)操作步骤

(1)检查者戴好帽子、口罩。

(2)按六步洗手法将双手洗干净,戴单只无菌手套(检查者右手。)

(3)用聚维酮碘原液纱布消毒外阴部。外阴消毒范围和顺序为阴裂、双侧小阴唇、双侧大阴唇、会阴体、肛门。

(4)检查者用右手示指和中指轻轻进入阴道进行检查。检查内容:宫口扩张程度,是否有水肿、胎先露下降程度,胎膜是否破裂、骨盆内壁形态、径线等。

(5)检查完毕后,脱去手套,帮助孕妇整理衣服,告知检查结果并记录。

(四)注意事项

(1)检查时注意为孕妇保暖,注意保护孕妇隐私(可使用隔帘或屏风)。

(2)注意检查时手法,避免阴道检查时造成人工剥膜和人工破膜。

四、产时会阴冲洗(分娩或阴道操作前的会阴清洁和消毒)

(一)目的

在进行阴道或宫腔无菌操作前,对外阴进行清洁和消毒,避免阴道、宫腔检查和接产时造成生殖道上行感染。产时会阴冲洗临床通常应用于接产、内诊、人工破膜、阴道手术操作、宫腔操作等技术之前的准备。

(二)物品准备

冲洗盘1个,内有:盛39~41 ℃温水500 mL的容器2个、无菌镊子罐1个、无菌镊子4把、无菌敷料罐2个(其中1个盛放10%~20%肥皂水纱布,另一个盛放聚维酮碘纱布)、无菌接生巾1块、一次性冲洗垫一个、污水桶1个。

(三)操作步骤

(1)向孕妇或产妇解释操作内容,目的是取得她们的配合。协助孕妇或产妇取仰卧位,脱去裤子和内裤,双腿屈曲分开充分暴露外阴部,操作人员站在床尾部或右侧。

(2)将产床调节成床尾稍向下倾斜的位置,并将孕妇或产妇腰下的衣服向上拉,以免冲洗时打湿衣服。

(3)清洁操作。①用第一把镊子夹取肥皂水纱布一块,清洁顺序为阴阜→左右腹股沟→左右大腿内侧上1/3~1/2处→会阴体→两侧臀部,擦洗时稍用力,要将皮肤处的血迹、污物等清洁干净,然后弃掉纱布。②从无菌敷料罐中取第2块肥皂水纱布,需使用无菌镊子传递,按下列顺序清洁擦洗:阴裂→左右小阴唇→左右大阴唇→会阴体(该处稍用力,反复擦洗)→肛门,弃掉纱布及第一把镊子,此过程需要2分30秒。③用温水由外至内缓慢冲净肥皂,约需1分钟。④第2把无菌镊子夹肥皂水纱布:再按(1)、(2)、(3)程序重复冲洗一遍。

(4)消毒操作:第3把无菌镊子夹取聚维酮碘纱布一块,擦洗外阴一遍。按下列顺序:阴裂→左右小阴唇→左右大阴唇→阴阜→腹股沟→大腿内上1/3~1/2处→左右臀部→会阴体→肛门,消毒范围不要超出肥皂擦洗清洁范围,弃掉镊子。

(5)撤出臀下一次性会阴垫,垫好无菌接生巾。

(四)注意事项

(1)注意为孕妇或产妇保暖和遮挡。

(2)用水冲洗前,操作者应先测试水温,可将水倒在操作者的手腕部测水温,水温为39~41 ℃以产妇感觉适合为宜。

(3)所有冲洗用物均为灭菌物品,每天更换一次,并注明开启时间和日期,操作者严格无菌操作。

(4)冲洗过程中要注意与孕妇或产妇交流和观察产程进展,发现异常,应及时告知医师,并遵医嘱给予相应处理。

五、铺产台

(一)目的

使新生儿分娩在无菌区域内,减少产妇及新生儿的感染机会,使无菌技术得以实施。

(二)物品准备

产包内有一号包皮1个、内包皮1个、产单1个、接生巾4~6块、长裤2只、计血器1个、持针器1把、齿镊1把、止血钳3把(其中至少有一把直钳)、断脐剪1把、脐带卷1个、敷料碗2个、长棉签 4 个、纱布 7 块、尺子 1 把、洗耳球 1 个、尾纱 1 个。

(三)操作步骤

(1)在宫缩间歇,向孕妇解释操作内容和目的,取得孕妇配合。

(2)打开新生儿辐射台提前预热(调节到 28~30 ℃,早产儿需要调节的温度更高)。

(3)接产者刷手后,取屈肘手高姿势进入产房(注意手不能高过头部,不能低于腰部)。

(4)助手按无菌原则将产包内、外包皮逐层打开。

(5)接产者穿隔离衣,检查产包内灭菌指示剂是否达消毒标准,接产者双手拿住产单的上侧两角,用两端的折角将双手包住,嘱孕妇抬起臀部,将产单的近端铺于孕妇臀下,取长袜(由助手协助抬起孕妇左腿),将一只长袜套于孕妇左腿上,助手尽量拉长袜开口处至孕妇大腿根部,在大腿外侧打结。用同样方法穿右侧长袜。

(6)接产者戴无菌手套,将一块接生巾打开,一侧反折盖于腹部,第 2 块接生巾折叠后放于孕妇会阴下方,用于保护会阴。另取 2 块接生巾,按新生儿复苏要求放置于新生儿辐射台上,一块做成肩垫,另一块用于擦拭新生儿。其余物品和器械,按接产使用顺序依次摆好,用无菌接生巾覆盖。

(7)助手将新生儿褓裤准备好,室温保持 26~28 ℃。

(四)注意事项

(1)准备物品时,检查产包有无潮湿、松散等被污染的情况,如有上述情况应更换。

(2)向孕妇解释相关内容,以取得配合。

(3)嘱孕妇及陪产家属勿触摸无菌敷料和物品。

(4)注意为孕妇保暖。

(5)铺台时接产者要注意产程进展,与孕妇保持交流,使其安心,指导孕妇宫缩时屏气用力。

六、胎心监护

(一)目的
通过描记的胎心基线、胎动时胎心变化,动态观察胎儿在宫腔内的反应。

(二)物品准备
胎心监护仪、超声耦合剂、腹带(固定探头用)。

(三)操作步骤

(1)向孕妇解释做胎心监护的目的。

(2)协助孕妇取仰卧位或坐位。

(3)用四步触诊手法了解胎方位,将胎心探头、宫腔压力探头固定于孕妇腹部,胎心探头应放在胎心最清晰的部位,宫腔压力探头应放在近宫底处。

(4)胎儿反应正常时,胎心监护只需做 20 分钟,异常时可根据情况酌情延长监护时间(胎动反应不佳时可以给予腹部适当的声音刺激或触摸刺激,促进胎动)。

(5)医师作出报告,并将所做胎心监护曲线图粘贴于病历报告单上保存。

(6)帮助孕妇整理好衣服,取舒适的卧位或坐位。

(7)整理胎心监护用物。

(四)注意事项

(1)帮助孕妇采取舒适体位,告知大约所需时间。

(2)固定胎心探头和宫腔压力探头时松紧应适度,避免孕妇不舒适。

(3)刺激胎动时,动作要轻柔适度。

(4)胎心监护结束后将结果告知孕妇。

(5)腹带应每天更换、清洁备用。

七、正常分娩接产术

(一)操作目的
规范操作流程,按分娩机转娩出胎儿,适时保护会阴,保障母婴安全。

(二)操作评估
1.适应证

评估能自然分娩的孕妇。

2.禁忌证

头盆不称;异常胎位,如臀位、面先露或胎位不清;无阴道分娩条件如骨盆狭窄、产道梗阻;宫口未开全。

(三)操作准备
1.用物准备

接生台、无菌器械包、一次性产包、消毒棉球、脐带夹(气门芯)、20 mL 针筒、长针头、2%利多卡因、生理盐水、可吸收缝线、无影灯。

2.环境准备

关门窗,调节室温 24~28 ℃;注意隐私。

3.人员准备

操作者着装规范、修剪指甲、外科洗手、戴口罩;孕妇意识清醒能配合,排空膀胱。

(四)操作步骤
(1)向孕妇解释操作目的、签署阴道分娩知情同意书。

(2)评估孕妇的精神状况、合作程度、产程进展情况及胎儿情况,做好沟通,取得配合。

(3)孕妇取舒适的自由体位,会阴消毒,铺无菌操作台。

(4)接产。操作者外科洗手,穿无菌手术衣,戴无菌手套,两人清点器械纱布,摆放好物品。阴道检查:评估会阴条件、胎方位及骨盆情况等。正确把握接生时机,正确指导产妇配合用力,一手适度控制胎儿娩出速度,一手适度保护会阴,尽可能在宫缩间歇期娩出胎头。胎头娩出后,以左手至鼻根向下颏挤压,挤出口鼻内的黏液和羊水。协助复位和外旋转,操作者左手下压胎儿颈部,协助前肩自耻骨弓下娩出,再托胎颈向上使后肩缓缓娩出(或左右手分别放置颈部上下,先左手向下轻压胎儿颈部娩前肩,再右手托胎颈向上娩出后肩)。将储血器置产妇臀下以准确计量出血量。

(5)新生儿护理:如新生儿有窒息,立即按新生儿复苏流程。①初步复苏:擦干保暖、摆正体位、清理呼吸道、刺激。②脐部护理:用气门芯或脐带夹断脐。WHO 建议晚扎脐带。③分娩后1 小时内做好新生儿早吸吮。④进行新生儿常规体检及护理。

(6)协助胎盘娩出:①确认胎盘剥离。②正确手法协助胎盘娩出:宫缩时左手轻压宫底,右手牵拉脐带,当胎盘娩出至阴道口时,用双手捧住胎盘,向同一个方向边旋转边向外牵拉,直至胎盘完全娩出。③检查胎盘,胎膜是否完整,脐带有无异常及有无副胎盘,测量胎盘大小及脐带长度。

(7)检查软产道,如有裂伤或会阴切开,按解剖进行缝合修复(见会阴切开缝合术和会阴裂伤缝合术)。

(8)准确评估出血量。

(9)整理用物,再次双人清点纱布。

(10)协助产妇取舒适体位,整理床单位,注意保暖。

(11)给予相关健康教育指导并协助早吸吮。

(12)分类处置用物。

(13)洗手、记录。

(五)健康指导

1.操作前

解释此项操作的目的,取得孕妇的理解与配合,排空膀胱。

2.操作中

注意与孕产妇沟通,指导配合方法,保持放松状态。

3.操作后

做好饮食、活动、排尿及母乳喂养指导;告知保持会阴部清洁。注意阴道流血,若流血多、肛门有坠胀感或切口疼痛剧烈,应及时告诉医护人员。

(六)注意事项

(1)操作前做好沟通,取得孕妇的配合;排空膀胱,必要时行导尿术。

(2)操作中注意保暖和隐私保护,注意人文关怀。

(3)操作者应遵循自然分娩理念,不亦过早、过多地干预产程。

(4)接产过程中应严密观察宫缩和胎心,及时评估母儿状况,适时接产。

(5)协助胎盘娩出时,不应在胎盘未完全剥离前用力按压子宫和用力牵拉脐带,以免发生拉断脐带甚至造成子宫内翻。

(6)接产过程严格无菌操作规程。

八、胎头吸引器助产术

(一)操作目的

利用负压原理,通过外力按分娩机转进行牵引,配合产力,达到协助胎儿娩出的目的。

(二)操作评估

1.适应证

第二产程延长,包括持续性枕横位,硬膜外麻醉导致孕妇用力差;需要缩短第二产程时间,如产妇心脏病、高血压等内科疾病,胎儿宫内窘迫等;瘢痕子宫,有子宫手术史,不宜过分使用腹压者;轻度头盆不称,胎头内旋转受阻。

2.禁忌证

头盆不称;异常胎位,如臀位、面先露或胎位不清;无阴道分娩条件如骨盆狭窄、产道梗阻;子宫脱垂或尿瘘修补术后;孕周较小的早产(<34 周);怀疑胎儿凝血功能异常;产钳助产失败后;胎头未衔接;宫口未开全或胎膜未破者。

(三)操作准备

1.用物准备

胎头吸引器、导尿管、无菌器械包(同会阴侧切术)、聚维酮碘棉球、20 mL 针筒、长针头、麻醉药、生理盐水。

2.环境准备

关闭门窗,调节室温 24～28 ℃,注意隐私,必要时围帘或屏风遮挡。

3.人员准备

操作者着装规范、修剪指甲、戴口罩、外科洗手;孕妇意识清醒能配合,排空膀胱。

(四)操作步骤

(1)向产妇解释操作目的,做好沟通,取得配合。签署知情同意书。

(2)评估孕妇的精神状况、产程进展及胎儿情况,排除禁忌证。

(3)注意保暖和隐私保护。

(4)协助孕妇取膀胱截石位,会阴消毒,铺无菌操作台。

(5)操作者外科洗手,穿无菌手术衣,戴无菌手套,检查胎头吸引器有无损坏、漏气、器械组装是否严密。

(6)阴道检查:评估会阴条件、胎方位及骨盆情况等。

(7)检查是否排空膀胱,必要时导尿。

(8)放置胎头吸引器:吸引杯头端消毒,涂无菌液状石蜡,左手分开两侧小阴唇,暴露阴道外口,以左手中、示指掌侧向下撑开阴道后壁,右手持吸引器将吸引杯头端向下压入阴道后壁前方,然后左手中、示指掌面向上,分开阴道壁右侧,使吸引杯右侧缘滑入阴道内,继而手指转向上,提拉阴道前壁,使吸引杯上缘滑入阴道内,最后拉开左侧阴道壁,使吸引杯完全滑入阴道内与胎头顶部紧贴。

(9)抽吸负压:①电动吸引器抽气法,胎头位置低可用 40.0 kPa(300 mmHg)负压,胎头位置高或胎儿偏大可用 60.0 kPa(450 mmHg)负压,一般情况用 50.7(380 mmHg)负压;②注射器抽吸法,一般由助手用50 mL空针缓慢抽气,一般抽出空气 150 mL 左右;③一次性整体负压胎吸装置,反复按压抽吸至负压标尺达绿色区域[60.0～80.0 kPa(450～600 mmHg)]。

(10)牵引:右手握持牵引柄,左手中指。示指顶住胎头枕部,缓慢牵引。牵引方向根据胎先露平面,循产轴方向在宫缩时进行,先向下向外牵引协助胎头俯屈,当胎头枕部抵达耻骨联合下方时,逐渐向上向外牵引,使胎头仰伸直至双顶径娩出。宫缩间歇期停止牵引,但保持牵引器不随胎头回缩。胎位不正时,牵引同时应顺势旋转胎头,每次宫缩旋转 45°为宜,必要时辅助腹部外倒转进行。

(11)取下吸引器:看到胎儿颌骨时,可拨开橡皮管或放开气管夹,或按压泄气阀,消除吸引器内负压,取出吸引器。

(12)按分娩机转娩出胎儿,处理同正常分娩接产术。

(13)协助产妇穿好衣裤,取舒适体位。

(14)胎盘娩出和新生儿处理同正常分娩接产术。

(15)准确评估出血量。

(16)整理用物,再次双人清点纱布。

(17)协助产妇取舒适体位,整理床单位,注意保暖。

(18)给予相关健康教育指导并协助早吸吮。

(19)分类处置用物。

(20)洗手、记录。

（五）健康指导

1.操作前

解释此项操作的目的,取得产妇的理解与配合,嘱产妇排空膀胱,并签署知情同意书。

2.操作中

注意与产妇沟通,指导配合方法,保持放松状态。

3.操作后

做好饮食、活动、排尿及母乳喂养指导;关注新生儿情况,如有异常及时医护人员。

（六）注意事项

（1）操作前做好沟通,取得产妇的配合,签署知情同意书;排空膀胱,必要时行导尿术。

（2）操作前评估全面,排除禁忌证。

（3）操作中注意保暖和隐私保护;注意人文关怀,指导配合。

（4）放置胎头吸引器位置正确:①吸引杯中心应位于胎头"俯屈点",即矢状缝上,后囟前方二横指（约 3 cm）处;②吸引器纵轴应与胎头矢状缝一致,并可作为旋转的标志（整体吸引装置除外）;③牵引前应再次检查吸引杯附着位置,右手中、示指伸入阴道,沿吸引杯与胎头衔接处触摸 1 周,检查是否紧密连接,避免阴道壁及宫颈组织夹入。

（5）把握吸引持续时间和次数:大多数文献报道胎吸助产的牵引次数应不超过 3 次,持续时间不超过 20 分钟。

（6）仔细检查新生儿有无头皮气肿、头皮血肿等产伤。

九、肩难产接产术

（一）操作目的

规范操作手法,掌握肩难产处理技术,保障母婴安全。

（二）操作评估

适应证:阴道分娩过程中发生的肩难产。

（三）操作准备

1.用物准备

接生台、无菌器械包、一次性产包、消毒棉球、脐带夹（气门芯）、20 mL 针筒、长针头、2％利多卡因、生理盐水、可吸收缝线、无影灯、新生儿复苏用物。

2.环境准备

关门窗,调节室温 24～28 ℃;注意隐私。

3.人员准备

增加 3 名操作人员,操作者着装规范、外科洗手、戴口罩;孕妇意识清醒能配合,排空膀胱。

（四）操作步骤

（1）胎头娩出后,发生娩肩困难,快速判断肩难产征兆。

（2）立即启动肩难产处理流程（HELPERR 操作法）。

H——寻求支援:呼叫上级医师、新生儿医师、助产士等到位。

E——评估会阴:是否行会阴切开或扩大会阴切口。

L——屈大腿:协助孕妇大腿向腹壁屈曲。

P——耻骨上加压配合接生者牵引胎头。

E——阴道内操作。①Rubin 手法:助产者的示、中指放在前肩的背侧将肩膀向胸椎方向推动,使胎儿前肩内收压缩肩围;②Woods 手法:助产者的示、中指紧贴胎儿后肩的前侧,将后肩向侧上旋转,至前肩位置娩出;③Rubin＋Woods 联合旋转、反向旋转:当正常旋转方向不能实施时,可以尝试反向旋转。

R——先娩后肩:沿后肩探及肘关节,进而探及前臂,牵引前臂使肘关节屈曲于胸前,以洗脸的方式从胸前娩出后臂,再常规牵引胎头娩出前肩。注意牵引时不能牵引腕关节。

R——翻转孕妇:协助孕妇翻转呈四肢着地位,使双手双膝关节着地。常规牵引胎头,依靠重力作用,先娩出胎儿后肩。

最后方法:不建议采用,仅在上述方法无效时试行,需充分病情告知。方法有:胎儿锁骨切断法;耻骨联合切开术;经腹子宫切开术;胎头复位剖宫产(Zavanelli)。

(3)胎儿娩出后处理同正常分娩接产术,如新生儿有窒息,立即按新生儿复苏流程。

(4)检查新生儿有无骨折等产伤发生。

(五)健康指导

1.操作前

解释此项操作的目的,取得产妇的理解。

2.操作中

注意与产妇沟通,协助产妇变换体位,指导其与助产人员主动配合。

3.操作后

告知新生儿情况,做好饮食、活动、排尿及心理指导。

(六)注意事项

(1)操作前评估孕妇情况,识别肩难产高危因素:既往有肩难产史、妊娠期糖尿病、过期妊娠、巨大儿、孕妇身材矮小及骨盆解剖异常、产程缓慢、行胎头吸引术或产钳助产术。

(2)正确判断肩难产征兆 胎头娩出后在会阴部伸缩(乌龟征),按常规助产方法不能娩出胎肩(建议60 秒为宜)。一旦发生,立即呼叫救援人员,启动 HELPERR 流程。

(3)操作中要不断评估胎心情况,避免先剪断脐带的操作。

(4)耻骨联合加压时注意,手放在胎儿前肩的后部,手掌向下,向侧方用力,使前肩内收。建议压力先持续,后间断,禁忌宫底加压。

(5)每项操作耗时建议以 30～60 秒为宜,做好抢救时间、步骤与结果的记录。

(6)做好新生儿复苏抢救准备。

(7)操作前后告知病情,做好沟通,取得产妇的配合。

十、软产道检查

(一)操作目的

阴道分娩后常规检查,及时发现宫颈裂伤、阴道裂伤及有无血肿等,及时处理,预防和减少产后出血的发生。

(二)操作评估

适应证:阴道分娩后常规检查。

（三）操作准备

1.用物准备

聚维酮碘液、无菌纱布、无菌垫巾、无菌手套、无影灯,无齿卵圆钳、阴道拉钩、导尿管。

2.环境准备

关门窗,调节室温 24～28 ℃;注意隐私,必要时围帘或屏风遮挡。

3.人员准备

操作者着装规范、修剪指甲、戴口罩、外科洗手;产妇意识清醒能配合。

（四）操作步骤

(1)核对产妇姓名、住院号,向产妇解释操作目的,评估产妇情况、自理能力及合作程度。

(2)注意保暖和隐私保护。

(3)协助取仰卧膀胱截石位,外阴常规消毒,铺无菌巾,必要时导尿排空膀胱。

(4)操作者戴好无菌手套,左手分开阴道,暴露阴道壁,右手持纱布擦干阴道壁血迹,查看阴道壁有无损伤程度。若裂伤严重需用阴道拉钩充分暴露宫颈和阴道。

(5)宫颈检查:持宫颈钳钳夹住宫颈前唇、固定,再持三把无齿卵圆钳顺时针方向依次查看整个宫颈有无裂伤及损伤程度。

(6)宫颈探查后,助手再用拉钩暴露宫颈的前后穹隆和两侧穹隆以及阴道伤口的顶端和阴道的四周。

(7)如有裂伤,按解剖组织逐层缝合。

(8)缝合后常规肛查,肠线有无穿过直肠黏膜及血肿,发现异常,及时处理。

(9)准确评估出血量。

(10)协助产妇穿好衣裤,取舒适体位。

(11)整理床单位,注意保暖。

(12)给予相关健康指导。

(13)整理用物并分类处置。

(14)洗手、记录。

（五）健康指导

1.操作前

解释此项操作的目的,取得产妇的理解与配合,嘱产妇排空膀胱。

2.操作中

注意与产妇沟通,指导配合方法,保持放松状态。

3.操作后

做好饮食、活动、排尿指导;告知保持会阴部清洁;注意阴道流血,若流血多、肛门有坠胀感或切口疼痛剧烈,应及时告诉医护人员。

（六）注意事项

(1)操作前做好沟通,取得产妇的配合;是否排空膀胱,必要时行导尿术。

(2)操作中注意保暖和隐私保护。

(3)严格无菌操作规程,暴露充分。

(4)操作中注意人文关怀,动作轻柔,对裂伤严重者,必要时行麻醉镇痛。

十一、会阴切开术

(一)操作目的

阴道分娩时,为了避免会阴严重裂伤,减少会阴阻力,以利于胎儿娩出,缩短第二产程,保护盆底功能,减少母婴并发症等。

(二)操作评估

初产头位会阴紧、会阴部坚韧或发育不良、炎症、水肿,估计有严重撕裂者;需产钳助产、胎头吸引器助产或初产臀位经阴道分娩者;巨大儿、早产、胎儿生长受限或胎儿窘迫需减轻胎头受压并及早娩出者;产妇患心脏病或高血压等疾病需缩短第二产程者。

(三)操作准备

1.用物准备

聚维酮碘液、无菌棉球和纱布、麻醉药物(1%利多卡因)、20 mL 注射器、长穿刺针、器械产包(侧切剪、线剪、持针器、有齿镊、血管钳、小量杯)、无菌纱布、有尾纱布、可吸收肠线等。

2.环境准备

关门窗,调节室温 24～28 ℃;注意隐私,必要时围帘或屏风遮挡。

3.人员准备

操作者着装规范、修剪指甲、戴口罩、外科洗手;产妇意识清醒能配合。

(四)操作步骤

(1)向产妇解释操作目的,评估产妇情况、自理能力及合作程度。

(2)产妇取膀胱截石位,注意保暖和隐私保护。

(3)操作者外科洗手、穿无菌衣、戴无菌手套,双人清点纱布。

(4)再次评估产妇产程进展情况、会阴条件及胎儿情况,掌握会阴切开指征,签署知情同意书。

(5)未实施硬膜外镇痛者,采用阴部神经阻滞麻醉。

(6)麻醉起效后,适时行会阴切开。左手中、示指伸入胎先露和阴道侧后壁间,右手持剪刀在会阴后联合正中偏左 0.5 cm 处,与正中线呈 45°,于宫缩时剪开皮肤和黏膜 3～4 cm(正中切开时沿会阴正中线向下切开 2～3 cm)。用纱布压迫止血,必要时结扎小动脉止血。

(7)胎儿胎盘娩出后,会阴切口缝合。检查软产道有无裂伤,阴道内置有尾纱条。

(8)按解剖结构逐层缝合。①缝合阴道黏膜:暴露阴道黏膜切口顶端,用 2/0 可吸收缝线自顶端上方 0.5 cm 处开始,间断或连续缝合阴道黏膜及黏膜下组织,至处女膜环对合打结。②缝合肌层:用 2/0 可吸收缝线间断或连续缝合会阴部肌层、皮下组织。③缝合皮肤:用 3/0 或 4/0 可吸收缝线连续皮内缝合。

(9)取出有尾纱布,检查缝合处有无出血或血肿。

(10)肛诊检查肠线是否穿过直肠黏膜及有无阴道后壁血肿。

(11)准确评估出血量。

(12)整理用物,再次双人清点纱布。

(13)协助产妇取舒适体位,整理床单位,注意保暖。

(14)给予相关健康教育指导。

(15)分类处置用物。

(16)洗手、记录。

(五)健康指导

1.操作前

解释此项操作的目的,取得产妇的理解与配合,嘱产妇排空膀胱。

2.操作中

注意与产妇沟通,指导配合方法,保持放松状态。

3.操作后

做好饮食、活动及排尿指导;告知保持会阴部清洁;注意阴道流血,若流血多、肛门有坠胀感或切口疼痛剧烈,应及时告诉医护人员。

(六)注意事项

(1)操作前做好沟通,取得产妇的配合;排空膀胱,必要时行导尿术。

(2)操作中注意保暖和隐私保护。

(3)严格掌握会阴切开术的适应证和切开时机,切开不宜过早,一般预计在2～3次宫缩胎儿可娩出。

(4)切开时剪刀应与皮肤垂直,会阴皮肤与黏膜切口整齐、内外一致;宫缩时,侧切角度宜在60°左右。

(5)正中切开的切口易向下延伸,伤及肛门括约肌。故手术助产、胎儿较大或接产技术不够熟练者不宜采用。

(6)缝合时按解剖结构逐层缝合,注意止血,不留无效腔;从切口顶端上0.5 cm缝合第一针。缝合时缝针不宜过密过紧,一般针距为1 cm。

(7)缝合后仔细检查有无渗血和血肿,肠线有无穿过直肠黏膜,发现异常,及时处理。

十二、会阴裂伤修复术(Ⅰ、Ⅱ度)

(一)操作目的

按解剖结构修复损伤的会阴组织,达到止血、防止伤口感染的目的。

(二)操作评估

1.适应证

不同程度的会阴裂伤。

2.禁忌证

伤口急性感染期。

(三)操作准备

1.用物准备

阴道纱条、聚维酮液、无菌手套、2/0可吸收线、3/0可吸收线、持针器、线剪、血管钳、麻醉药物。

2.环境准备

关门窗,调节室温24～28 ℃;注意隐私,必要时围帘或屏风遮挡。

3.人员准备

操作者着装规范、修剪指甲、戴口罩、外科洗手;产妇意识清醒能配合。

（四）操作步骤

(1)核对产妇姓名、住院号,向产妇解释操作目的,评估产妇情况、自理能力及合作程度。

(2)注意保暖和隐私保护。

(3)协助产妇取仰卧膀胱截石位,外阴常规消毒,铺无菌巾,必要时导尿排空膀胱。

(4)操作者外科洗手、穿无菌衣、戴无菌手套,双人清点纱布。

(5)未实施硬膜外镇痛者,采用阴部神经阻滞麻醉或局部麻醉。

(6)操作者左手分开阴道,暴露阴道壁,右手持纱布擦干阴道壁血迹,查看阴道壁损伤程度,置有尾纱条。

(7)Ⅰ度裂伤修复:用2/0可吸收缝线间断或连续缝合阴道黏膜;3/0或4/0可吸收缝线连续皮内缝合或4号丝线间断缝合皮肤。

(8)Ⅱ度裂伤修复:暴露阴道黏膜切口顶端,自顶端上方0.5 cm处开始,用2/0可吸收缝线间断或连续缝合阴道黏膜和黏膜下组织,裂伤较深者建议间断缝合;用2/0可吸收缝线间断缝合会阴部肌层;3/0或4/0可吸收缝线连续皮内缝合或4号丝线间断缝合皮肤。

(9)取出有尾纱布,检查缝合处有无出血或血肿。

(10)肛诊检查肠线是否穿过直肠黏膜及有无阴道后壁血肿。

(11)准确评估出血量。

(12)整理用物,再次双人清点纱布。

(13)协助产妇穿好衣裤,取舒适体位。

(14)整理床单位。

(15)给予相关健康指导。

(16)整理用物并分类处置。

(17)洗手、记录。

（五）健康指导

1.操作前

解释此项操作的目的,取得产妇的理解与配合,嘱产妇排空膀胱。

2.操作中

注意与产妇沟通,指导配合方法,保持放松状态。

3.操作后

强调饮食指导,无渣半流或流质3天,后根据伤口愈合情况修改饮食;做好活动及排尿指导;告知保持会阴部清洁;注意阴道流血,若流血多、肛门有坠胀感或切口疼痛剧烈,应及时告诉医护人员。

（六）注意事项

(1)操作前做好沟通,取得产妇的配合;排空膀胱,必要时行导尿术。

(2)操作中注意保暖和隐私保护。

(3)正确评估裂伤程度,按解剖结构对合整齐,逐层修复。

(4)选择正确的麻醉方式,对充分暴露、修复组织及镇痛有着重要作用。

(5)缝合后仔细检查有无渗血和血肿,肠线有无穿过直肠黏膜,发现异常,及时处理。

(6)缝合时从伤口顶端上0.5 cm缝合第一针,缝合时缝针不宜过密过紧,一般针距为1 cm,注意止血,不留无效腔。

(7)完善术后谈话和病历书写完整,加强饮食指导。

十三、新生儿窒息复苏

(一)目的

新生儿问世的瞬间有时是十分危急的,产科和儿科的医护人员,尤其是产房的医务人员应熟练掌握新生儿窒息复苏技能和流程,在新生儿出现窒息时能立即得以实施复苏技术,并能相互配合。

(二)物品准备

氧气湿化瓶、氧气管、新生儿复苏气囊(自动充气式或气流充气式)、婴儿低压吸引器、各种型号的气管插管、吸痰管、新生儿喉镜(带有为足月儿和早产儿应用的2个叶片)、肾上腺素、生理盐水、胶布、新生儿辐射台、胎粪吸引管、听诊器、各种型号的空针、胃管、胶布等,连接好氧气装置,氧流量调节到每分钟5 L。

(三)操作步骤

操作步骤包括:①A 建立通畅的气道。②B 建立呼吸。③C 建立正常的循环。④D 药物治疗。

其中为新生儿开放气道和给予通气是最为重要的部分,大部分新生儿窒息复苏在实施了ABC 方案后很少再需要用药。

1.评估复苏的适应证

新生儿出生时负责复苏的人员应明确有无以下问题。

(1)羊水情况,有无胎粪污染:胎粪污染,新生儿没有活力时,清理呼吸道应气管插管连接胎粪吸引管,将污染的羊水吸出。

(2)有无呼吸或哭声:出生后没有呼吸或只有喘息时需要复苏。

(3)肌张力情况:肌张力差,没有呼吸时,应实施复苏。

(4)是否足月:早产儿发生窒息的风险更大,不足月时更应做好复苏的准备。

2.复苏的最初步骤(A——建立通畅的气道)

(1)保暖:新生儿娩出前应关闭门窗、空调,避免空气对流。出生后放在辐射保暖台上(新生儿辐射台,应提前预热),摆正体位(鼻吸气位)。

(2)摆正体位,清理呼吸道。

接生者可以在胎头娩出时,用手将口鼻中的大部分黏液挤出,清理鼻腔黏液时应两侧鼻孔交替进行。

胎儿娩出后,使其仰卧在辐射台上,将新生儿颈部轻度仰伸呈"鼻吸气状",可使用肩垫(肩垫高度2~3 cm)抬高肩部,使呼吸道通畅,更有助于保持最佳复苏体位。黏液多的新生儿,则应把头部转向一侧,使黏液积聚在口腔一侧,并尽快吸出。

吸引黏液时,应先清除口腔黏液,后吸鼻腔黏液,以免刺激新生儿呼吸,将羊水或黏液吸入肺部。吸引的负压和吸引管插入的深度都要适度。用吸引管吸引时要边吸边转动吸管,以避免吸管持续吸在一处黏膜上造成损伤。用吸球者,应先捏瘪吸球,排出球腔内的空气再吸,这样可避免气流把黏液推入深部。用电动吸引器的负压应不高于 13.3 kPa(100 mmHg),负压过大易致新生儿气道黏膜损伤。

对于羊水有胎粪污染者,应在胎头娩出产道时即用手法将胎儿口鼻中的黏液挤出,待新生儿全身都娩出后,迅速置于辐射台上,再次用手挤口鼻黏液。如新生儿有活力(新生儿有活力的定义为:哭声响亮或呼吸好,肌张力好,心率>100 次/分),则新生儿不需特殊处理,常规给予吸痰法清理呼吸道。反之,新生儿无活力(新生儿有活力的定义中任何一项被否定时称之为无活力),负责新生儿复苏的儿科或产科医师应立即用新生儿喉镜暴露气管,使用一次性气管插管吸净呼吸道羊水和胎粪,然后再继续下一步。

(3)迅速擦干:待吸净气道后,用毛巾迅速擦干新生儿全身羊水、血迹,注意头部擦干,并将湿巾撤掉。如果此时新生儿仍没有哭声或呼吸,重新摆正体位(新生儿仰卧,头部轻度仰伸——鼻吸气位)。

(4)触觉刺激,诱发呼吸:新生儿被擦干、刺激以后仍没有呼吸或哭声时,可给予触觉刺激诱发呼吸。触觉刺激的方法有两种:①操作者用一只手轻柔地摩擦新生儿背部或躯体两侧;②轻弹或轻拍足底。新生儿大声啼哭,表示呼吸道已通畅,诱发呼吸成功。

上述步骤又称新生儿初步处理,应在 30 秒内完成。初步处理完成后,应对新生儿进行评估,评估内容为呼吸、心率、皮肤颜色。

常压给氧的原则:如果新生儿给予触觉刺激诱发呼吸成功,就进行常规护理。若新生儿有呼吸,但躯干皮肤发绀,应观察数分钟左右,如没有改善应给予常压吸氧,氧流量调节到每分钟5 L。对于触觉刺激2 次无效者(不能诱发新生儿呼吸),应立即改用气囊面罩复苏器进行人工呼吸(正压通气)。复苏时短期常压给氧者,可用鼻导管给氧,氧流量以每分钟 5 L 为宜。长时间给氧者,氧气要预热并湿化,以防止体温丢失和气道黏膜干燥,有条件者应检测新生儿血氧浓度。

3.气囊面罩正压通气(B——建立呼吸)

(1)正压通气的指征:新生儿在给予初步处理后,仍然呼吸暂停或喘息;或心率<100 次/分。

(2)自动充气式复苏气囊组成:由面罩(有不同大小,使用时可根据新生儿体重及孕周选择)、气囊、储氧器、减压阀组成。

(3)面罩的安置:操作者位于新生儿的头侧或一侧,新生儿头部轻度仰伸,即"鼻吸气位"使气道通畅。操作者右手持复苏器,面罩放置时按下颏、口、鼻的顺序放置,注意解剖形面罩要把尖端放在鼻根上。操作者一手拇指和中指呈"C"字形环绕在面罩边缘帮助密闭,其余手指注意不要压迫颈部致使气道受阻,另一只手挤压气囊。操作者将面罩紧贴患儿面部形成密闭的空间,但不可过分用力压紧面罩,致使新生儿体位改变和眼部、面部损伤。面罩放置正确后,可挤压气囊加压给氧。加压给氧时,要注意观察胸廓有无起伏,若挤压气囊,胸廓随之起伏,说明面罩密闭良好,此时两肺可闻及呼吸音。如果胸廓抬高呈深呼吸状或听到减压阀开启的声音,则说明充气过量,应减少用力,以防新生儿发生气胸。如观察到上腹部隆起,是气体进入胃内所致,应置胃管将胃内气体、液体抽出。

若挤压气囊,胸廓起伏不明显,应检查原因。可能的原因:①面罩密闭不良,常见于鼻背与面颊间有漏气者;②新生儿体位不当;③口鼻内有黏液阻塞,导致气道受阻;④新生儿口未张开;⑤按压气囊的压力不足。

(4)挤压气囊的速率与压力:气囊正压通气的速率为 40~60 次/分,与胸外按压配合时速率为30 次/分,首次呼吸所需压力为 2.94~3.92 kPa(30~40 cmH$_2$O),以后挤压气囊的压力为1.47~1.96 kPa(15~20 cmH$_2$O)。

注意:为很好地控制正压通气的频率,操作者应大声计数(大声数 1、2、3,当数到一时,按压气囊,数到 2、3 时,松开气囊)。

(5)气囊面罩正压通气实施 30 秒后,必须对新生儿状况进行评价,评价内容:若心率>100 次/分,皮肤红润且有自主呼吸,可停止加压给氧,改为常压吸氧,并给予触觉刺激使其大声啼哭。若心率60~100 次/分;应继续正压通气;若心率低于 60 次/分,则需继续正压人工呼吸,并同时插入心脏按压。

正压通气使用超过 2 分钟时,应插胃管吸净胃内容物,并保留胃管至正压人工呼吸结束。插入胃管的长度为:从新生儿鼻梁部至耳垂再至剑突和脐之间连线中点的距离。胃管插入后用 20 mL注射器吸净胃内容物,取下空针将胃管用胶布固定在新生儿面部,保持胃管外端开放,以便进入胃内的空气继续排出。

4.胸外心脏按压(C——建立正常的循环)

胸外按压必须与正压通气有效配合。

(1)胸外按压的指征:经过 30 秒有效的正压通气后,对新生儿进行评价,评价内容同上。新生儿如心率低于 60 次/分时,应在实施正压通气的同时实施胸外心脏按压。

(2)胸外按压的方法:胸外按压时新生儿仍需保持头部轻度仰伸"鼻吸气位"。操作者可位于新生儿一侧,站在能接触到新生儿胸部并能正确摆放手的位置,不干扰另一位复苏者的正压通气。按压部位在胸骨下 1/3 处,即两乳头连线与剑突之间(避开剑突)按压深度为新生儿前后胸直径的 1/3。按压手法有拇指法和双指法两种。①拇指法:操作者用双手环绕新生儿胸廓,双手拇指端并排或重叠放置胸骨下 1/3 处,其余手指托住新生儿背部,而且拇指第一指关节应稍弯曲直立,使着力点垂直胸骨。②双指法:操作者用一只手的中指和示指或中指和无名指,手指并拢指端垂直向下按压胸骨下 1/3 处,另一只手放在新生儿背部做支撑。

(3)按压频率:每按压 3 次,正压通气 1 次,4 个动作为一个周期,耗时 2 秒,故 1 分钟 90 次胸外按压,30 次正压通气。胸外按压与正压通气的比例为 3:1。

(4)胸外按压注意事项:要有足够的压力使胸骨下陷达前后胸直径 1/3,然后放松,放松时用力的手指抬起,但不离开胸壁皮肤,否则每次按压都需要重新定位,不仅耗时,而且按压的深度、速率和节律不易掌控。

注意:胸外按压与正压通气相配合时,由胸外按压的人大声计数,负责正压通气的人进行配合。负责胸外按压的人大声计数:"1、2、3,吸"。数到:"1、2、3"同时给予 3 次胸外按压,当数到"吸"时,负责胸外按压的人手抬起使胸壁回弹,但手指不离开皮肤,负责正压通气的人同时挤压气囊给予一次正压通气。

(5)评估:有效的胸外按压和正压通气实施 30 秒后,应对新生儿情况进行评价(评估内容同前),以决定下一步的复苏该如何进行。

可用听诊器测心率,为节约时间,每次听心率 6 秒,当心率已达 60 次/分以上时,胸外按压可以停止,正压通气仍需继续。若心率仍低于 60 次/分,心脏按压和正压通气应继续实施,同时给予肾上腺素(遵医嘱给药)。心率达到 100 次/分或以上,新生儿又有自主呼吸,应停止正压通气给予常压给氧。

5.复苏后的护理

新生儿经过复苏,生命体征恢复正常以后仍有可能恶化,应给予严密观察和护理。护理分为:常规护理、观察护理、复苏后护理。

(1)常规护理:新生儿出生前没有危险因素,羊水清、足月,出生后只接受了初步复苏步骤就能正常过渡者,可将新生儿放在母亲胸前进行皮肤接触,并继续观察呼吸、活动和肤色。

(2)观察护理:新生儿出生前有危险因素,羊水污染,出生后呼吸抑制、肌张力低、皮肤发绀,新生儿经过复苏后应严密观察,密切评估生命体征,必要时转入新生儿室进行心肺功能和生命体征的监测。病情稳定后,允许父母去探望,抚摸和搂抱新生儿。

(3)复苏后护理:应用正压人工呼吸或更多复苏措施的新生儿需要继续给予支持,他们有再次恶化的可能,应转送到新生儿重症监护室。复苏后护理包括温度控制,生命体征、血氧饱和度、心率、血压等监测。

气管插管的指征:需长时间正压通气、气囊面罩正压通气无效或效果不佳、需要气管内给药及可疑膈疝者。

(四)复苏时注意事项

(1)复苏前做好复苏人员和物品的准备,尤其在胎儿娩出前已经出现胎儿宫内缺氧迹象。

(2)复苏设备应处于备用、完整状态。

(3)实施复苏时应按照复苏流程进行,不可省略复苏步骤。

(4)物品准备时,应将肩垫准备好,辐射台提前打开预热。

(5)正压通气时,操作者一定要大声计数,以保证正压通气的频率。

(6)胸外按压时,按压的手指垂直下压,确保施力在胸骨下1/3(压迫心脏)。

(7)正压通气和心脏按压应2人操作,并默契配合。

(8)给予肾上腺素时要注意浓度配比和剂量。

(9)复苏成功后,仍需严密观察新生儿情况,以防病情反复。

十四、产钳助产的配合

(一)目的

当子宫收缩乏力致第二产程延长;或产妇患有某些疾病,不宜在第二产程过度用力;或胎儿在宫内缺氧,产钳助产是一种应急处理方式,助产士与医师的配合可帮助产妇缩短产程,协助胎儿娩出。

(二)物品准备

无菌侧切包一个,无菌产钳一把,无菌油纱一块(将产钳用无菌油纱快速擦拭一遍待用)。

(三)操作步骤

(1)助产士常规进行会阴神经阻滞及会阴局部麻醉,行会阴侧切。

(2)助产士站在医师左侧,当医师按常规以"三左法则"放置产钳时协助固定先上的左叶,然后协助上好右叶。

(3)当医师在产妇宫缩牵拉产钳时,助产士左手协助胎儿俯屈,右手适时保护会阴。

(4)当胎儿双顶径通过阴道口时,示意医师停止牵拉,由医师依次卸下产钳右叶、左叶,助产士协助胎头娩出,然后进行外旋转,娩出胎肩。

(5)分娩结束后,与医师共同仔细检查宫颈和阴道有无裂伤及裂伤程度,共同评价新生儿有无产伤(包括锁骨骨折、头皮血肿、头皮撕裂或擦伤、面神经瘫痪等)。

(6)缝合会阴伤口。

(四)注意事项

(1)不要强行牵引,充分估计头盆情况,必要时改为剖宫产。

(2)紧急情况下,应尽快娩出胎儿,但不可粗暴操作。产钳术一般不超过20分钟,产钳牵拉不能超过 3 次。

(3)手术后要注意观察宫缩和阴道出血情况,如果宫颈或阴道裂伤,须立即止血和缝合。

(4)产妇产程较长,出现血尿可留置导尿管,并酌用抗感染药物。

(5)仔细检查新生儿后,报告儿科医师适当给予抗感染药。

十五、宫颈裂伤缝合术

(一)目的
防止由于宫颈裂伤造成的产后出血、陈旧的宫颈裂伤造成宫颈功能不全而致习惯性流产。

(二)准备用物
聚维酮碘原液的无菌纱布、阴道壁拉钩、卵圆钳 2 把、2/0 带针可吸收缝合线、组织剪、线剪、持针器、无菌接生巾、无菌纱布。

(三)操作步骤
(1)用聚维酮碘原液的纱布消毒阴道壁黏膜,清除血迹。

(2)铺无菌接生巾,保证整个操作不被污染。有良好的光源或充足的照明。

(3)以阴道拉钩扩开阴道,用宫颈钳或两把卵圆钳钳夹宫颈,并向下牵拉使之充分暴露。

(4)直视下用卵圆钳循序交替,按顺时针或逆时针方向依次检查宫颈一周,如发生裂伤处,将两把卵圆钳夹于裂口两侧,自裂伤的顶端上 0.5 cm 开始用 2/0 可吸收线向子宫颈外口方向做连续或间断缝合。

(5)宫颈环形脱落伴活动性出血,可循宫颈撕脱的边缘处,用 3/0 号可吸收线做连续锁边缝合。

(四)注意事项
(1)充分暴露宫颈,寻找裂伤顶端,查清裂伤部位,缝合的第一针必须在裂伤的顶端 0.5 ～ 1 cm,以防回缩的血管漏缝。

(2)当裂伤深达穹隆、子宫下段甚至子宫破裂,从阴道缝合困难时,应行开腹缝合。

(3)伤及子宫动静脉或其分支,引起严重的出血或形成阔韧带内血肿,需要剖腹探查。

(4)较浅的宫颈裂伤,没有活动性出血,可不做处理。

(5)偶尔可见到宫颈环形裂伤或脱落,即使出血不多,也应进行缝合。

(6)宫颈裂伤超过 3 cm,需要缝合。

十六、臀助产

(一)目的
使软产道充分扩张,并按照臀位分娩机制采用一系列手法使胎儿顺利娩出。

(二)物品准备
无菌产包、会阴侧切包、缝合线、20 mL 注射器、7 号长针头、0.9％生理盐水、2％盐酸利多卡因、隔离衣、无菌手套。

(三)操作步骤
(1)检查者戴好帽子、口罩。

(2)按六步洗手法将双手洗干净,常规刷手。

(3)穿隔离衣,戴无菌手套。

(4)消毒会阴,铺产台。

(5)"堵臀":当胎臀在阴道口拨露时,用一无菌接生巾堵住阴道口,直至手掌感到压力相当大,阴道充分扩张。

(6)导尿。

(7)局麻:阴部神经阻滞麻醉,会阴局部麻醉。

(8)行会阴侧切术。①上肢助产滑脱法:右手握住胎儿双足,向前上方提,使后肩显露于会阴,左手示指、中指伸入阴道,由后肩沿上臂至肘关节处,协助后肩及肘关节沿胸前滑出阴道,将胎体放低,前肩由耻骨弓自然娩出。②旋转胎体法:用接生巾包裹胎儿臀部,双手紧握,两手拇指在背侧,另4指在腹侧,将胎体按逆时针方向旋转,同时稍向下牵拉,右肩及右臂娩出,再将胎体顺时针旋转,左肩及左臂娩出。

(9)胎头助产。①将胎背转至前方,使胎头矢状缝于骨盆出口前后径一致。②将胎体骑跨在术者左前臂上,同时术者左手中指伸入胎儿口中、示指及无名指扶于两侧上颌骨。③术者右手中指压低胎头枕部使其俯屈,示指及无名指置于胎儿两侧锁骨上,向下牵拉,使胎头保持俯屈。④当胎头枕部抵于耻骨弓时,逐渐将胎体上举,以枕部为支点,娩出胎头,记录时间。

(10)断脐。

(11)新生儿初步处理。

(12)协助娩出胎盘,并检查是否完整。

(13)检查软产道,缝合侧切伤口。

(14)清洁整理用物。

(四)注意事项

(1)术前必须确定无头盆不称、宫口开全、胎臀已入盆,并查清臀位的种类。

(2)充分堵臀。

(3)脐部娩出后2~3分钟内娩出胎头,最长不超过8分钟。

(4)操作动作不可粗暴。

(5)胎头娩出困难时,可由助手在耻骨联合上向下、向前轻推胎头,或产钳助产。

(6)准备好新生儿复苏设备,仔细检查新生儿有无肩臂丛神经损伤和产道损伤。

十七、新生儿与母亲皮肤接触

(一)目的

分娩后尽快母婴皮肤接触可以提高新生儿体温,能够增加母婴感情,促进乳汁分泌。通过触摸、温暖和气味这些感官刺激,促进母乳分泌。

(二)操作步骤

母婴皮肤接触应在出生后60分钟以内开始,接触时间不得少于30分钟。助产士协助产妇暴露出乳房,用毛巾擦拭产妇的双乳及胸部,新生儿娩出后如无异常即刻将其趴在产妇的胸腹部,身体纵轴与母亲保持一致。新生儿双臂及双腿分开放于产妇身体两侧。头偏向一侧防止阻塞呼吸道造成窒息。将新生儿衣被盖于身上,注意保暖,同时勿污染无菌区域。

为保证新生儿安全,嘱产妇双手放于新生儿臀部抱好,防滑落。

(三)注意事项

(1)操作时注意为母婴保暖,并注意保护产妇隐私。

(2)密切观察新生儿有无异常变化,如有异常即刻将新生儿取下进行紧急处理。

(3)母婴皮肤接触时,应有目光交流。

(李　洁)

第二节　正常分娩期产妇的护理

一、第一产程的临床经过及护理

(一)临床经过

1.规律宫缩

分娩开始时,子宫收缩力较弱,持续时间较短(约 30 秒),间歇时间较长(5~6 分钟)。随着产程进展,宫缩持续时间逐渐延长,间歇时间逐渐缩短。子宫口接近开全时,持续时间可达 60 秒及以上,间歇时间1~2 分钟,且强度不断增加。

2.宫颈口扩张

临产后宫缩规律并逐渐增强,使宫颈口逐渐扩张,胎先露逐渐下降。宫颈口扩张规律是先慢后快,分为潜伏期和活跃期。

(1)潜伏期:从规律宫缩开始至宫颈口扩张 3 cm,此期宫颈口扩张速度较为缓慢,约需 8 小时,最大时限为 16 小时。

(2)活跃期:从宫颈口扩张 3 cm 至宫颈口开全。此期宫颈口扩张速度较快,约需 4 小时,最大时限为 8 小时。

3.胎先露下降

胎先露下降程度作为判断分娩难易的指标之一。潜伏期胎头下降不明显,进入活跃期胎头下降速度加快。判断胎头下降程度是以坐骨棘平面为标志,胎头颅骨最低点达坐骨棘时,记为"0",在坐骨棘平面上 1 cm 时记为"-1",在坐骨棘平面下 1 cm 时记为"+1",依此类推。图 7-1所示为胎头高低判断示意图。根据每次检查的结果绘制成产程图。产程图是连续描记子宫口扩张和胎先露下降情况的坐标图。它以临产时间(h)为横坐标,以子宫口扩张程度(cm)和胎先露下降程度(cm)为纵坐标,画出子宫口扩张曲线和胎先露下降曲线,便于直观地了解产程进展情况(图 7-2)。

4.胎膜破裂

胎膜破裂(简称破膜)。随着子宫口逐渐开大,胎先露逐渐下降将羊水阻隔为前、后两部分,形成前羊膜囊。胎先露进一步下降使前羊膜囊压力逐渐升高,当压力增高至一定程度时,胎膜自然破裂,多发生在第一产程末期子宫口接近开全或开全时。

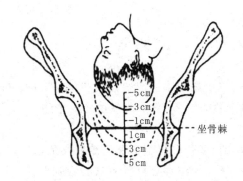

图 7-1 胎头高低判断示意图

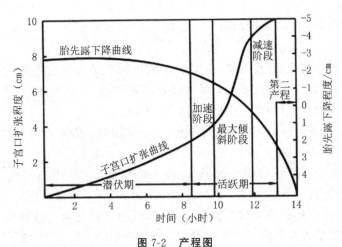

图 7-2 产程图

(二)护理评估

1.健康史

根据产前检查记录了解待产妇的一般情况,包括年龄、体重、身高、营养情况、既往史、过敏史、月经史、婚育史、分娩史等。了解本次妊娠的经过,孕期有无阴道流血、流液及有无内外科合并症等。了解宫缩出现的时间、强度及频率,了解胎位、胎先露、骨盆测量值及胎心情况。

2.身体状况

观察生命体征,了解胎心情况、宫缩、子宫口扩张和胎头下降情况,以及是否破膜,羊水颜色、性状及流出量。

3.心理-社会状况

由于第一产程时间较长,对分娩的认知及对疼痛的耐受性因人而异,且担心胎儿及自身的健康状况,产妇和家属容易产生紧张、焦虑和急躁情绪。

(三)护理问题

1.知识缺乏

缺乏分娩相关知识。

2.焦虑

与疼痛及担心分娩结局有关。

3.急性疼痛

与宫缩、子宫口扩张有关。

(四)护理措施

1.心理护理

讲解相关知识,减轻焦虑:主动热情接待产妇,耐心回答产妇提出的有关问题,适当讲解分娩相关知识,鼓励产妇积极配合分娩,减轻产妇及家属的焦虑情绪。

2.观察产程进展

(1)监测胎心:用胎心听诊器、多普勒仪于宫缩间歇时听胎心。潜伏期每1~2小时听1次,进入活跃期每15~30分钟听1次,并注意心率、心律、心音强弱。若胎心率超过160次/分或低于120次/分或不规律,提示胎儿宫内窘迫,应立即给产妇吸氧并报告医师。

(2)观察宫缩:医护人员将一手掌放于产妇腹壁子宫体近子宫底处,宫缩时子宫体部隆起变硬,宫缩间歇时松弛变软,一般需连续观察3次,每隔1~2小时观察1次。观察并记录宫缩间歇时间、持续时间及强度。

(4)观察破膜及羊水情况:一旦破膜,应立即监测胎心,记录破膜时间和羊水性状、颜色及量。若破膜后胎头未入盆或胎位异常应嘱产妇卧床并抬高臀部,并注意观察有无脐带脱垂征象。破膜超过12小时尚未分娩者,遵医嘱给予抗生素预防感染。

(5)观察生命体征:每隔4~6小时测量生命体征1次,发现异常应酌情增加测量次数,并予相应处理。

3.生活护理

(1)补充能量和水分:鼓励产妇进食易消化、高热量的清淡食物,摄入足量水分,维持水、电解质平衡,保证充足的体力。

(2)活动与休息:临产后胎膜未破且宫缩不强时,鼓励产妇在室内适当进行活动,以促进宫缩,利于子宫口扩张和胎先露下降。初产妇子宫口近开全或经产妇子宫口扩张4 cm时应取左侧卧位休息。

(3)清洁卫生:协助产妇擦汗、更衣,保持外阴部清洁、干燥。

(4)排便、排尿:鼓励产妇2~4小时排尿1次,并及时排便,以免影响宫缩及产程进展。

(五)护理评价

(1)产妇是否了解分娩过程的相关知识。

(2)在产程中焦虑是否缓解,并主动配合医护人员。

(3)疼痛不适感是否减轻。

二、第二产程的临床经过及护理

(一)临床经过

1.宫缩增强

此期宫缩强度进一步增强,频率进一步加快,宫缩持续时间可达1分钟甚至更长,间歇时间仅1~2分钟。

2.胎儿下降及娩出

子宫口开全后,胎头下降至骨盆出口压迫盆底组织时,产妇出现排便感,不自主向下屏气用力。会阴部逐渐膨隆变薄,阴唇张开,肛门松弛。宫缩时胎头显露于阴道口,间歇时又缩回,称胎头拨露(图7-3)。经过几次胎头拨露以后,胎头双顶径已超过骨盆出口,宫缩间歇不再回缩,称胎头着冠(图7-4)。此时,会阴极度扩张,胎头继续下降,当胎头枕骨抵达耻骨弓下方后,以此为支点进行仰伸、复位及外旋转,胎儿前肩、后肩、胎体相继娩出,羊水随即涌出。经产妇的第二产程较短,有时仅仅几次宫缩即可完成上述过程。

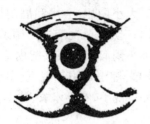
图 7-3 胎头拨露

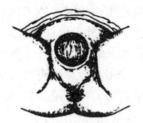
图 7-4 胎头着冠

(二)护理评估

1.健康史

详细了解第一产程经过及处理情况,并注意了解产妇及胎儿情况。

2.身体状况

了解宫缩及胎心情况、产妇用力方法,观察胎头拨露及胎头着冠情况,评估有无会阴切开指征。

3.心理-社会状况

因剧烈疼痛及对分娩缺乏信心,同时担心胎儿安危而焦虑不安。

4.辅助检查

用胎儿监护仪监测胎心率基线与宫缩的变化。

(三)护理问题

1.焦虑

与担心分娩是否顺利及胎儿健康有关。

2.疼痛

与宫缩及会阴伤口有关。

3.有受伤的危险

与可能的会阴裂伤、新生儿产伤有关。

(四)护理措施

1.观察产程

严密观察宫缩强度和频率;了解胎先露下降情况;每5～10分钟听胎心1次,仔细观察胎儿有无急性缺氧,发现异常及时通知医师并给予相应处理。

2.缓解焦虑

医护人员应给予产妇安慰和鼓励,并及时告之产程进展情况,同时协助产妇擦汗、饮水等,缓解产妇紧张、焦虑情绪。

3.正确指导产妇使用腹压

子宫口开全后指导产妇双足蹬在产床上,双手握住产床把手,宫缩时深吸气屏住,随后如排大便样向下屏气用力,宫缩间歇时放松休息,宫缩再现时重复上述动作。至胎头着冠后,指导产妇宫缩时张口哈气,宫缩间歇时稍向下用力使胎儿缓慢娩出。

4.接生准备

初产妇子宫口开全或经产妇子宫口扩张至 3～4 cm 时,将产妇送至产房做好消毒接生准备。产妇取膀胱截石位,双腿屈曲分开,臀下置便盆或橡胶单,分 3 步进行外阴擦洗及消毒(图 7-5):①先用消毒肥皂水棉球擦洗外阴,顺序为阴阜、大腿内上 1/3、大小阴唇、会阴和肛门周围;擦洗顺序为由上向下、由外向内;②然后将消毒干棉球盖于阴道外口(防止擦洗液进入阴道),再用温开水冲去肥皂水;③最后用 0.5 %聚维酮碘棉球消毒,顺序为大小阴唇、阴阜、大腿内上 1/3、会阴和肛门周围。消毒完后移去阴道口棉球及臀下的便盆或橡胶单,铺消毒中于臀下。检查好接生及新生儿抢救所需的所有用品后,接生者按无菌操作规程行外科洗手、穿手术衣、戴无菌手套、打开产包、铺消毒巾,准备接生。

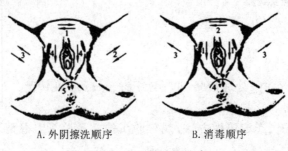

A.外阴擦洗顺序　　　　　　　B.消毒顺序

图 7-5　外阴擦洗及消毒

5.接生前评估

行阴道检查了解胎位是否异常,并了解会阴条件及胎头大小,必要时行会阴切开。

6.接生步骤

接生者站在产妇右侧,当胎头拨露使阴唇后联合紧张时开始保护会阴。会阴部盖消毒中,接生者右肘支在产床上,右手拇指与其余四指分开,利用手掌大鱼际肌压住会阴部,当宫缩时应向上内方托压,左手适度下压胎头枕部,协助胎头俯屈和缓慢下降,宫缩间歇时右手放松但不离开会阴部,以免压迫过久致会阴水肿。当胎头枕骨在耻骨弓下露出时,嘱产妇宫缩时张口哈气,宫缩间歇时稍用力,待胎头双顶径娩出时,左手协助胎头仰伸,使胎头缓慢娩出。胎头完全娩出后,右手继续保护会阴,左手拇指自胎儿鼻根向下颏挤压,其余四指白喉部向下颌挤压,挤出口鼻内的黏液和羊水,然后协助胎头复位及外旋转,左手将胎儿颈部向下轻压,使前肩自耻骨弓下完全娩出,再轻托胎颈向上,协助娩出后肩(图 7-6)。双肩娩出后松开右手,然后双手协助胎体及下肢以侧位娩出。

7.脐带绕颈的处理

胎头娩出后若有脐带绕颈 1 周且较松时,应将脐带顺肩上推或从胎头滑下;若缠绕过紧或绕颈 2 周以上,则用两把止血钳夹住后从中间剪断,注意勿使胎儿受伤。

(五)护理评价

(1)产妇情绪是否稳定。

(2)疼痛是否缓解。

(3)产妇是否有严重会阴裂伤,新生儿是否发生产伤。

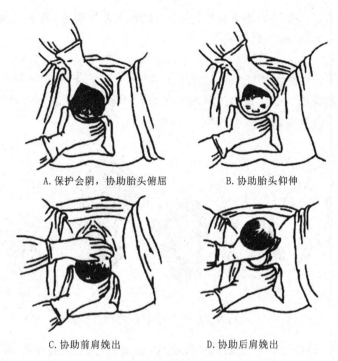

A.保护会阴，协助胎头俯屈　　B.协助胎头仰伸

C.协助前肩娩出　　D.协助后肩娩出

图 7-6　接生步骤

三、第三产程的临床经过及护理

(一)临床经过

1.宫缩胎儿娩出后

子宫底下降至平脐部,宫缩暂停,产妇顿感轻松,几分钟后宫缩再现。

2.胎盘娩出

由于宫缩,附着于子宫壁的胎盘不能相应缩小而与子宫壁发生错位剥离,剥离面出血形成胎盘后血肿。子宫继续收缩,胎盘剥离面越来越大,最终完全剥离而排出。

(二)护理评估

1.健康史

内容同第一、二产程,并了解第二产程的临床经过及处理。

2.新生儿身体状况

(1)Apgar 评分:用于判断新生儿有无窒息及窒息的严重程度。以出生后 1 分钟的心率、呼吸、肌张力、喉反射及皮肤颜色五项体征为依据,每项为 0～2 分(表 7-1)。

表 7-1　新生儿 Apgar 评分法

体征	0 分	1 分	2 分
每分钟心率	0	<100 次	≥100 次
呼吸	0	浅、慢而不规则	佳
肌张力	松弛	四肢稍屈曲	四肢活动好
喉反射	无反射	有少量动作	咳嗽、恶心
皮肤颜色	全身苍白	躯干红,四肢青紫	全身红润

(2)一般情况评估:测量身长、体重及头径,判断是否与孕周相符,有无胎头水肿及头颅血肿,体表有无畸形如唇裂、多指(趾)、脊柱裂等。

3.母亲身体状况

(1)胎盘娩出评估。胎盘剥离征象包括以下几种:①子宫底上升至脐上,子宫体变硬呈球形(图 7-7)。②阴道少量流血。③阴道口外露的脐带自行下移延长。④用手掌尺侧按压产妇耻骨联合上方,子宫体上升而外露的脐带不回缩。

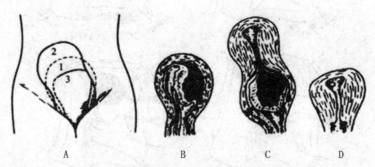

图 7-7　胎盘剥离时子宫位置、形状示意图

胎盘娩出的方式有以下 2 种。①胎儿面娩出式:胎盘从中央开始剥离,而后向周边剥离,其特点是先胎盘娩出,后有少量阴道流血,较多见。②母体面娩出式:胎盘从边缘开始剥离,血液沿剥离面流出,其特点是先有较多阴道流血,后胎盘娩出,较少见。

(2)宫缩及阴道流血量评估:正常情况下,胎儿娩出后宫缩迅速,经短暂间歇后,再次收缩致胎盘剥离。胎盘排出后,若宫缩良好,子宫底下降至脐下两横指,子宫壁坚硬,轮廓清楚,呈球形。若子宫轮廓不清、子宫底位置高为宫缩乏力的表现。阴道出血量多者,多由宫缩乏力、软产道损伤或胎盘残留等因素引起。

(3)软产道检查:胎盘娩出后,应仔细检查会阴、小阴唇内侧、尿道口周围、阴道和宫颈有无裂伤。

(三)护理问题

1.潜在并发症

如新生儿窒息、产后出血等。

2.有母儿依恋关系改变的危险

与产后疲惫及对新生儿性别不满意有关。

(四)护理措施

1.新生儿处理

(1)清理呼吸道:新生儿娩出后应立即置于辐射台保暖,用吸痰管清除口鼻腔内黏液和羊水,保持呼吸道通畅。若新生儿仍不啼哭,可轻抚背部或轻弹足底使其啼哭。

(2)进行 Apgar 评分:出生后 1 分钟进行评分,8～10 分为正常;4～7 分为轻度窒息,缺氧较严重,除一般处理外需采用人工呼吸、吸氧、用药等措施;0～3 分为重度窒息,又称苍白窒息,为严重缺氧,需紧急抢救。缺氧新生儿 5 分钟、10 分钟后应再次评分并进行相应处理,直至连续 2 次大于或等于 8 分为止。

(3)脐带处理:用 75%乙醇或 0.5%聚维酮碘消毒脐根及其周围直径约 5 cm 的皮肤,在距脐根 0.5 cm 处用粗棉线结扎第一道,距脐根 1 cm 处结扎第二道(注意必须扎紧脐带以防出血,但要避免过度用力致脐带断裂),距脐根1.5 cm处剪断脐带,挤出残余血,用饱和高锰酸钾溶液消毒断面(药液切勿触及新生儿皮肤,以免灼伤),待干后以无菌纱布覆盖,再用脐带卷包裹。目前还有用气门芯、脐带夹、血管钳等方法结扎脐带。处理脐带时注意新生儿保暖。

(4)一般护理:评估新生儿一般情况后,擦净足底胎脂,盖新生儿的足印及产妇拇指印于新生儿记录单上,系上标明母亲姓名、住院号、床号、新生儿性别及体重和出生时间的手圈。用抗生素眼药水滴眼以预防结膜炎。如无禁忌证,产后半小时内进行母婴皮肤早接触、早吸吮,注意新生儿保暖及安全。

2.协助胎盘娩出

胎盘未完全剥离前,切忌牵拉脐带或按摩子宫。当出现胎盘剥离征象时,接生者左手轻压子宫底,右手轻拉脐带使其向外牵引,当胎盘下降至阴道口时,双手捧住胎盘向一个方向旋转并缓慢向外牵拉,协助胎盘、胎膜完整娩出(图7-8)。若这期间发现胎膜部分断裂,用血管钳夹住断裂上端的胎膜,继续沿原方向旋转直至胎膜完全娩出。

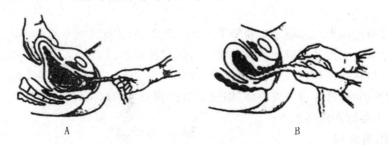

A   B

图7-8 协助胎盘、胎膜完整娩出

3.检查胎盘、胎膜

胎盘娩出后应立即检查胎盘小叶有无缺损、胎膜是否完整。若疑有副胎盘、胎盘小叶或大部分胎膜残留,应及时行子宫腔探查并取出。

4.检查软产道

胎盘娩出后,应仔细检查软产道,如有裂伤立即予以缝合。

5.预防产后出血

胎儿前肩娩出后立即静脉注射缩宫素10～20 U,加强宫缩促进胎盘迅速娩出。胎盘娩出后,按摩子宫刺激宫缩,必要时遵医嘱予缩宫素或麦角新碱肌内注射。

6.心理护理

及时告知产妇分娩情况及新生儿情况,给予心理安慰和鼓励,协助母婴接触,建立母子感情。

7.产后2小时护理

胎盘娩出后产妇继续留在产房内观察2小时。严密观察血压、脉搏、宫缩、子宫底高度、膀胱充盈及会阴切口情况。如发现宫缩乏力、阴道流血量多、会阴血肿等立即报告医师并给予相应处理。观察2小时无异常后,方可送产妇回休养室休息。

(五)护理评价

(1)是否发生了产后出血或新生儿窒息等并发症。

(2)产妇是否接受新生儿并进行皮肤接触和早吸吮。

(李 洁)

第三节　催产、引产的观察与护理

一、概述

(一)定义

1.催产

催产是指正式临产后因宫缩乏力需用人工及药物等方法,加强宫缩促进产程进展,以减少由于产程延长而导致母儿并发症。催产常用方法包括人工破膜、缩宫素应用、刺激乳头、自然催产法(如活动、变换体位、进食饮水、放松等)。

2.引产

引产是指在自然临产之前通过药物等手段使产程发动,达到分娩的目的,是产科处理高危妊娠常用的手段之一。引产是否成功主要取决于宫颈成熟程度。但如果应用不得当,将危害母儿健康,因此,应严格掌握引产的指征、规范操作,以减少并发症的发生。促宫颈成熟的目的是促进宫颈变软、变薄并扩张,降低引产失败率、缩短从引产到分娩的时间。若引产指征明确但宫颈条件不成熟,应采取促宫颈成熟的方法。

(二)主要作用机制

1.催产

通过输入人工合成缩宫素和/或刺激内源性缩宫素的分泌,增加缩宫素与体内缩宫素受体的结合,达到诱发和增强子宫收缩的目的。

2.引产

通过在宫颈口放置前列腺素制剂,改变宫颈状态,宫颈变软、变薄并扩张;或通过人工破膜、机械性扩张等,刺激内源性前列腺素释放,诱发宫缩,从而促使产程发动,达到分娩的目的。

(三)原则

严格掌握催产引产的指征、规范操作,以减少并发症的发生。

二、护理评估

(一)健康史

既往病史、孕产史、分娩史、月经周期及末次月经、本次妊娠经过,查看历次产前检查记录,核对孕周。

(二)生理状况

1.评价宫颈成熟度

目前公认的评估成熟度常用的方法是 Bishop 评分法,包括宫口开大、宫颈管消退、先露位置、宫颈硬度、宫口位置五项指标,满分 13 分,评分≥6 分提示宫颈成熟。评分越高,引产成功率越高。评分<6 分提示宫颈不成熟,需要促宫颈成熟。

2.产科检查

判断是否临产及产程进展(有规律宫缩及每小时 1 cm 的宫口开大)、母儿头盆关系。

3.辅助检查

行胎心监护,了解胎儿宫内状况;行超声检查,了解胎盘功能及胎儿成熟度。

(三)适应证和禁忌证

1.引产的主要指征

(1)延期妊娠(妊娠已达41周仍未临产者)或过期妊娠。

(2)妊娠期高血压疾病:达到一定孕周并具有阴道分娩条件者。

(3)母体合并严重疾病需提前终止妊娠,如严重的糖尿病、高血压、肾病等。

(4)足月妊娠胎膜早破,2小时以上未临产者。

(5)胎儿及其附属物因素,如严重胎儿生长受限、死胎及胎儿严重畸形;附属物因素如羊水过少、生化或生物物理监测指标提示胎盘功能不良,但胎儿尚能耐受宫缩者。

2.引产绝对禁忌证

(1)孕妇严重合并症及并发症,不能耐受阴道分娩者或不能阴道分娩者(如心力衰竭、重型肝肾疾病、重度子痫前期并发器官功能损害者等)。

(2)子宫手术史,主要是指古典式剖宫产术,未知子宫切口的剖宫产术,穿透子宫内膜的肌瘤剔除术,子宫破裂史等。

(3)完全性及部分性前置胎盘和前置血管。

(4)明显头盆不称,不能经阴道分娩者。

(5)胎位异常,如横位,初产臀位估计经阴道分娩困难者。

(6)宫颈浸润癌。

(7)某些生殖道感染性疾病,如疱疹感染活动期。

(8)未经治疗的HIV感染者。

(9)对引产药物过敏者。

(10)其他,包括生殖道畸形或有手术史,软产道异常,产道阻塞,估计经阴道分娩困难者;严重胎盘功能不良,胎儿不能耐受阴道分娩;脐带先露或脐带隐性脱垂。

3.引产相对禁忌证

(1)臀位(符合阴道分娩条件者)。

(2)羊水过多。

(3)双胎或多胎妊娠。

(4)分娩次数≥5次者。

4.催产主要适应证

宫颈成熟的引产;协调性子宫收缩乏力;死胎,无明显头盆不称者。

5.缩宫素应用禁忌证

(1)胎位异常或子宫张力过大如羊水过多、巨大儿或多胎时避免使用。

(2)多次分娩史(6次以上)避免使用。

(3)瘢痕子宫(既往有古典式剖宫产术史)且胎儿存活者禁用。

6.前列腺素制剂应用禁忌证

(1)孕妇有下列疾病,包括哮喘、青光眼、严重肝肾功能不全;急性盆腔炎;前置胎盘或不明原因阴道流血等。

(2)有急产史或有3次以上足月产史的经产妇。

（3）瘢痕子宫妊娠。

（4）有宫颈手术史或宫颈裂伤史。

（5）已临产。

（6）Bishop 评分≥6 分。

（7）胎先露异常。

（8）可疑胎儿窘迫。

（9）正在使用缩宫素。

（10）对地诺前列酮或任何赋形剂成分过敏者。

（四）心理-社会因素

（1）渴望完成分娩，难以忍受缓慢的产程进展，管理"不确定"有困难。

（2）担心孩子在子宫内的情况，又担心催产、引产方法及药物对孩子不好。

（3）害怕疼痛，自感无力应对，担心强烈的子宫收缩会导致子宫破裂。

（4）担心引产不成功，要做剖宫产。

三、护理措施

（一）引产的护理

（1）核对预产期，确定孕周。

（2）查看医师查房记录和辅助检查结果，了解宫颈成熟度、胎儿成熟度、头盆关系、妊娠合并症及并发症的防治方案。

（3）协助完成胎心监护和超声检查，了解胎儿宫内状况。

（4）若胎肺未成熟，遵医嘱，先完成促胎肺成熟治疗后引产。

（5）根据医嘱准备药物。①可控释地诺前列酮栓：是 1 种可控制释放的前列腺素 E_2 栓剂，含有 10 mg 地诺前列酮，以 0.3 mg/h 的速度缓慢释放，需低温保存。②米索前列醇：是 1 种人工合成的前列腺素 E_1 制剂，有 100 μg 和 200 μg 两种片剂。

（6）做好预防并发症的准备，包括阴道助产及剖宫产的人员和设备准备。

（二）用药护理

协助医师完成药物置入，并记录上药时间。

1.可控释地诺前列酮栓促宫颈成熟

（1）方法：外阴消毒后将可控释地诺前列酮栓置于阴道后穹隆深处，并旋转 90°角，使栓剂横置于阴道后穹隆，在阴道口外保留 2～3 cm 终止带以便于取出。

（2）护理：置入地诺前列酮栓后，嘱孕妇平卧 20～30 分钟以利栓剂吸水膨胀；2 小时后经复查，栓剂仍在原位，孕妇可下地活动。

2.米索前列醇促宫颈成熟

（1）方法：外阴消毒后将置米索前列醇于阴道后穹隆深处，每次阴道内放药剂量为 25 μg，放药时不要将药物压成碎片。

（2）护理：用药后，密切监测宫缩、胎心率及母儿状况。

3.药物取出指征

出现下列情况，应通知医师评估后取出药物。①规律宫缩，Bishop 评分≥6 分。②自然破膜或行人工破膜术。③子宫收缩过频（每 10 分钟 5 次及以上的宫缩）。④置药 24 小时。⑤有胎儿出现不良状况的证据:胎动减少或消失、胎动过频、电子胎心监护结果分级为Ⅱ类或Ⅲ类。⑥出现不能用其他原因解释的母体不良反应,如恶心、呕吐、腹泻、发热、低血压、心动过速或者阴道流血增多。

(三)催产护理

根据产程评估情况,选择催产方法,并准备相应设备、用具和药品。

(1)选择人工破膜者,按人工破膜操作准备。

(2)选择自然催产法者,提供活动放松、变换体位、进食饮水的支持和指导。

(3)选择应用缩宫素者,则遵医嘱准备药物及溶酶、胎心监护仪,安排专人守护。

(四)用药护理

缩宫素应用。

(1)开放静脉通道。先接入乳酸钠林格液 500 mL(不加缩宫素),行静脉穿刺,按 8 滴/分调节好滴速。

(2)遵医嘱,配置缩宫素。将 2.5 U 缩宫素加入 500 mL 林格液或生理盐水中,充分摇匀,配成 0.5% 浓度的缩宫素溶液,相当于每毫升液体含 5 mU 缩宫素,以每毫升 15 滴计算相当于每滴含缩宫素 0.33 mU。从每分钟 8 滴开始。若使用输液泵,起始剂量为 0.5 mL/min。

(3)根据宫缩、胎心情况调整滴速,一般每隔 20 分钟调整 1 次。应用等差法,即从每分钟 8 滴(2.7 mU/min)调整至 16 滴(5.4 mU/min),再增至 24 滴(8.4 mU/min);为安全起见也可从每分钟 8 滴开始,每次增加 4 滴,直至出现有效宫缩(10 分钟内出现 3 次宫缩,每次宫缩持续 30~60 秒)。最大滴速不得超过 40 滴/分,即 13.2 mU/min,如达到最大滴速仍不出现有效宫缩,可增加缩宫素的浓度,但缩宫素的应用量不变。增加浓度的方法是以乳酸钠林格注射液 500 mL 中加 5 U 缩宫素变成 1% 缩宫素浓度,先将滴速减半,再根据宫缩情况进行调整,增加浓度后,最大增至每分钟 40 滴(26.4 mU),原则上不再增加滴数和缩宫素浓度。

(4)专人守护,密切监测宫缩情况、产程进展及胎心率变化,有条件者建议使用胎儿电子监护仪连续监护。

(五)心理护理

(1)关注孕妇焦虑、紧张程度并分析原因;营造安全舒适的环境,缓解紧张情绪,降低焦虑水平。

(2)向孕产妇及家人讲解催产引产相关知识,做到知情选择。

(3)专人守护,增加信任度和安全感,降低发生风险的可能。

(4)允许家人陪伴,可降低孕产妇焦虑水平。

(六)危急状况处理

若出现宫缩过强/过频(连续两个 10 分钟内都有 6 次或以上宫缩,或者宫缩持续时间超过 120 秒)、胎心率变化(>160 次/分或<110 次/分,宫缩过后不恢复)、子宫病理性缩复环、孕产妇呼吸困难等,应进行下述处理。

(1)立即停止使用催产引产药物。

(2)立即改变体位呈左侧或右侧卧位;面罩吸氧 10 L/min;静脉输液(不含缩宫素)。

(3)报告责任医师,遵医嘱静脉给子宫松弛剂,如利托君或 25% 硫酸镁等。

(4)立即行阴道检查,了解产程进展,未破膜者给予人工破膜术,观察羊水有无胎粪污染及其程度。

(5)如果胎心率不能恢复正常,进行可能剖宫产的准备。

(6)如母儿情况、时间及条件允许,可考虑转诊。

四、健康指导

(1)向孕妇及家人讲解催产引产的目的、药物和方法选择,达到充分知情,理性选择。

(2)讲解催产、引产的注意事项:①不得自行调整缩宫素滴注速度。②未征得守护医护人员的允许,不得自行改变体位及下床活动。

(3)随时告知临产、产程及母儿状况的信息,增强缩宫引产成功的信心。

(4)孕产妇在催产、引产期间须经守护的医护人员判断,符合如下条件:①缩宫素剂量稳定。②孕产妇情况稳定,没有并发症。③胎儿情况稳定,没有窘迫的征象时,才被允许活动、改变体位。

(5)指导孕产妇利用呼吸的方法来放松及减轻宫缩痛。

五、注意事项

(1)严格掌握适应证及禁忌证,杜绝无指征的引产。

(2)催产、引产前,一定要认真阅读病历资料,仔细核对预产期,尽量避免被动、单纯执行医嘱,防止人为的早产和不必要的引产。

(3)严格遵循操作规范,正确选择催产方法,尽量应用自然催产法。

(4)遵医嘱准备和使用药物时,认真核对药物名称、用量、给药途径及方法,确保操作准确无误,不能随意更改和追加药物剂量、浓度及速度。

(5)密切观察母儿情况,包括宫缩强度、频率、持续时间、产程进展及胎心率变化,有条件的医院,应常规进行胎心监护并随时分析监护结果,及时记录。

(6)对于促宫颈成熟引产者,如需加用缩宫素,应该在米索前列醇最后一次放置后 4 小时以上,并阴道检查证实药物已经吸收;地诺前列酮栓取出至少 30 分钟后方可。

(7)应用米索前列醇者应在产房观察,监测宫缩和胎心率,如放置后 6 小时仍无宫缩,在重复使用米索前列醇前应行阴道检查,重新评估宫颈成熟度,了解原放置的药物是否溶化、吸收,如未溶化和吸收者则不宜再放。每天总量不得超过 50 μg,以免药物吸收过多。一旦出现宫缩过频,应立即进行阴道检查,并取出残留药物。

(8)因缩宫素个体敏感度差异极大,应用时应特别注意:①要有专人观察宫缩强度、频率、持续时间及胎心率变化并及时记录,调好宫缩后行胎心监护。破膜后要观察羊水量及有无胎粪污染及其程度。②应从小剂量开始循序增量。③禁止肌内、皮下、穴位注射及鼻黏膜用药。④输液量不宜过大,以防止发生水中毒。⑤警惕变态反应。⑥宫缩过强应及时停用缩宫素,必要时使用宫缩抑制剂。

(9)因缩宫素的应用可能会影响体内激素的平衡和产后子宫收缩,而愉悦的心情会增加内源性缩宫素的分泌,故应创造条件,改变分娩环境,允许产妇家人陪伴,让产妇愉快、舒适、充满自信,保持内源性缩宫素的分泌,尽量少用或不用缩宫素。

(李　洁)

第四节　分娩期焦虑及疼痛产妇的护理

一、焦虑产妇的护理

分娩是一个生理过程,但对产妇而言却是一个持久而强烈的应激源。由于分娩阵痛的刺激及对分娩结局的担忧、产室环境陌生、分娩室的紧张氛围等常使产妇处于焦虑不安甚至恐惧的心理状态。其护理要点如下。

(一)心理护理

建立良好的护患关系,尊重产妇并富有同情心,态度和蔼,耐心听取并解答产妇及家属的疑惑,促使产妇积极配合。允许家属陪伴,减轻产妇的焦虑心理。

(二)产前教育

认真仔细地向产妇讲明妊娠和分娩的经过、可能的变化及出现的问题,帮助产妇了解分娩的过程,还要教给产妇一些分娩过程中的放松技术,使产妇对分娩有充分的思想准备,增强顺利分娩的信心,以减轻产妇的焦虑、恐惧心理。勤测胎心音和监测产妇的生命体征,让产妇休息好,鼓励产妇在宫缩间歇期间,少量多次进食易消化、富有营养的食物,供给足够的饮水,以保证分娩时充沛的精力和体力。

(三)产时指导

指导或帮助按摩下腹部及腰骶部以减轻疼痛,避免消耗过多的体力。第一产程适时鼓励产妇下地活动,促进产程进展。第二产程指导产妇正确使用腹压,使产妇保持信心,顺利娩出胎儿。待产妇有过度换气时,指导其进行深而慢的呼吸,并应用放松技巧,转移其注意力。

(四)做好家属的宣教工作

发挥社会支持系统的作用,产前向产妇的丈夫、父母讲解有关知识和信息,如分娩过程及必要的检查、治疗等,鼓励家人参与及配合,帮助产妇减轻焦虑情绪。

二、疼痛产妇的护理

分娩疼痛主要来自宫缩、宫颈扩张、盆底组织受压、阴道扩张、会阴拉长等,产妇对疼痛的感受因人而异。通过药物性或非药物性干预,疼痛可以减轻。其护理要点如下。

(一)心理支持

态度和蔼,认真听取产妇有关疼痛的诉说,对其予以同情和理解。让产妇的丈夫、家人或医务人员陪伴在旁以便让其随时诉说疼痛,有助于缓解疼痛。

(二)产前教育

向产妇解释分娩过程可能产生的疼痛及原因、疼痛出现的时间及持续时间,使产妇有充分的思想准备,增加自信性和自控感。指导产妇减轻分娩疼痛的方法(如呼吸训练)和放松的方法。

(三)产时指导

在活跃期后,除指导产妇做深呼吸外,医务人员可按压腰骶部的酸胀处或按摩子宫下部,减轻产妇的疼痛感。

(四)暗示、转移方法

通过让产妇听音乐、看相关图片,或和产妇进行谈话等方法转移产妇对疼痛的注意,也可用按摩、热敷、淋浴等方法减轻疼痛。

(五)配合应用镇痛药、麻醉药

按医嘱给予镇静止痛剂可缓解疼痛。用药前应认真评估,并取得产妇同意;用药时应注意剂量、时间、方法;用药后观察产妇及胎儿对药物的反应,发现异常应及时报告医师并进行相应护理。

(李　洁)

第五节　分娩期非药物镇痛的应用及护理

一、概述

(一)定义

1.分娩痛

分娩痛是分娩时子宫平滑肌生理性收缩的独具特征,分娩痛伴随着分娩的发动而出现,分娩的结束而消失,因有节律性,也称分娩阵痛。

2.分娩期非药物镇痛

分娩期非药物镇痛是帮助孕产妇应对分娩疼痛的有用的工具和方法,可用来替代类阿片活性肽和硬膜外镇痛或作为其辅助手段而使母婴受益。常用方法:①自然分娩法(于 20 世纪30 年代由 Dick-Read 创建)。②Lamaze 呼吸减痛分娩法(于 1951 年由法国产科医师 Lamaze 创建)。③陪伴分娩(于 20 世纪 80 年代提出,已作为现代助产服务模式的基本内容之一)。④自由体位。⑤水疗法(20 世纪 80 年代开始出现在产科文献上)。⑥针刺或经皮电刺激法(中国传统治疗方法之一)。

(二)主要镇痛机制

1.自然分娩法

认为分娩痛源于社会诱导的期待,“恐惧-紧张-疼痛”综合征是大部分分娩痛的原因,通过产程教育,纠正关于分娩痛的错误期待,将呼吸技巧与放松技巧结合应用,并鼓励丈夫参与,共同面对,达到疼痛缓解。

2.Lamaze 呼吸减痛分娩法

Lamaze 呼吸减痛分娩法又称精神预防性无痛分娩法、心理助产法,是一种分娩预备和训练方法,将孕产妇的正条件反射和产程教育结合起来,通过训练放松来缓解肌肉的紧张,通过集中精力于呼吸的调整来建立新的注意中心,分散对产痛的注意,达到呼吸的频率与宫缩的节律相一致;呼吸的深度与宫缩的强度相协调,从而于宫缩时放松身体,增加子宫肌的供氧,达到缓解疼痛的效果。

3.陪伴分娩

通过陪伴者持续的情感支持(陪伴、倾听、承诺、鼓励、分享信息等)来降低产妇的情绪紧张和焦虑,从而缓解疼痛。

4.自由体位

产妇通过频繁变换身体姿势,找到相对舒适的体位,增加产妇的自我控制能力和自主的感受,达到减轻疼痛的效果。

5.水疗法

通过浮力、流体静压及特殊的热量,达到镇静和放松的作用。

6.针刺或经皮电刺激法

针刺疗法通过纠正"气"的不平衡来缓解分娩痛;经皮电刺激通过电刺激传入神经系统来阻断痛觉的传导,达到止痛的效果。

(三)原则

所有措施必须安全、无不良反应。WHO提倡非药物性镇痛。

二、护理评估

(一)健康史

既往病史、孕产史、分娩史、月经周期及末次月经、本次妊娠经过,查看历次产前检查记录,核对孕周。

(二)生理状况

1.临床表现

(1)疼痛评估与分级:可选用 Mc Gill 疼痛调查表或简易疼痛评估量表。

(2)产程进展情况:评估宫颈变化及宫颈口扩张情况;宫缩持续时间、间隔时间、节律性、极性;胎先露下降程度及速度;胎方位及头盆关系等。

(3)胎儿情况:大小、胎心率及胎儿宫内状况。

2.适应证和禁忌证

非药物镇痛技术适用于所有孕产妇,没有禁忌证。

3.辅助检查

行胎心监护,了解胎儿宫内状况;行超声检查,了解胎盘功能及胎儿成熟度;实验室检查,血尿常规及出凝血时间。

(三)心理-社会因素

(1)孕产妇对自然分娩是否充满信心及对产痛的恐惧程度。

(2)孕产妇及家人对分娩期非药物镇痛技术的了解及接受程度。

(3)家人的支持以及孕产妇配合程度。

(4)医院能否提供单间产房、分娩陪伴及责任制助产服务等。

三、护理措施

(一)一般护理

同分娩期妇女的护理。

(二)分娩期非药物镇痛的护理

1.自然分娩法的应用

(1)做好正常分娩产程教育,纠正错误的分娩观念。

(2)进行肌肉放松和呼吸技巧的训练。③提供条件让丈夫参与训练,并教其在产妇分娩中紧紧围绕。

2.Lamaze呼吸减痛分娩法的应用

(1)廓清式呼吸的训练。①目标:身体真正放松。②应用时间:每项运动开始和结束前。③训练方法:坐、躺皆可,眼睛注视一个焦点,身体完全放松,用鼻慢慢吸气至腹部,用口唇像吹蜡烛一样慢慢呼气。④检查判断放松的程度:将检查的部位(一般选择上肢和下肢)慢慢抬起时会感觉肢体的重量,放开时,被抬起的部位会因重力作用而重重下垂,则表示完全松弛;否则应继续练习,直到孕妇完全放松。

(2)神经-肌肉控制运动。①目标:通过缩紧身体的某一部位,模拟子宫收缩,同时训练身体其他部位的放松,直到形成条件反射,一旦宫缩真正来临,即可在子宫收缩时,达到身体放松。②应用时间:妊娠期间,≥1次/天,15~20分钟/次。③训练方法:廓清式呼吸-缩紧身体的某一部位(右臂、左臂、右腿、左腿、右手右腿、左手左腿、右手左腿、左手右腿,每次一个部位)-放松-廓清式呼吸。

(3)呼吸运动。①目标:用意志控制呼吸,建立新的注意中心。②应用时间:妊娠满7个月后至分娩时。将产程分为4个阶段,即初步阶段(生产早期,收缩波不太规则,宫口开大约3 cm)、加速阶段(收缩波高且持久,宫口开4~8 cm)、转变阶段(收缩波起伏而尖锐,宫口开8~10 cm)、胎儿娩出阶段。不同阶段采用不同呼吸模式,呼吸时间与宫缩时间一致。③训练方法:初步阶段胸式呼吸,由鼻孔吸气口吐气,腹部保持放松,一次吸气吐气过程8~10秒;加速阶段浅而慢加速胸式呼吸,随子宫收缩增强而加速呼吸,随子宫收缩减缓而减慢呼吸,每次缩短2~4秒,至宫缩峰位时快速吸吐,宫缩减弱时每次增加2~4秒,直到平常状态呼吸;转变阶段浅的胸部高位呼吸,微张嘴快速吸吐,气流在喉头处打转发出"嘻嘻"音,又称"嘻嘻轻浅式呼吸",完全用口呼吸,吸气与呼气相等量,避免换气过度;胎儿娩出阶段,学会聆听身体的感受,直到有不由自主用力地冲动,大口吸气,憋气(下巴往前缩,眼睛看肚脐),往下用力(像解大便一样),吐气(预产期前3周开始练习,只可模拟不要真的用力);哈气运动,嘴巴张开,像喘息式急促呼吸,同时全身放松,直至想用力地冲动过去。训练时偶尔下口令:"不要用力",及时哈气,达到快速的本能反应。

(4)体操运动。①运动种类:腿部运动、盘腿坐式、脊柱伸展运动、产道肌肉收缩运动、腰部运动、膝胸卧式。②训练方法:在日常起居中有意识进行,随时可做。③目标:锻炼腹肌、臀肌、肛提肌、会阴肌群等分娩中使用的组织和器官,增加其韧性与支撑力,有利于分娩正常进行。

3.陪伴分娩的应用

分娩过程中有一个支持伙伴是帮助孕产妇处理疼痛的最成功方式之一。

4.自由体位的应用

分娩时常用体位有立位、行走、跪立、双手双膝位、蹲坐位、仰卧及侧卧位。①完成孕期自然分娩教育,教会使用各种分娩支持工具(分娩球、助行车等)。②分娩时,为产妇提供各种分娩支持工具,供选择分娩体位时使用。③按常规监测孕产妇及胎儿情况,并做好记录。

5.水疗法的应用

(1)提供水疗环境和设备。

(2)调节好水温。

(3)保持水的清洁,防止交叉感染。

6.针刺或经皮电刺激法的应用

针刺法因效果缺乏实证资料且操作有创而要求高,临床几乎不用;经皮电刺激法伴随技术的改进与革新,有一定的应用空间,详见相关设备及技术说明或相应的培训。

(三)心理护理

(1)鼓励产妇表达自己的感受与需求,加强与医护人员的沟通,消除紧张恐惧情绪。

(2)提供陪伴支持,充分发挥陪伴的作用,应用各种非药物镇痛技术,增加分娩信心。

四、健康指导

(1)讲解分娩的生理过程。

(2)解读分娩痛,让孕妇认识分娩痛的性质,了解分娩痛的影响因素及分娩痛对母儿健康的意义和影响。

(3)详细介绍分娩期非药物镇痛的原理、方法、效果、适用性和局限性、分娩的帮助、相关要求及注意事项,取得孕产妇及家人的认同。

(4)指导并示范 Lamaze 呼吸减痛分娩法,鼓励陪伴者共同参与,以便更有效地帮助孕产妇。

(5)在孕妇学校就教会使用各种分娩支持工具。

五、注意事项

(1)客观评价孕产妇疼痛的程度及耐受水平,做好记录。

(2)根据孕产妇对分娩痛知识的了解、孕期教育训练程度、镇痛的愿望及可提供的镇痛技术选择镇痛方法。

(3)非药物镇痛,目的不是消除分娩痛,而是通过心理暗示、转移注意力、放松技巧、呼吸运动等将疼痛降低到可以忍受的程度,因此,应预先告知,非药物镇痛不能达到绝对无痛。

(4)Lamaze 呼吸减痛分娩法的原理是条件反射,强调充分的教育和训练,其效果与技巧的掌握和训练程度密切相关,因此特别强调孕期训练。

(5)分娩期非药物镇痛方法彼此不相冲突,应结合产程不同阶段,产妇的信念、意愿和偏好,综合应用各种方法,并提供帮助。

(6)分娩痛易受精神心理因素的影响,家属的支持及工作人员良好的态度是一剂好的镇痛剂,因此应努力改善分娩环境、允许家属陪产。

(7)产房环境安全、舒适、洁净,可满足分娩活动的需要。

(李　洁)

第六节　硬膜外麻醉分娩镇痛的观察及护理

一、概述

(一)定义

硬膜外麻醉分娩镇痛是指通过向硬膜外腔隙置管后,选择注入局麻药、阿片类药和/或肾上腺素及一些新药,以达到阻滞分娩过程中痛觉神经的传导,解除由于子宫收缩引起的疼痛,用于阴道分娩及剖宫产分娩。常用方法包括:①连续硬膜外麻醉镇痛。②产妇自控硬膜外麻醉镇痛。③腰麻-硬膜外联合阻滞等。

(二)主要机制

1.分娩致痛机制

造成疼痛的原因尚不明确。一般认为,分娩痛有如下几种可能的原因:①收缩致子宫肌缺氧。②交锁的肌束压迫宫颈和下段神经节。③宫颈扩张中的牵拉。④宫底覆盖腹膜的牵拉。

2.分娩痛的神经传导机制

分娩痛的主要感觉神经传导至 $T_{11}\sim S_4$ 脊神经后,经脊髓上传至大脑痛觉中枢,因此,阴道分娩麻醉镇痛需将神经阻滞范围控制在 $T_{11}\sim S_4$。

3.分娩镇痛机制

通过药物的应用,阻断特定神经纤维的传导作用,抑制痛觉向中枢的传递,达到解除疼痛的作用。

(三)原则

理想的分娩镇痛技术的应用,应对维护母婴健康有意义。基本原则:①简便。②安全。③对胎循环无影响。

二、护理评估

(一)健康史

既往病史、孕产史、分娩史、月经周期及末次月经、本次妊娠经过,查看历次产前检查记录,核对孕周。

(二)生理状况

1.临床表现

疼痛评估与分级;宫缩情况、宫口开大、产程阶段及进展情况;胎儿大小、胎方位、胎心率及胎儿宫内状况。

2.适应证和禁忌证

(1)适应证:①无剖宫产适应证。②无硬膜外麻醉禁忌证。③产妇自愿。

(2)禁忌证:①产妇拒绝。②凝血功能障碍、接受抗凝治疗期间。③局部皮肤感染和全身感染未控制。④产妇难治性低血压及低血容量、显性或隐性大出血。⑤原发性或继发性宫缩乏力和产程进展缓慢。⑥对所使用的药物过敏。⑦已经过度镇静。⑧合并严重的基础疾病,包括神经系统严重病变引起的颅内压增高、严重主动脉瓣狭窄和肺动脉高压、上呼吸道水肿等。

3.辅助检查

行胎心监护,了解胎儿宫内状况;行超声检查,了解胎盘功能及胎儿成熟度;实验室检查,血尿常规及出凝血时间。

(三)高危因素

(1)孕产妇基础疾病、妊娠分娩合并症及并发症。

(2)麻醉的问题:包括直立性低血压、胃食管反流、药物过敏、麻醉意外。

(3)知情不够充分。

(四)心理-社会因素

(1)孕产妇的身心状态、对产痛的恐惧程度及对镇痛技术的渴求。

(2)孕产妇及家人对分娩镇痛观念的认同、技术的了解及接受程度。

(3)家人的支持以及孕产妇配合程度。

三、护理措施

(一)一般护理

同分娩期妇女的护理。

(二)硬膜外麻醉镇痛的护理

(1)评估孕产妇疼痛的程度、耐受性、镇痛愿望及身心状态等,做好记录。

(2)详细介绍硬膜外麻醉镇痛的适应证、禁忌证、镇痛效果及利弊,同时介绍可以提供的其他分娩镇痛的方法(包括药物镇痛和非药物镇痛),让孕产妇知情选择。

(3)备麻醉穿刺间,配齐麻醉穿刺及急救所有物品和设备,包括多普勒听诊仪、胎心监护仪、正压通气复苏囊、给氧面罩、喉镜(母儿各1套)、气管导管(多种型号)、吸氧装置及氧源、吸痰装置、自控式给药泵、分娩支持工具、紧急呼叫系统。

(4)若孕产妇选择硬膜外麻醉分娩镇痛,则由专业麻醉师完成术前谈话,签署知情同意书。做好下列准备:①常规建立输液通道。②留取血标本,进行血常规及出凝血时间检查,并进行交叉配血备用。③监护孕产妇生命体征及胎儿情况。④协助孕产妇摆好麻醉体位。

(5)麻醉术后配合麻醉师,严密监测生命体征,防止并发症发生。

(6)密切观察产程进展及母儿情况变化,完善各项记录。

(7)做好接产、可能剖宫产及新生儿复苏的准备。

(三)心理护理

(1)鼓励产妇表达自己的感受、意愿与需求,加强与医护人员的沟通,消除紧张恐惧情绪。

(2)提供陪伴支持,增加分娩信心。

(四)危急状况处理

主要是麻醉相关并发症的处理与预防。

1.麻醉相关并发症

低血压(心血管虚脱);局麻药毒性反应;高位阻滞;麻醉意外。

2.处理

(1)配合麻醉医师进行相应急救处理(麻醉医师应在产妇身边守护)。

(2)团队协作,包括助产士、产科医师、麻醉师、新生儿医师。

3.预防

(1)要避免与麻醉相关的并发症和产妇死亡,需要对麻醉医师进行良好的培训、选择恰当的麻醉药物、仔细谨慎地用药。

(2)倡导非药物镇痛。

四、健康指导

(1)讲解分娩的生理过程。

(2)告诉孕产妇及其家属一般情况下,分娩痛属生理性的,可以承受且不构成伤害,然而,分娩时剧烈的疼痛也可以导致体内一系列神经内分泌反应,对产妇及胎儿产生相应的影响。

(3)逐项介绍分娩镇痛的方法、效果、适用性和局限性、对母儿健康的影响、相关要求及注意事项,包括非药物镇痛、药物镇痛和麻醉镇痛等镇痛技术的利与弊,达到充分知情,理性选择。

五、注意事项

(1)客观评价孕产妇疼痛的程度及耐受水平,做好记录。

(2)掌握疼痛评估技术,并能正确评价、解读分娩痛。

(3)客观解读硬膜外麻醉分娩镇痛技术的效果及注意事项,不可夸大宣传和刻意引导,孕妇及家属在知情基础上理性选择。

(4)熟悉理想的分娩镇痛的标准,能合理选择分娩镇痛技术并有效实施。理想的分娩镇痛的标准:①对产妇及胎儿不良反应小。②药物起效快,作用可靠,便于给药。③避免运动阻滞,不影响子宫收缩和产妇活动。④产妇清醒,能配合分娩过程。⑤能满足整个产程镇痛要求。

(5)严格执行操作规程,不可小视风险的存在,做好充分应对风险的准备。

(6)尽量让产妇避免持续仰卧位。

(7)实施麻醉分娩镇痛时,麻醉医师必须坚守在产妇身边,不时地检查并与产妇交谈,对药物滴注速度或局麻药的浓度进行必要的调整,及时识别任何导管进入血管或蛛网膜下腔的迹象,并与产科医师、助产士密切合作,共同监测,注意药物的不良反应。

(8)注意产程进展,不严格控制第2产程,经产妇分娩镇痛者允许达3小时,初产妇分娩镇痛者允许达4小时。

(9)做好可能剖宫产、新生儿复苏及产妇抢救准备。

(李　洁)

第七节　责任制助产与陪产的实施与管理

一、概述

(一)定义

1.责任制助产

责任制助产是指由一名助产士专门负责一名产妇分娩,包括从进入分娩室至离开分娩室的全过程助产服务。本概念适合目前我国大多数医院对助产士执业范围的界定,随着助产服务模式的变化和助产士专业的发展,助产服务会向两端延伸,责任制助产的概念也将不断扩展,形成"我的孕产妇、我的助产士"的责任制助产模式。

2.陪产

广义的概念是指孕产妇分娩时有人陪伴,包括助产士陪伴、家人陪伴的专职"导乐"陪伴;狭义的概念特指"导乐"陪产。

3.导乐

导乐是来源于希腊语"Doula"的译音,意为"女性照顾者",即一个有生育经验的妇女陪伴另一个妇女完成生产,在产前、产时及产后给予孕产妇持续的生理上的支持、生活上的照顾和心理上的安慰,陪伴孕产妇完成分娩。导乐的身份是"一个受过训练的非医护人员"(Mothering the mothers Dr.M.Klaus)。20 世纪80 年代初,伴随国内住院分娩率的不断提高,医疗干预技术的不断应用,分娩产妇被置于与家人隔离的"大产房"流水线上,生产的过程也逐步医疗化,剖宫产率开始出现惊人的上升。导乐被引入国内后,即被作为新的产科服务模式变革的主要措施加以应用,鉴于我国医疗服务市场化不完善,导乐的职业化也不成熟,于是,产科医师、助产士、产科护士陪伴孕产妇的"天赋"职能被异化成了"导乐"。

(二)主要机制

通过营造一个充满信任、亲情、理解和支持的人际环境和安全、舒适、私密的分娩空间,使分娩更顺利。提供陪伴支持的理论基础如下。

1.分娩过程的正常性

分娩是一个自然、正常、健康的过程,健康的产妇和智力发育正常的胎儿有天生的潜能完成分娩。分娩可在医院、保健中心安全地进行。自然分娩对大多数产妇是最合适的助产士服务模式,要重视、支持和保护分娩的正常性。

2.支持的重要性

产妇对分娩的信心和能力受环境和周围人的影响很大。母婴在妊娠、分娩及产后虽然是两个独立的个体,却又密切相连,母婴间的联系非常重要,必须受到尊重。分娩的经历对母亲、婴儿、父亲以及整个家庭都有重要而持久的影响。

3.维护产妇的自主权

产妇应有权得到关于妊娠和分娩的科学知识,应有权经历愉快而健康的分娩过程,应有权选择她认为安全满意的分娩场所,应有权得到产时各种干预措施及用药利弊的最新信息,并有选择采用或者拒用的权利。

4.无损伤性

不宜常规采用干预措施,许多干预措施会对母婴造成影响,必须有指征时才能使用。

5.医务人员的职责

医务人员应根据产妇的需求提供服务。

(三)原则

帮助孕产妇树立自然分娩的信心,减轻分娩时的焦虑与恐惧,提供心理、生理、精神、技术、情感全方位的支持,达到保护、促进和支持自然分娩,提高产时服务质量,保障母婴健康。

二、护理评估

(一)健康史

既往病史、孕产史(包括计划生育手术和人工生殖)、分娩史、月经周期及末次月经、本次妊娠经过,查看历次产前检查记录,核对孕周。

(二)生理状况

1.临床表现

是否临产;产程阶段及进展情况;头盆关系;产妇一般情况;胎儿宫内状况。

2.适应证与禁忌证

(1)适应证:①有阴道分娩意愿的正常产产妇。②虽有某种并发症但有条件试产的产妇。③产妇自愿选择。

(2)禁忌证:①产妇拒绝。②生命体征不稳定,随时需要抢救的产妇。③有阴道分娩禁忌证的产妇。

3.辅助检查

行胎心监护,了解胎儿宫内状况;行超声检查,了解胎盘功能及胎儿成熟度;实验室检查,血尿常规及出凝血时间。

(三)心理-社会因素

(1)孕产妇对自然分娩是否充满信心及对产痛的恐惧程度。

(2)孕产妇及家人对陪伴者的信任及接受程度。

(3)家人的参与性与支持程度。

(4)医院能否提供单间产房、专业陪伴者及责任制助产服务等。

三、护理措施

(一)一般护理

同分娩期妇女的护理。

(二)责任制助产的实施与管理

1.责任制助产的职能

(1)密切观察产程进展。

(2)随时告知分娩进程及母儿健康状况的信息。

(3)回答待产分娩过程中的问题并提供帮助。

(4)采取措施,缓解分娩疼痛。

(5)完成自然分娩接产及新生儿即时处理。

(6)指导母乳喂养,产后观察,分享分娩体验。

2.责任制助产的实施条件

(1)硬件改造,提供"小产房"(一间产房只供一位孕产妇使用)服务。

(2)更新观念,提供围生母儿一体化护理。

(3)人员配置必须满足"一对一"责任制助产的需要,实施弹性排班。

(4)人员培训:责任助产士必须有较强的独立处理助产专业问题能力;具有发现分娩过程中异常情况的能力及应急能力。

3.责任制助产实施的管理

(1)完善各项规章制度:岗位管理制度、助产工作制度、排班制度、绩效考核制度。

(2)加强运行质量控制:督导、访谈、满意度调查及质量指标核定。

(3)建立与完善激励机制,实行绩效分配能体现工作量、工作时间、技术难度等,多劳多得,优劳优酬。

(三)陪产的实施与管理

1.陪产者的选择

(1)丈夫陪伴:现代产科服务模式鼓励男性参与分娩活动,认为丈夫参与分娩不是问题,而是解决问题的方法之一。男性参与分娩活动,也改变了"分娩是女人的事"的传统观念,因此,丈夫陪产是孕产妇的首选。

(2)亲友陪伴:家族血源浓郁的亲情,闺中密友相同的价值观,使陪伴支持变得强有力,也是部分孕产妇的选择。

(3)导乐陪伴:目前国内导乐的职业化尚不成熟,多由产科医护人员异化而来,成为一种特需服务项目,随着医疗服务市场的完善和导乐的职业化,这一人群会逐步成为现代产科服务模式中一项人性化措施的具体表现,通过同伴支持、经验分享和桥梁作用,赋予孕产妇分娩的信心和力量。

2.陪产者的培训

(1)理论培训:分娩基本知识;医院的常规医疗程序(针对专职导乐);妇女孕期、产时、分娩及产后早期的生理、心理和感情变化特征、需求把握与支持;产程的概念、分期、进展、表现特点及守护;分娩痛的应对等。

(2)实践培训:交流技巧、移情训练、支持技巧。专职导乐要认识到每个产妇的生活经历不同、性格不同,需要也不同,克服困难的技巧也不同。要学会适宜地、机智地、积极地去发现和满足产妇及其家属的需要。并保证不干扰正常的医疗程序。

3.陪产者的职能

(1)丈夫或亲友陪伴:①精神上的鼓励、支持与安慰。②生活上的照护,包括进食、饮水、如厕、沐浴、休息、睡眠、活动等。

(2)专职导乐陪伴:①分享经验与观念,输注力量。②提供生理上的帮助,包括进食、饮水、排尿及活动。③通过按摩、指导呼吸、调整体位等方法协助应对分娩疼痛。④桥梁作用,促进产妇、丈夫与医务人员的联系沟通。

(3)陪伴分娩支持技术:分娩体位应用(舒适分娩);分娩辅助工具使用;拉玛泽分娩法(呼吸减痛分娩法),神经-肌肉运动训练;按摩等。

4.陪产者的管理

(1)注册与登记:专职导乐必须经过职业培训,获得相应资格;孕产妇家属(包括丈夫和亲友)须经过医院父母学校培训,懂得陪产的一般知识和要求。

(2)考核与监管:专职导乐进入医疗机构从事陪产工作,必须出示职业资格证书及相关培训证书,并有相应的职业评价证明。如支持分娩的实践活动中服务对象、医务人员对导乐陪产工作的评价及反馈意见。

(3)专职导乐的职业素养要求:有生育经验;富有爱心、同情心和责任心;具有良好的人际交流、沟通及适应能力;有使用分娩支持工具的能力;能为产妇提供生活上的照顾和帮助;动作轻柔、态度和蔼,给人以信赖感;经过正规职业培训,熟悉工作范围,获得执业资格;有良好的执业服务记录。

(四)心理护理

(1)了解孕产妇分娩时的特殊心理变化,给予适度的关注。

(2)通过沟通,了解孕产妇的文化背景、分娩观念和行为习惯,尽量满足其合理需求。

(3)掌握一定的心理干预技术,包括倾听技术、提问技术、鼓励技术、内容反应技术、情感反应技术、面质技术、解释技术、非语言沟通技巧等,适时应用。

(4)关注分娩体验,保持正向激励。

四、健康指导

(1)向孕产妇及其家人说明陪伴分娩的意义:在孕妇分娩的全过程中引入包括专业的导乐、产妇家属(丈夫、其他亲属或朋友)、助产士陪伴,不仅是产时服务的一项适宜技术,亦是一种以产妇为中心的全新服务模式,可以降低手术产率,减少对分娩的干预,有利促进正常分娩。

(2)若选择家属陪产,应提醒准备陪产的家属完成产前健康教育课堂的相关课程学习,了解分娩基本过程和陪产过程中帮助孕产妇的实用技术,如按摩、搀扶、擦汗、进食饮水、如厕等生活照顾,鼓励、赞扬、感谢、亲密行为等情感支持。

(3)若为专职导乐陪产,应向导乐介绍医院的环境与制度,强调其不可以参加医疗活动,如调输液速度等;也不可以替代医护人员向孕产妇发出各种影响产程的行为指令,如屏气用力等。

(4)陪产人员在陪产过程中,保持与助产士的良好沟通,充当桥梁的作用,表达和传递孕产妇的需求。

五、注意事项

(1)陪伴分娩是针对住院分娩的普及、产时服务中医疗干预的增多而造成的难产率上升提出的一项适宜技术,也是一种以产妇为中心的服务模式。

(2)助产士即"陪伴孕产妇的人",她们陪伴在孕产妇身边并帮助她们完美、自主地完成生产,守护孕产妇是助产士的天赋使命,也是责任制助产模式的实践,因此,不能将助产士的陪产作为医院的特殊服务项目,也不能将助产士等同或异化为"导乐"。

（李　洁）

第八章

手术室护理

第一节　手术前患者的护理

从患者确定进行手术治疗,到进入手术室时的一段时间,称手术前期。这一时期对患者的护理称手术前患者的护理。

一、护理评估

(一)健康史

1.一般情况

注意了解患者的年龄、性别、职业、文化程度和家庭情况等;对手术有无思想准备、有无顾虑和思想负担等。

2.现病史

评估患者本次疾病发病原因和诱因;入院前后临床表现、诊断及处理过程;重点评估疾病对机体各系统功能的影响。

3.既往史

(1)了解患者的个人史、宗教史和生活习惯等情况。

(2)详细询问患者有无心脏病、高血压、糖尿病、哮喘、慢性支气管炎、结核、肝炎、肝硬化、肾炎和贫血等病史,以及既往对疾病的治疗和用药等。

(3)注意既往是否有手术史,有无药物过敏史。

(二)身体状况

1.重要器官功能状况

如心血管功能、肺功能、肾功能、肝功能、血液造血功能、内分泌功能和胃肠道功能状况。

2.体液平衡状况

手术前,了解脱水性质、程度、类型、电解质代谢和酸碱失衡程度,并加以纠正,可以提高手术的安全性。

3.营养状况

手术前,若有严重营养不良,术后容易发生切口延迟愈合、术后感染等并发症。应注意患者有无贫血、水肿,可对患者进行身高、体重、血浆蛋白测定、肱三头肌皮褶厚度、氮平衡试验等检测,并综合分析,以判断营养状况。

(三)辅助检查

1.实验室检查

(1)常规检查:血常规检查应注意有无红细胞、血红蛋白、白细胞和血小板计数异常等现象;尿常规检查应注意尿液颜色、比重,尿中有无红、白细胞;大便常规检查应注意粪便颜色、性状、有无出血及隐血等。

(2)凝血功能检查:测定出凝血时间、血小板计数和凝血酶原时间等。

(3)血液生化检查:电解质检查、肝功能检查、肾功能检查和血糖检测等。

2.影像学检查

查看 X 线、CT、MR、B 超等检查结果,评估病变部位、大小、范围及性质,有助于评估器官状态和手术耐受力。

3.心电图检查

查看心电图检查结果,了解心功能。

(四)心理-社会状况

术前,应对患者的个人心理和家庭社会心理充分了解,患者大多于手术前会产生不同程度的心理压力,出现焦虑、恐惧、忧郁等反应,表现为烦躁、失眠、多梦、食欲下降和角色依赖等。

二、护理诊断及合作性问题

(一)焦虑和恐惧

焦虑和恐惧与罹患疾病、接受麻醉和手术、担心预后及住院费用等有关。

(二)知识缺乏

如缺乏有关手术治疗、麻醉方法和术前配合等知识。

(三)营养失调

低于机体需要量与原发疾病造成营养物质摄入不足或消耗过多有关。

(四)睡眠形态紊乱

睡眠形态紊乱与疾病导致不适、住院环境陌生、担心手术安全性及预后等有关。

(五)潜在并发症

潜在并发症如感染等。

三、护理措施

(一)非急症手术患者的术前护理

1.心理护理

(1)向患者及其亲属介绍医院环境;主管医师、责任护士情况;病房环境、同室病友和规章制度,帮助患者尽快适应环境。

(1)工作态度:态度和蔼,关心、同情、热心接待患者及其家属,赢得患者的信任,使患者有安全感。

(3)术前宣教:可根据患者的不同情况,给患者讲解有关疾病及手术的知识。对于手术后会有身体形象改变者,应选择合适的方式,将这一情况告知患者,并做好解释工作。

(4)加强沟通:鼓励患者说出心理感受,也可邀请同病房或做过同类手术的患者,介绍他们的经历及体会,以增强心理支持的力度。

(5)必要时,遵医嘱给予适当的镇静药和安眠药,以保证患者充足的睡眠。

2.饮食护理

(1)饮食:根据治疗需要,按医嘱决定患者的饮食,帮助能进食的患者制订饮食计划,包括饮食种类、性状、烹调方法、量和进食次数、时间等。

(2)营养:向患者讲解营养不良对术后组织修复、抗感染方面的影响;营养过剩、脂肪过多,给手术带来的影响。根据手术需要及患者的营养状况,鼓励和指导患者合理进食。

3.呼吸道准备

(1)吸烟者:术前需戒烟2周以上,减少呼吸道的分泌物。

(2)有肺部感染者:术前遵医嘱使用抗菌药物治疗肺部感染,痰液黏稠者,给予超声雾化吸入,每天2次,使痰液稀释,易于排出。

(3)指导患者做深呼吸和有效的咳嗽排痰练习。

4.胃肠道准备

(1)饮食准备:胃肠道手术患者,入院后即给予低渣饮食。术前1～2天,进流质饮食。其他手术,按医嘱进食。为防止麻醉和手术过程中的呕吐,引起窒息或吸入性肺炎,常规于手术前禁食12小时,禁饮4小时。

(2)留置胃管:消化道手术患者,术前应常规放置胃管,减少手术后胃潴留引起的腹胀。幽门梗阻患者,术前3天每晚以温高渗盐水洗胃,以减轻胃黏膜充血水肿。

(3)灌肠:择期手术患者,术前一天,可用0.1%～0.2%肥皂水灌肠,以防麻醉后肛门括约肌松弛,术中排出粪便,增加感染机会。急症手术不给予灌肠。

(4)其他:结肠或直肠手术患者,手术前3天,遵医嘱给予口服抗菌药物(如甲硝唑、新霉素等),减少术后感染的机会。

5.手术区皮肤准备

简称备皮,包括手术区皮肤的清洁、皮肤上毛发的剃除,其目的是防止术后切口感染。①颅脑手术:整个头部及颈部。②颈部手术:由下唇至乳头连线,两侧至斜方肌前缘。③乳房及前胸手术:上至锁骨上部,下至脐水平,两侧至腋中线,并包括同侧上臂上1/3和腋窝。④胸部后外侧切口:上至锁骨上及肩上,下至肋缘下,前后胸都超过中线5 cm以上。⑤上腹部手术:上起乳头水平,下至耻骨联合,两侧至腋中线,包括脐部清洁。⑥下腹部手术:上自剑突水平,下至大腿上1/3前、内侧及外阴部,两侧至腋中线,包括脐部清洁。⑦肾区手术:上起乳头水平,下至耻骨联合,前后均过正中线。⑧腹股沟手术:上起脐部水平,下至大腿上1/3内侧,两侧到腋中线,包括会阴部。⑨会阴部和肛门手术:自髂前上棘连线至大腿上1/3前、内和后侧,包括会阴部、臀部、腹股沟部,见图8-1。

(1)特殊部位的皮肤准备要求。①颅脑手术:术前3天剪短毛发,每天洗头,术前3小时再剃头1次,清洗后戴上清洁帽子。②骨科无菌手术:术前3天开始准备,用肥皂水洗净,并用70%酒精消毒,用无菌巾包扎;手术前一天剃去毛发,70%酒精消毒后,无菌巾包扎;手术日早晨重新消毒后,用无菌巾包扎。③面部手术:清洁面部皮肤,尽可能保留眉毛,作为手术标志。④阴囊和阴茎部手术:入院后,每天用温水浸泡,并用肥皂水洗净,术前一天备皮,范围同会阴部手术,剃去阴毛。⑤小儿皮肤准备:一般不剃毛,只做清洁处理。

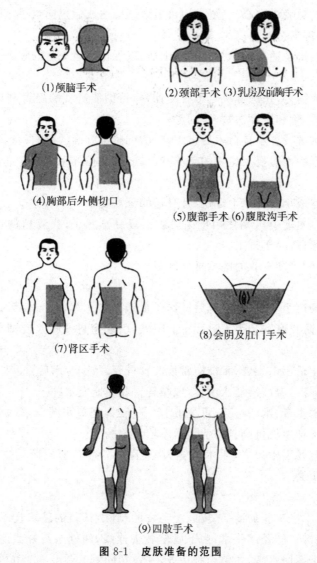

(1)颅脑手术　　　(2)颈部手术 (3)乳房及前胸手术

(4)胸部后外侧切口　　　(5)腹部手术 (6)腹股沟手术

(7)肾区手术　　　(8)会阴及肛门手术

(9)四肢手术

图 8-1　皮肤准备的范围

(2)操作方法:①先向患者讲解皮肤准备的目的和意义,以取得理解和配合。②将患者接到换药室或者处置室,若在病室内备皮,应用屏风遮挡,注意保暖及照明。③铺橡胶单及治疗巾,暴露各皮部位。④用持物钳夹取肥皂液棉球,涂擦备皮区域,一手绷紧皮肤,一手持剃毛刀,分区剃净毛发,注意避免皮肤损伤。⑤清洗该区域皮肤,若脐部则用棉签清除污垢。

6.其他准备

(1)做好药物过敏试验,根据手术大小,必要时备血。

(2)填写手术协议书,让患者及其家属全面了解手术过程、存在的危险性,可能出现的并发症等。

7.手术日晨护理

(1)测量生命体征,若发现发热或其他生命体征波动明显,如女患者月经来潮,应报告医师是否延期手术或进行其他处理。

(2)逐一检查手术前各项准备工作是否完善,如皮肤准备、禁食、禁饮;特殊准备是否完善。

（3）遵医嘱灌肠,置胃肠减压管,排空膀胱或留置导尿管,术前半小时给予术前药等。

（4）帮助患者取下义齿、发夹、首饰、手表和眼镜等,将其贵重物品及钱物妥善保管。

（5）准备手术室中需要的物品,如病历、X 线片、CT 和 MRI 片、引流瓶、药品等,在用平车护送患者时,一并带至手术室。

（6）与手术室进行交接,必须按照床号、姓名、性别、住院号、手术名称等交接清楚。

（7）做好术后病房的准备,必要时,安排好监护室。

8.健康指导

应注意向患者及其家属介绍疾病及手术的有关知识,如术前用药、准备、麻醉及术后恢复的相关知识;指导患者进行体位训练、深呼吸练习、排痰方法、床上排便练习,以及床上活动等,有利于减少术后并发症的发生,促进机体尽快恢复。

(二)急症手术患者的术前护理

急诊手术是指病情危急,需在最短时间内迅速进行的手术。术前准备须争分夺秒,争取在短时间内,做好手术前必要的辅助检查。嘱患者禁食、禁饮;迅速做好备皮、备血、药物过敏试验;完成输液、应用抗菌药物、术前用药等必要准备。在可能的情况下,向患者家属简要介绍病情及治疗方案。

（王　敏）

第二节　手术中患者的护理

一、心电监护

心电监测是临床上应用最为广泛的病情监测参数,是指用心电监护仪对被监护者进行持续不间断的心电功能监测,通过心电监护仪反映心肌电活动的变化。早期,为了连续监测患者的心电,出现了由心电示波、心率计和心电记录器构成的最基本的心电监护仪。随着医学的发展,急危重症患者的监护水平不断提高,加之电子及计算机技术等在医疗仪器设备中的应用,又产生了多导心电、呼吸、温度、血压以及血氧饱和度等多参数的监护仪。目前,心电监测普遍采用了床旁监护仪发送的心电波形和数字形式获取相关信息。床旁监护系统是通过导联线与机体相关部位的电极片连接获取心电信号,再经电模块将其进行放大及有关处理。除心电信号外,床旁监护系统可配备其他模块,获取多种监测信息。

(一)心电导联的连接

心电电极多采用一次性液柱型电极(银-氯化银电极嵌入含浸渍导电糊泡沫塑料的杯型合成树脂),于丙苯酮或乙醚混合液清洁皮肤后,贴于相应位置。目前,基本上采用 5 个电极,具体放置如下。①右上为红色(RA):胸骨右缘锁骨中线第 1 肋间;②右下为黑色(RL):右锁骨中线剑突水平处;③中间为褐色(C):胸骨左缘第 4 肋间;④左上为黄色(LA):胸骨左缘锁骨中线第 1 肋间;⑤左下为白色(LL):左锁骨中线剑突水平处。通过电极放置的位置可模拟心电图导联检查效果,以便对监测结果进行合理分析。如两侧锁骨下与两侧锁骨中线第 7 肋间可模拟标准导联;两侧锁骨下和胸骨中侧第 4 肋间可模拟 V_1 导联;两侧锁骨下和左锁骨中线第 5 肋间可模拟 V_5

导联。此外,临床上可根据不同情况只放置 3 个电极也可达到监测目的,如只放置 RA、RL、LA 电极。

(二)心电监护指标及目的

心电监测的主要指标包括心率和心律、QRS 波形、有无 P 波与 P 波形态、振幅及间期、P-R 间期、Q-T 间期、R-R 间期、T 波形态以及有无异常波形出现等。通过对上述指标的监测,要达到及时发现致命性与潜在致命性心律失常、可能影响血流动力学的过缓或心动过速以及心肌缺血的 ST 段和 T 波的改变的目的。致命性快速心律失常包括心室颤动、心室扑动、持续性室性心动过速,以及心房颤动且心室率超过 220 次/分者等,其常见病因包括呼吸疾病并发急性心肌梗死、冠心病心肌缺血急性发作及其他严重心脏病。致命性心律失常包括长时间心脏停顿或心室停顿及高血钾所致的严重缓慢心律失常等,其常见呼吸系统疾病的病因有呼吸衰竭、气道梗阻、肺动脉栓塞,以及其他心脏病患者如急性心肌梗死、心肌炎及心包压塞等。心肌缺血的监测常需要将心电电极模拟 V₅ 导联位置,而无关电极分别放置于胸骨柄和右腋前线第5肋间。心肌缺血监测的目的为发现无症状性心肌缺血与确诊有症状的心肌缺血发作;监测持续心肌缺血状态发展动向;心肌缺血治疗效果监测等。

(三)监测的原理

心电监护的基本过程是在导联线电极上获取的心电信息经心电模块将其放大及有关处理。心电模块主要包括导联选择、生物放大器、心率计、信号处理等部分组成。心电信号通过导联线上的电极获取。导联选择不同电极间的电位进行测量。而人体体表的心电信号幅度只有 1 mV 左右,必须将其放大 1 000 倍以上才能通过监视器显示和记录器记录出来,因此,心电放大器是一个高增益、高输入阻抗的放大器。

(四)护理

1.操作程序

使用心电监护仪必须掌握正确的操作流程,以确保监护仪的正常运转和使用寿命。目前临床上使用的综合心电监护仪的操作程序基本相似。具体要求如下。

(1)准备物品:主要有心电监护仪机器及其配件,如导联线、血氧监测线与探头、电极贴、生理盐水棉球、配套血压测量袖带等。

(2)患者准备:将患者取舒适体位,如平卧或半卧位,解释监护的需要与目的。擦拭清洁导联粘贴部位。

(3)接通心电监护仪:连接电源,打开主机,等待机器自检结束后,调试仪器至功能监测状态并根据需要调试报警范围。

(4)连接电极:贴电极片,连接心电导联线,如电极与导线连接为按扣式,应先将电极与导线连接后贴于相应部位。

(5)连接袖带:将袖带绑至肘窝上3~6 cm 处,松紧以插入两手指为宜。连接测量血压的导线。

(6)监测指标并记录。

2.注意事项

(1)心电监测的效果受多种因素的影响,其中最重要的是电极粘贴是否稳妥。为保证监测质量,对胸部皮肤须进行剃毛处理或用细砂纸轻轻摩擦皮肤,再放置电极。一般60~72 小时更换电极片。

（2）监测时要注意患者体位改变或活动会对监测结果的影响，心电示波可出现不规则曲线，呈现出伪心率或心律。因此，对监测结果要进行综合分析，必要时，听诊心音进行对比，以确定监测结果的真伪。

（3）使用胸前心电监护导联时，若存在规则的心房活动，则应选择P波显示较好的导联。QRS振幅应＞0.5 mV，以便能触发心率计数。如除颤时放置电极板，必须暴露出患者的心前区。心电监护只是为了监测心率、心律变化，若需分析ST段异常或更详细地观察心电图变化，应做常规12导联心电图。

二、动脉血压监护

(一)基本概念

1.血压

血管内血液对血管壁的侧压力为血压。测压时是以大气压为准，用血压高于大气压的数值表示血压的高度，通常用mmHg、kPa为单位来表示。产生血压的重要因素是心血管系统内有血液充盈和心脏的射血力量。

2.动脉压

动脉压是器官组织灌注的一个极好的生理和临床指标，适度有效的器官组织灌注对生存必不可少。动脉压取决于心排量和血管阻力。其相互间的关系可用公式表达：平均动脉压－中心静脉压＝心排量×外周血管阻力。动脉压在一个心动周期中可能随着心室的收缩与舒张而发生规律性的波动。心室收缩时，动脉压升高，当达到最高值时称为收缩压；心室舒张时，动脉压下降，当降至最低时，为舒张压；收缩压与舒张压的差值称为脉压；一个心动周期中每一瞬间动脉血压的平均值，被称为平均动脉压。但须注意平均动脉压不是收缩压与舒张压之和的一半，而是更接近于舒张压。

3.正常值

正常人血压会受多方面因素的影响。WHO将血压分为"理想血压""正常血压""正常高压"等（表8-1）。血压的数值可随年龄、性别及其他生理情况而变化。年龄增高，动脉血压逐年增高，收缩压的升高比舒张压的升高明显。男性比女性高，女性在更年期以后有明显的升高。体力劳动或情绪激动时血压可暂时升高。

表8-1　血压水平的定义和分类（WHO/ISH）

类别	收缩压/mmHg	舒张压/mmHg
理想血压	＜120	＜80
正常血压	＜130	＜85
正常高压	130～139	85～99
1级高血压（"轻度"）	140～159	90～99
亚组：临界高血压	140～149	90～94
2级高血压（"中度"）	160～179	100～109
3级高血压（"重度"）	≥180	≥110
单纯收缩性高血压	≥140	＜90
亚组：临界收缩期高血压	140～149	＜90

注：当收缩压和舒张压分属于不同分级时，以较高的级别作为标准。（1 kPa＝7.5 mmHg）

4.动脉压波形

正常血压波形可分为二相,即收缩相和舒张相。收缩相是指主动脉瓣开放和快速射血到主动脉时所形成的波形,此动脉波形为急剧上升至顶峰,随后血流经主动脉到周围动脉,压力下降,主动脉瓣关闭,在动脉波下降支斜坡上出现切迹,称为重搏切迹。舒张相是从主动脉瓣关闭直至下一次收缩开始。动脉压波形逐渐下降至基线。舒张相最低点是舒张压。

(二)监测方法与原理

目前,临床常用的监测血压方法有两大类。一类是无创测量法,即指袖带式自动间接动脉血压监测。其原理来自传统的人工听诊气袖法,所不同的是在判别收缩压和舒张压时是通过检测气带内气压的搏动实现的。另一类是有创测量法,即指在动脉内置管进行动脉血压连续监测的直接动脉血压监测法,其原理是使用一般的弹簧压表,但仅能测出平均动脉压,而使用电子压力换能器监测仪,则可测出动脉收缩压、舒张压,还可测得压力波形,且记录一次心动周期的压力波形的变化。两类监测血压法各有其优点和不足。直接动脉压监测的主要优点是如下。

(1)可连续监测收缩压、舒张压和平均动脉压,并将其数值及波形实时显示在监护仪荧光屏上,及时准确地反映患者血压动态变化。

(2)有助于根据动脉血压的变化判断体内血容量、心肌收缩力、外周阻力以及有无心脏压塞等病情变化。

(3)可以弥补由于袖带监测血压而导致血压测不出或测量不准确的弊端,直接反映动脉血压的实际水平。

(4)可通过动脉置管采集各种动脉血标本,以免除因反复动脉穿刺给患者带来的痛苦。无创血压监测法操作较有创监测法安全、简单、易于操作,可直接避免有创监测时置管所出现的血栓形成或感染等危险。一般来说,在危重症患者的急救过程中多采用有创监测法,但随病情缓解应尽早改为无创监测法,以减少各种并发症的发生。

(三)影响因素

影响动脉血压的因素很多,如每搏输出量、心率、外周阻力、动脉管壁的弹性及循环血量等。这些因素相互关联、相互影响,如心率影响心室充盈和每搏输出量的某些变化,心排血量的改变必伴有血流速度和外周阻力的变化。另外,神经体液因素调节下的心排血量的变化往往会引起外周阻力的变化。临床实际中,遇到具体情况,必须结合患者的血流动力学指标的改变,综合各种因素全面分析和判断。

(四)临床意义

动脉血压是衡量机体生理功能的一项重要指标,无论动脉血压过低或过高都可对机体各脏器功能的相对稳定产生十分不利的影响。通过对动脉血压的监测可推算其他心血管参数,如每搏输出量、心肌收缩力、全身循环阻力等。观察血压波形还可对患者的循环状况进行粗略估计。波形高尖见于高血压、动脉硬化及应用升压药和增强心肌收缩力的药物。波形低钝见于低心排综合征、低血压休克和心律失常以及药物影响等情况。

(五)护理

无创血压监测法的护理较为简单,按常规血压测量法护理要求进行。下面重点对有创血压监测方法的护理加以论述。

1.保持测压管通畅,防止血栓形成

(1)定时监测血压通畅情况,随时注意通路、连接管等各个环节是否折曲、受压,定时冲洗管路。

(2)保持三通管正确的方向,测量时开通三通管,并以肝素盐水持续冲洗测压管。

(3)抽取动脉血后或闭管前必须立即用肝素盐水进行快速正压封管,以防凝血阻管。

(4)管路中如有阻塞,应及时抽出血凝块,切勿将血块推入,以防发生动脉血栓形成。

(5)在病情平稳后应及时考虑拔出置管,改为无创血压监测,以防并发症出现。

(6)保持各接头连接紧密,防止渗漏。

2.防止感染

(1)严格无菌操作,每天消毒穿刺部位,并至少每24小时更换一次透明贴膜。

(2)每次经测压管抽取动脉血标本时,均应以碘酒、乙醇消毒接头处。

(3)各接头及整个管路应保持严格封闭及无菌状态。

3.防止空气栓塞

在操作过程中,严格控制空气进入管路,防止空气栓塞。

4.预防并发症

常见并发症可有远端肢体缺血、出血、感染和测压管脱出,具体护理如下。

(1)远端肢体缺血:引起远端肢体缺血的主要原因是血栓形成、血管痉挛及局部长时间包扎过紧等。预防办法:①置管前要判断肢端动脉是否有缺血症状。②穿刺血管时,动作要轻柔稳准,穿刺针选择要粗细得当,避免反复穿刺损伤血管。③固定肢体勿过紧,防止影响血液循环。

(2)局部出血血肿:穿刺后要密切观察局部出血情况,对应用抗凝药或有出血倾向者要增加压迫止血的时间,至少5分钟。穿刺局部应用宽胶布加压覆盖,必要时加沙袋压迫止血。如有血液渗出要及时清除,以免影响对再次出血情况的观察。

(3)感染:动脉置管可发生局部或全身感染。一旦发生全身感染多由血源性感染所致,后果严重。因此,置管期间严密观察体温变化,如出现高热、寒战,应及时查找原因;如发现穿刺部位出现红、肿或有分泌物形成,应加强换药,并取分泌物进行细菌培养,以协助诊断,合理选择抗生素。置管期间一旦发生感染应立即拔管,并将测压管末端无菌封闭送做细菌培养。

(4)测压管脱出:置管期间,穿刺针及管路要固定稳妥,防止翻身等操作时将管拉出。对躁动患者要采取好保护措施,必要时将患者手包紧,防止患者不慎将管拔出,一旦发生管路脱出,切忌将管送回,以防感染。

三、血氧饱和度监护

血氧饱和度(SaO_2)是指血氧含量与血红蛋白完全氧合的氧容量之比,即 SaO_2＝动脉血实际结合氧/动脉血氧结合饱和时含氧量×100%。临床上常用的 SaO_2 监测仪,是通过无创的红外线探头监测患者指(趾)端小动脉搏动时的氧合血红蛋白的百分数而获得经皮 SaO_2。SaO_2 正常范围为 94%～100%。

(一)测定方法

经皮血氧饱和度的探头有两种。一种是指夹式,探头由夹子式构成,一面发射红光,一面接收。适用于成人及儿童。另一种是粘贴式,由两个薄片构成,可分别粘在患者指或趾两侧,适用于新生儿和早产儿,因儿童的指或趾较小且细嫩,用指夹式探头夹不住,即便夹住也容易压伤指或趾。

(二)测定原理

1.分光光度测定法

将红外线探头放置于患者指(趾)端等适当的位置,根据血红蛋白和氧合血红蛋白对光吸收特性不同的特点,利用发光二极管发射出红外光和红外线穿过身体适当部位的性质,用可以穿透血液的红光(波长 660 μm)和红外线(940 μm)分别照射组织(指或趾),并以光敏二极管接受照射后的光信号,为了排除动脉血以外其他组织的影响,只取搏动的信号,经计算机采样分析处理氧合血红蛋白占总血红蛋白的百分数,最终显示在监视器上。但如果无脉搏,则不能进行测量。

2.容积测定法

正常生理情况下,毛细血管和静脉均无搏动,仅有小动脉有搏动。入射光线通过手指时,在心脏收缩期,手指血容量增多,光吸收量最大;反之,在心脏舒张期,光吸收量最小。因此,光吸收量的变化反映了组织血容量的变化。此种方法只测定搏动性血容量,而不受毛细血管和静脉影响,也与肤色和皮肤张力无关。

(三)临床意义

1.提供低氧血症的监测指标,指导氧疗

监测指尖 SpO_2 方法简单、便捷、安全,通过监测所得的 SpO_2 指标,可以及时发现危重症患者的低氧血症及其程度,指导选择和调节合理氧疗方式,改善低氧血症,避免或减少氧中毒的发生。

2.提供应用机械通气治疗的依据,指导通气参数的调整

监测能帮助确定危重症患者实施机械通气治疗的时机,并在机械通气过程中,与其他指标相结合,对机械通气选择的通气模式、给氧浓度等参数进行调整,还可为撤机和拔除气管插管提供参考依据。

3.提供心率监测

有些监护仪在测量血氧饱和度的同时还可以通过其血氧饱和度模块获取心率参数,其原理是通过末梢血管的脉动波计算出心率。此优点保证了心电图受干扰时心率测量的准确性,临床上应用较为方便。

(四)影响因素

血氧饱和度的监测结果会受很多因素影响,如患者脉搏的强弱、血红蛋白的质和量、皮肤和指甲状态、患者血流动力学变化等。患者烦躁不安会导致测量结果不准,在使用时应固定好探头,尽量使患者安静,以免报警及不显示结果。因探头为红线及红外线,所以照蓝光的新生儿应将探头覆盖,避免直接照射,损伤探头。严重低血压、休克、体温过低或使用血管活性药物,以及血红蛋白水平较高时均可影响测量结果,应结合患者病情综合判断指标的准确性,防止影响病情的治疗和诊断。在极高的环境光照情况下也会影响测量结果,使用时,应尽量避免。有研究表明,对于那些存在外周血管痉挛或因外界寒冷刺激诱导的外周低灌流时,采取额贴监测血氧饱和度比指尖的监测更有优势。

(五)护理

(1)血氧饱和度的监测应排除各种干扰因素,尤其应注意人为因素的干扰,如探头放置位置、吸痰后的影响、肢端的温度等。

(2)要对监测探头进行维护和保养和防止导线断折。

(3)监测时,探头红外线射出面应直对手指(趾)甲床侧,指尖放置深度合适,以防检测结果不准确。

(4)发现监测结果持续下降低于 94% 时,应及时查找分析原因,排除非病情变化因素后,仍不缓解,应立即采取措施。不宜在测血压侧指尖监测血氧饱和度,以免影响监测结果。

(5)通过血氧饱和度监测结果可以粗略评估动脉血氧分压水平,以便及时判断病情变化,即当 $SaO_2 > 90\%$ 时,相当于 $PaO_2 > 8.0$ kPa(60 mmHg);当 SaO_2 为 $80\% \sim 90\%$ 时,相当于 PaO_2 $5.3 \sim 8.0$ kPa(40~60 mmHg);当 $SaO_2 < 80\%$ 时,相当于 $PaO_2 < 5.3$ kPa(40 mmHg)。

(王 敏)

第三节 手术后患者的护理

从患者手术结束返回病房到基本康复出院阶段的护理,称手术后护理。

一、护理评估

(一)手术及麻醉情况
了解手术和麻醉的种类和性质、手术时间及过程;查阅麻醉及手术记录,了解术中出血、输血、输液的情况,手术中病情变化和引流管放置情况。

(二)身体状况
1.生命体征

局部麻醉及小手术术后,可每 4 小时测量并记录 1 次。有影响机体生理功能的疾病、麻醉、手术等因素存在时,应密切观察。每 15~30 分钟测量并记录 1 次,病情平稳后,每 1~2 小时记录1 次,或遵医嘱执行。

(1)体温:术后,由于机体对手术后组织损伤的分解产物和渗血、渗液的吸收,可引起低热或中度热,一般在 38.0 ℃,临床上称外科手术热(吸收热),于术后2~3 天逐渐恢复正常,不需要特殊处理。若体温升高幅度过大、时间超过 3 天或体温恢复后又再次升高,应注意监测体温,并寻找发热原因。

(2)血压:连续测量血压,若较长时间患者的收缩压<10.7 kPa(80 mmHg)或患者的血压持续下降 0.7~1.3 kPa(5~10 mmHg)时,表示有异常情况,应通知医师,并分析原因,遵医嘱及时处理。

(3)脉搏:术后脉搏可稍快于正常,一般在90 次/分以内。若脉搏过慢或过快,均不正常,应及时告知医师,协作处理。

(4)呼吸:术后,可能由于舌后坠、痰液黏稠等原因,引起呼吸不畅;也可因麻醉、休克、酸中毒等原因,出现呼吸节律异常。

2.意识

及时评估患者术后意识情况,并根据患者意识恢复的状况安排体位、陪护和其他护理工作。

3.记录液体出入量

术后,护士应观察并记录液体出入量,重点评估失血量、尿量和各种引流量,进而推算出入量是否平衡。

4.切口及引流情况

(1)切口情况:应注意切口有无出血、渗血、渗液、感染、敷料脱落及切口愈合等情况。

(2)引流情况:观察并记录引流液的性状、量和颜色;注意引流管是否通畅,有无扭曲、折叠或脱落等。

5.营养状况

术后,机体处于高代谢状态,且部分患者又需要禁食,应重点评估患者营养摄入,是否能够满足术后的需要,以便进行适当的营养支持,促进患者尽快痊愈和康复。

(三)心理-社会状况

手术结束、麻醉作用消失,度过危险期后,患者心理上有一定程度焦虑或解脱感。随后又可出现较多的心理反应,如术后不适或并发症的发生,可引起患者焦虑、不安等不良心理反应;若手术导致功能障碍或身体形象的改变,患者可能产生自我形象紊乱的问题;家属的态度及家庭经济情况,也可影响患者的心理。

二、护理诊断及合作性问题

(一)疼痛

疼痛与手术切口、创伤有关。

(二)体液不足

体液不足与术中出血、失液或术后禁食、呕吐、引流和发热等有关。

(三)营养失调

低于机体需要量,与分解代谢增高、禁食有关。

(四)生活自理能力低下

生活自理能力低下与手术创伤、术后强迫体位、切口疼痛有关。

(五)知识缺乏

常缺乏有关康复锻炼的知识。

(六)舒适的改变

舒适的改变与术后疼痛、腹胀、便秘和尿潴留等有关。

(七)潜在并发症

潜在并发症如出血、感染、切口裂开和深静脉血栓形成等。

三、护理措施

(一)一般护理

1.体位

应根据麻醉情况、术式和疾病性质等安置患者体位。①全麻手术:麻醉未清醒者,采取去枕平卧位,头偏向一侧,防止口腔分泌物或呕吐物误吸;麻醉清醒后,可根据情况调整体位。②蛛网膜下腔麻醉术:去枕平卧 6~8 小时,防止术后头痛。③硬膜外麻醉术:应平卧 4~6 小时。④按手术部位不同安置体位:颅脑手术后,若无休克或昏迷,可取 15°~30°头高足低斜坡卧位;颈、胸部手术后多取高半坐卧位,以利于血液循环,增加肺通气量;腹部手术后,多取低半坐卧位或斜坡卧位,以利于引流,防止发生膈下脓肿,并降低腹壁张力,减轻疼痛;脊柱或臀部手术后,可取俯卧或仰卧位。

2.饮食

术后饮食应按医嘱执行,开始进食的时间与麻醉方式、手术范围及是否涉及胃肠道有关。能正常饮食的患者进食后,应鼓励患者进食高蛋白、高热量和高维生素饮食;禁食患者暂采取胃肠外营养支持。①非消化道手术:局麻或小手术后,饮食不必严格限制;椎管内麻醉术后,若无恶心、呕吐,4～6小时给予饮水或少量流质,以后酌情给半流或普食;全身麻醉术后可于第二天给予流质饮食,以后逐渐给半流质或普通饮食。②消化道手术:一般在术后2～3天内禁食,待肠道功能恢复、肛门排气后开始进流质饮食,应少食多餐,后逐渐给半流质及普通饮食。开始进食时,早期应避免食用牛奶、豆类等产气食物。

3.切口护理

术后常规换药,一般隔天一次,感染或污染严重的切口应每天一次;若敷料被渗湿、脱落或被大小便污染,应及时更换;若无菌切口出现明显疼痛,且有感染迹象,应及时通知医师,尽早处理。

4.引流护理

术后有效的引流,是防止术后发生感染的重要措施。应注意:①正确接管、妥善固定,防止松脱。②保持引流通畅,避免引流管扭曲、受压或阻塞。③观察并记录引流液的量、性状和颜色。④更换引流袋或引流瓶时,应注意无菌操作。⑤掌握各类引流管的拔管指征及拔除引流管时间。较浅表部位的乳胶引流片,一般于术后1～2天拔除;单腔或双腔引流管,多用于渗液、脓液较多的患者,多于术后2～3天拔除;胃肠减压管一般在肠道功能恢复、肛门排气后拔除;导尿管可留置1～2天。具体拔管时间应遵医嘱执行。

5.术后活动

指导患者尽可能地进行早期活动。①术后早期活动的意义:增加肺活量,有利于肺的扩张和分泌物的排出,预防肺部并发症。促进血液循环,有利于切口愈合,预防褥疮和下肢静脉血栓形成。促进胃肠道蠕动,防止腹胀、便秘和肠粘连。促进膀胱功能恢复,防止尿潴留。②活动方法:一般手术无禁忌的患者,当天麻醉作用消失后即可鼓励患者在床上活动,包括深呼吸、活动四肢及翻身;术后1～2天可试行离床活动,先让患者坐于床沿,双腿下垂,然后让其下床站立,稍做走动,以后可根据患者的情况、能力,逐渐增加活动范围和时间;病情危重、体质衰弱的患者,如休克、内出血、剖胸手术后、颅脑手术后,仅协助患者做双上、下肢活动,促进肢体血液循环;限制活动的患者如脊柱手术、疝修补术、四肢关节手术后,活动范围受到限制,协助患者进行局部肢体被动活动。③注意事项:在患者活动时,应注意随时观察患者,不可随便离开患者;活动时,注意保暖;每次活动不能过量;患者活动时,若出现心悸、脉速、出冷汗等,应立即辅助患者平卧休息。

(二)心理护理

患者术后往往有自我形象紊乱、担心预后等心理顾虑,应根据具体情况做好心理护理工作。为患者创造良好的环境,避免各种不良的刺激。

(三)术后常见不适的护理

1.发热

手术热一般不超过38.5℃,可暂不做处理;若体温升高幅度过大、时间超过3天或体温恢复后又再次升高,应注意监测体温,并寻找原因。若体温超过39℃者,可给予物理降温,如冰袋降温、酒精擦浴等。必要时,可应用解热镇痛药物。发热期间应注意维护正常体液平衡,及时更换潮湿的床单或衣裤,以防感冒。

2.切口疼痛

麻醉作用消失后,可出现切口疼痛。一般术后24小时内疼痛较为剧烈,2～3天后逐渐缓解。护士应明确疼痛原因,并对症护理。引流管移动所致的切口牵拉痛,应妥善固定引流管;切口张力增加或震动引起的疼痛,应在患者翻身、深呼吸、咳嗽时,用手保护切口部位;较大创面的换药前,适量应用止痛剂;大手术后24小时内的切口疼痛,遵医嘱肌内注射阿片类镇痛剂。必要时,可4～6小时重复使用或术后使用镇痛泵。

3.恶心、呕吐

多为麻醉后的胃肠道功能紊乱的反应,一般于麻醉作用消失后自然消失。腹部手术后频繁呕吐,应考虑急性胃扩张或肠梗阻。护士应观察并记录恶心、呕吐发生的时间及呕吐物的量、颜色和性质;协助其取合适体位,头偏向一侧,防止发生误吸。吐后,给予口腔清洁护理及整理床单;可遵医嘱使用镇吐药物。

4.腹胀

术后因胃肠道功能未恢复,肠腔内积气过多,可引起腹胀,多于术后2～3天,胃肠蠕动功能恢复、肛门排气后自行缓解,无须特殊处理。严重腹胀需要及时处理:①遵医嘱禁食、持续性胃肠减压或肛管排气。②鼓励患者早期下床活动。③针刺足三里、气海、天枢等穴位;非胃肠道手术的患者,可口服促进胃肠道蠕动的中药。肠梗阻、低血钾、腹膜炎等原因引起腹胀的患者,应及时遵医嘱给予相应处理。

5.呃逆

神经中枢或膈肌受刺激时,可出现呃逆,多为暂时性的。术后早期发生暂时性呃逆者,可经压迫眶上缘、短时间吸入二氧化碳、抽吸胃内积气和积液、给予镇静或解痉药物等处理后缓解。若上腹部手术后出现顽固性呃逆,应警惕膈下感染,及时告知医师处理。

6.尿潴留

多发生在腹部和肛门、会阴部手术后,主要由于麻醉后排尿反射受抑制、膀胱和后尿道括约肌反射性痉挛以及患者不适应床上排尿等引起。若患者术后6～8小时尚未排尿或虽有排尿但尿量少,应作耻骨上区叩诊。若叩诊有浊音区,应考虑尿潴留。对尿潴留者应及时采取有效措施,缓解症状。护士应稳定患者的情绪,在无禁忌证的情况下,可协助其坐于床沿或站立排尿。诱导患者建立排尿反射,如听流水声、下腹部热敷、按摩,应用镇静或止痛药,解除疼痛或用氯贝胆碱等药物刺激膀胱逼尿肌收缩。若上述措施均无效,可在严格无菌技术下导尿。若导尿量超过500 mL或有骶前神经损伤、前列腺增生,应留置导尿。留置导尿期间,应注意导尿管护理及膀胱功能训练。

(四)并发症的观察及处理

1.出血

(1)病情观察:一般在术后24小时内发生。出血量小,仅有切口敷料浸血,或引流管内有少量出血;若出血量大,则术后早期即出现失血性休克。特别是在输给足够液体和血液后,休克征象或试验室指标未得到改善、甚至加重或一度好转后又恶化,都提示有术后活动性出血。

(2)预防及处理:术后出血,应以预防为主,包括手术时,严密止血,切口关闭前严格检查有无出血点;有凝血机制障碍者,应在术前纠正凝血障碍。出血量小(切口内少量出血)的患者,更换切口敷料,加压包扎;遵医嘱应用止血药物止血;出血量大或有活动性出血的患者,应迅速加快输液、输血,以补充血容量,并迅速查明出血原因,及时通如医师,完善术前准备,准备进行手术止血。

2.切口感染

(1)病情观察:指清洁切口和沾染切口并发感染,常发生于术后 3～4 天。表现为切口疼痛加重或减轻后又加重,局部常有红、肿、热、痛或触及波动感,甚至出现脓性分泌物。全身表现有体温升高、脉搏加速、血白细胞计数和中性粒细胞比例增高等。

(2)预防及处理:严格遵守无菌技术原则;注意手术操作技巧,防止残留无效腔、血肿、切口内余留的线过多、过长等;加强手术前后处理,术前做好皮肤准备,术后保持切口敷料的清洁、干燥和无污染;改善患者营养状况,增强抗感染能力。一旦发现切口感染,早期应勤换敷料、局部理疗、遵医嘱使用抗菌药物。若已形成脓肿,应拆除部分缝线,敞开切口,通畅引流,创面清洁后,考虑做二期缝合,以缩短愈合时间。

3.切口裂开

(1)病情观察:多见于腹部手术后,时间上多在术后 1 周左右。主要原因常有营养不良、缝合技术存在缺点、腹腔内压力突然增高和切口感染等。一种是完全裂开,一种是不完全裂开。完全裂开往往发生在腹内压突然增加时,患者自觉切口剧疼和突然松开,有大量淡红色液体自切口溢出,可有肠管和网膜脱出;不完全性切口裂开,是指除皮肤缝线完整,深层组织裂开,线结处有血性液体渗出。

(2)预防:手术前纠正营养不良状况;手术时,避免强行缝合,采用减张缝合,术后适当延缓拆线时间;手术后切口处用腹带包扎,咳嗽时,注意保护切口,并积极处理其他原因引起的腹内压增高;预防切口感染。

(3)处理:一旦发现切口裂开,应及时处理:完全性切口裂开时,应立即安慰患者,消除恐惧情绪,让患者平卧,立即用无菌等渗盐水纱布覆盖切口,并用腹带包扎,通知医师,护送患者进手术室重新缝合;若有内脏脱出,切忌在床旁还纳内脏,以免造成腹腔内感染。切口部分裂开或裂开较小时,可暂不手术,待病情好转后择期进行切口疝修补术。

4.肺不张及肺部感染

(1)病情观察:常发生在胸、腹部大手术后,多见于慢性肺气肿或肺纤维化的患者,长期吸烟更易发生。这些患者因肺弹性减弱,术后呼吸活动受限,分泌物不易咳出,易堵塞支气管,造成肺部感染及肺不张。开始表现为发热、呼吸和心率加快,持续时间长,可出现呼吸困难和呼吸抑制。体检时,肺不张部位叩诊呈浊音或实音,听诊呼吸音减弱、消失或为管样呼吸音。血气分析示 PaO_2 下降和 $PaCO_2$ 升高,继发感染时,血白细胞计数和中性粒细胞比例增加。

(2)预防:术前做好呼吸锻炼,胸部手术者加强腹式深呼吸训练,腹部手术者加强胸式深呼吸训练。手术前 2 周停止吸烟,有呼吸道感染、口腔炎症等情况者,待炎症控制后再手术。全麻手术拔管前,吸净气管内分泌物,术后鼓励患者深呼吸、有效咳嗽,同时可应用体位引流或给予雾化吸入。

(3)处理:若发生肺不张,做如下处理。遵医嘱给予有效抗菌药物预防和控制炎症。应鼓励患者深吸气,有效咳嗽、咳痰,帮助患者翻身拍背,协助痰液排出。无力咳嗽排痰的患者,用导管插入气管或支气管吸痰,痰液黏稠应用雾化吸入稀释。有呼吸道梗阻症状、神志不清、呼吸困难者,做气管切开。

5.尿路感染

(1)病情观察:手术后尿路感染与导尿管的插入和留置密切相关,尿潴留是基本原因。分为下尿路和上尿路感染。下尿路感染主要是急性膀胱炎,常伴尿道炎和前列腺炎,主要表现为尿频、尿急、尿痛和排尿困难,一般无全身症状。尿常规检查有较多红细胞和脓细胞。上尿路感染主要是肾盂肾炎,多见于女性,主要表现为畏寒、发热和肾区疼痛,血常规检查白细胞计数增高。中段尿镜检有大量白细胞和脓细胞,做尿液培养可明确菌种,为选择抗菌药物提供依据。

(2)预防与处理:及时处理尿潴留,是预防尿路感染的主要措施。鼓励患者多饮水,保持每天尿量在 1 500 mL 以上,并保持排尿通畅。根据细菌培养和药敏试验选择有效抗菌药物治疗,残余尿在 50 mL 以上者,应留置导尿,放置导尿管时,应严格遵守无菌操作原则。遵医嘱给患者服用碳酸氢钠,以碱化尿液,减轻膀胱刺激症状。

6.深静脉血栓形成和血栓性静脉炎

(1)病情观察:多发生于术后长期卧床、活动少或肥胖患者,以下肢多见。患者感觉小腿疼痛。检查肢体肿胀、充血,有时可触及索状物,继之可出现凹陷性水肿,腓肠肌挤压试验或足背屈曲试验阳性。常伴体温升高。

(2)预防与处理:强调早期起床活动。若不能起床活动的患者,指导患者学会做踝关节伸屈活动的方法,或采用电刺激、充气袖带挤压腓肠肌以及被动按摩腿部肌肉等方法,加速静脉血回流。术前,可使用小剂量肝素皮下注射,连续使用 5～7 天,有效防止血液高凝状态。一旦发生深静脉血栓或血栓性静脉炎,应抬高、制动患肢,严禁局部按摩及经患肢输液,同时遵医嘱使用抗凝剂、溶栓剂或复方丹参液滴注。必要时,手术取出血栓。

(五)健康指导

(1)心理保健:某些患者因手术致残,形象改变,从而使心态也发生改变。要指导患者学会自我调节、自我控制,提高心理适应能力和社会活动能力。

(2)康复知识:指导患者进行术后功能锻炼,教会患者自我保护、保健知识。教会患者缓解不适及预防术后并发症的简单方法。

(3)营养与饮食:指导患者建立良好的饮食卫生习惯,合理的营养摄入,促进康复。

(4)合理用药:指导患者按医师开具的出院带药,按时按量服用、讲解服药后的毒副反应及特殊用药的注意事项。

(5)按时随访。

(王　敏)

第九章

急诊护理

第一节 昏 迷

昏迷是一种严重的意识障碍、随意运动丧失、对体内外(如语言、声音、光、疼痛等)一切刺激均无反应并出现病理反射活动的一种临床表现。在临床上,可由多种原因引起,并且是病情危重的表现之一。因此,如遇到昏迷的患者,应及时判断其原因,选择正确的措施,争分夺秒地抢救,以挽救患者生命。

昏迷的原因分为颅内、颅外因素。①颅内因素:中枢神经系统炎症(脑膜炎、脑脓肿、脑炎等),脑血管意外(脑出血、脑梗死、蛛网膜下腔出血),占位性病变(脑肿瘤、颅内血肿),脑外伤、癫痫。②颅外病因:严重感染(败血症、伤寒、中毒性肺炎等),心血管疾病(休克、高血压脑病、阿-斯综合征等),内分泌与代谢性疾病(糖尿病酮症酸中毒、低血糖、高渗性昏迷、肝昏迷、尿毒症等),药物及化学物品中毒(有机磷农药、一氧化碳、安眠药、麻醉剂、乙醚等),物理因素(中暑、触电)。

一、昏迷的临床表现

昏迷是病情危重的标志,病因不同其临床表现也各异。

(1)伴有抽搐者,见于癫痫、高血压脑病、脑水肿、尿毒症、脑缺氧、脑缺血等。

(2)伴有颅内压增高者,见于脑水肿、脑炎、脑肿瘤、蛛网膜下腔出血等。

(3)伴有高血压者,见于高血压脑病、脑卒中、嗜铬细胞瘤危象。

(4)伴有浅弱呼吸者,见于肺功能不全、药物中毒、中枢神经损害。

(5)患者呼出气体的气味对诊断很有帮助,如尿毒症患者呼出气体有氨气味,酮症酸中毒有烂苹果味,肝昏迷有肝臭味。

二、护理评估

(一)健康史

应向患者的家属或有关人员详细询问患者以往有无癫痫发作、高血压病、糖尿病及严重的心、肝、肾和肺部等疾病。了解患者发作现场情况,发病之前有无外伤或其他意外事故(如服用毒物、高热环境下长期工作、接触剧毒化学药品和煤气中毒等),最近患者的精神状态和与周围人的关系。

（二）身体状况

1.主要表现

应向患者家属或有关人员详细询问患者的发病过程、起病时有无诱因、发病的急缓、持续的时间、演变经过；昏迷是首发症状还是由其他疾病缓慢发展而来的，昏迷前有无其他表现（指原发病的表现：如有无剧烈头痛、喷射样呕吐；有无心前区疼痛；有无剧烈的咳嗽、咳粉红色痰液、严重的呼吸困难、发绀；有无烦躁不安、胡言乱语；有无全身抽搐；有无烦渴、多尿、烦躁、呼吸深大、呼气呈烂苹果味等），以往有无类似发作史，昏迷后有无其他的表现。

2.体格检查

（1）观察检查生命体征。①体温：高热提示有感染性或炎症性疾病。过高可能为中暑或中枢性高热（脑干或下丘脑损害）。过低提示为休克、甲状腺功能低下、低血糖、冻伤或镇静安眠药过量。②脉搏：不齐可能为心脏病。微弱无力提示休克或内出血等。过速可能为休克、心力衰竭、高热或甲状腺功能亢进危象。过缓可能为房室传导阻滞或阿-斯综合征。缓慢而有力提示颅内压增高。③呼吸：深而快的规律性呼吸常见于糖尿病酸中毒，称为 Kussmual 呼吸；浅而快速的规律性呼吸见于休克、心肺疾病或安眠药中毒引起的呼吸衰竭；脑的不同部位损害可出现特殊的呼吸类型，如潮式呼吸提示大脑半球广泛损害，中枢性过度呼吸提示病变位于中脑被盖部，长吸式呼吸为脑桥上部损害所致，丛集式呼吸系脑桥下部病变所致，失调式呼吸是延髓特别是其下部损害的特征性表现。④血压：过高提示颅内压增高、高血压脑病或脑出血。过低可能为脱水、休克、心肌梗死、镇静安眠药中毒、深昏迷状态等。昏迷时不同水平脑组织受损的表现见表 9-1。

表 9-1　昏迷对不同水平脑组织受损的表现

脑受损部位	意识	呼吸	瞳孔	眼球运动	运动功能
大脑	嗜睡、昏睡、昏迷、去皮质状态	潮式呼吸	正常	游动、向病灶侧凝视	偏瘫、去皮质强直
间脑	昏睡、昏迷、无动性缄默	潮式呼吸	小	游动、向病灶侧凝视	偏瘫、去皮质强直
中脑	昏睡、昏迷、无动性缄默	过度换气	大、光反应消失	向上或向下偏斜	交叉偏、去大脑强直
脑桥	昏睡、昏迷、无动性缄默	长吸气性、喘息性	小如针尖样	浮动向病灶对侧凝视	交叉偏、去大脑强直较轻
延髓	昏睡、昏迷、无动性缄默	失调性、丛集性呼吸	小或大	眼-脑反射消失	交叉性瘫呈迟缓状态

（2）神经系统检查。①瞳孔：正常瞳孔直径为 2.5～4 mm，小于 2 mm 为瞳孔缩小，大于 5 mm 为瞳孔散大。双侧瞳孔缩小见于吗啡中毒、有机磷杀虫药中毒、巴比妥类药物中毒、中枢神经系统病变等，如瞳孔针尖样缩小（小于 1 mm），常为脑桥病变的特征，1.5～2.0 mm 常为丘脑或其下部病变。双侧瞳孔散大见于阿托品、山莨菪碱、多巴胺等药物中毒，中枢神经病变见于中脑功能受损；双侧瞳孔散大且对光反射消失表示病情危重。两侧瞳孔大小若相差 0.5 mm 以上，常见于小脑天幕病及霍纳综合征。②肢体瘫痪：可通过自发活动的减少及病理征的出现来判断昏迷患者的瘫痪肢体。昏迷程度深的患者可重压其眶上缘，疼痛可刺激健侧上肢出现防御反应，患侧则无；可观察患者面部疼痛的表情判断有无面瘫；也可将患者双上肢同时托举后突然放开任其坠落，

瘫痪侧上肢坠落较快,即坠落试验阳性;偏瘫侧下肢常呈外旋位,且足底的疼痛刺激下肢回缩反应差或消失,病理征可为阳性。③脑膜刺激征:伴有发热者常提示中枢神经系统感染;不伴发热者多为蛛网膜下腔出血。如有颈项强直应考虑有无中枢神经系统感染、颅内血肿或其他造成颅内压升高的原因。④神经反射:昏迷患者若没有局限性的脑部病变,各种生理反射均呈对称性减弱或消失,但深反射也可亢进。昏迷伴有偏瘫时,急性期患侧肢体的深、浅反射减退。单侧病理反射阳性,常提示对侧脑组织存在局灶性病变,如果同时出现双侧的病理反射阳性,表明存在弥漫性颅内损害或脑干病变。⑤姿势反射:观察昏迷患者全身的姿势也很重要,临床上常见两种类型:一种为去大脑强直,表现为肘、腕关节伸直,上臂内旋和下肢处于伸展内旋位。提示两大脑半球受损且中脑及间脑末端受损。另一种为去皮质强直,表现为肘、腕处于屈曲位,前臂外翻和下肢呈伸展内旋位。提示中脑以上大脑半球受到严重损害。这两种姿势反射,可为全身性,亦可为一侧性。

(3)检查患者有无原发病的体征:有无大小便失禁,呼气有无特殊气味,皮肤颜色有无异常,肢端是否厥冷,肺部听诊有无湿啰音,听诊心脏的心音有无低钝,有无心脏杂音,腹肌有无紧张,四肢肌肉有无松弛,四肢肌力有无减退,眼球偏向哪侧,眼底检查有无视盘水肿。

(三)心理状况

由于患者病情发展快、病情危重,以及抢救中紧张的气氛、繁多的抢救设施,常引起患者家属的焦虑,而病情的缓解需要时间,家属常因关心患者而产生对治疗效果不满意。

(四)实验室检查

1.CT 或 MRI 检查

怀疑脑血管意外的患者可采取本项目,可显示病变的性质、部位和范围。

2.脑脊液检查

怀疑脑膜炎、脑炎、蛛网膜下腔出血的患者可选择,可提示病变的原因。

3.血糖、尿酮测定

怀疑糖尿病酮症酸中毒、高渗性昏迷、低血糖的患者可选择本项目,能及时诊断,并在治疗中监测病情变化。此外,根据昏迷患者的其他病因选择相应的检查项目,以尽快作出诊断,为挽救患者生命争取时间。

(五)判断昏迷程度

由于昏迷患者无法沟通,导致询问病史困难,因此,护士能够正确地进行病情观察和判断就显得非常重要,首先应先确认呼吸和循环系统是否稳定,而详细完整的护理体检应等到对患者昏迷的性质和程度判断后再进行。

1.临床分级法

主要是给予言语和各种刺激,观察患者反应情况,加以判断,如呼叫姓名、推摇肩臂、压迫眶上切迹、针刺皮肤、与之对话和嘱其执行有目的的动作等。注意区别意识障碍的不同程度:①嗜睡,是程度最浅的一种意识障碍,患者经常处于睡眠状态,唤醒后定向力基本完整,但注意力不集中,记忆稍差,如不继续对答,很快又入睡。②昏睡,处于较深睡眠状态,不易唤醒,醒时睁眼,但缺乏表情,对反复问话仅能做简单回答,回答时含混不清,常答非所问,各种反射活动存在。③昏迷,意识活动丧失,对外界各种刺激或自身内部的需要不能感知。按刺激反应及反射活动等可分三度(表9-2)。

表 9-2　昏迷的临床分级

昏迷分级	疼痛刺激反应	无意识自发动作	腱反射	瞳孔对光反射	生命体征
浅昏迷	有反应	可有	存在	存在	无反应
中昏迷	重刺激可有	很少	减弱或消失	迟钝	轻度变化
深昏迷	无反应	无	消失	消失	明显变化

2.昏迷量表评估法

(1)格拉斯哥昏迷量表(GCS):是在 1974 年英国 Teasdale 和 Jennett 制定的。以睁眼(觉醒水平)、言语(意识内容)和运动反应(病损平面)三项指标的 15 项检查结果来判断患者昏迷和意识障碍的程度。以上三项检查共计 15 分,凡积分低于 8 分,预后不良;5~7 分预后恶劣;积分小于 4 分者罕有存活。即以 GCS 分值愈低,脑损害的程度愈重,预后亦愈差。而意识状态正常者应为满分(15 分)。

此评分简单易行,比较实用。但临床发现:3 岁以下小孩不能合作;老年人反应迟钝,评分偏低;语言不通、聋哑人、精神障碍患者等使用受到限制;眼外伤影响判断;有偏瘫的患者应根据健侧作为判断依据。此外,有人提出,GCS 用于评估患者意识障碍的程度,不能反映出极为重要的脑干功能状态(表 9-3)。

表 9-3　GCS 计分法

记分项目	反应	计分
Ⅰ.睁眼反应	自动睁眼	4
	呼唤睁眼	3
	刺激睁眼	2
	任何刺激不睁眼	1
Ⅱ.语言反应	对人物、时间、地点定向准确	5
	不能准确回答以上问题	4
	胡言乱语、用词不当	3
	散发出无法理解的声音	2
	无语言能力	1
Ⅲ.运动反应	能按指令动作	6
	对刺痛能定位	5
	对刺痛能躲避	4
	刺痛时肢体屈曲(去皮质强直)	3
	刺痛时肢体过伸(去大脑强直)	2
	对刺痛无任何反应	1
总分		

(2)Glasgow-Pittsburgh 昏迷观察表:在 GCS 的临床应用过程中,有人提出尚需综合临床检查结果进行全面分析,同时又强调脑干反射检查的重要性。为此,Pittsburgh 又加以改进补充了另外四个昏迷观察项目,即对光反射、脑干反射、抽搐情况和呼吸状态,称之 Glasgow-Pittsburgh 昏迷观察表,见表 9-4。合计为七项 35 级,最高为 35 分,最低为 7 分。在颅脑损伤中,35~28 分

为轻型,27~21分为中型,20~15分为重型,14~7分为特重型颅脑损伤。该观察表即可判定昏迷程度,也反映了脑功能受损水平。

表 9-4　Glasgow-Pittsburgh 昏迷观察表

项目		评分	项目		评分
Ⅰ.睁眼反应	自动睁眼	4		大小不等	2
	呼之睁眼	3		无反应	1
	疼痛引起睁眼	2	Ⅴ.脑干反射	全部存	5
	不睁眼	1		睫毛反射消失	4
Ⅱ.语言反应	言语正常(回答正确)	5		角膜反射消失	3
	言语不当(回答错误)	4		眼脑及眼前庭反射消失	2
	言语错乱	3		上述反射皆消失	1
	言语难辨	2	Ⅵ.抽搐情况	无抽搐	5
	不语	1		局限性抽搐	4
Ⅲ.运动反应	能按吩咐动作	6		阵发性大发作	3
	对刺激能定位	5		连续大发作	2
	对刺痛能躲避	4		松弛状态	1
	刺痛肢体屈曲反应	3	Ⅶ.呼吸状态	正常	5
	刺痛肢体过伸反应	2		周期性	4
	无反应(不能运动)	1		中枢过度换气	3
Ⅳ.对光反应	正常	5		不规则或低换气	2
	迟钝	4		呼吸停止	1
	两侧反应不同	3			

三、护理诊断

(一)意识障碍
意识障碍与各种原因引起的大脑皮质和中脑的网状结构发生抑制有关。
(二)清理呼吸道无效
清理呼吸道无效与患者意识丧失不能正常咳嗽有关。
(三)有感染的危险
危险与昏迷患者的机体抵抗力下降、呼吸道分泌物排出不畅有关。
(四)有皮肤完整性受损的危险
危险与患者意识丧失而不能自主调节体位、长期卧床有关。

四、护理目标

(1)患者的昏迷减轻或消失。
(2)患者的皮肤保持完整,无压疮发生。
(3)患者无感染的发生。

五、昏迷的救治原则

昏迷患者的处理原则:主要是维持基本生命体征,避免脏器功能的进一步损害,积极寻找和治疗病因。具体包括以下内容。

(1)积极寻找和治疗病因。

(2)维持呼吸道通畅,保证充足氧供,应用呼吸兴奋剂,必要时进行插管行辅助呼吸。

(3)维持循环功能,强心、升压、抗休克。

(4)维持水、电解质和酸碱平衡。对颅内压升高者,应迅速给予脱水治疗。每天补液量1 500~2 000 mL,总热量为1 500~2 000 kcal。

(5)补充葡萄糖,减轻脑水肿,纠正低血糖。用法是每次50%葡萄糖溶液60~100 mL静脉滴注,每4~6小时1次。但怀疑为高渗性非酮症糖尿病昏迷者,最好等血糖结果回报后再给葡萄糖。

(6)对症处理。防治感染,控制高血压、高热和抽搐,注意补充营养。注意口腔呼吸道、泌尿道和皮肤护理。

(7)给予脑代谢促进剂。

六、护理措施

(一)急救护理

(1)速使患者安静平卧,下颌抬高以使呼吸通畅。

(2)松解腰带、领扣,随时清除口咽中的分泌物。

(3)呼吸暂停者立即给氧或口对口人工呼吸。

(4)注意保暖,尽量少搬动患者。

(5)血压低者注意抗休克。

(6)有条件尽快输液。

(7)尽快呼叫急救站或送医院救治。

(二)密切观察病情

(1)密切观察患者的生命指征,神志、瞳孔的变化,神经生理反射有无异常,注意患者的抽搐、肺部的啰音、心音、四肢肢端温度、尿量、眼底视神经、脑膜刺激征、病理反射等,并及时、详细记录,随时对病情作出正确的判断,以便及时通知医师并及时进行相应的护理,并预测病情变化的趋势,采取措施预防病情的恶化。

(2)如患者出现呼吸不规则(潮式呼吸或间停呼吸)、脉搏减慢变弱、血压明显波动(迅速升高或下降)、体温骤然升高、瞳孔散大、对光反射消失,提示患者病情恶化,须及时通知医师,并配合医师进行抢救。

(三)呼吸道护理

协助昏迷患者取平卧位,头偏向一侧,防止呕吐物误吸造成窒息(图9-1)。帮助患者肩下垫高,使颈部舒展,防止舌后坠阻塞呼吸道,保持呼吸道通畅。立即检查口腔、喉部和气管有无梗阻,及时吸引口、鼻内分泌物,痰黏稠时给予雾化吸入。用鼻管或面罩吸氧,必要时需插入气管套管,机械通气。一般应使 PaO_2 至少高于 10.7 kPa(80 mmHg), $PaCO_2$ 在 4.0~4.7 kPa(30~35 mmHg)。

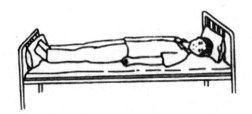

图 9-1 昏迷患者的卧位

(四)基础护理

1.预防感染

每 2～3 小时翻身拍背 1 次,并刺激患者咳嗽,及时吸痰。口腔护理 3～4 次/天,为防止口鼻干燥,可用 0.9%氯化钠水溶液纱布覆盖口鼻。患者眼睑不能闭合时,涂抗生素眼膏加盖纱布。做好会阴护理,防止泌尿系统感染。

2.预防压疮

昏迷患者由于不能自主调整体位,肢体长期受压容易发生压疮,护理人员应每天观察患者的骶尾部、股骨大转子、肩背部、足跟、外踝等部位,保持床单柔软、清洁、平整,勤翻身,勤擦洗,骨突处做定时按摩,协助患者被动活动肢体,并保持功能位,有条件者可使用气垫床。

3.控制抽搐

可镇静止痉,目前首选药物是地西泮,10～20 mg 静脉滴注,抽搐停止后再静脉滴注苯妥英钠 0.5～1.0 g,可在 4～6 小时内重复给药。

4.营养支持

给昏迷患者插胃管,采取管喂补充营养,应保证患者每天摄入高热量、高蛋白、高维生素、易消化的流质饮食,如牛奶、豆浆或混合奶、菜汤、肉汤等。B 族维生素有营养神经的作用,应予以补充。鼻饲管应每周清洗、消毒 1 次。

5.清洁卫生

(1)每天帮患者清洁皮肤,及时更换衣服,保持床铺的清洁干燥;如患者出现大小便失禁,应及时清除脏衣服,用清水清洁会阴部皮肤,迅速更换干净的衣服,长期尿失禁或尿潴留的患者,可留置尿管,定期开放(每 4 小时 1 次),每天更换 1 次尿袋,每周更换 1 次尿管,每天记录尿量和观察尿液颜色,如患者意识转清醒后,应及时拔出尿管,鼓励和锻炼患者自主排尿;如患者出汗,应及时抹干净,防止患者受凉。

(2)每天对患者进行口腔清洁,观察口腔和咽部有无痰液或其他分泌物、呕吐物积聚,如发现有,应及时清理口咽部和气管,防止患者误吸造成窒息。

(五)协助医师查明和去除病因

(1)遵医嘱采取血液、尿液、脑脊液、呕吐物等标本进行相应的检查,以查明患者昏迷的病因。

(2)及时建立静脉通道,为临床静脉用药提供方便。

(3)针对不同病因,遵照医嘱采取相应的医疗措施进行抢救。如有开放性伤口应及时止血、缝合、包扎;如消化道中毒者,及时进行催吐、洗胃、注射解毒剂;如糖尿病酮症酸中毒患者,及时应用胰岛素治疗并迅速补充液体;如癫痫持续状态患者,应及时应用苯妥英钠等药物。

(4)遵照医嘱维持患者的循环和脑灌注压,对直接病因已经去除的患者,可行脑复苏治疗(应用营养脑细胞的药物)以促进神经功能的恢复。

(六)健康教育

应向患者家属介绍如何照顾昏迷的患者,应注意哪些事项,如病情恶化,应保持镇静,及时与医师和护士联系。患者意识清醒后,应向患者和家属宣传疾病的知识,指导他们如何避免诱发原发病病情恶化的因素,并指导患者学会观察病情,及时发现恶化征象,及时就诊,以防止昏迷的再次发生。

七、护理评价

(1)患者的意识是否转清醒。

(2)患者的痰液是否有效排出。

(3)呼吸道是否保持通畅。

(4)皮肤是否保持完整,有无压疮,肺部有无感染发生。

(孙　珅)

第二节　中　暑

一、中暑的病因、发病机制与分类

中暑广义上类似于热病,泛指高温高湿环境对人体的损伤。按严重程度递增顺序可细分为热昏厥、热痉挛、热衰竭和热射病(也就是狭义的中暑概念)。其他还有先兆中暑、轻症中暑等概念,因较含糊或与许多夏季感染性疾病的早期表现难以鉴别,仅用热昏厥、热痉挛、热衰竭和热射病等诊断已可描述各种中暑类型,故本节不做介绍。

民间喜欢将暑天发生的大部分疾病往中暑上套,事实上很多仅为病毒或细菌感染的早期表现(如感冒、胃肠炎等),需注意鉴别。同时民间还盛传中暑不能静脉补液的谬论,需注意与患者沟通解释。2010年7月,中暑已被列入了国家法定职业病目录。

(一)病因及发病机制

下丘脑通过调节渴感、肌张力、血管张力、汗腺来平衡产热与散热。

1.散热受限

散热机制有三种:出汗、传导对流、辐射。辐射为通过红外线散射,正常时占散热的65%,其与传导对流方式相比优点在于基本不耗能,但在高温环境下失效。而出汗在正常时占散热的20%,在高温环境下则成为主要散热方式,但需消耗水、电解质与能量,并在高湿环境性能下降,100%相对湿度时完全失效。

(1)环境因素:高温、高湿环境如日晒、锅炉房及厚重、不透气的衣物。一般温度>32 ℃或湿度>70%就有可能发生。

(2)自身体温调节功能下降:①自身出汗功能下降。肥胖、皮肤病如痂皮过厚、汗腺缺乏、皮肤血供不足、脱水、低血压、心脏病导致的心排血量下降如充血性心力衰竭导致皮肤水肿散热不良及老年人或体弱者等。②抑制出汗。酗酒、抗胆碱药如阿托品等、抗精神病药物、三环抗抑郁药、抗组胺药、单胺氧化酶抑制剂、缩血管药和β受体阻滞剂等。③脱水。饮水不足、利尿药、泻药等。④电解质补充不足。

2.产热过多

强体力活动时多见于青壮年或健康人,或药物如苯环利定、麦角酸二乙酰胺、苯异丙胺、可卡因、麻黄素类和碳酸锂等的使用。

3.脱水、电解质紊乱

中暑时因大量出汗、呼吸道水分蒸发和摄入水分不足造成大量失水,同时电解质丢失。但是往往丢水大于丢钠造成高渗性脱水。不同类型的脱水之间也可相互转化,如若伤员单纯补充饮用淡水会导致低渗性脱水。

(二)不同的中暑类型

1.热昏厥

脑血供不足。皮肤血管扩张及血容量不足导致突然低血压,脑及全身血供不足而意识丧失,多为体力活动后。此时皮肤湿冷,脉弱。收缩压低于 13.3 kPa(100 mmHg)。

2.热痉挛

低钠血症。为大量出汗而脱水、电解质损失,血液浓缩,然后单纯饮淡水导致稀释性低钠血症,引起骨骼肌缓慢的、痛性痉挛、颤搐,一般持续 1~3 分钟。由于体温调节、口渴机制正常,此时血容量尚未明显不足,生命体征一般尚稳定,如体温多正常或稍升高,皮肤多湿冷。

3.热衰竭

脱水、电解质缺乏。脱水、电解质缺乏造成发热、头晕、恶心、头痛、极度乏力,但体温调节系统尚能工作,治疗不及时会转变为热射病。与热射病在表现上的主要区别在于没有严重的中枢神经系统紊乱。此时口渴明显,肛温＞37.8 ℃,皮肤湿,大量出汗,脉细速,可有轻度的中枢神经症状(头痛、乏力、焦虑、感觉错乱、歇斯底里),高通气(为了排出热量)而导致呼吸性碱中毒。其他症状还有恶心、呕吐、头晕、眼花、低血压等及热晕厥、热痉挛的症状。治疗关键是补液。

4.热射病

体温调节功能失调。为在热衰竭基础上再进一步发展,体温调节功能失调而引起的高热及中枢神经系统症状在内的一系列症状体征,在热衰竭的症状基础上会有典型的热射病症状:超高热、标志性特点、肛温＞41 ℃。意识改变是标志性特点,神志恍惚并继发突发的癫痫、谵妄或昏迷;无汗,在早期可能有汗,但很快会进展到无汗。除以上 3 点外还有以下表现:血压先升后降,高通气导致呼吸性碱中毒,伴随心、肝、凝血、肾等损伤。热射病可分为两型:经典型以上症状在数天时间内慢慢递增,多见于湿热环境或老年、慢性病伤员,此型无汗;劳累型以上症状可迅速发生,多为青壮年,伴有体力活动,但可能还会继续出汗。治疗关键是降温补液并处理并发症。

二、现场评估与救护

(一)病史、查体

了解发病原因:①环境,包括环境温度与湿度、通风情况、持续时间、动作强度、身体状况及个体适应力等。②症状:如口干、乏力、恶心、呕吐、头晕、眼花、神志恍惚等。③查体:测量生命体征,如肛温、脉搏和血压等。

(二)评估体温

接诊可能为中暑的伤员后首先评估体温,如体温是否 39 ℃以上。

（1）若否，并考虑可能为热晕厥时。通过平卧位、降温、补充水分（肠内，必要时静脉）可恢复，必要时需观察监护以发现某些潜在的疾病。

体位治疗：平卧位，可将腿抬高，保证脑血供。

（2）若否，并考虑可能为热痉挛时。通过阴凉处休息、补充含电解质及糖分的饮料可恢复，在恢复工作前一般需休息 1～3 天并持续补充含钠饮料直到症状完全缓解。同时可通过被动伸展运动、冰敷或按摩来缓解痉挛。

口服补液方法：神志清时，饮用冷的含电解质及糖分的饮料（稀释的果汁、牛奶、市场上卖的运动饮料或稀盐汤等）来补充。

（3）若是，则可能为热衰竭或热射病。

（三）评估意识状态

若意识改变，可能为热射病，否则为热衰竭。

（四）热衰竭救护

若为热衰竭，马上开始静脉补液。

补液方法：严重时需要静脉输液来补充等张盐水，0.9％生理盐水、5％葡萄糖或林格液均可。2～4 小时内可补充 1 000～2 000 mL 液体；并根据病情判断脱水的类型，判断后续补液种类。严重的低钠血症可静脉滴注最高 3％的高张盐水。有横纹肌溶解风险时可加用甘露醇或碱化尿液，监测出入量，留置导尿管，维持尿量 50 mL/h 以上，来预防肾衰竭。神志清时也可口服补液。

（五）热射病救护

若为热射病，在气道管理、维持呼吸、维持循环的基础上马上降温到 39 ℃（蒸发降温），处理并发症。

1.评估气道、保持呼吸道通畅，维持呼吸

注意气道的开放，必要时气管插管；置鼻胃管，可用于神志不清时补液及预防误吸。给氧，高流量给氧如 100％氧气吸入直到体温降到 39 ℃。

2.降温方法

脱离湿热环境，防止病情加重。置于凉快、通风的地点（室内、树荫下）；松开去除衣物，尽量多的暴露皮肤。

（1）蒸发法降温：用冷水（15 ℃）喷到全身，并用大风量风扇对着伤员吹。其他方法还有腋窝、颈部、腹股沟、腘窝等浅表动脉处放置降温物品如冰袋等，以及冷水洗胃或灌肠，但效果不及蒸发法。有条件的使用降温毯。必要时可将身体下巴以下或仅四肢浸入冷水，直到体温降到 39 ℃就停止浸泡，这对降温非常有效，但很可能会导致低血压及寒战，甚至可考虑使用肌肉松弛药来辅助降温。

（2）寒战的控制：氯丙嗪 25～50 mg 静脉注射或静脉滴注，或地西泮 5～10 mg 静脉注射，减少产热，注意血压呼吸监护。目标是迅速（1 小时内）控制体温。

非甾体抗炎药应禁用（如阿司匹林、吲哚美辛、对乙酰氨基酚等），因中暑时非甾体抗炎药已无法通过控制体温调节中枢来达到降温效果，反而会延误其他有效治疗措施的使用。但可考虑使用糖皮质激素。

3.补液方法

参见热衰竭。但在神志障碍时口服补液要慎用，防止误吸。

三、进一步评估与救护

(一)辅助检查

辅助检查主要用来了解电解质及评估脏器损伤。血电解质(热痉挛:低钠;热射病:高钠、低钠、低钾、低钙、低磷均可能)、肾功能(肌酐、血尿素氮升高,高尿酸)、血气分析(呼吸性碱中毒、代谢性酸中毒、乳酸酸中毒)、尿常规(比重)、血常规(白细胞增多、血小板减少)、心肌酶学、转氨酶、出血和凝血时间(凝血酶原时间延长,弥散性血管内凝血)、心电图(心肌缺血,ST-T 改变),必要时血培养。评估肾衰竭、心力衰竭、呼吸窘迫、低血压、血液浓缩、电解质平衡、凝血异常的可能。

(二)评估脱水的类型

根据病情判断是等渗、高渗还是低渗性脱水。中暑时多为高渗性脱水,但若伤员单纯饮用淡水会导致低渗性脱水。

(三)鉴别是否为药物或其他疾病引

比如恶性综合征,如抗精神病药物引起的高烧、强直及昏迷;恶性高热,如麻醉药引起;血清素综合征,如 5-羟色胺选择性重摄取抑制剂与单胺氧化酶抑制剂合用引起;抗胆碱药、三环抗抑郁药、抗组胺药、吸毒、甲状腺功能亢进毒症、持续长时间的癫痫、感染性疾病引起的发热。

(四)注意病情进展

热衰竭伤员体温进一步升高并出汗,停止时会转为热射病。

(五)各种并发症的处理

呼吸衰竭如低氧、气道阻力增加时若考虑 ARDS,需呼吸机 PEEP 模式支持人工呼吸。监测血容量及心源性休克的可能,血流动力学监测如必要时漂浮导管测肺动脉楔压、中心静脉压等,低血压、心力衰竭时补液、使用血管活性药物如多巴酚丁胺。持续的昏迷癫痫需进一步查头颅 CT、腰穿、气管插管、呼吸机支持。凝血异常如紫癜、鼻衄、呕血或弥散性血管内凝血等,监测出血和凝血血小板等,考虑输注血小板及凝血因子,若考虑弥散性血管内凝血早期给予肝素。少尿、无尿、肌酐升高、肌红蛋白尿等肾衰竭表现:补液维持足够尿量,必要时透析治疗。

若在急性期得到恰当及时治疗,没有意识障碍或血清酶学升高的伤员多数能在 1~2 天内恢复。

四、健康教育

最重要的是预防。教育公众,中暑是可预防的。避免长时间暴露于湿热环境,使用遮阳设备,多休息。在进入湿热环境前及期间多饮含电解质及糖分的冷饮如稀释的果汁、市场上卖的运动饮料或 1‰稀盐汤、非碳酸饮料来补充水分电解质。特别是告知一些老年人不要过分限制食盐摄入。避免含咖啡因的饮料,因其会兴奋导致产热增多。教育高危人群:体力劳动者、运动员、老年、幼儿、孕妇、肥胖、糖尿病、酗酒、心脏病等,以及使用吩噻嗪类、抗胆碱能类等药时的人都是高危人群,不要穿厚重紧身衣物,认识中暑的早期症状体征。告知中暑伤员,曾经中暑过,以后也容易中暑,如对热过敏,起码 4 周内避免再暴露。暑天有条件地使用空调降温。在暑天不能把儿童单独留在车内。

(孙　珅)

第三节 淹 溺

一、疾病概论

淹溺又称溺水,是指人淹没于水中,水和水中污泥、杂草堵塞呼吸道或反射性喉、支气管痉挛引起通气障碍而窒息。如跌入粪池、污水池和化学物品池中,可引起皮肤和黏膜损伤及全身中毒。

(一)病因及发病机制

1.病因

淹溺最常见的原因是溺水,造成淹溺的主要因素包括以下几点。

(1)游泳时或意外事件时落入水中,可发生淹溺。如游泳中换气过度,体内 CO_2 排出过多,引起呼吸性碱中毒,导致手足抽搐;疲劳过度、水温过低等原因可引起腓肠肌痉挛而发生淹溺。

(2)水下作业时潜水用具发生故障,发生潜水病,或潜水时间过长、过度疲劳,而使体内血氧饱和度过低,引起意识障碍而发生淹溺。

(3)人不慎跌入粪池、污水池、化学物质储存池中,造成淹溺,并引起皮肤和黏膜损伤及全身中毒。

2.发病机制

(1)人淹没于水中,多因紧张、惊恐、寒冷等因素的强烈刺激,反射性地引起喉头和支气管痉挛,声门紧闭,造成缺氧。

(2)由于缺氧,淹溺者被迫进行深呼吸。吸入的水愈多,肺顺应下降愈明显,最终出现呼吸衰竭,产生低氧血症、高碳酸血症及呼吸性酸中毒,并可伴有代谢性酸中毒。低氧血症及组织缺氧最终导致肺水肿甚至脑水肿。

(3)如呼吸道吸入淡水,水可迅速经肺泡被吸收入血液循环,使血容量增加,血液稀释而发生血、电解质平衡失常,红细胞破裂引起血管内溶血,血钾浓度增高,血钠、血钙、血氯浓度降低,血浆蛋白减少。如海水进入呼吸道和肺泡,引起血容量减少,造成血液浓缩,血钠、血氯、血钙、血镁浓度增加。高钙血症可引起心动过缓和传导阻滞,甚至心脏停搏;高镁血症可抑制中枢神经和周围神经,扩张血管,而血容量减少又使血压下降,动脉血氧分压降低,机体缺氧,引起脑水肿、代谢性酸中毒,最终导致心力衰竭、循环障碍。两者的病理特点比较见表9-5。

表 9-5 淡水淹溺与海水淹溺病理特点比较

项目	淡水淹溺	海水淹溺
血液总量	增加	减少
血液渗透压	降低	增加
电解质变化	钾离子增加,钠离子、钙离子、镁离子减少	钠离子、钙离子、镁离子、氯离子增加
心室颤动发生率	常见	少见
主要死因	急性肺水肿、脑水肿、心力衰竭、心室颤动	急性肺水肿、脑水肿、心力衰竭

(二)临床表现

患者从水中被救上岸后,主要表现有:①神志不清。②皮肤发绀、四肢冰冷。③呼吸、心跳微弱或已停止,血压测不到。④口旁、鼻内充满泡沫状液体。⑤胃扩张。

(三)救治原则

(1)立即清理口、鼻中的污泥、水草等杂物,保持呼吸道畅通。若呼吸道被水阻塞,要立即取俯卧位,头偏向一侧,腹下垫高,救护者用手按压其背部;或救护者一腿跪地一腿屈膝,将淹溺者腹部置于救护者屈膝的腿上,头部向下并偏向一侧,救护者用手按压其背部,可使呼吸道和胃部的积水倒出;也可将淹溺者扛在救护者的肩上,肩顶住淹溺者的腹部,上下抖动以达到排水的目的。注意排水时间不可过长,倒出口、咽、气管内的水分即可,以免延误抢救的时机。如为海水淹溺,高渗性液体使血浆渗入肺部,此时应取低头仰卧位,以利水分引流。

(2)呼吸、心脏停搏者立即行心肺脑复苏。

(3)输氧:几乎所有的患者都存在低氧血症。可吸入高浓度氧或进行高压氧治疗,如有条件可使用人工呼吸机。

(4)复温:如患者体温过低,根据情况做好体外或体内复温措施。

(5)维持水、电解质平衡:淡水淹溺者,适当限制入水量,并积极补充氯化钠溶液;海水淹溺者,因血容量低,不宜过分限制入水量,并注意补液,纠正低血容量;根据患者病情,酌情补充碳酸氢钠。以纠正代谢性酸中毒。

(6)防治并发症:如肾上腺糖皮质激素可防治肺水肿、脑水肿、ARDS及溶血等。如合并急性肾功能不全、心律失常、心功能不全、弥散性血管内凝血等,应及时做出相应处理。

二、护理评估

(一)病史

淹溺最常见于儿童、青少年。应详细了解淹水的时间、水温、被救起的方式、现场处理情况等。

(二)身心状况

1.症状与体征

患者常有意识障碍,牙关紧闭,呼吸、心脏搏动微弱或停止。皮肤黏膜苍白或发绀,四肢发冷,口腔、鼻腔内可充满泡沫、泥沙、水草等,上腹部膨胀、隆起伴胃扩张。复苏过程中可出现各种心律失常、心力衰竭、ARDS、脑水肿、弥散性血管内凝血及急性肾衰竭等,病程中常合并肺部感染。淹溺发生在寒冷水中,可出现低温综合征。

2.心理与社会

患者苏醒后,常可出现焦虑、恐惧、失眠,甚至出现短时记忆丧失。

(三)辅助检查

1.血常规

淡水淹溺者可出现血红蛋白下降。

2.血气分析

可出现低氧血症、高碳酸血症、呼吸性酸中毒合并代谢性酸中毒。

3.电解质

淡水淹溺者可出现血清钠、血清氯降低,血清钾增高;海水淹溺者,血清钠、血清氯、血清镁、血清钙可增高。

4.胸部 X 线检查

可见肺不张或肺水肿,肺野可见大片絮状炎性渗出物。

三、护理诊断

(一)液体量过多

液体量过多与淹溺者吸入的水可迅速经肺泡进入血液循环,使血容量增加有关。

(二)意识障碍

意识障碍与低氧血症、脑组织缺氧、肺水肿、脑水肿有关。

(三)潜在并发症:心脏停搏

心脏停搏与心肌严重缺氧、电解质紊乱、心律失常有关。

四、护理目标

(1)清除患者体内过多体液,恢复正常呼吸。

(2)患者意识清楚,反应正常,生活自理。

(3)患者未发生心脏停搏,或心脏停搏经心肺脑复苏后恢复正常。

五、护理措施

(一)一般护理

(1)迅速清除呼吸道异物。

(2)吸氧:对于心肺复苏有效者,给予高流量氧气吸入。

(3)迅速建立静脉通道,并保持输液畅通。

(4)加强基础护理:对昏迷患者要注意皮肤护理,定时翻身,以预防压疮;呼吸道分泌物较多者,应吸痰、翻身、拍背,以利排痰;定时清洁口腔。可留置胃管,用于胃肠减压和防止呕吐。

(二)急救护理

(1)立即行心肺脑复苏,直至出现自主呼吸和心律。如心脏搏动、呼吸未恢复者,继续行人工呼吸和胸外心脏按压,边转运边抢救。

(2)注意患者的神志变化,昏迷患者要观察瞳孔的大小、对光反射,注意有无散大、固定。

(3)监测每小时尿量。出入量相差过多时应通知医师,便于及时发现肾脏损害和心力衰竭。

(4)严密观察生命体征的变化。随时采取应急措施,做好观察记录。

(5)对于神志已经清醒,肺部检查正常,但还存在缺氧、酸中毒或低温者,应注意保温,并继续留在观察室,以防止病情反复和恶化。对于淹溺的危重患者,呼吸、心脏搏动没有恢复或已恢复但不稳定者,应送重症监护病房抢救。对于心电监护的心律、血压、血氧饱和度的变化,随时通知医师,及时处理。

(6)对复苏成功者,要观察 24~48 小时,防止患者出现病情反复。

(三)心理护理

患者清醒后,精神可能受到极大刺激和创伤,甚至留下遗忘症、惊恐等精神症状。针对患者的具体情况,护士应针对患者的具体情况,给予患者精心的心理护理。培养患者的自理能力,使心理重新康复。

六、护理评价

(1)患者肺水肿消退,呼吸频率、节律正常,低氧血症被纠正。

(2)患者神志清楚,思维敏捷,恐怖心理消除。

(3)未发生心脏停搏,或经复苏术后心律恢复正常,生命体征平稳。

（孙　珅）

第四节　烧　伤

一、现场急救

(一)及时脱离致伤源

1.火焰烧伤

火焰烧伤急救措施见表9-6。

表 9-6　火焰烧伤脱离致伤源

灭火	应尽快离开火区,扑灭身上的火焰 迅速卧地滚动或用衣、被等覆盖灭火 也可跳进附近水池或清河沟内灭火
煤气泄漏	应立即关闭煤气开关 帮助伤者离开密闭和通风不良现场,避免或减轻吸入性损伤 切忌打火、开灯及敲打玻璃,以防发生爆炸
汽油烧伤	凝固汽油烧伤应立即用湿布数层或湿被、湿衣物 覆盖创面,使之与空气隔绝,时间要长,以免复燃
注意事项	火焰烧伤后切忌喊叫、站立奔跑、或用手扑打灭火,以防呼吸道和双手烧伤,创面冲洗后不要涂以中药、甲紫、香灰等有色物质,也不要涂抹牙膏、蛋清、泡菜水等,更不能涂以活血化瘀中药,以免诱发急性肾衰竭

2.热液烫伤

热液烫伤急救措施见表9-7。

表 9-7　热液烫伤脱离致热源

脱离方法	首先帮助伤者迅速脱离致热源 迅速跳入就近冷水池中或剪开被浸湿衣服 若为四肢小面积烧伤,可将患处浸泡在冷水中或用流动自来水冲洗,多需 0.5～1 小时,以减轻疼痛和局部损害
注意事项	不宜脱衣物,应小心剪开 流动水冲洗时冲力不宜过大

3.化学烧伤

化学烧伤急救措施见表9-8。

表 9-8　化学烧伤脱离致热源

生石灰烧伤	先用干布将生石灰粉末去除干净 再用流动清水冲洗,以防生石灰遇水产热,使创面加深
沥青烧伤	用水降温后,可用汽油或松节油清洗
磷烧伤	应立即扑灭火焰,脱去污染的衣服,隔绝空气 先用干布擦掉磷颗粒,可在夜间或暗室内用镊子将颗粒清除 再用大量清水冲洗创面及其周围的正常皮肤 浸入流水中洗刷更好 冲洗要半小时以上 冲洗后创面忌暴露和用油质敷料包扎,可用湿布覆盖创面 四肢可用水浸泡,使磷与空气隔绝以防燃烧
石炭酸烧伤	因石炭酸不溶于水,所以应先用肥皂水冲洗后再用清水冲洗
硫酸烧伤	脱去被污染衣物 防止硫酸烧伤范围扩大 立即用大量流动清水冲洗
注意事项	迅速脱离现场,脱去被化学物质浸渍的衣服,注意保护未被烧伤的部位 无论何种化学物质烧伤均用大量流动清水冲洗2小时以上,禁用中和剂 流动水冲洗强调大量、现场进行 头面部烧伤时,应首先注意暇,优先予以冲洗,还要注意耳、鼻、口的冲洗,冲洗要彻底,禁用手或手帕揉擦五官

4.电烧伤

电烧伤急救措施见表9-9。

表 9-9　电烧伤脱离致热源

电火花、电弧烧伤	立即切断电源,或用不导电的物体拨离电源,呼吸心搏骤停者进行心肺复苏
电击伤	触电时应立即切断电源,使伤员脱离电源 为争取时间,可利用现场附近的绝缘物品挑开或分离电器、电线 不可用手拉伤员或电器、电线,以免施救者触电
注意事项	切断电源和灭火后,发现伤员出现昏迷休克、呼吸不规则、呼吸、心跳停止,应立即进行现场抢救 心跳、呼吸恢复后迅速将伤员转送到最近的医疗单位进行处理

5.热压伤

热压伤脱离致熟源措施见表9-10。

表 9-10　热压伤脱离致熟源

脱离方法	切断运转机械电源 降温:可用大量流动冷水冲淋高温机械及受压部位 想办法尽快解除压力,必要时可拆卸或切割机器
注意事项	热压伤一般受伤时间长,应注意安抚患者情绪 切割机器会产热,应注意局部降温

(二)急救护理措施

急救护理措施见表 9-11。

表 9-11　急救护理措施

判断伤情	首先检查危及伤员生命的合并伤:如大出血、窒息、开放性气胸、严重中毒、骨折、脑外伤等 初步估计烧伤面积和深度 询问受伤经历
脱离现场	一般伤员经灭火后,应及时脱离现场,转移至安全地带及就近的医疗单元
补液治疗	如急救现场不具备输液条件,烧伤后一般可口服烧伤饮料或淡盐水,也要少量多次,如出现腹胀或呕吐,应即停用,切忌大量饮用白开水、饮料、牛奶等不含盐的非电解质液 烧伤较重者,如条件允应快速建立静脉通道,给予静脉补液,对于重度烧伤患者应开放两条静脉通道,确保液体按时足量输入
创面护理	烧伤急救时,创面仅清水冲洗,不宜涂敷药物、甲紫、蛋清、中药 灭火后应开始注意防止创面污染,可用烧伤制式敷料或其他急救包、三角巾等进行包扎,或身边干净床单、衣服等进行简单覆盖创面 寒冷季节应注意保暖
疼痛护理	评估患者疼痛情况 对轻度烧伤患者,可遵医嘱予以口服止痛片或肌内注射哌替啶 大面积烧伤患者,由于外周循环差和组织水肿,肌内注射不易吸收,可将哌替啶稀释后静脉缓慢推注 老人、婴幼儿、合并吸入性损伤或颅脑损伤者禁用哌替啶和吗啡 对所用的药物名称、剂量、给药途径和时间必须详细记录
心理护理	与患者及家属交谈,观察中,了解心理需求及心理反应 针对个体情况进行针对性的心理护理 介绍治疗疾病相关知识,消除患者不必要的担心 指导患者自我放松

(三)转送护理措施

1.现场转送

(1)经现场急救以后,应急送到就近的医院进行抗休克及创面处理。

(2)不要向较远的大医院或专科医院转送,以免耽误抢救时机。有临床资料显示,烧伤后是否能得到及时的液体复苏与休克的发生率息息相关,而病员是否平稳度过休克期与病员的死亡率呈正相关关系。原则上,在决定后送或转院时一定要病员的休克基本稳定,不能因为转送病员延误休克的救治。如果早期救治困难,可请上级医院会诊。

2.经初步处理后转送上级医院

经初步处理后转送上级医院见表 9-12。

(四)急诊科救治护理措施

1.轻、中度烧伤患者的急诊救治护理措施

轻、中度烧伤患者的急诊救治护理措施见表 9-13。

2.严重烧伤患者的急诊救治护理措施

严重烧伤患者的急诊救治护理措施见表 9-14。

表 9-12　转送护理

转送 禁忌证	患者休克未得到纠正 呼吸道烧伤未得到适当处理 患者有合并伤或并发症,途中有发生危险的可能 转送距离超过 150 km,应特别慎重
转送 时机	烧伤面积 29% 以下者,休克发生率低,与入院时间无明显关系,随时转送均可 烧伤面积 30%~49% 的患者,最好能在伤后 8 小时内送到指定的医院,否则最好在当地医院抗休克治疗后在转送,或在转送途中进行补液治疗 烧伤面积 50%~69% 的患者,最好能在伤后 4 小时内送到指定医院,或就地抗休克使患者情况相对稳定后 24 小时后再转送 烧伤面积在 70%~100% 的患者,在伤后 1~2 小时送到附近医院,否则应在原单位积极抗休克治疗,等休克控制后,于 48 小时后再转送 小孩、老年人代偿能力差,休克发生早,面积不大也可发生休克,一般可参照成人转送时机增加一个档次 对每一位烧伤患者,最合适的后送时机应依具体情况(烧伤深度、烧伤面积、吸入性损伤、复合伤、中毒等)及转送条件等综合而定
转送 前的 护理	将伤员姓名、性别、年龄、受伤原因、受伤时间、烧伤面积以及病情、处理等基本情况,电话或书面告知接收医院,以便做好急救准备 建立静脉通道:烧伤面积较大的患者或转送路途较远者,应进行持续性静脉补液 创面处理:妥善包扎创面,敷料稍厚,吸水性强,短期不至于渗透 保持呼吸道通畅:头面颈部深度烧伤或伴有吸入性损伤者,估计在转送途中发生呼吸梗阻的患者,应备氧气袋和气管切开包,亦可先行气管插管或气管切开 安置保留尿管:烧伤较严重的患者应留置尿管,以便观察尿量,了解休克情况及调整途中补液速度 处理复合伤:患者若有复合伤或骨折时,应给予提前处理 使用抗生素:一般轻患者遵医嘱口服抗生素,不能口服或估计口服吸收不良时,遵医嘱予以肌内注射或静脉滴入抗生素
转送途 中护理	选择合适的工具:若汽车长途转送,车速不易太快,力求平稳减少颠簸。若飞机转送患者,起飞和降落时,使头部保持低平位。搬动患者上下楼梯应头部向下,以维持脑部的血液供应,在车厢中头部应在车头方向 严密观察病情变化:密切观察神志、脉搏、呼吸、尿量等,详细记录输液量、尿量和用药的剂量、时间等。头面颈部烧伤未做气管切开或插管的患者,特别应注意观察呼吸的变化。已有气管切开或插管的患者应保持气道通畅 有效补液:病情较轻的患者,可给少量多次口服烧伤饮料或含盐饮料。严重烧伤患者途中应按计划有效补液 镇静、止痛:途中要有良好的镇静、镇痛,但应注意防止过量,头面颈烧伤未做气管切开的患者,转送途中禁用冬眠药物 转送途中注意防寒、防暑、防尘、防震,战时则应注意防空 有复合伤或中毒的伤员,应注意全身情况及局部和伤肢包扎固定等,上有止血带的患者,要按时进行松解与处理 达到终点时,陪同的医护人员应向接收单位医师、护士介绍患者病情及治疗经过,并送交各项治疗护理记录单

表 9-13　轻、中度烧伤患者的急诊救治护理措施

了解病史	简要询问患者或现场目击者,以了解受伤原因、受伤时间及环境.与烧伤因子接触的时间,现场处理措施
判断伤情	初步评估烧伤面积和深度,成人烧伤面积 15% 以上、小孩 10% 以上或伴有休克者,应建立静脉通道补液
	检查有无复合伤或中毒,以便向医师汇报及做应急处理
饮食护理	视病情需要进食进水
	给予静脉补液或口服烧伤饮料或含盐饮料
	禁饮大量白开水等其他不含盐的非电解质饮料
	无恶心、呕吐者,可酌情进食,先进流质,再半流质,再普食
药物的护理	评估患者疼痛情况
	遵医嘱给予镇痛、镇静药物
	破伤风抗毒素(TAT)皮试阴性者遵医嘱给予肌内注射,阳性者做脱敏注射或肌内注射破伤风免疫球蛋白
创面处理	生命体征平稳者,尽早协助医师行清创
	根据患者创面情况清创后采取暴露或包扎疗法
未住院患者的健康指导	嘱患者回家后保持创面清洁干燥
	可以用红外线仪、或其他辅助干燥设备促进创面干燥
	肢体受伤患者应予以抬高患肢,减轻肢体肿胀
	遵医嘱口服抗生素 3~5 天,预防和控制创面感染
	嘱患者进食营养丰富清淡易消化的食物,禁辛辣刺激性食物
	采取包扎疗法的患者,敷料如有浸湿,应及时到门诊换药,3~5 天后来医院拆除外层包扎敷料,改为半暴露疗法
	保持室内清洁,干燥,禁扫地
	如有不适及时就诊,定期门诊随访

表 9-14　严重烧伤患者的急诊救治护理措施

了解病史	简要询问患者或现场目击者,了解受伤原因、受伤时间及环境,与烧伤因子接触的时间了解有无高坠伤、恶心、呕吐、昏迷
	了解进饮进食量,呕吐物的量、性状、颜色
	了解现场处理措施
判断伤情	初步评估烧伤面积和深度,以决定输液的量、速度,为抢救做好准备
	检查有无复合伤或中毒
	检查鼻毛、眉毛、睫毛、头发有无烧焦,有无声嘶等
迅速建立静脉通道补液	一般可先采取浅表静脉穿刺输液,宜选择粗大血管
	对于全身大面积烧伤患者,静脉穿刺困难,可协助医师行静脉切开或深静脉置管

了解病史	简要询问患者或现场目击者,了解受伤原因、受伤时间及环境,与烧伤因子接触的时间了解有无高坠伤、恶心、呕吐、昏迷
	了解进饮进食量,呕吐物的量、性状、颜色
	了解现场处理措施
严密监护	重危患者必要时需行心电监护,中心静脉压监测
	监测生命体征、电解质、酸碱度等
	准确记录出入量、治疗措施、病情发展等
	抽血进行电解质、血常规、凝血常规、血型等检查。
	有条件者进行血气分析
	注意观察有无复合伤、中毒或吸入性损伤
	声音嘶哑、呼吸困难患者应给予氧气吸入,及时吸痰,保持气道通畅,必要时配合医师行气管插管或气管切开术
	四肢、躯干深度环形烧伤应配合医师行切开减压术
创面护理	保持创面清洁,避免污染
	一般在休克控制后、全身情况改善,病情相对平稳后进行创面处理。
用药护理	评估患者疼痛情况
	必要时在补足血容量的情况下,遵医嘱给予镇痛、镇静药物
	对破伤风抗毒素(TAT)皮试阴性者,遵医嘱给予肌内注射,阳性者做脱敏注射或肌内注射破伤风免疫球蛋白
	遵医嘱应用抗生素、激素等药物
饮食护理	休克期患者在没有恶心、呕吐的情况下,可适当给予流质饮食
	口渴者给予烧伤饮料或含盐液体
办理入院	协助办好入院手续
	通知病房接收患者,将患者安置在烧伤重症监护室

二、创面处理

烧伤创面早期处理的目的是清洁创面,尽量去除污染,防治感染,保护创面。

对于轻度烧伤的病员,早期可采用彻底清创法。清创后,创面根据部位及深度可采用包扎疗法或暴露疗法。

对于重度烧伤患者,根据入院时休克的程度决定清创的时间。一般应该在休克控制后进行清创术。烧伤早期多采用简单清创,基本要求是床旁、无须麻醉、迅速(10~30分钟),尽量减轻对病员的创伤打击。

三、烧伤患者的入院早期处理

(一)轻度烧伤或无休克的中度烧伤救治及护理

轻度烧伤或无休克的中度烧伤救治及护理见表9-15。

表9-15 轻度或无休克的中度烧伤救治及护理

了解病史	详细了解病史,受伤原因、受伤时间及环境,与烧伤因子接触的时间,烧伤后的处理与经过
询问伤情	了解患者年龄、职业、体重
	询问药物过敏史及用药史

续表

了解病史 询问伤情	详细了解病史,受伤原因、受伤时间及环境,与烧伤因子接触的时间,烧伤后的处理与经过
	了解患者年龄、职业、体重
	询问药物过敏史及用药史
清洁卫生	脱去患者的脏衣服及鞋袜,去掉创面污染的敷料
	头面部烧伤者应剃头及胡须,会阴部烧伤者应剃去阴毛
	安置患者于清洁的病床上,清洁患者未受伤的皮肤
判断伤情	估计烧伤面积和深度
	检查有无复合伤或中毒,并判断其严重程度
药物护理	未注射破伤风抗毒素者,行破伤风皮试,结果阴性者给予注射,阳性者做脱敏注射或注射破伤风免疫球蛋白
	遵医嘱使用抗生素
	观察药物疗效及不良反应
静脉补液	根据烧伤面积和深度,遵医嘱建立静脉通道补液
创面护理	用红外线仪照射创面,保持创面干燥
	协助医师行清倒术
体位	根据烧伤的部位和面积采取不同的体位
	颈部烧伤患者,应采取高肩仰卧使,充分暴露创面
	肢体烧伤患者,应抬高患肢,减轻肿胀
	定时协助床上翻身,防止创面受压,促进创面愈合
疼痛护理	提供安静舒适的环境
	评估患者疼痛情况
	遵医嘱给予镇痛药物
饮食护理	视病情需要饮水、进食
	可口服烧伤饮料或含盐的饮料,忌口服白开水等不含盐的非电解质饮料
	可酌情进食营养丰富、清淡易消化的食物

(二)严重烧伤患者的救治及护理

1.严重烧伤救治及护理常规

严重烧伤救治及护理常规见表 9-16。

表 9-16　严重烧伤救治及护理常规

了解病史 询问伤情	详细了解病史,受伤原因、受伤时间及环境,与烧伤因子接触的时间,烧伤后的处理与经过
	询问有无高坠伤、恶心、呕吐、昏迷
	询问进饮进食量,呕吐物的量、性状、颜色
	了解年龄、职业,测量体重(不能测者要询问伤前体重)
	询问药物过敏史及用药史

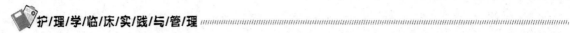

续表

了解病史 询问伤情	详细了解病史,受伤原因、受伤时间及环境,与烧伤因子接触的时间,烧伤后的处理与经过
	询问有无高坠伤、恶心、呕吐、昏迷
	询问进饮进食量,呕吐物的量、性状、颜色
	了解年龄、职业,测量体重(不能测者要询问伤前体重)
	询问药物过敏史及用药史
保持呼 吸道通畅	保持呼吸道通畅,怀疑吸入性损伤者取高肩仰卧位
	对头面部深度烧伤或有呼吸困难者、声音嘶哑者,给予氧气吸入
	备气管切开包及吸痰用物,协助医师行气管切开或气管插管,及时吸出气道分泌物
检查有 无合并伤	有重物压伤及高坠伤史的患者,应检查有无颅脑损伤、内脏破裂、骨折、胸部损伤等
	对危及生命的大出血,应立即通知医师,进行紧急抢救措施
疼痛护理	评估患者疼痛情况
	在血容量补足的前提下,必要时遵医嘱给予镇痛药物
	提供安静舒适的环境
	做好心理护理
严密监护	持续心电监护
	监测生命体征、尿量
	观察神志、皮肤温度、末梢循环
	抽血进行电解质、尿素氮、肌酐、血常规、凝血、血型等检查
安置保留尿管	尿量是反映复苏效果最直接、最可靠的指标之一
	留置尿管,准确记录每小时尿量及 24 小时总量
	成人尿量维持在 30~50 mL/h,婴幼儿、童尿量应维持在 1 mL/(kg·h)
	严重电烧伤和大面积深度烧伤,有严重血红蛋白尿和肌红蛋白尿者,成人尿量应维持在 50~100 mL/h
药物的护理	遵医嘱行抗生素皮试,静脉滴注抗生素
	注射破伤风者,行破伤风皮试,结果阴性者给予注射,阳性者做脱敏注射或注射破伤风免疫球蛋白
	遵医嘱应用激素,如地塞米松治疗
	遵医嘱应用预防消化道溃疡的药物,如西咪替丁、雷尼替丁、法莫替丁等
	观察药物疗效及不良反应
饮食护理	休克期患者在没有恶心、呕吐的情况下,可适当给予流质饮食
	口渴者给予烧伤饮料或含盐液体
	严重烧伤或进口进食困难者可行管喂或胃肠外营养
创面护理	持续红外线仪照射创面,保持创面干燥
	一般在休克控制,病情相对平稳后进行
	清创时重新核对烧伤的面积和深度

2.严重烧伤患者的补液护理

严重烧伤患者的补液护理见表 9-17。

表 9-17　严重烧伤患者的补液护理

建立静脉通道补液	迅速建立有效静脉通道补液，一般先采取表浅静脉穿刺
	不宜在环形烧伤肢体的远端进行静脉穿刺
	电击伤肢体表浅静脉多已烧毁，故不宜做静脉穿刺
	穿刺部位尽量远离创面
	对于全身大面积烧伤，表浅静脉穿刺补液困难者，应协助医师行静脉切开或深静脉置管补液
液体疗法的原则	一般应遵循先晶后胶，先盐后糖，先快后慢的原则
	晶体和胶体比例为 $1:1\sim2:1$
	胶体液以血浆为首选
	伤后第一个 24 小时内不宜输全血，合并显性失血者除外
	若需用全血，尽量不用库存血
	血浆代用品宜限制在 1 500 mL 以内，多采用右旋糖酐-40
	电解质溶液用 0.9%氯化钠溶液、碳酸氢钠等
	若非内环境紊乱，一般以补等渗液为主
液体疗法的监测	根据烧伤面积及深度，按休克补液计划调整补液量
	监测患者的血压、脉搏、呼吸、尿量、神志、末梢循环等调节补液量

（孙　珅）

第五节　电　击　伤

一、疾病概论

当超过一定极量的电流或电能量（静电）通过人体引起组织不同程度损伤或器官功能障碍时，称为电击伤，俗称触电。电流通过中枢神经系统和心脏时，可引起心室颤动或心搏骤停、呼吸抑制，甚至造成死亡（或假死）；电流局限于某一肢体时，可造成该肢体致残。

（一）病因及发病机制

1.病因

电击的常见原因是人体直接接触电源，或在高压电和超高压电场中，电流或静电电荷经空气或其他介质电击人体。电击引起的致伤原因主要为以下几点。

（1）主观因素：不懂用电常识，违章进行用电操作，如在电线上挂晒衣物、违规布线、带电操作等。

（2）客观因素：工作环境差或没有采取必要的安全保护措施。常见的电击多为 $110\sim220$ V交流电所致。如电器漏电、抢救触电者时抢救者用手去拉触电者等；各种灾害，如火灾、水灾、地震、暴风雨等造成电线断裂或高压电源故障，引起电击或雷电引起电击。

2.发病机制

人体本身也有生物电，当外界电流通过人体时，人体便成为电路中导体的一部分。电击对人体的影响取决于电流的性质和频率、强度、电压、接触的部位、接触的时间、接触部位的电阻及通过人体的途径等。

(1)电流的性质和频率:电流分为交流电和直流电,人体对两种电流的耐受程度不同,通常情况下,对人体而言.交流电比直流电危险,交流电低频对心脏的损害极强。

(2)电流的强度:电流的强度越大,对人体组织受到的损伤就越大。一般认为 2 mA 以下的电流仅产生轻微的麻木感;50 mA 以上的电流,如通过心脏可引起心室颤动或心搏骤停,还可引起呼吸肌痉挛而致呼吸停止;100 mA 以上的电流通过脑部,可造成意识丧失。

(3)电压的高低:高压电较低压电危险性更大。<36 V 的电压称为安全电压,目前家用及工业用电器设备电压多≥220 V,如通过心脏能引起心室颤动;1 000 V 以上高压电击时,可以造成呼吸肌麻痹、呼吸停止、心搏骤停。高压电还可引起严重烧伤。

(4)电阻大小:人体可看作由各种电阻不同的组织组成的导体,电阻越小,通过的电流越大。人体组织电阻由大到小依次为骨骼、皮肤、脂肪、肌肉、血管和神经。当电流通过血管、神经、肌肉,则造成严重危害。

(5)电流通过的途径与时间:如电流流经心脏,则可引起心室颤动,甚至心搏骤停;如果电流经头部流至足底,多为致命电损伤。

(二)临床表现

1.全身症状

轻度触电者有一时性麻木感,并可伴有心悸、头晕、面色苍白、惊慌、四肢软弱无力;重者可出现抽搐、昏迷或休克,并可出现短暂心室颤动,严重者呼吸、心脏停搏。

2.局部表现

局部表现主要为电灼伤。低电压的皮肤烧伤较明显,高压放电时,灼伤处可立刻出现焦化或炭化,并伴组织坏死。

3.体征

轻者无体征,重者有抽搐、昏迷、休克、呼吸及心跳停止等体征。

(三)救治原则

1.立即帮助触电者脱离电源

应立即关闭电闸、切断电路;如不可能关闭电闸断电,则应迅速用木棍、竹竿、皮带等绝缘物品拨开电线或使触电者脱离用电器等。

2.心肺脑复苏

呼吸停止者,立即进行口对口人工呼吸。也可采用压胸式人工呼吸;心脏停搏者,同时进行心脏按压,如无效可考虑开胸心脏按压;如电流进出口为两上肢,心脏多呈松弛状态,可使用肾上腺素或 10%氯化钙;如电流进出口分别为上下肢,则心脏多呈收缩状态,选用阿托品为宜。同时可应用高渗葡萄糖、甘露醇,以减轻脑水肿。

3.防治各种并发症

及时发现和处理水、电解质和酸碱平衡紊乱,防治休克、肝肾功能不全等。

4.局部治疗

保持创面清洁,预防感染,可酌情给予抗生素治疗,并可行破伤风类毒素预防破伤风;清除坏死组织,局部包扎止血、骨折固定,如病变较深,可行外科探查术。

272

二、护理评估

(一)病史

电击伤发生在人体成为电路回流的一部分或受到附近电弧热效应的影响的情况下,主要包括以下几点。

1.闪电击伤

闪电时,患者当时所处的位置为附近最高的物体或靠近 1 个高的物体(如 1 棵大树)。

2.高电压交流电击伤

常于身上有导体接触头顶上方的高压电时(如导电的钓鱼竿),也可见于误入带电导体附近。

3.低电压交流电击伤

可见于用牙齿咬电线、在自身接地的同时接触带电的用电器或其他带电物品。

4.直流电击伤

少见,如无意中接触电力火车系统的带电铁轨。

(二)身心状况

1.症状与体征

(1)电击伤:表现为局部的电灼伤和全身的电休克。临床上可分为 3 型。①轻型:触电后立即弹离电流,表现为惊慌、呆滞、四肢软弱、心动过速、呼吸急促、局部灼伤疼痛等。②重型:意识障碍、心率增快、节律不整、呼吸不规则,可伴有抽搐、休克,有些患者可出现假死状态。③危重型:昏迷、心跳及呼吸停止、瞳孔扩大。

(2)电热灼伤:损伤主要为电流进口、出口和经过处的组织损伤,触电的皮肤可呈现灰白色或焦黄色。早期可无明显的炎性反应,24～48 小时后周围组织开始发红、肿胀等炎症反应,1 周左右损伤组织出现坏死、感染,甚至发生败血症。

(3)闪电损伤:被闪电击中后,常出现心跳、呼吸立即停止。皮肤血管收缩,可出现网状图案。

(4)并发症和后遗症:电击伤后 24～48 小时常出现严重室性心律失常、神经源性肺水肿、胃肠道出血、弥散性血管内凝血等。约半数电击伤者出现单侧或双侧鼓膜破裂。电击数天至数月可出现神经系统病变、视力障碍。孕妇可发生死胎和流产。

2.心理与社会

部分患者于电击伤后可出现恐惧、失眠等。

(三)辅助检查

1.常规检查

常规检查可行血、尿常规检查,血、电解质检查,肝、肾功能检查。血清肌酸磷酸激酶(CPK)升高反映肌肉损伤,见于严重的低电压和高电压电击伤。

2.X 线检查

X 线检查可了解电击伤后有无骨折、内脏损伤。

3.心电图

心电图可有心肌损害、心律失常,甚至出现心室纤颤及心脏停搏。

4.脑电图

意识障碍者可行脑电图检查,但脑电图检查对于早期治疗方案的制订并不起决定性作用。

三、护理诊断

(一)皮肤完整性受损
皮肤完整性受损与电伤引起的皮肤灼伤有关。

(二)意识障碍
意识障碍与电击伤引起的神经系统病变有关。

(三)潜在并发症
心律失常与电流流经心脏,引起心电紊乱有关。

四、护理目标

(1)患者皮肤清洁、干燥,受损皮肤愈合。

(2)患者意识清楚,反应正常,生活自理。

(3)患者心律失常未发生,或发生心律失常后得到及时控制。

五、护理措施

(一)一般护理
(1)迅速将患者脱离电源。

(2)吸氧:对于重症中暑者给予鼻导管吸氧,危重病例行面罩吸氧,必要时给予高压氧治疗。

(3)体位:如患者已昏迷,则应头偏向一侧或颈部伸展,并定时吸痰,保持呼吸道畅通。

(4)迅速建立静脉通道,并保持输液畅通。

(二)急救护理
(1)密切观察患者的神志、瞳孔、生命体征、尿量(尿量应维持在 30 mL/h 以上)、颜色、尿相对密度的变化。对于血压下降者,立即抢救,做好特护记录。

(2)心电监护:进行心电监护(包括心律、心率及血氧饱和度等)和中心静脉压监测,应维持48~72 小时。如出现心室纤颤者,及时给予电除颤及用药物配合除颤,并可应用利多卡因、溴苄胺等药物,同时给予保护心肌的药物。

(3)观察电击局部的创面,注意创面的色泽及有无异常分泌物从创口流出,保持创面清洁,定期换药,防治感染。

(4)严密观察电击局部肢体有无肿胀、疼痛、触痛、活动障碍及血运情况,警惕出现局部肢体缺血坏死。如发现异常立即报告医师,及时做出处理。

(5)保护脑组织:在患者头部及颈、腋下、腹股沟等大血管处放置冰袋,将体温降至 32 ℃。可应用甘露醇、高渗葡萄糖、糖皮质激素、纳洛酮等预防和控制脑水肿,给予脑活素、三磷酸腺苷、辅酶 A 等促进脑细胞代谢的药物。

(三)心理护理
患者清醒后,精神可能受到极大刺激和创伤,甚至留下遗忘症、惊恐等精神症状,并可出现白内障或视神经萎缩,也可能致残。针对患者的具体情况,护士要给予患者精心的心理护理,培养患者的自理能力,同时做好营养支持,使受到严重损伤机体得以重新康复。

六、护理评价

(1)患者受伤皮肤无感染,伤口如期愈合。

(2)患者心律失常未发生,或发生心律失常后得到及时控制,生命体征平稳。

(3)患者意识清楚,反应敏捷,恐惧感消失,能认识电击伤的原因,并有预防触电及安全用电的知识。

（孙　珅）

第六节　百草枯中毒

一、定义

百草枯(PQ)又名克芜踪,属于吡啶类除草剂,国内商品为 20% 的百草枯溶液,是目前我国农村使用比较广泛的、毒性最大的除草剂之一,国外报道中毒病死率为 64%,国内有报道病死率高达 95%。

百草枯可经皮肤、呼吸道、消化道吸收,吸收后通过血液循环几乎分布于所有的组织器官,肺中浓度最高,肺纤维化常在第 5~9 天发生,2~3 周达到高峰,最终因肺纤维化呼吸窘迫综合征死亡。中毒机制与超氧离子的产生有关,急性中毒主要以肺水肿、肺出血、肺纤维化和肝、肾损害为主要表现。吸收后主要蓄积于肺组织,被肺泡 I、II 型细胞主动摄取和转运,经线粒体还原酶 II、细胞色素 C 还原酶催化,产生超氧化物阴离子(O_2)、羟自由基($OH-$)过氧化氢(H_2O_2)等,引起细胞膜脂质过氧化,造成细胞破坏,导致多系统损害。

二、护理评估

(1)评估神志、面色、呼吸、氧饱和度。

(2)询问服用毒物名称、剂量、时间,服毒前后是否饮酒,是否在当地医院洗胃或采取其他抢救措施。

(3)了解患者的生活史、过去史、近期精神状况等。

(4)查看药液是否溅在皮肤上或双眼上。

(5)局部皮肤有否擦伤。

(6)评估患者有无洗胃的禁忌证。

(7)体位、饮食、活动、睡眠状况。

(8)皮肤颜色,尿量、尿色。

(9)心理状况:有无紧张、焦虑等心理反应。

(10)家庭支持和经济状况。

(11)实验室检查:血常规、电解质、肝功、肾功。

(12)辅助检查:胸片、CT。

(13)用药的效果及不良反应。

三、护理问题/关键点

舌、口及咽部烧灼疼痛;咳嗽;进行性呼吸困难;发绀;少尿;黄疸;恐惧。

四、护理措施

(1)无心跳呼吸立即给予心肺脑复苏及进一步生命支持;有心跳呼吸,清除口鼻分泌物,保持呼吸道通畅;昏迷患者去枕平卧位,头偏向一侧,并给予持续心电监护、血压、氧饱和度监测。

(2)立即洗胃:患者来院后立即洗胃,洗胃时洗胃液体温度要适宜,适宜温度即可避免促进毒物吸收,又可避免因温度低而使患者发生寒战等不良反应,每次注入量以 200~300 mL 为宜,若>500 mL,会促进胃内容物进入肠道,影响洗胃效果。

(3)清除体内尚未吸收的毒物,在尽早洗胃的基础上,口服 20%甘露醇导泻,口服活性炭吸附毒物。

(4)开通静脉通路,根据患者情况给予胃黏膜保护剂、保肝药物,给予抗氧化剂(维生素 C)及抗生素等。尽早应用激素、抗自由基药物,尽早应用大剂量激素可预防肺纤维化的形成。激素应早期、足量、全程。

(5)密切观察病情变化:百草枯中毒后密切观察患者意识状态、瞳孔、心率、心律、血压、脉搏、呼吸、血氧饱和度等情况,发现异常及时报告医师,积极抢救。准确记录尿量,必要时留置尿管,观察尿液性状、颜色,有无肉眼血尿、茶色尿,有无少尿、无尿症状出现。观察呕吐物及大便颜色、性状及量,以判断有无消化道出血,还要防止呕吐物误吸入呼吸道引起窒息。特别注意有无肺损害现象,因百草枯对机体各个组织器官有严重损害,尤以肺损害为主。应密切观察呼吸的频率、节律,有无胸闷、咳嗽及进行性呼吸困难,有无呼吸道梗阻及咯血等。

(6)口腔护理:百草枯具有腐蚀性,口服 2~3 天可出现口腔黏膜、咽喉部糜烂溃疡,舌体、扁桃体肿大疼痛,黏膜脱落易继发感染。在护理过程中要特别注意保持口腔清洁,可用生理盐水及利多卡因溶液交替含漱,随时保持口腔清洁,减少因分泌物渗出引起的粘连、出血、感染。出现腹部疼痛、消化道出血,给予止血药物,并仔细观察大便的颜色、次数和量。

(7)呼吸道护理:由于肺是百草枯毒性作用的靶器官,进入人体的百草枯被组织细胞摄取后在肺内产生氧自由基,造成细胞膜脂质氧化,破坏细胞结构,引起细胞肿胀、变性、坏死,进而导致肺内出血、肺水肿、透明膜变性或纤维细胞增生。肺纤维化多在中毒后 5~9 天内发生,2 周或 3 周达高峰。因此,应保持呼吸道通畅,鼓励患者深呼吸,用力咳嗽,积极进行肺功能锻炼,定期进行胸部 X 线检查,发现异常及时处理。

(8)肾功能的监测:百草枯中毒可造成肾小管急性坏死,导致不同程度的肾功能损害。百草枯中毒1~3 天即出现肾功能损害,在中毒 12 小时,患者即可出现蛋白尿及血尿,甚至出现肾衰竭。尿量是反映肾功能情况最直接的指标,严格记录 24 小时尿量,观察尿量及有无尿频、尿急、尿痛等膀胱刺激症状;根据尿量调整输液量及输液速度,发现少尿或多尿,要及时报告医师,定期做生化、肾功能、尿常规化验。

(9)饮食护理:禁食期过后鼓励患者饮食,早期如牛奶、米汤等,逐渐加入鸡蛋、瘦肉等高蛋白、高维生素、高碳水化合物类食品,如因咽喉部疼痛不能进食时,可于进食前给予利多卡因稀释后含漱,以减轻疼痛,必要时给予鼻饲,以保证营养供给。

(10)基础护理:患者入院后立即脱去污染衣物并清洗皮肤,有呕吐者,随时更换衣服及床单,给患者创造一个整洁、舒适的环境;同时加强营养支持,按医嘱要求完成当天补液量及输入各种药物。

(11)心理护理:服药中毒后给患者造成的身心痛苦及预后的担忧使之产生焦虑、恐惧心理,护理人员应同情、理解患者,给患者讲解治疗措施对抢救生命的重要性,加强心理疏导、安慰。多给予劝导、鼓励,尽可能满足患者的合理要求,帮助患者渡过情绪的低谷,使其能积极配合治疗与护理。

五、护理评价

(1)患者生命体征是否稳定。
(2)洗胃是否彻底。
(3)患者有无并发症发生。

六、健康教育

(1)向患者和家属讲解此病的疗程,让患者和家属积极配合治疗。
(2)普及防毒知识,讲解口服百草枯的毒性和危害性。
(3)定期随访,了解患者的活动能力和生存质量。

(孙 珅)

第七节 有机磷农药中毒

一、疾病介绍

有机磷杀虫药是一种被广泛地应用于农、林业的主要农药之一,工作中防护不当、农作物残留、污染食物和意外服用均可导致急性中毒。我国每年农药中毒患者在 5 万～10 万,其中有机磷农药中毒占 70%,死亡率在 10% 左右。有机磷农药中毒是医院急诊科的一种常见急症,病情危重、变化快、并发症多、病死率高。

(一)定义

有机磷农药中毒是短期内大量有机磷农药进入人体,抑制了胆碱酯酶的活性,造成组织中乙酰胆碱大量积聚,出现以毒蕈碱样、烟碱样和中枢神经系统症状为主要表现的全身性疾病。

按有机磷农药对人体的毒性可分四类:①剧毒类,如甲拌磷(3911)、对硫磷(1605)、内吸磷(1059)等。②高毒类,如敌敌畏、甲基对硫磷、氧乐果、甲胺磷等。③中毒类,如乐果、敌百虫、碘依可酯等。④低毒类,如马拉硫磷、辛硫磷等。

有机磷农药是目前农业使用最广的杀虫药,对人畜具有一定毒性,大多呈油状(敌百虫为白色结晶),淡黄或棕色,有大蒜味,不溶于水而易溶于有机溶剂中,在碱性或高温条件下易分解失效。但敌百虫易溶于水,在碱性溶液中则变为毒性更强的敌敌畏。

(二)病因

1.生产性中毒

生产过程中,操作者手套破损,衣服和口罩污染,或生产设备密闭不严,化学物质泄露,杀虫药经皮肤或呼吸道进入人体引起中毒。

2.使用性中毒

喷洒杀虫药时,防护措施不当致使药液污染皮肤或吸入空气中杀虫药而引起中毒。另外,配药浓度过高或用手直接接触杀虫药原液也可引起中毒。

3.生活性中毒

主要由于误服或自服杀虫药,饮用被杀虫药污染的水源或食入污染的食品所致。滥用有机磷杀虫药治疗皮肤病或驱虫也可发生中毒。

(三)发病机制

有机磷农药主要是抑制神经系统胆碱酯酶活性。使乙酰胆碱大量堆积,作用于效应细胞的胆碱能受体,产生相应的临床表现。此外,有机磷农药亦直接作用于胆碱能受体。有的毒物经氧化后毒性增强,如对硫磷(1605)氧化为对氧磷,其抑制胆碱酯酶的活性增强 300 倍,内吸磷氧化为亚砜,其抑制胆碱酯酶的活性增强 5 倍;敌百虫侧链脱氧化后为敌敌畏。毒物及其代谢产物排泄较快,多在 24 小时内排泄。主要经尿液以代谢产物排出,少数以原药排出。

(四)临床表现

1.病史

生产性中毒,接触史较明确,非生产性中毒有的隐瞒服农药史,有的为误服,有的间接接触或摄入,要注意询问陪伴人员:患者近来情绪、生活、工作情况,现场有无药瓶、呕吐物气味等。

2.症状和体征

有机磷的毒性强,吸收后 6~12 小时血浓度达最高峰,病情发展迅速,表现复杂。

(1)毒蕈碱样症状:主要是副交感神经末梢兴奋所致,表现为平滑肌收缩和腺体分泌增加。临床表现有恶心、呕吐、腹痛、多汗,尚有流泪、流涕、流涎、腹泻、尿频、大小便失禁、心跳减慢和瞳孔缩小。支气管痉挛和分泌物增加,咳嗽、气急,严重患者出现肺水肿。

(2)烟碱样症状:又称 N 样症状,是由于乙酰胆碱在横纹肌神经肌肉接头处过度蓄积,持续刺激突触后膜上烟碱受体所致。临床表现为颜面、眼睑、舌、四肢和全身横纹肌发生肌纤维颤动,甚至强直性痉挛,伴全身紧缩和压迫感。后期出现肌力减退和瘫痪。严重时并发呼吸肌麻痹,引起周围性呼吸衰竭。乙酰胆碱还可刺激交感神经节,促使节后神经纤维末梢释放儿茶酚胺,引起血压增高、心跳加快和心律失常。

(3)中枢神经系统表现:中枢神经系统受乙酰胆碱刺激后可出现头晕、头痛、疲乏、共济失调、烦躁不安、谵妄、抽搐、昏迷等症状。

(4)中毒程度分级可分为:①轻度中毒。有头痛、头晕、恶心、呕吐、腹痛、胸闷、乏力、出汗、视力障碍。全血胆碱酯酶活力降低至正常值的 50%~70%。②中度中毒。除上述症状外,尚有肌束颤动、瞳孔中度缩小、呼吸困难、精神恍惚、语言不清。血胆碱酯酶活力降低至正常值的30%~50%。③重度中毒。瞳孔极度缩小、心率快、呼吸困难、口唇发绀、肺水肿、呼吸衰竭、二便失禁、血压下降、抽搐、昏迷。血中胆碱酯酶活力在 30% 以上。

为便于掌握上述分度的重点,一般以只有轻度副交感神经兴奋症状和中枢神经症状者列为轻度中毒,有肌肉束颤动即属中度中毒;出现肺水肿、昏迷或呼吸抑制时则属重度中毒。若诊断有困难,可用阿托品做诊断性治疗;阿托品 1 mg 加于 50% 葡萄糖液 20 mL 静脉注射。若是有机磷农药中毒,症状有所好转;若不是,则出现颜面潮红、口干、口渴等不适感觉。

(五)治疗要点

1.现场急救

迅速协助患者迅速脱离中毒环境,脱去被污染的衣服,如病情及条件许可时,抢救人员可用肥皂水或清水清洗被污染的皮肤、毛发、指(趾)甲,忌用热水。如是敌百虫中毒者禁用肥皂水,眼部污染者可用 2% 碳酸氢钠(敌百虫除外)或生理盐水或清水连续冲洗数天。现场还应注意搜查患者周围有无药瓶及其药物名称。对于神志不清的患者,在抢救的同时,应向第一个发现患者的人了解当时的情况,主要是了解中毒情况。

2.院内急救

(1)洗胃:洗胃是有机磷农药中毒患者抢救的关键。

洗胃时应注意的几个问题:①洗胃的时间和原则。急性有机磷口服中毒者,洗胃必须遵循及早洗、充分洗、彻底洗的原则。不应该受洗胃4~6小时排空时间的限制,超过洗胃时间者,仍应争取洗胃。因有机磷农药中毒后,使胃排空时间延缓,但由于吸收入血的有机磷农药仍不断弥散到胃肠道,故洗胃仍有效。②胃管的选择及插管方法。插管前应清除口腔内异物,采用经口插粗胃管。以利于灌洗。此方法减少痛苦,同时防止了鼻黏膜出血。在确认胃管存胃内以后,首先抽净高浓度毒液,然后灌洗。③洗胃液的选择。先采用温清水洗胃,待确认毒物后再选择合适的洗胃液。但要注意,服用敌百虫的患者不能用碳酸氢钠溶液洗胃,会增强毒性。乐果、内吸磷、对硫磷等中毒禁用高锰酸钾溶液洗胃,因可被氧化成毒性更强的物质。④体位与灌洗胃。洗胃采用左侧头低位,以利于毒物排出,每次灌洗胃以300~500 mL为限,如灌入量过多,液体可以从口、鼻腔内涌出,有引起窒息的危险。同时还易产生胃扩张,使胃内压上升,增加毒物的吸收。突然胃扩张又易兴奋迷走神经,引起反射性心搏骤停的危险。因此要掌握好每次的灌入量。最后以洗出液无色、无有机磷气味和进出液颜色一致为标准。

(2)对所有中毒的患者尽早建立静脉通道,遵医嘱尽早使用解毒剂:①抗胆碱药。阿托品是目前最常使用的抗胆碱药,具有阻断乙酰胆碱对副交感神经和中枢神经系统毒蕈碱受体的作用,能缓解毒蕈碱样症状,对抗呼吸中枢抑制有效。及早、适量、反复、正确使用阿托品是抢救成功的另一关键。用量应根据患者病情和个体差异。原则是早期、足量、反复和快速达阿托品化。②胆碱酯酶复能剂。临床常用解磷定、氯解磷定,足量重复使用复能剂是逆转呼吸肌麻痹的关键,早期用药,抢救过程中应边洗胃边应用,24小时内给药为黄金时间。复能剂与阿托品有协同作用,合用时阿托品用量减少,同时要警惕过量中毒的问题。

3.血液灌流的护理

对服毒量大,而且时间长者,经过一般抢救处理后仍昏迷或清醒后再度出现嗜睡甚至昏迷者,应尽早进行血液灌流。血液灌流除了可吸附毒素外,还可通过对炎症介质的清除作用,起到有效防治急性有机磷农药中毒的目的。血液灌流时,护理应加强生命体征监测,监测水、电解质、酸碱平衡状态和血糖等变化,合理应用肝素,观察有无出血征象,监测凝血功能,同时要防止空气栓塞发生。

4.做好急诊监护

(1)抗休克补液:密切监测血压、心率等生命体征变化及周围循环状态。严格记录液体出入量,动态监测中心静脉压。对低血容量患者,使用输液泵保持匀速。观察患者的尿量、颜色,对意识障碍患者,监测意识、呼吸、瞳孔、定向力及情绪变化。

(2)肺水肿的预防及处理:中毒患者需要输液,在输液过程中要观察患者的各种生命体征是否发生变化,注意患者的呼吸节律变化,控制输液的流速,防止肺水肿等并发症的发生。

二、护理评估与观察要点

(一)护理评估

(1)意识状况,生命体征,皮肤黏膜,瞳孔,循环,泌尿,血液,呼吸系统等症状。

（2）毒物的接触史。详细询问患者及陪同人员,明确毒物的种类、剂量、中毒的途径及时间。对意识障碍的患者,应询问陪同人员发现时间、当时情况以及身边有无其他异常情况(如药瓶等)。

（3）中毒的相应症状,有无出现中毒综合征:毒蕈碱样症状,烟碱样症状,中枢神经系统症状。

（4）各项检查及化验结果,如血常规、电解质、动脉血气分析、凝血功能检测等。

（5）药物治疗的效果及不良反应。

（6）洗胃的效果及不良反应。

（7）心理及社会支持状况。

(二)观察要点

1.现存问题观察

有机磷农药可通过皮肤、黏膜、消化道、呼吸道侵入人体,中毒机制是抑制胆碱酯酶活性,造成组织中乙酰胆碱积聚,而产生中毒症状,有机磷农药中毒病情变化极快。因此,严密观察病情和生命体征,特别是要注意患者的神志、瞳孔、心率、呼吸、血压的变化,保持呼吸道通畅,注意观察患者颜面、皮肤、口唇的颜色变化,加强口腔、皮肤的护理,严密观察有无阿托品化和阿托品中毒的现象。

2.并发症的观察

（1）阿托品中毒:急性有机磷农药中毒在治疗过程中容易出现阿托品中毒,尤其是从基层医院转运来的急性有机磷农药中毒患者多见。均因阿托品用药不合理所致。有机磷农药中毒致死有60%是阿托品中毒引起的,所以护理人员严密观察阿托品化指标和中毒症状。阿托品化指标为口干、皮肤干燥、心率80～100次/分。如出现心动过速(≥120次/分)、烦躁、谵妄、手有抓空感、高热,重者甚至昏迷,应考虑有阿托品中毒。在护理操作中要注意阿托品注射前后症状、体征的观察,并详细记录。(注:①阿托品化。患者瞳孔较前散大,皮肤干燥、口干、颜面潮红、肺部湿啰音消失及心率加快。②阿托品中毒:患者出现瞳孔散大、神志不清、烦躁不安、抽搐、昏迷和尿潴留等症状。)

（2）中间综合征(IMS):患者出现以呼吸肌麻痹致呼吸衰竭为主的症候群,称为中间综合征。中间综合征患者往往在短时间内出现呼吸衰竭、呼吸骤停而死亡。因此一旦出观中间综合征,应立即报告医师,及时准确给药、呼吸气囊手法通气或人工呼吸,做好气管插管、连接呼吸机等准备。观察痰液的颜色、量,吸痰时严格执行无菌技术。同时要注意观察患者的一般情况,如生命体征、血气分析、通气指标改变的影响。

（3）反跳现象:患者病情好转,神志清醒后,因某种原因使者病情忽然加重,神志再次转为昏迷、心率降低、出汗、瞳孔缩小,即出现反跳现象。在治疗过程中,应观察患者的皮肤湿润度、瞳孔及心率的变化。

（4）急性呼吸衰竭:重度有机磷农药中毒者出现口唇发绀、呼吸浅短或牙关紧闭,即出现了急性呼吸衰竭中毒。要及时应用抗胆碱药和复能剂,在洗胃中严密观察患者生命体征、心率、呼吸、经皮血氧饱和度等情况,若出现呼吸浅短,应停止洗胃,立即应用特效解毒剂阿托品和复能剂,待心率、呼吸平稳后再洗。如果呼吸已停止,应立即行气管插管、机械通气后再用小型胃管经鼻腔插胃管洗胃。

（5）肺部感染:急性有机磷农药中毒患者因腺体分泌物增多致坠积、洗胃时造成误吸,可导致肺部感染。因此洗胃时灌入胃的洗胃液不超过300 mL,以免引起呕吐,吸尽胃管内液体后再拔出胃管,以免将胃内容物漏出于口腔及咽部。吸痰时,吸口腔、咽喉部、气管的吸痰管分开。定期给患者翻身拍背,对清醒患者鼓励咳嗽、排痰,防止肺部再感染。

三、急诊救治流程

有机磷农药中毒的急诊救治流程详见图 9-2。

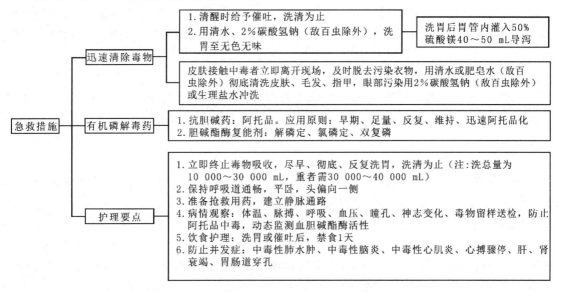

图 9-2　有机磷农药中毒的急诊救治流程图

（孙　珅）

第八节　急性一氧化碳中毒

一、疾病介绍

(一)定义

急性一氧化碳中毒是指人体短时间内吸入过量 CO 所造成的脑及全身其他组织缺氧性疾病,严重者可引起死亡。

(二)病因

1.职业性中毒

职业性中毒如矿山采掘放炮、煤矿瓦斯爆炸、火灾现场、钢铁冶炼、化肥生产、制造甲醇、丙酮等都可产生大量的一氧化碳,若通风防护不当,吸入可致中毒。

2.生活性中毒

日常生活中,煤炉产生的气体中一氧化碳含量在 $6\%\sim30\%$。室内门窗紧闭,火炉无烟囱或烟囱堵塞、漏气都可引起一氧化碳中毒。

(三)发病机制

一氧化碳被人体吸入进入血液后,85% 与血红蛋白(Hb)结合形成稳定的碳氧血红蛋白。由于一氧化碳与血红蛋白的亲和力约比氧和血红蛋白的亲和力大 240 倍,其解离又比氧合血红蛋白慢 3 600 倍。因此,血液中一氧化碳与氧竞争 Hb 时,大部分血红蛋白成为碳氧血红蛋白。碳氧血红蛋白携氧能力差,引起组织缺氧,而碳氧血红蛋白解离曲线左移,血氧不易释放更加重组织缺氧。此外,一氧化碳还可与还原型细胞色素氧化酶的二价铁结合,抑制该酶活性,影响组织细胞呼吸与氧化过程,阻碍对氧利用。脑和心脏(对缺氧最敏感的器官)最易遭受损害。脑内小血管迅速麻痹扩张。脑内 ATP 无氧情况下耗尽,钠泵运转不灵,钠离子蓄积于细胞内而诱发脑细胞内水肿。

(四)临床表现

一般有明确的一氧化碳吸入史,中毒的程度与吸入时间的长短、吸入的浓度、机体对一氧化碳的敏感性、耐受性密切相关。一氧化碳急性中毒的临床表现根据碳氧血红蛋白形成的程度可分为 3 级。

1.轻度中毒

血液中碳氧血红蛋白占 10%～20%,患者有头痛、眩晕、心悸、恶心、呕吐、四肢无力,可有短暂的晕厥,还可诱发心绞痛发生,及时吸入新鲜空气后症状会迅速消失。

2.中度中毒

血液中碳氧血红蛋白占 30%～40%,除上述症状外,患者还可昏睡或浅昏迷,瞳孔对光反应迟钝,皮肤和黏膜出现典型樱桃红色,应及时抢救。呼吸新鲜空气或氧气后可较快清醒,各种症状数小时内消失,一般不留后遗症。

3.重度中毒

血液中碳氧血红蛋白达到 50% 以上,患者呈深昏迷,各种反射消失,瞳孔散大,血压下降,呼吸不规则,皮肤黏膜苍白或发绀,中毒性肝炎、休克、急性肾功能不全,患者可数小时甚至数天不能清醒,死亡率高。

4.迟发性脑病(神经精神后发症)

急性 CO 中毒患者在清醒后,经过 2～60 天的"假愈期",可出现下列临床表现:①精神意识障碍,出现幻视、幻听、忧郁、烦躁等精神异常,少数可发展为痴呆。②锥体外系神经障碍,出现帕金森综合征,部分患者逐渐发生表情缺乏,肌张力增加,肢体震颤及运动迟缓。③锥体系神经损害及大脑局灶性功能障碍,可发生肢体瘫痪、大小便失禁,失语,失明等。

(五)治疗要点

1.现场急救

(1)迅速脱离中毒现场:迅速将患者转移到空气新鲜的地方,卧床休息,保暖;保持呼吸道通畅。

(2)转运:清醒的患者。保持无障碍呼吸,有条件者应持续吸氧;昏迷中的患者,除持续吸氧外,应注意呼吸道护理,避免呼吸道异物阻塞。

2.院内救护

纠正缺氧:迅速纠正缺氧状态。吸入高浓度氧气可加速 COHb 解离,增加一氧化碳的排出。目前高压氧舱治疗效果最好。呼吸停止时,应及早进行人工呼吸,或用呼吸机维持呼吸。危重患者可考虑血浆置换。

3.进一步治疗

首先建立静脉通道,遵医嘱用药,防止并发症的发生。

（1）20％甘露醇：严重中毒后，脑水肿可在 24～48 小时发展到高峰。脱水疗法很重要。目前最常用的是 20％甘露醇静脉快速滴注，也可注射呋塞米脱水。

（2）能量合剂：常用药物有三磷酸腺苷、辅酶 A、细胞色素 C 和大量维生素 C 等，促进脑细胞功能恢复。

（3）血管扩张剂：常用的有 1％普鲁卡因 500 mL 静脉滴注，川芎嗪注射液 80 mg 溶于 250 mL 液体内静脉滴注等，防治迟发性脑病。

4.做好急诊监护

（1）应密切观察患者的生命体征，包括体温、脉搏、呼吸、血压、面色、神志、瞳孔的变化，尤其是中、重度中毒以呼吸困难、呼吸肌麻痹为主者，所以需要密切观察患者呼吸的频率、深浅度的变化；严密观察患者有无呕吐现象，观察患者的血压、神志意识及瞳孔的变化，监测水、电解质平衡，纠正酸中毒，并预防吸入性肺炎或肺部继发感染。

（2）防治并发症和后发症，加强昏迷期间的护理。保持呼吸道通畅，必要时行气管切开。定时翻身以防发生压疮和肺炎。注意营养，必要时鼻饲。高热者可采用物理降温方法，如头部用冰帽，体表用冰袋，使体温保持在 32 ℃左右。如降温过程中出现寒战或体温下降困难时，可用冬眠药物；严重中毒患者清醒后应继续高压氧治疗，绝对卧床休息，密切监护 2～3 周，直至脑电图恢复正常为主，预防迟发性脑病。

二、护理评估与观察要点

（一）护理评估
（1）病史评估：一氧化碳接触史。

（2）身体评估：生命体征、意识状态、瞳孔大小、头痛程度。

（3）实验室及其他检查：脑电图可见弥漫性低波幅慢波，与缺氧性脑病进展相平行。

（4）高压氧治疗的效果。

（5）有无焦虑等心理改变。

（二）观察要点
1.现存问题观察

CO 中毒的后果是严重的低氧血症，从而引起组织缺氧，吸入氧气可加速碳氧血红蛋白解离，增加 CO 的排出。严密观察患者意识、瞳孔变化，生命体征，重点是呼吸和体温，缺氧情况。尿量改变，准确记录出入量。氧浓度过高肺表面活性物质相对减少，易出现肺不张。应严格执行给氧浓度和给氧时间，根据病情随时调整用氧流量，清醒者可间歇给氧。CO 中毒 6 小时内给予高压氧治疗，可减少迟发性脑病的发生，并能促进昏迷患者觉醒。

2.并发症的观察

（1）吸入性肺炎及肺水肿：常于中毒 2～4 天发生肺水肿、肺炎、清除呼吸道分泌物及呕吐物，严密观察体温、心率、血压等变化。应用抗生素控制感染，合并肺水肿时，控制液体滴速，给予强心利尿，准确记录出入液量。

（2）脑水肿：中毒严重者，脑水肿一般在 24～48 小时发展到高峰，应密切观察患者有无呕吐现象。呕吐时是否为喷射状。并及时认真听取患者的主诉，一旦发现患者瞳孔不等大，呼吸不规则，抽搐等提示脑疝形成，应给予及时抢救处理。输液过程中密切观察体液的速度和量，观察是否有药液外渗，避免输液量过快、过多，防止发生急性脑水肿。应用脱水剂后观察膀胱充盈情况，对于昏迷不能自行排尿者,给予留置导尿管,并要准确记录出入量,注意尿量及颜色的变化。

（3）心律失常:保证持续氧气吸入,纠正缺氧状态,应用抗心律失常药及营养心肌药物,严密监测心率(律)、血压变化,迅速处理危急情况。

（4）急性肾衰竭:严密观察尿量及液体出入量,纠正休克及缺氧,必要时给予利尿药,血液透析时做好相应护理。

三、急诊救治流程

急性一氧化碳中毒急诊救治流程详见图 9-3。

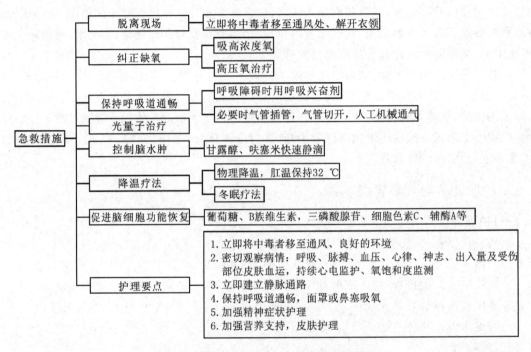

图 9-3　急性一氧化碳中毒急诊救治流程图

（孙　珅）

第十章

重症护理

第一节 休 克

休克是一个由多种病因引起的以循环障碍为主要特征的急性循环衰竭。在休克时，由于组织的灌注不良，而引起组织血、氧及营养物质供应不充足，并产生代谢方面的异常。细胞代谢异常将导致细胞的功能异常、炎性递质释放和细胞损伤。如果组织的灌注能得以迅速恢复，细胞的损伤将可得到控制；如果细胞的损伤和代谢功能方面的异常严重或广泛，则休克就不可逆转。因此，对于休克的现代解释为持续的、血液灌注不足的多器官功能障碍综合征(MODS)的亚临床病变。休克典型的临床表现是意识障碍、皮肤苍白、湿冷、血压下降、脉压减小、脉搏细速、发绀及尿少等。

一、病因

(一)血容量不足
由于大量出血(内出血或外出血)、失水(呕吐、腹泻、大量排尿等)、失血浆(烧伤、腹膜炎、创伤、炎症)等原因，血容量突然减少。

(二)创伤
多因撕裂伤、挤压伤、爆炸伤、冲击波伤引起内脏、肌肉和中枢神经系统损伤。此外骨折和手术亦可引起创伤性休克，属神经源性休克。

(三)感染
细菌、真菌、病毒、立克次体、衣原体、原虫等感染，亦称中毒性休克。

(四)变态反应
某些药物或生物制品使机体发生变态反应，尤其是青霉素过敏，常引起血压下降、喉头水肿、支气管痉挛、呼吸极度困难甚至死亡。

(五)心源性因素
常继发于急性心肌梗死、心脏压塞、心瓣膜口堵塞、心肌炎、心肌病变和严重心律失常等。

(六)神经源性因素
剧痛、麻醉意外、脑脊髓损伤等刺激，致使反射性周围血管扩张，有效血容量相对减少。

二、分类

休克分类方法很多,目前尚无一致的意见。传统的休克分类法主要按病因及病理生理学分类。

(一)按病因分类

(1)失血性休克(低血容量性休克)。

(2)感染性休克。

(3)心源性休克。

(4)过敏性休克。

(5)神经源性休克。

(6)内分泌性休克(黏液性水肿、嗜铬细胞瘤和肾上腺皮质功能不全等)。

(7)伴血流阻塞的休克(肺栓塞、夹层动脉瘤)。

(二)按病理生理学分类

根据血流动力学机制、血容量分布的改变,Weil 提出了一种新的休克早期分类的方法(表10-1)。

表 10-1　休克分类

休克类型	特征
Ⅰ.低血容量性	
A.外源性	出血引起的全血丢失,烧伤、炎症引起的血浆丧失,腹泻、脱水引起的电解质丧失
B.内源性	炎症、创伤、过敏、嗜铬细胞瘤、蜇刺毒素作用引起的血浆外渗
Ⅱ.心源性	心肌梗死、急性二尖瓣关闭不全、室间隔破裂、心力衰竭、心律失常
Ⅲ.阻塞性(按解剖部位)	
A.腔静脉	压迫
B.心包	填塞
C.心腔	环状瓣膜血栓形成、心房黏液瘤
D.肺动脉	栓塞
E.主动脉	夹层动脉瘤
Ⅳ.血流分布性(机制不十分清楚)	
1.高或正常阻力(静脉容量增加,心排血量正常或降低)	杆菌性休克(革兰阴性肠道杆菌)、巴比妥类药物中毒、神经节阻滞(容量负荷后)、颈脊髓横断
2.低阻力(血管扩张、体循环动静脉短路伴正常高心排血量)	炎症(革兰阳性菌肺炎)、腹膜炎、反应性充血

传统的分类方法过于繁杂,完全可以将这些种类的休克浓缩集中,以便于临床分类与治疗。美国克氏外科学(第15版)中将休克按病原分类的方法,克服了传统分类法的不利面,有明显的优越性。但在实际临床应用时,仍会有一定的限制,因为常有休克患者的病因包括多种致病因素,如创伤休克者可能同时伴有败血症,或同时存在神经方面的因素,判断这种患者的休克分类是比较困难的,故在临床诊断和治疗各种休克时,一定要综合分析判断其病因病原,以便使患者

得到最有效的治疗。以下将参考新的休克分类法进行叙述。

(1)低血容量性休克:出血和血浆容量丢失。

(2)心源性休克:本身因素和外来因素。

(3)神经源性休克。

(4)血管源性休克:①全身性炎症反应综合征、感染(脓毒血症)、非感染。②过敏。③肾上腺皮质功能不全。④创伤。

三、休克的分期

不同原因造成的休克过程是十分复杂的,不论什么原因造成的心功能不全及外周组织器官的灌注差,均可产生一系列组织低灌注的临床症状。休克的发生是有一定阶段性的,了解其各个阶段的特点和临床表现对于指导抢救治疗是非常有益的。一般情况下,休克时微循环的变化分为 3 个阶段。

(一)缺血缺氧期

由于组织的低灌注,使氧供明显减少。此期心排血量明显下降,临床表现为血压下降、脉压小、脉搏频速、尿量减少、心烦气躁、皮肤苍白、出冷汗、四肢发凉、四肢末梢出现轻度缺氧性发绀等。参与此期机体代偿的病理生理机制有如下几个方面。

1.交感-肾上腺髓质系统兴奋

由于该系统的激活,使内源性儿茶酚胺类物质的释放增加,以利增加心肌收缩力、增快心率、收缩外周血管使血压回升。

2.肾素-血管紧张素系统的作用

该系统兴奋后肾素的释放增多,在血管紧张素转化酶的作用下,肾素转化为血管紧张素Ⅱ和血管紧张素Ⅲ,在精氨酸加压素(AVP)和肾上腺释放的醛固酮协同作用下,使腹腔脏器和外周大血管的阻力增加,使血压回升。

3.血管活性脂的作用

细胞膜磷脂在磷脂酶 A_2 作用下生成的几种具有广泛生物活性的物质:血小板激活因子(PAF)、花生四烯酸环氧合代谢产物中的血栓素(TXA₂)、脂氧合代谢产物白三烯(LTC4,LTD4,LTE4,LTB4),可使全身的微血管收缩,但同时也有抑制心肌的作用。

4.溶酶体水解酶-心肌抑制因子系统

在该系统的作用下,溶酶体膜不稳定以致肠、肝、胰释放溶酶体酶类。胰腺则产生心肌抑制因子(MDF)并可使腹腔脏器小血管收缩。该系统的激活也可以代偿性地使回心血量增加以达到回升血压的目的。

此阶段系休克的早期代偿阶段,如果病变不十分严重,或其他因素干扰较小及原有的病因解除得好,那么患者的情况经紧急处理与对症对因治疗后可较快好转。例如,患者是因为外伤后所造成的大失血等原因而致休克,在此休克的代偿期给予补充血容量和有效的伤部处理止痛等,患者的休克状态可以很快恢复到正常循环功能。但如果是严重感染后的细菌内外毒素所造成的休克,由于病因不可能马上解除,因此有可能休克的治疗效果就不那么明显或迅速。此期的正确判定与治疗是十分重要的,如果不能很好地控制病情,而使之进入淤血缺氧期(即失代偿期),则治疗的难度更大。

(二)淤血缺氧期

此期是指休克进入失代偿期,由于缺氧情况的进一步加重,组织的灌注状态更加不好,由于明显的缺氧代谢,致组织器官产生酸中毒现象,各器官的功能进一步减退,机体的代偿功能也明显转向失代偿,其临床表现为血压下降、脉搏细速、四肢末梢表现为严重的发绀及皮肤花斑、全身湿冷,尿量减少等。参与此期的病理生理机制有如下几个方面。

1.氢离子的作用

由于组织的供氧不足,造成严重的酸性代谢产物增加,同时也由于血供不足而造成酸性代谢产物不能及时排出,血液中缓冲物质减少、肾功能不全和肺功能不全等,氢离子大量蓄积,致使体内的各种酶类的功能下降、器官功能不全,此时机体的心血管系统对于各种药物的敏感性明显下降而疗效不佳,休克的程度逐渐加重。

2.血管活性物质的作用

由于各种致病因子的作用,血压降低和炎性物质的进一步刺激,前列腺素的释放增加,组胺、缓激肽、腺苷、PAF 等逐渐增多,而且代偿期的几个加压系统功能不全,升血压物质、心血管系统对于血管活性物质的反应减弱致使全身的血管扩张、血小板趋于聚集而使微循环状态更差甚至造成微循环衰竭。

3.自由基的作用

由于组织的严重缺氧和酸中毒,使之产生大量的氧自由基和羟自由基,促使脂质过氧化加剧,对于组织细胞造成严重的损伤而加重器官的功能不全或衰竭。

4.其他

由于血管内皮细胞的损伤,使白细胞易于附壁黏着,大量的细胞因造成血管功能的改变,使毛细血管后阻力增加,加重微循环的障碍。

淤血缺氧期是休克的严重病变期,此期内如果不能除去病因和进行有效的对症治疗,将不可避免地使休克进入终末期,即 DIC 期。因此,在此期的救治过程中,要确实地除去病因,纠正缺氧与酸中毒,使病情向好的方面转化,而不使之进入下一期。

(三)微循环凝血期(DIC 期)

微循环凝血期是休克的终末期,由于微血管内广泛血栓形成,使组织已经无法得到充分的血供氧供,也不能排出体内或组织器官的酸性代谢产物,各器官的功能已基本走向衰竭。临床表现为患者严重的烦躁不安,有的患者表现为意识不清或出现昏迷等,血压显著下降甚至测不到、肺出血或消化道出血、皮肤出现出血点或者瘀斑、无尿。患者于此期已处于濒死状态。化验室检查示凝血因子减少、血小板减少、3P 试验阳性等。

四、临床表现

按照休克的发病过程可分为休克代偿期、休克抑制期和休克失代偿期,或称休克早期、休克期和休克晚期。

(一)休克代偿期

当血容量丧失未超过总血容量的 20% 时,机体处于代偿阶段,患者的中枢神经系统兴奋性提高,交感神经的活动增强,患者表现为精神紧张、兴奋、烦躁不安、面色苍白、四肢湿冷、脉搏细速、呼吸增快血压正常或稍高,但脉压缩小,肾血管收缩,尿量减少,每小时尿量少于 30 mL,在此期间如能及时正确处理,补足血容量,休克可迅速纠正,反之,如处理不当导致病情发展,进入休克抑制期。

(二)休克抑制期

当血容量丧失达到总血容量的 20%～40% 时,患者由兴奋转为抑制,表现为神志淡漠、反应迟钝,口唇和肢端发绀。皮肤出现花斑纹,四肢厥冷,出冷汗,脉搏细速,血压下降,收缩压下降至 10.7 kPa(80 mmHg)以下病情严重时,全身皮肤黏膜明显发绀,脉搏摸不清,无创血压测不到,体内组织严缺氧,大量乳酸及有机酸增加。出现代谢性酸中毒。若抢救及时仍可好转,若处理不当,病情迅速恶化,出现进行性呼吸困难。脉速或咳出粉红色痰,动脉血氧分压降至 8.0 kPa (60 mmHg)以下虽大量给氧也不能改善呼吸困难症状,提示已发生呼吸窘迫综合征,如皮肤、黏膜出现瘀斑或发生消化道出血,则表示病情已发展至弥散性血管内凝血阶段;常继发有心、脑、肾等器官的功能衰竭而死亡。

(三)休克失代偿期

当血容量丧失超过总血容量的 40%,由于组织缺少血液灌注,细胞因严重缺氧而发生变性坏死;加之严重的酸中毒又可使细胞内的溶酶体膜破裂,释出的溶酶体酶(如蛋白水解酶等)和某些休克动因(如脂多糖等)都可使细胞发生严重的乃至不可逆的损害,从而使包括脑、心在内的各重要器官的功能代谢障碍也更加严重,这样就给治疗造成极大的困难,故本期又称休克难治期(表 10-2)。

表 10-2 休克的临床表现

分期	意识	口渴	皮肤黏膜		脉搏	血压	体表血管	尿量	估计血量
			色泽	温度					
休克代偿期	神志清楚,伴有痛苦表情,精神紧张	口渴	开始苍白	正常发凉	100 次/分以下,尚有力	收缩压正常或稍升高,舒张压升高,脉压缩小	正常	正常	20%以下(800 mL以下)
休克抑制期	神志尚清楚,表情淡漠	很口渴	苍白	发冷	100～200 次/分	收缩压为 12.0～9.3 kPa(90～70 mmHg),脉压小	表浅静脉塌陷,毛细血管充盈迟缓	尿少	20%～40%(800～1 600 mL)
休克失代偿期	意识模糊	非常口渴可能无主诉	显著苍白,肢端发紫	厥冷(肢端更明显)	速而细弱,或模糊不清	收缩压在9.3 kPa(70 mmHg)以下或测不到	毛细血管充盈非常迟缓,表浅静脉塌陷	尿少或无尿	40%以上(1 600 mL以上)

五、治疗

尽管引起休克的原因不同,但都有共同的病理生理变化,即存在有效循环血量不足,微循环障碍和程度不同的体液代谢变化,故治疗的原则是针对引起休克的原因和休克不同发展阶段的生理紊乱,争取相应的治疗。

(一)一般措施

一般措施包括积极处理引起休克的原发伤、病。适当应用镇痛剂。采取头和躯干抬高20°～

30°,下肢抬高 15°～20°体位,以增加回心血量,减轻呼吸负荷。及早建立静脉通路,并注意保温。病情危重者,可考虑作气管内插管或气管切开。休克患者气管内插管和机械通气的指征如下。

(1)每分通气量<9 L/min 或>18 L/min。

(2)潮气量<5 mL/kg。

(3)肺活量<10 mL/kg。

(4)$PaCO_2$>6.0 kPa(45 mmHg),合并代谢性酸中毒;或 $PaCO_2$>7.3 kPa(55 mmHg),碳酸氢盐正常。

(5)吸入氧浓度为 40%时,PaO_2<8.0 kPa(60 mmHg);或吸入氧浓度为 100%时,PaO_2<26.7 kPa(200 mmHg)。

(6)呼吸频率>35 次/分。

(7)呼吸困难。

(二)补充血容量

纠正休克引起的组织低灌注及缺氧的关键,应在连续监测动脉血压、尿量和 CVP 的基础上,结合患者皮肤温、末梢循环、脉搏幅度及毛细血管充盈时间等微循环情况,观察补充血容量的效果。通常首先采用晶体液,但由于其维持扩容作用的时间仅 1 小时左右,故还应准备全血、血浆、压缩红细胞、清蛋白或血浆增量剂等胶体液输注。也有用 3%～7.5%高渗溶液进行休克复苏治疗。通过高渗液的渗透压作用,吸出组织间隙和肿胀细胞内的水分,从而起到扩容的效果;高钠还可增加碱储备及纠正酸中毒。

(三)积极处理原发病

外科疾病引起的休克,如内脏大出血的控制、坏死肠襻切除、消化道穿孔修补和脓液引流等,多存在需手术处理的原发病变。应在尽快恢复有效循环血量后,及时施行手术处理原发病变,才能有效地治疗休克。紧急情况下,应在积极抗休克的同时施行手术,以保障抢救时机。

(四)纠正酸碱平衡失调

由于休克患者组织灌注不足和细胞缺氧,常伴有不同程度的酸中毒,而酸性内环境均抑制心肌、血管平滑肌和肾功能。在休克早期,又可能因过度通气,引起低碳酸血症、呼吸性碱中毒。根据血红蛋白氧解离曲线的规律,碱中毒使血红蛋白氧解离曲线左移,氧不易从血红蛋白中释出,可使组织缺氧加重。故不主张早期使用碱性药物。而酸性环境有利于氧与血红蛋白解离,从而增加组织供氧。机体在获得充足血容量和微循环改善后,轻度酸中毒得到缓解而不需再用碱性药。但重度休克合并酸中毒经扩容治疗不满意时,仍需使用碱性药物。用药前需保证呼吸功能正常,以免引起 CO_2 潴留和继发呼吸性酸中毒。给药后应按血气分析的结果调整剂量。

(五)血管活性药物的应用

严重休克时,单靠扩容治疗不易迅速改善循环和升高血压。若血容量已基本补足,但循环状态仍未好转表现为发绀、皮肤湿冷时,则应选用下列血管活性药物。

1.血管收缩剂

包括去甲肾上腺素、间羟胺和多巴胺等。

去甲肾上腺素是以兴奋 α 受体为主、轻度兴奋 β 受体的血管收缩剂,能兴奋心肌,收缩血管,升高血压及增加冠状动脉血流量,作用时间短。常用量为 0.5～2 mg,加入 5%葡萄糖溶液100 mL静脉滴注。

间羟胺间接兴奋 α、β 受体,对心脏和血管的作用同去甲肾上腺素,但作用弱,维持时间约

30 分钟。常用量 2～10 mg 肌内注射或 2～5 mg 静脉注射;也可 10～20 mg 加入 5% 葡萄糖溶液 100 mL 静脉滴注。

多巴胺是最常用的血管收缩剂,具有兴奋 α、β_1 和多巴胺受体作用,其药理作用与剂量有关。当剂量每分钟 <10 $\mu g/kg$ 时,主要作用 β_1 受体,可增强心肌收缩力和增加 CO,并扩张肾和胃肠道等内脏器官血管;剂量每分钟 >15 $\mu g/kg$ 时则为 α 受体作用,增加外周血管阻力;抗休克时主要用其强心和扩张内脏血管的作用,宜采取小剂量。为提升血压,可将小剂量多巴胺与其他缩血管药物合用,从而不增加多巴胺的剂量。

多巴酚丁胺对心肌的正性肌力作用较多巴胺强,能增加 CO,降低 PCWP,改善心泵功能。常用量为每分钟 2.5～10 μg。小剂量有轻度缩血管作用。

异丙肾上腺素是能增强心肌收缩和提高心率的 β 受体兴奋剂,剂量 0.1～0.2 mg 溶于 100 mL 输液中。但对心肌有强大收缩作用和容易发生心律失常,不能用于心源性休克。

2.血管扩张剂

分 α 受体阻滞剂和抗胆碱能药两类。α 受体阻滞剂包括酚妥拉明、酚苄明等,能解除去甲肾上腺素所引起的小血管收缩和微循环淤滞并增强左室收缩力。

抗胆碱能药物包括阿托品、山莨菪碱和东莨菪碱。临床上较多用于休克治疗的是山莨菪碱(人工合成品为 654-2),可对抗乙酰胆碱所致平滑肌痉挛使血管舒张,起到改善微循环的作用。用法是每次 10 mg,每 15 分钟一次,静脉注射,或者每小时 40～80 mg 持续泵入,直到临床症状改善。

硝普钠也是一种血管扩张剂,作用于血管平滑肌,能同时扩张小动脉和小静脉,但对心脏无直接作用。剂量为 100 mL 液体中加入 5～10 mg 静脉滴注。滴速应控制在每分钟 20～100 μg,以防其中的高铁离子转变为亚铁离子。用药超过 3 天者应每天检测血硫氰酸盐浓度,血硫氰酸盐浓度超过 12.8% 时即应停药。

3.强心药

强心药包括兴奋 α 和 β 肾上腺素能受体兼有强心功能的药物,如多巴胺和多巴酚丁胺等,其他还有可增强心肌收缩力,减慢心率作用的强心苷,如毛花苷 C。当在中心静脉压监测下,输液量已充分,当动脉压仍低而其中心静脉压显示已达 1.47 kPa(15 cmH_2O)以上时,可经静脉注射毛花苷 C 行快速洋地黄化(每天 0.8 mg),首次剂量 0.4 mg 缓慢静脉注射,有效时可再给维持量。

休克时应结合当时的主要病情选择血管活性药物,如休克早期主要病情与毛细血管前微血管痉挛有关;后期则与微静脉和小静脉痉挛有关。固应采用血管扩张剂配合扩容治疗。在扩容尚未完成时,如有必要,可适量使用血管收缩剂,应抓紧时间扩容,所用血管收缩剂的剂量不宜太大,时间不能太长。

为了兼顾各重要脏器的灌注水平,常将血管收缩剂与扩张剂联合应用。例如,去甲肾上腺素每分钟 0.1～0.5 $\mu g/kg$ 和硝普钠每分钟 1.0～10 $\mu g/kg$ 联合静脉滴注,可增加心脏指数 30%,减少外周阻力 45%,使血压提高到 10.7 kPa(80 mmHg)以上,尿量维持在每天 40 mL 以上。

(六)皮质类固醇和其他药物的应用

皮质类固醇可用于感染性休克及其他较严重的休克。其作用主要如下。

(1)阻断 α 受体兴奋作用,使血管扩张,降低外周血管阻力,改善微循环。

(2)保护细胞内溶酶体,防止溶酶体破裂。

(3)增强心肌收缩力,增加心排血量。

(4)增进线粒体功能和防止白细胞凝集。

(5)促进糖异生,使乳酸转化为葡萄糖,减轻酸中毒。一般主张应用大剂量,静脉滴注,一次滴完。为了防止多用皮质类固醇后可能产生的不良反应,一般只用1~2次。

(七)治疗 DIC 改善微循环

对诊断明确的 DIC,可用肝素抗凝,成人首次可用 10 000 U(1 mg 相当于 125 U 左右),一般 1.0 mg/kg,6 小时一次;有时还使用抗纤溶药如氨甲苯酸、氨基己酸,抗血小板黏附和聚集的阿司匹林、双嘧达莫和右旋糖酐-40。

(八)营养支持

休克患者行合理的营养支持有助于保护胃肠黏膜完整性、提高免疫功能、促进伤口愈合和减少脓毒血症的发生。严重创伤或感染时,机体呈高分解状态,每天所供热量应在(125~146 kJ/kg)。发生呼吸衰竭时,碳水化合物供给过多会加重二氧化碳潴留,可用长链脂肪酸来提供部分热量。增加蛋白质供应以维持正氮平衡。补充各种维生素和微量元素。维生素 C 和维生素 E 是氧自由基清除剂,可适当增加用量。

肠道淋巴组织控制病原菌的局部免疫反应。休克时,缺血、应激和应用抗生素、H_2 受体阻断药、抗酸药和糖皮质激素治疗常破坏肠道免疫防御功能,易发生细菌易位。长期肠外营养可导致胃肠黏膜萎缩。肠道营养能刺激 IgA 和黏液分泌,保护胃肠黏膜免遭损伤,防止细菌易位和脂多糖吸收进入血液循环。只要胃肠功能存在,可开始肠道营养。

其他类药物:①钙离子阻滞如维拉帕米、硝苯地平和地尔硫草等,具有防止钙离子内流、保护细胞结构与功能的作用;②吗啡类拮抗剂纳洛酮,可改善组织血液灌流和防止细胞功能异常;③氧自由基清除剂如超氧化物歧化酶(SOD),能减轻缺血再灌注损伤中氧自由基对组织的破坏作用;④调节体内前列腺素(PGS),如输注依前列醇(PGI_2)以改善微循环。

六、病情监测和护理

根据病因,结合临床表现,通过监测,不但可了解患者病情变化和治疗反应,为休克的早期诊治争取有利时机,为调整治疗方案提供客观依据。

(一)病情监测

1.一般监测

(1)精神状态:脑组织有效血液灌流和全身循环状况的反映。如患者意识清楚,对外界的刺激能正常反应,说明患者循环血量已基本恢复;相反,若患者表情淡漠、不安、谵妄或嗜睡、昏迷,反映大脑因循环不良而发生障碍。

(2)皮肤温度、色泽:体现灌流情况的标志。如患者的四肢暖,皮肤干,轻压甲床或口唇时,局部暂时缺血呈苍白,松压后色泽迅速转为正常,可判断末梢循环已恢复、休克好转;反之说明休克情况仍存在。

(3)血压:维持血压稳定在休克治疗中十分重要。但是,血压并不是反映休克程度最敏感的指标。如心排血量已有明显下降时,血压的下降常滞后约 40 分钟;当心排血量尚未完全恢复时,血压可已趋正常。因此,在判断病情时,还应兼顾其他的参数进行综合分析。在观察血压情况时,还要强调定时测量、比较血压情况。通常认为收缩压<12.0 kPa(90 mmHg)、脉压<2.7 kPa(20 mmHg)是休克的表现;血压回升、脉压增大则是休克好转的征象。

(4)脉率:脉率的变化多出现在血压变化之前。脉率已恢复且肢体温暖者,虽血压还较低,但常表示休克趋向好转。常用脉率/收缩压(mmHg)计算休克指数,帮助判定休克的有无及轻重。指数为 0.5 多表示无休克;>1.5 有休克;>2.0 为严重休克。

(5)尿量:是反映肾血液灌注情况的有用指标。早期休克和休克复苏不完全的表现通常是少尿。对疑有休克或已确诊者,应观察每小时尿量,必要时留置导尿管。尿量<25 mL/h、比重增加者表明仍存在肾血管收缩和供血量不足;血压正常但尿量仍少且比重偏低者,提示有急性肾衰竭可能。当尿量维持在30 mL/h以上时,则休克已得到纠正。此外,创伤危重患者复苏时使用高渗溶液者可能有明显的利尿作用;涉及垂体后叶的颅脑损伤可出现尿崩现象;尿路损伤可导致少尿与无尿。判断病情时应予注意。

2.特殊监测

(1)中心静脉压(CVP):中心静脉压代表右心房或者胸腔段腔静脉内压力的变化,一般比动脉压要早,反映全身血容量及心功能状况。CVP 的正常值为 0.49~0.98 kPa(5~12 cmH$_2$O)。当 CVP<0.49 kPa时,表示血容量不足;高于 1.47 kPa(15 cmH$_2$O)时,则提示心功能不全、肺循环阻力增高或静脉血管床过度收缩;若 CVP 超过 1.96 kPa(20 cmH$_2$O),则表示存在充血性心力衰竭。临床实践中,通常进行连续测定,动态观察其变化趋势以准确反映右心前负荷的情况(表 10-3)。

表 10-3 休克时中心静脉压与血压变化的关系及处理原则

CVP	血压	原因	处理原则
低	低	血容量相对不足	充分补液
低	正常	心收缩力良好,血容量相对不足	适当补液,注意改善心功能
高	低	心功能不全或血容量相对过多	强心剂、纠正酸中毒、扩张血管
高	正常	容量血管过度收缩,肺循环阻力增高	扩张血管
正常	低	心功能不全或血容量不足	补液试验

(2)肺毛细血管楔压(PCWP):应用 Swan-Ganz 漂浮导管可测得肺动脉(PAP)和肺毛细血管楔压(PCWP),可反映左心房、左心室压和肺静脉。PCWP 的正常值为 0.8~2.0 kPa(6~15 mmHg),与左心房内压接近;PAP 的正常值为 1.3~2.9 kPa(10~22 mmHg)。PCWP 增高常见于肺循环阻力增高如肺水肿时,PCWP 低于正常值反映血容量不足(较 CVP 敏感)。因此,临床上当发现 PCWP 增高时,即使 CVP 尚属正常,也应限制输液量以免发生或加重肺水肿。此外,还可在作 PCWP 时获得血标本进行混合静脉血气分析,了解肺内通气/灌流比或肺内动静脉分流的变化情况。但必须指出,肺动脉导管技术是一项有创性检查,有发生严重并发症的可能(发生率为 3‰~5‰),故应当严格掌握适应证。

(3)心排血量(CO)和心脏指数(CI):CO 是心率和每搏排出量的乘积,可经 Swan-Ganz 倒灌应用热稀释法测出。成人 CO 的正常值为每分钟 4~6 L;单位体表面积上的 CO 便称作心脏指数(CI),正常值为每分钟 2.5~3.5 L/m^2。此外,还可按下列公式计算出总外周血管阻力(SVR):SVR=(平均动脉压-中心静脉压)/心排血量×80。

SVR 正常值为 100~130 kPa。S/L 了解和监测上述各参数对于抢救休克时及时发现和调整异常的血流动力学有重要意义。CO 值通常在休克时均较正常值有所降低;有的感染性休克时却可能高于正常值。因此在临床实践中,测定患者的 CO 值并结合正常值。

(二)休克护理

1.一般护理

(1)将患者安置在单间病房,室温 22～28 ℃,湿度 70％左右,保持通风良好,空气新鲜。

(2)设专人护理,护理人员不离开患者身边,保持病室安静,避免过多搬动患者,建立护理记录,详细记录病情变化及用药。

(3)体位:休克患者体位很重要,最有利的体位是头和腿均适当抬高 30°,松解患者紧身的领口、衣服,使者平卧,立即测量患者的血压、脉搏、呼吸,并在以后每 5～10 分钟重复 1 次,直至平稳。

(4)保温:大多数患者有体温下降、怕冷等表现,需要适当保暖,但不需在体表加温,不用热水袋。因体表加温可使皮肤血管扩张,减少了生命器官的血液供应,破坏了机体调节作用,对抗休克不利。但在感染性休克持续高热时,可采用降温措施,因低温能降低机体对氧的消耗。

(5)吸氧与保持呼吸道通畅:休克患者都有不同程度缺氧症状,应给予氧气吸入。吸入氧浓度 40％左右,并保持气道通畅。必要时可以建立人工气道。用鼻导管或面罩吸氧时,尤应注意某些影响气道通畅的因素,如舌后坠,有颌面、颅底骨折,咽部血肿,鼻腔出血的患者,吸入异物及呕吐物后的患者;气道灼伤,变态反应引起的喉头水肿的患者;颈部血肿压迫气管及严重的胸部创伤的患者,为防止出现气道梗阻,应给予必要的急救护理措施。如用舌钳将舌头拉出;清除患者口中异物、分泌物;使患者侧卧头偏向一侧;尽可能建立人工气道,确保呼吸道通畅。

(6)输液:开放两条及以上静脉通路,尽快进行静脉输液。必要时可采用中心静脉置管输液。深静脉适宜快速输液,浅表静脉适宜均匀而缓慢地滴入血管活性药物或其他需要控制滴速的药物。输液前要采集血标本进行有关化验,并根据病情变化随时调整药物。低血容量性休克且无心脏病的患者,速度可适当加快,老年人或有心肺疾病者速度不宜过快,避免发生急性肺水肿。抗休克时,输液药物繁多,要注意药物间的配伍禁忌、药物浓度及滴速。此外,抢救过程中常有大量的临时口头医嘱,用药后及时记录,且执行前后应及时查对,避免差错。意识不清、烦躁不安患者输液时,肢体应以夹板固定。输液装置上应写出床号、姓名、药名及剂量等。

(7)记出入液量:密切观察病情变化,准确记录 24 小时出入液量,以供补液计划做参考。放置导尿管,以观察和记录单位时间尿量,扩容的有效指标是每小时尿量维持在 30 mL 以上。

2.临床护理

(1)判断休克的前期、加重期、好转期护理人员通过密切观察病情,及早发现与判断休克的症状,与医师密切联系,做到及早给予治疗。

1)休克前期:护理人员要及早判断患者病情,在休克症状未充分表现之前,就给予治疗,往往可以使病情向有利方面转化,避免因治疗不及时而导致病情恶化。患者意识清醒,烦躁不安,恶心、呕吐,略有发绀或面色苍白,肢体湿冷,出冷汗,心搏加快,但脉搏尚有力,收缩压可接近正常,但不稳定,遇到这些情况,应考虑到休克有早期表现,及时采取措施,使患者病情向好的方面发展。

2)休克加重期:表现为烦躁不安,表情淡漠,意识模糊甚至昏迷,皮肤发紫,冷汗,或出现出血点,瞳孔反射迟钝,脉搏细弱,血压下降,脉压变小,尿少或无尿。此时医护人员必须密切合作,采取各种措施,想方设法挽救患者生命。

3)休克好转期:表现为神志逐渐转清、表情安静、皮肤转为红润、出冷汗停止、脉搏有力且变慢,呼吸平稳而规则,脉压增大,血压回升,尿量增多且每小时多于 30 mL,皮肤及肢体变暖。

（2）迅速除去病因,积极采取相应措施:临床上多种多样的原因可导致休克,积极而又迅速除去病因占重要地位。如立即对开放伤口进行包扎、止血、固定伤肢,抗过敏、抗感染治疗,给予镇静、镇痛药物,使患者能安静接受治疗等。如过敏性休克患者,在医师未到之前,应立即给予皮下或肌内注射0.1％肾上腺素1 mL,并且给予氧气吸入及建立输液通道。如外科疾病,内脏出血、肠坏死、急性化脓性胆管炎等及妇产科前置胎盘、宫外孕大出血等。应一方面及时地恢复有效循环血量;另一方面要积极地除去休克的病因,即施行手术才能挽救患者生命。护理人员在抗休克治疗的同时,必须迅速做好术前准备,立即将患者送至手术室进行手术。

（3）输液的合理安排:护理人员在执行医嘱时,要注意输液速度及量与质的合理安排,开始输液时决定量和速度比决定补什么溶液更为重要。在紧急情况下,血源困难抢救休克时,可立即大量迅速输入0.9％氯化钠溶液。输入单纯的晶体液虽然能补充血容量,但由于晶体液很快转移到血管外,不能有效地维持血管内的血容量。应将该晶体液与胶体液交替输入,以便保持血管胶体渗透压来维持血容量。在输入血管收缩剂或血管扩张剂时,如去甲肾上腺素、多巴胺等,因这些药物刺激性强,对注射局部容易产生坏死,而休克患者反应迟钝,故护理患者要特别谨慎,经常观察输液局部变化,发现异常要及时处理和更换部位。

（4）仔细观察病情变化:休克是一个严重的变化多端的动态过程,要取得最好的治疗效果,必须注意加强临床护理中的动态观察。护理人员在精心护理的过程中,从病床边可以随时获得可靠的病情进展的重要指标。关键是对任何细微的变化都不能放过,同时,要作出科学的判断。其观察与判断的内容有以下几方面。

1）意识表情:患者的意识表情的变化能反映中枢神经系统血液灌流情况。脑组织灌注不足、缺氧,表现为烦躁、神志淡漠、意识模糊或昏迷等。严重休克时细胞反应降低,患者由兴奋转为抑制,表示脑缺氧加重病情恶化。患者经治疗后意识转清楚,反应良好,提示循环改善。早期休克患者有时需要心理护理,耐心劝慰患者,使之配合治疗与护理。另外对谵妄、烦躁、意识障碍者,应给予适当约束加用床档,以防坠床发生意外。

2）末梢循环:患者皮肤色泽、温度、湿度能反映体表的血液灌注情况。正常人轻压指甲或唇部时,局部因暂时缺血而呈苍白色,松压后迅速转为红润。轻压口唇、甲床苍白色区消失时间超过1秒,为微循环灌注不足或有疲滞现象。休克时患者面色苍白、皮肤湿冷表明病情较重,患者皮色从苍白转为发绀,则提示进入严重休克,由发绀又出现皮下瘀点、瘀斑,注射部位渗血,则提示有DIC的可能,应立即与医师联系。如果患者四肢温暖,皮肤干燥,压口唇或指甲后苍白消失快（<1秒）,迅速转为红润,表明血液灌注良好,休克好转。

3）颈静脉和周围静脉:颈静脉和周围静脉充盈常提示高血容量的情况。休克时,由于血容量锐减,静脉瘪陷,当休克得到纠正时,颈静脉和周围静脉充盈,若静脉怒张则提示补液量过多或心功能不全。

4）体温:休克患者体温常低于正常,但感染性休克有高热。护理时应注意保暖,如盖被、低温电热毯或空气调温等,但不宜用热水袋加温,以免烫伤和使皮肤血管扩张,加重休克。高热患者可以采用冰袋、冰帽或低温等渗盐水灌肠等方法进行物理降温,也可配合室内通风或药物降温法。

5）脉搏:休克时脉率增快,常出现于血压下降之前。随着病情恶化,脉率加速,脉搏变细弱甚至摸不到。若脉搏逐渐增强,脉率转为正常,脉压由小变大,提示病情好转。为准确起见,有时需结合心脏听诊和心电图监测。若心率超过每分钟150次或高度房室传导阻滞等可降低心排血量,值得注意。

6)呼吸:注意呼吸次数,有无节律变化,呼吸增速、变浅、不规则,说明病情恶化;反之,呼吸频率、节律及深浅度逐渐恢复正常,提示病情好转。呼吸增至每分钟 30 次以上或降至每分钟 8 次以下,表示病情危重。应保持呼吸道通畅,有分泌物及时吸出,鼻导管给氧时用每分钟 6~8 L 的高流量(氧浓度 40%~50%),输入氧气应通过湿化器或在患者口罩处盖上湿纱布,以保持呼吸道湿润,防止黏膜干燥。每 2~4 小时检查鼻导管是否通畅。行气管插管或切开、人工辅助通气的患者,更应注意全面观察机器工作状态和患者反应两方面的变化。每 4~6 小时测量全套血流动力学指标、呼吸功能及血气分析 1 次。高流量用氧者停用前应先降低流量,逐渐停用,使呼吸中枢逐渐兴奋,不能骤停吸氧。

7)瞳孔:正常瞳孔两侧等大、圆形。双侧瞳孔不等大应警惕脑疝的发生。如双侧瞳孔散大,对光反射减弱或消失,说明脑组织缺氧,病情危重。

8)血压与脉压:观察血压的动态变化对判断休克有重要作用。脉压越低,说明血管痉挛程度越重。而脉压增大,则说明血管痉挛开始解除,微循环趋向好转。此外,在补充血容量后,血流改善,血压也必然上升。通常认为上肢收缩压低于 12.0 kPa(90 mmHg)、脉压小于 2.7 kPa(20 mmHg),且伴有毛细血管灌流量减少症状,如肢端厥冷、皮肤苍白等是休克存在的证据。休克过程中,血流和血压是成正比的。因此,对休克患者的血压观察不能忽视。但治疗休克原则的目的在于改善全身组织血液灌注,恢复机体的正常代谢。不能单纯以血压高低来判断休克的治疗效果。在休克早期或代偿期,由于交感神经兴奋,儿茶酚胺释放,舒张压升高,而收缩压则无明显改变,故应注意脉压下降和交感兴奋的征象。相反,如使用血管扩张剂或硬膜外麻醉时,收缩压 12.0 kPa(90 mmHg)左右而脉压正常[4.0~5.3 kPa(30~40 mmHg)],且无其他循环障碍表现,则为非休克状态。此外,平时患高血压的患者,发生休克后收缩压仍可能大于 16.0 kPa(120 mmHg),但组织灌注已不足。因此,应了解患者基础血压。致休克因素使收缩压降低 20%以上时考虑休克。重度休克患者,袖带测压往往不准确,可用桡动脉穿刺直接测压。休克治疗过程,定时测压,对判断病情、指导治疗很有价值。若血压逐渐下降甚至不能测知,且脉压减小,则说明病情加重。血压回升到正常值,或血压虽低,但脉搏有力,手足转暖,则休克趋于好转。

9)尿量:观察尿量就是观察肾功能的变化,也是护理人员对休克患者重点观察的内容之一。尿量和尿比重是反映肾脏毛细血管的灌流量,也是内脏血液流量的一个重要指标。在休克过程,长时间的低血容量和低血压,或使用了大量血管收缩剂后,可使肾脏灌流量不足,肾缺血而影响肾功能。此时,患者肾小球滤过率严重下降,临床出现少尿或无尿。如经扩容治疗后,尿量仍每小时少于 25 mL,应与医师联系,协助医师进行利尿试验。用 20%甘露醇溶液 100~200 mL 于 15~30 分钟内静脉滴注,或用呋塞米 20~40 mg 于 1~2 分钟内静脉注入。如不能使尿量改善,则表示已发生肾衰竭。此时应立即控制入量,补液应十分慎重。急性肾衰竭时,肾小管分泌钾的功能下降,同时大量组织破坏,蛋白质分解代谢亢进,钾从细胞内大量溢出进入细胞外液,故急性肾衰竭少尿期,血钾必然升高。当血钾升高超过 7 mmol/L 时,如不积极治疗,可发生各种心室颤动和心搏停止,因此要限制钾的摄入。反复测定血钾、钠、氯,根据化验报告和尿量的情况来考虑钾的应用。可给予碳酸氢钠纠正酸中毒,使钾离子再进入细胞内,或给予葡萄糖加胰岛素静脉滴入,可使血清钾离子暂时降低。如果经过治疗尿量稳定在每小时 30 mL 以上时,提示休克好转。因此,严格、认真记录尿量极为重要。

除此之外,还应注意并发症的观察,休克肺、心力衰竭、肾衰竭及 DIC 是休克死亡的常见并发症。①成人呼吸窘迫综合征(ARDS,又称休克肺):应注意观察有无进行性呼吸困难、呼吸频率加快(每分钟＞35次);有无进行性严重缺氧,经一般氧疗不能纠正,$PaO_2 < 9.3$ kPa(70 mmHg)并有进行性下降的趋势。特别常见于原有心、肾功能不全的患者,过度输入非胶体溶液更易发生。如有上述表现立即报告医师,及时处理。②急性肾衰竭:如血容量已基本补足,血压已回升接近正常或已达正常,而尿量仍＜20 mL/h,并对利尿剂无反应者,应考虑急性肾衰竭的可能。③心功能不全:如血容量已补足,中心静脉压达1.18 kPa(12 cmH_2O),又无酸中毒存在,而患者血压仍未回升,则提示心功能不全,尤其老年人或原有慢性心脏病的患者有发生急性肺水肿的可能,应立即减慢输液速度或暂停输液。④DIC:如休克时间较长的患者,应注意观察皮肤有无痕点、瘀斑或血尿、便血等,如有以上出血表现,则需考虑并发DIC,应立即取血做血小板、凝血酶原时间、纤维蛋白原等检查,并协助医师进行抗凝治疗。

(5)应用血管活性药物的护理。①开始用升压药或更换升压药时血压常不稳定,应每5～10分钟测量血压1次,有条件的连续监测动脉压。随血压的高低调节药物浓度。对升压药较敏感的患者,收缩压可由测不到而突然升高甚至可达26.7 kPa(200 mmHg)。在患者感到头痛、头晕、烦躁不安时应立即停药,并报告医师。用升压药必须从最低浓度且慢速开始,每5分钟测血压1次,待血压平稳及全身情况改善后,改为30分钟/次,并按药物浓度及剂量计算输入量。②静脉滴注升压药时,切忌使药物外渗,以免导致局部组织坏死。③长期输液的患者,应每24小时更换一次输液管,并注意保护血管及穿刺点。选择血管时先难后易,先下后上。输液肢体应适当制动,但必须松紧合适,以免回流不畅。

(6)预防肺部感染:病房内定期空气消毒并控制探视,定期湿化消毒。避免交叉感染,进行治疗操作时,注意遮挡,适当暴露以免受凉。如有人工气道,注意口腔护理,鼓励患者有效咳痰。痰不易咳出时,行雾化吸入。不能咳痰者及时吸痰,保证呼吸道通畅,以防止肺部并发症。

(7)心理护理:经历休克繁多而紧急的抢救后,患者受强烈刺激,易使患者倍感自己病情危重与面临死亡而产生恐惧、焦虑、紧张、烦躁不安。这时亲属的承受能力、应变能力也随之下降,则将严重影响与医护人员的配合。因此,护士应积极主动配合医疗,认真、准确无误地执行医嘱;紧急情况下医护人员也要保持镇静,快而有序、忙而不乱地进行抢救工作,以稳定患者及家属的情绪,并取得他们的信赖感和主动配合;待患者病情稳定后,及时做好安慰和解释工作,使患者积极配合治疗及护理,树立战胜疾病的信心;保持安静、整洁舒适的环境,减少噪声,让患者充分休息;应将患者病情的危险性和治疗、护理方案及期望治疗前途告诉患者家属,在让他们心中有数的同时,协助医护人员做好患者的心理支持,以利于早日康复。

(朱丽君)

第二节　多器官功能障碍综合征

多器官功能障碍综合征(MODS)是指在严重创伤、感染和休克时,原无器官功能障碍的患者同时或者在短时间内相继出现两个以上器官系统的功能障碍以致机体内环境的稳定必须靠临床干预才能维持的综合征。

MODS的原发致病因素是急性而继发受损器官可在远隔原发伤部位,不能将慢性疾病、组织器官退化、机体失代偿时归属其中。常呈序惯性器官受累,致病因素与发生 MODS 必须 >24 小时。发生 MODS 前,机体器官功能基本正常,功能损害呈可逆性,一旦发病机制阻断、及时救治,器官功能有望恢复。

一、病因

(一)严重创伤

严重创伤是诱发 MODS 的常见因素之一,主要见于复合伤、多发伤、战地伤、烧伤及大手术创伤,并由此可引起心、肺、肝、肾、造血系统、消化道等多个组织器官系统的功能障碍。

(二)休克

各种原因导致的休克是引起 MODS 的重要发病因素,尤其是出血性休克和感染性休克更易引发 MODS。休克过程中机体各重要器官血流不足而呈低灌注状态,引起广泛性全身组织缺氧、缺血,代谢产物蓄积,影响细胞代谢、损害器官的功能,最后导致 MODS。

(三)严重感染

严重感染是引发 MODS 的最主要因素之一,尤其是腹腔感染,是诱发 MODS 的重要原因。据相关资料统计,腹腔感染在多种 MODS 致病因素中占首位。其中革兰阴性杆菌占大多数,如腹腔内脓肿、急性化脓性阑尾炎、急性坏死性胰腺炎、急性腹膜炎、急性胆囊炎等更易导致 MODS 的发生。有报道 MODS 患者 69%~75% 的病因与感染有关。

(四)医源性因素

医源性因素也是造成 MODS 的一个重要因素。尤其是急危重症患者,病情错综复杂,如治疗措施应用不当,对脏器容易造成不必要的损伤而引发 MODS。较常见的因素如下。

(1)长时间(>6 小时)高浓度给氧可破坏肺表面活性物质,损害肺血管内皮细胞。

(2)大量输血、输液可导致急性肺水肿、急性左心功能不全。

(3)药物使用不当可导致肝、肾等重要脏器功能障碍。

(4)不适当的人工机械通气可造成心肺功能障碍。

(5)血液吸附或血液透析造成的不均衡综合征、出血和血小板计数减少。

(五)心搏、呼吸骤停

心搏、呼吸骤停致使机体各重要脏器严重缺血、缺氧,若能在短时间内得到有效及时的抢救,复苏成功后,血流动力学改善,各大器官恢复灌流,形成"缺血-再灌注",但同时也可能引发"再灌注"损伤,导致 MODS。

二、临床表现

MODS 多以某一器官功能受损开始发病,并序贯地影响到其他器官,由于首先受累器官的不同以及受累器官组合的不同,因此,其临床表现也不尽相同,下面将各器官受累时的主要表现分别介绍(表 10-4)。

(一)心脏

心脏的主要功能是泵功能,并推动血液在体内进行周而复始的循环,无论是心脏发生继发性损伤或原发性损伤都能够引起泵功能障碍,从而引起急性心功能不全,主要临床特征表现为急性肺循环淤血和供血不足。

表 10-4 MODS 的临床表现

	休克	复苏	高分解代谢	MOF
全身情况	萎靡、不安	差、烦躁	很差	终末
循环	需输液	依赖容量	CO↓,休克	药物依赖
呼吸	气促	呼碱低氧	ARDS	O_2↓,CO_2↑
肾脏	少尿	氮↑	氮↑,需透析	恶化
胃肠	胀气	摄食↓	应激性溃疡	功能紊乱
肝脏	肝功轻度↓	中度↓	严重↓	衰竭
代谢	血糖↑需胰岛素	高分解代谢	代谢性酸中毒,血糖↑	肌萎缩,酸中毒
CNS	模糊	嗜睡	昏迷	深昏迷
血液	轻度异常	BPC↓,WBC↑	凝血异常	DIC

急性心功能不全可概括为急性右心功能不全和急性左心功能不全,临床上急性右心功能不全极为少见,因此一般急性心功能不全即泛指急性左心功能不全,临床上最常见的是急性左室功能不全。临床症状及体征表现如下。

1.呼吸困难

按诱发呼吸困难急性程度的不同又可分为劳力性呼吸困难、夜间阵发性呼吸困难和端坐呼吸,而端坐呼吸和夜间阵发性呼吸困难是急性左心功能不全早期或急性发作时的典型表现之一,必须给予高度重视。

2.咳嗽与咯血

急性心功能不全引起的咳嗽主要特征为无其他原因可解释的刺激性干咳,尤以平卧或活动时为明显,半卧位或坐起及休息时咳嗽可缓解。若发生肺水肿时可见大量白色或粉红色泡沫样痰,严重者可发生咯血。

心排血量急剧下降是严重急性左心功能不全可引起的病变,从而引起心源性晕厥、心源性休克及心搏骤停。

(二)呼吸功能

临床特征表现为发绀和呼吸困难,血气分析检查常呈现为低氧血症。严重者可出现急性呼吸窘迫综合征(ARDS)或急性呼吸功能不全。ARDS 是 MODS 常伴发的一种临床表现,其病理改变为急性非心源性肺水肿。临床特点如下。

(1)起病急,呼吸极度困难,经鼻导管高流量吸氧不能缓解。

(2)呼吸频率加快,常超过每分钟 28~30 次,并进行性加快,严重者可达每分钟 60 次以上,患者所有呼吸肌都参与了呼吸运动,仍不能满足呼吸对氧的需求而呈现为窘迫呼吸。

(3)血气分析呈现为 PO_2<8.0 kPa(60 mmHg),并呈进行性下降,高流量氧疗也难以使 PO_2 提高,而必须采用人工机械通气。

(三)肝

当肝脏功能遭到严重损害时,临床表现为肝细胞性黄疸,巩膜、皮服黄染,尿色加深呈豆油样,血清生化检查显示:总胆红素升高(直接胆红素与间接胆红素均升高)并伴有肝脏酶学水平升高,同时 ALT、AST、LDH 均大于正常值的 2 倍,还可伴有清蛋白含量、血清总蛋白下降及凝血因子减少,既往有肝病史者或病情严重者即可发生肝性脑病。

(四)肾

在急危重症的抢救过程中,多种原因都可能造成肾小管功能受损或急性肾小球功能受损,从而引起急性肾功能不全,其临床表现主要为氮质血症、少尿、无尿和水、电解质及酸碱平衡失调。当发生急性肾功能不全后,常易导致病情急剧进展或明显恶化,在以各种原因所导致的休克为MODS的原发病变时,肾功能不全也可能为最早的表现。

(五)胃肠道

各种原因引起的胃肠黏膜缺血及病变、治疗过程中的应激,导致的胃泌素与肾上腺皮质激素分泌增加,而导致胃黏膜病变,引起消化道大出血,或者其他因素所致的胃肠道蠕动减弱,从而发生胃肠麻痹。

(六)凝血功能

毛细血管床开放,血流缓慢或淤积,致使凝血系统被激活,引起微循环内广泛形成微血栓,导致弥散性血管内凝血可由任何原因所致的组织微循环功能障碍造成。进一步使大量凝血因子和血小板被消耗,引发全身组织发生广泛出血。临床常表现为黏膜、皮肤形成花斑,皮下出血,注射部位或手术切口、创面自发性弥漫性渗血,术后引流管内出血量增多,严重者内脏器官也发生出血。化验检查可见血浆蛋白原含量降低,纤维组织蛋白原降解产物增加,血小板计数呈进行性减少,凝血酶原时间延长。

(七)脑

由于危重病病变发生发展过程中的多种因素影响而使脑组织发生缺血、缺氧和水肿,从而在临床上引起患者意识障碍。如出现淡漠、烦躁、自制力和定向力下降,对外界环境、自己及亲人不能确认,甚至出现嗜睡、昏睡、昏迷。同时常伴有瞳孔、出现神经系统的病理反射及呼吸病理性变化等。

三、护理

(一)一般护理

1.饮食护理

MODS患者机体常处于全身炎性反应高代谢状态,机体消耗极度升高,免疫功能受损,内环境紊乱,因此保证营养供应至关重要。根据病情选择进食方式,尽量经口进食,必要时给予管饲或静脉营养,管饲时注意营养液的温度及速度,避免误吸及潴留。

(1)肠道营养:根据患者病情选择管饲途径:口胃管、鼻胃管、鼻肠管、胃造口管、空肠造瘘等。

(2)肠外营养:根据患者病情给予不同成分的TPN治疗。

2.环境管理

病室清洁安静,最好住单人房间,室内每天消毒1次。

3.心理护理

因患者起病突然、病情严重,容易恐惧,护士耐心解释疾病发生发展的原因,帮助患者树立信心并取得积极配合,保证患者情绪稳定。

(二)重症护理

1.病情观察

全面观察,及早发现、预防各器官功能不全征象。

(1)循环系统:血压,心率及心律,CVP,PCWP的监测,严格记录出入液量。

(2)呼吸系统:呼吸频率及节律,动脉血气分析,经皮血氧饱和度的监测。

(3)肾功能监测:监测尿量,计算肌酐清除率,规范使用抗生素,避免使用肾毒性强的药物,必要时行 CRRT 治疗。

(4)神经系统:观察患者的意识状态、神志、瞳孔、反应等的变化。

(5)定时检测肝功能,注意保肝,必要时行人工肝治疗。加强血糖监测。

(6)肠道功能监测与支持:根据医嘱正确给予营养支持,合理使用肠道动力药物,保持肠道通畅。

(7)观察末梢温度和皮肤色泽。

2.各脏器功能的护理

(1)呼吸功能的护理:加强呼吸道的湿化与管理,合理湿化,建立人工气道患者及时吸痰。根据患者病情,及时稳定脱机。多次进行机械通气、病情反复的患者,对脱机存在恐惧感,得知要脱机即表现为紧张、恐惧,这种情绪将影响患者的正常生理功能,如产生呼吸、心率加快、血压升高等,影响脱机的实施。需对患者实施有效的心理护理。

(2)循环功能的护理:MODS 患者在抢救治疗过程中,循环系统不稳定,血压波动大且变化迅速,需通过有创动脉测压及时可靠准确的连续提供动脉血压,为及时发现病情变化并给治疗提供可靠的资料。同时注意观察患者痰液色质量,及时发现心力衰竭早期表现。严格控制出入液量。

(3)肝肾功能的护理:注意肝肾功化验指标的变化,严密监测尿量、尿色、尿比重,保持水电解质平衡。避免使用肝肾毒性药物。维持血容量及血压,保证和改善肾脏血流灌注。严重衰竭患者及时采用连续血液净化治疗。

(4)胃肠道功能的护理:应激性溃疡出血是 MODS 常见的胃肠功能衰竭症状,早期进行胃肠道内营养,补充能量,促进胃肠蠕动的恢复,维持菌群平衡,保护胃黏膜。观察患者是否存在腹胀,及时听诊肠鸣音,观察腹部体征的变化。患者发生恶心、呕吐时及时清理呕吐物,避免误吸。发生腹泻时,及时清理,保持床单位清洁,观察大便性状、色质量,留取异常大便标本并及时送检。

3.药物治疗的护理

(1)根据医嘱补液,为避免发生肺水肿,可在 PCWP 及 CVP 指导下调整补液量及速度。

(2)按常规使用血管活性药物。

(3)血压过低时不可使用利尿剂,用后观察尿量变化。

(4)使用制酸剂和胃黏膜保护剂后,要监测胃液 pH。

(5)观察要点:持续心电监护,监测体温。

(朱丽君)

第三节　肺动脉高压危象

一、概述

肺动脉高压(PH)是指肺动脉压力超过一定界值的一种血流动力学异常状态,其血流动力学诊断标准:在海平面,静息状态下,右心导管检查测肺动脉收缩压超过 4.0 kPa(30 mmHg)或肺动脉平均压 MPAP≥3.3 kPa(25 mmHg)。肺动脉高压危象(PHC)是指在肺动脉高压的基础上,发生肺血管痉挛性收缩,肺循环阻力升高,右心血排出受阻,导致突发性肺高压达到或超过主动脉水平和严重低心排血量的临床危象状态,引发重症的低血压及低氧血症。

二、病因

有很多原因可以导致肺动脉高压,如左心疾病、先天性心脏病、缺氧性病变、肺血栓栓塞症等,这些明确原因导致的肺动脉高压,占肺动脉高压患者的主体,甚至达 99% 以上。

(一)左心疾病相关性肺动脉高压

约占全部肺动脉高压的 78.8%。高血压、糖尿病、冠心病等疾病的后期经常会并发心功能不全,在中重度患者中会引起肺循环血流动力学改变和肺血管重构,进一步导致肺动脉高压。

(二)先天性心脏病相关性肺动脉高压

先天性心脏病相关性肺动脉高压主要由心内分流引起。未经手术治疗的先天性心脏病患者合并肺动脉高压的发生率为 30%,而经手术治疗的患者合并肺动脉高压的发生率约为 15%。

(三)结缔组织疾病相关的肺动脉高压

结缔组织疾病包括各种风湿、类风湿性疾病,如干燥综合征、系统性红斑狼疮、硬皮病、血管炎、类风湿关节炎等,在我国患者很多。这一类疾病并发肺动脉高压比例很高,且能显著影响预后,因而原发病的识别与处理至关重要。

(四)缺氧性肺动脉高压

我国是烟草大国,由此导致慢性支气管炎、肺气肿、慢性阻塞性肺疾病(COPD)等慢性肺部疾病高发。支气管扩张、肺结核等这些疾病最后也会导致肺动脉高压,引起右心衰竭。睡眠呼吸障碍患者也会发生肺血管阻力增加,引起肺动脉高压,因此慢性阻塞性肺疾病导致的缺氧是一个值得关注的问题。另一方面,高原性肺动脉高压是国外少有而我国常见的一种疾病,此类患者由于肺泡缺氧,继而发生低氧性肺血管收缩,肺动脉压升高。

(五)慢性血栓栓塞性肺动脉高压

深静脉血栓形成和肺栓塞在临床工作中经常遇到,发病率、致死率、致残率都很高,由此而诱发的慢性血栓栓塞性肺动脉高压也有很高的发生率,临床上也很常见。

(六)其他疾病

其他疾病,如代谢性疾病、血液系统疾病、肿瘤性疾病、血吸虫病、人类免疫缺陷病毒感染等均可引起肺动脉高压。

按照国际上最新分类,以上各种病因导致的肺动脉高压划归为 5 大类,可以由几十种疾病引起,包括以上提到的各种原因,如特发性肺动脉高压、先天性心脏病、呼吸系统疾病、结缔组织疾病(如硬皮病、系统性红斑狼疮)等。

三、肺动脉高压的分类

肺动脉高压曾经被习惯性地分为"原发性"和"继发性"两类,随着对 PH 认识的逐步深入,2003 年世界卫生组织(WHO)"肺动脉高压会议"按照病因、病理生理、治疗方法及预后特点将 PH 分为 5 个大类,每一大类根据病因及损伤部位的不同又可分为多个亚类,该分类方法对于制订 PH 患者的治疗方案具有重要的指导意义。美国胸科医师学院(ACCP)和欧洲心血管病学会(ESC)2004 年又对此分类法进行了修订,PH 的分类命名(根据 WHO 2003、ACCP 2004、ESC

2004 综合修订)如下。

(一)动脉性肺动脉高压

动脉性肺动脉高压(PAH)包括特发性 PAH(IPAH)、家族性 PAH(FPAH)、相关疾病(因素)所致 PAH(APAH)、广泛肺静脉或毛细血管受累疾病相关性 PAH 和新生儿持续性 PH。其中,相关疾病(因素)所致 PAH 的疾病(因素)包括胶原血管病、先天性体－肺分流、静脉高压、HIV 感染、药物或毒素、甲状腺功能异常、糖原贮积症、戈谢病、遗传性出血性毛细血管扩张症、血红蛋白病、骨髓增生异常及脾切除术等。广泛肺静脉或毛细血管受累疾病包括肺静脉闭塞病及肺毛细血管瘤。

(二)静脉性肺动脉高压

静脉性肺动脉高压又称左心系统疾病伴发 PH,包括左心房(室)性心脏病及左心瓣膜性心脏病伴发的肺动脉高压。

(三)低氧血症相关性肺动脉高压

低氧血症相关性肺动脉高压包括慢性阻塞性肺疾病(COPD)、间质性肺疾病、睡眠呼吸障碍、肺泡低通气病变、高原环境下慢性缺氧及肺发育异常所致的肺动脉高压。

(四)慢性血栓和/或栓塞性肺动脉高压

可导致慢性血栓性和/或栓塞性肺动脉高压的疾病包括肺动脉近端血栓栓塞、肺动脉远端血栓栓塞及非血栓性(肿瘤、寄生虫、异物等)肺栓塞。

(五)其他原因所致肺动脉高压

可导致肺动脉高压的其他疾病或原因包括结节病、肺朗格汉斯细胞组织细胞增生症、淋巴管肌瘤病及肺血管受压(淋巴结肿大、肿瘤、纤维素性纵隔炎)等。

四、病理解剖

肺动脉高压患者的各级肺动脉均可发生结构重建,且严重程度和患者的预后有一定的相关性。肌型和弹性肺动脉、微细肺动脉的主要病理改变是中膜肥厚、弹性肺动脉扩张及内膜粥样硬化。各级肺小叶前或小叶内肺动脉主要表现为狭窄型动脉病变和复合型动脉病变,狭窄型病变包括肺动脉中膜平滑肌肥厚、内膜及外膜增厚;复合病变则包括丛样病变、扩张性病变和动脉炎性病变。对临床表现复杂、诊断困难的肺动脉高压患者,尽量争取行肺动脉病理解剖学检查。

肺动脉高压(PH),尤其是动脉性肺动脉高压(PAH)具有潜在致命性,早期明确诊断、及时规范治疗是获得最佳疗效的关键,否则患者预后极差。国外研究结果表明,特发性动脉性肺动脉高压(IPAH)多在患者出现症状后 2 年左右才能确诊,而确诊后的自然病程仅 2.5～3.4 年。

五、诊断

(一)病史

1.症状

肺动脉高压本身没有特异性临床表现。最常见的首发症状是活动后气短、乏力,其他症状有胸痛、咯血、眩晕或晕厥、干咳。气短往往标志肺动脉高压患者出现右心功能不全。当发生晕厥或眩晕时,则往往标志患者心排血量已经明显下降。需要强调,肺动脉高压患者首次出现症状至确诊的时间间距与预后有明确的相关性,因此病历采集时应准确记录首次出现症状的时间。

2.危险因素

(1)既往史：先天性心脏病、结缔组织病、HIV 感染史、减肥药物治疗史、肝病及贫血等都是肺动脉高压病因分类的重要线索，故需要全面采集患者的既往史，这样既有助于明确诊断分类，也有助于发现新的危险因素。

(2)个人史：需要注意患者有无危险因素接触史，如印刷厂和加油站工人接触油类物品、HIV 感染、同性恋、吸毒及染发剂等特殊接触史。

(3)婚育史：女性要注意有无习惯性流产史，男性要注意其母亲、姐妹等直系亲属有无习惯性流产史等。

(4)家族史：家族有无肺动脉高压患者至关重要，有无其他家族遗传性病史对于发现新的危险因素、帮助诊断分类亦具有重要意义。

3.体格检查

肺动脉高压的体征包括：①因肺动脉压力升高而出现 P_2 亢进；②肺动脉瓣开放突然受阻，出现收缩早期喷射性喀喇音；③三尖瓣关闭不全引起三尖瓣区的收缩期反流杂音；④晚期右心功能不全时出现颈静脉充盈或怒张；⑤下肢水肿；⑥发绀；⑦右心室充盈压升高，可出现颈静脉巨大"a"波；⑧右心室肥厚可导致剑突下出现抬举性搏动；⑨出现 S_3 表示右心室舒张充盈压增高及右心功能不全，约 38% 的患者可闻及右心室 S_4 奔马律。

颈静脉检查有助于帮助判断右心房压力。患者采取 45° 半卧位，尽量取颈静脉搏动最高点至胸骨柄之间的距离，用厘米表示，再加上 5 cm(代表右心房到胸骨柄的距离)即为估测的右心房压力。右心房压力是判断患者预后的重要指标。

与肺动脉高压相关疾病的特殊体征往往可提示诊断。左向右分流的先天性心脏病出现发绀和杵状指(趾)，往往提示艾森门格综合征；差异性发绀和杵状趾(无杵状指)是动脉导管未闭合并阻力型肺高压(艾森门格综合征)的特征性表现；反复自发性鼻出血、特异性体表皮肤毛细血管扩张往往提示遗传性出血性毛细血管扩张症；皮疹、面部红斑、黏膜溃疡、关节肿胀畸形、外周血管杂音等是提示结缔组织病的征象。

(二)辅助检查

1.心电图

肺动脉高压患者的心电图表现缺乏特异性，但有助于评价病情严重程度、治疗是否有效及肺动脉高压分类。

有以下心电图改变时往往提示存在肺动脉高压：①电轴右偏；②Ⅰ导联出现 S 波；③右心室高电压；④右胸前导联出现 ST 段压低、T 波低平或倒置(图 10-1)。其发生机制是由于肺动脉高压造成右心室肥厚，继而心包心肌张力增加，影响心肌供血。肺动脉阻力越高，增加的速度越快(所用时间越短)，心电图反映心肌缺血的敏感性越高。需要强调的是，心电图正常不能排除肺动脉高压。

2.胸部 X 线

肺动脉高压患者胸部 X 线检查征象可能有：①肺动脉段凸出及右下肺动脉扩张，伴外周肺血管稀疏——"截断现象"；②右心房和右心室扩大(图 10-2)。胸部 X 线检查还助于发现原发性肺部疾病、胸膜疾病、心包钙化或者心内分流性畸形。胸部 X 线检查对于中、重度肺动脉高压患者有更高的诊断价值，胸部 X 线正常并不能排除肺动脉高压。

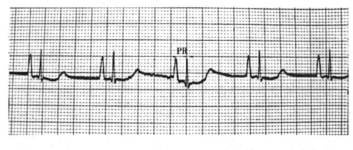

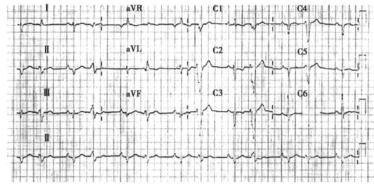

图 10-1 肺动脉高压心电图

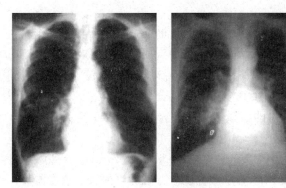

图 10-2 肺动脉高压 X 线表现

3.超声心动图

超声心动图是筛查肺动脉高压最重要的无创性检查方法,在不合并肺动脉口狭窄、肺动脉闭锁及右心室流出道梗阻时,肺动脉收缩压(PASP)等于右心室收缩压(RVSP)。可通过多普勒超声心动图测量收缩期右心室与右心房压差来估测 RVSP。按照改良柏努力公式,右心房、右心室压差大约等于 $4V^2$,V 是三尖瓣最大反流速度(m/s)。$RVSP=4V^2+RAP$(右心房压),右心房压可以用标准右心房压 0.7~1.3 kPa(5~10 mmHg)计算,也可以用吸气末下腔静脉塌陷程度估测值。目前国际推荐超声心动图拟诊肺动脉高压的标准为:肺动脉收缩压≥5.3 kPa(40 mmHg)。有些患者只有运动时才会出现肺动脉压升高,因此有必要对有危险因素的患者进行运动负荷或者药物负荷超声心动图检查(常用中心静脉泵入腺苷注射液),进行肺动脉高压的早期筛查。超声心动图在肺动脉高压诊断中的重要价值如下。

(1)估测肺动脉收缩压。

(2)评估病情严重程度和预后:包括右心房压、左右心室大小、Tei 指数以及有无心包积液等。

(3)病因诊断：发现心内畸形、大血管畸形等，并可排除左心病变所致的被动性肺动脉压力升高。

4.肺功能评价

肺功能评价是鉴别诊断常规检查方法之一，如无禁忌，所有肺动脉高压患者均应进行肺功能检查和动脉血气分析，了解患者有无通气障碍及弥散障碍。

5.睡眠监测

约有15%的阻塞性睡眠呼吸障碍患者合并肺动脉高压，肺动脉高压患者应常规进行睡眠监测。

6.胸部CT

胸部CT主要目的是了解有无肺间质病变及其程度、肺及胸腔有无占位病变、肺动脉内有无占位病变、血管壁有无增厚、主肺动脉及左右肺动脉有无淋巴结挤压等。进行CT肺动脉造影可使大多数慢性血栓栓塞性肺动脉高压确诊，从而避免风险更大的肺动脉造影检查。

7.肺通气灌注扫描

肺动脉高压患者的肺通气灌注扫描可以完全正常，也可在外周发现一些小的非节段性缺损。由于肺动脉高压通气功能一般正常，所以往往会呈现V/Q比例失调。肺通气灌注扫描对于诊断慢性血栓栓塞性肺高压(CTEPH)有比较重要的价值。

8.右心导管检查

右心导管检查不仅是确诊肺动脉高压的金标准，也是指导确定科学治疗方案必不可少的手段。对病情稳定、WHO肺动脉高压功能分级Ⅰ～Ⅲ级、没有明确禁忌证的患者均应积极开展标准的右心导管检查。一般认为以下指标是右心导管检查过程中所必须获得的参数：①心率和体循环血压；②上下腔静脉压力、血氧饱和度和氧分压；③右心房、右心室压力和血氧饱和度；④肺动脉压力、血氧饱和度；⑤心排血量、心搏指数；⑥肺循环阻力；⑦肺动脉阻力；⑧体循环阻力；⑨PCWP。

临床诊断肺动脉高压时，PCWP必须≤2.0 kPa(15 mmHg)。为测量PCWP和心排血量，推荐使用带有气囊的四腔或者六腔漂浮导管进行右心导管检查。心导管室工作站应该配备心排血量测量相应插件与导线，或者单独配备血流动力学监测设备。

9.急性肺血管扩张试验

部分肺动脉高压，尤其是特发性肺动脉高压，发病机制可能与肺血管痉挛有关，肺血管扩张试验是筛选这些患者的有效手段。急性肺血管扩张试验阳性提示肺循环内有相当多的小肺动脉处于痉挛状态。研究证实，采用钙拮抗剂治疗可显著改善试验结果阳性患者的预后。另外，首次急性肺血管扩张试验总肺阻力指数下降＞50%的患者预后优于反应相对较低的患者。因此，患者首次行右心导管检查时，行急性肺血管扩张试验尤为重要。

(1)试验药物：目前国际上公认可用于急性肺血管扩张试验的药物有3种：依前列醇、腺苷和一氧化氮。在国内主要有2种药物：吸入用伊洛前列素液和腺苷注射液。

(2)急性肺血管扩张试验阳性标准：①平均肺动脉压下降到5.3 kPa(40 mmHg)之下；②平均肺动脉压下降幅度超过1.3 kPa(10 mmHg)；③心排血量增加或至少不变。必须满足此3项标准，才可将患者诊断为试验结果阳性。阳性患者可以口服钙拮抗剂治疗。但在治疗12个月后需复查急性肺血管扩张试验，以判断患者对钙拮抗剂是否持续敏感。国外研究表明，初次急性肺血管扩张试验阳性患者中仅 54% 能够从钙拮抗剂治疗中长期获益,另约 46% 的患者则变为阴性。因此建议初次检查阳性的患者接受钙拮抗剂治疗 1 年后再次行急性肺血管扩张试验,结果仍阳性则表示该患者持续敏感,可继续给予钙拮抗剂治疗。

特发性肺动脉高压患者中仅约 10% 急性肺血管扩张试验呈阳性,其他类型患者阳性率更低。

10.肺动脉造影检查指征

(1)临床怀疑有慢性血栓栓塞性肺高压而无创检查不能提供充分证据。

(2)慢性血栓栓塞性肺高压术前评价。

(3)临床诊断为肺血管炎,需要了解肺血管受累程度。

(4)诊断肺动脉内肿瘤。

需要注意的是,肺动脉造影并非肺动脉高压常规的检查项目。血流动力学不稳定的肺动脉高压患者进行肺动脉造影可能会导致右心衰竭加重,甚至猝死。

11.心肺功能评价

进行心肺功能评价可进行 6 分钟步行距离试验。6 分钟步行距离试验是评价肺动脉高压患者活动耐量最重要的检查方法。

12.WHO 肺动脉高压功能评级

首次入院肺动脉高压功能 II 级的患者预后远好于 III 级或 IV 级的患者。建议对每例肺动脉高压患者都应该进行准确的功能评级。治疗之后功能评级的变化,是疗效评价重要指标。

WHO 肺动脉高压患者功能分级评价标准如下。

(1)I 级:患者体力活动不受限,日常体力活动不会导致气短、乏力、胸痛或黑蒙。

(2)II 级:患者体力活动轻度受限,休息时无不适,但日常活动会出现气短、乏力、胸痛或近乎晕厥。

(3)III 级:患者体力活动明显受限,休息时无不适,但低于日常活动量时即出现气短、乏力、胸痛或近乎晕厥。

(4)IV 级:患者不能进行任何体力活动,有右心衰竭的征象,休息时可有气短和/或乏力,任何体力活动都可加重症状。

六、治疗

(一)肺动脉高压的传统治疗

传统内科治疗包括吸氧、利尿、强心和抗凝。主要是针对右心功能不全和肺动脉原位血栓形成。先天性心脏病患者应尽早行介入封堵或外科修补矫治术。

1.氧疗

肺动脉高压患者吸氧治疗的指征是血氧饱和度低于 90%,先天性体-肺分流性心脏病引起的肺动脉高压则无此限制。

2.利尿剂

对于合并右心功能不全的肺动脉高压患者,初始治疗应给予利尿剂。治疗期间应密切监测血钾,使血钾维持在正常水平。

3.地高辛

心排血量低于 4 L/min 是应用地高辛的绝对指征。另外,右心室明显扩张、基础心率大于

100 次/分、心室率偏快的心房颤动等均是应用地高辛的指征。

4.华法林

为了对抗肺动脉原位血栓形成,一般使 INR 控制在 1.5～2.0。

5.多巴胺

多巴胺是重度右心衰竭(心功能Ⅳ级)和急性右心衰竭患者首选的正性肌力药物。

(二)肺血管扩张剂

目前临床上应用的血管扩张剂有钙拮抗剂、前列环素及其结构类似物、内皮素受体拮抗剂和5 型磷酸二酯酶抑制剂。

1.钙拮抗剂

只有急性肺血管扩张试验结果阳性的患者才能从钙拮抗剂治疗中获益。由于钙拮抗剂有导致体循环血压下降、矛盾性肺动脉压力升高、心力衰竭加重、诱发肺水肿等危险,故对尚未进行急性肺血管扩张试验的患者不能盲目应用钙拮抗剂。对正在服用且疗效不佳的患者应逐渐减量至停用。

对急性肺血管扩张试验结果阳性的患者应根据心率情况选择钙拮抗剂,基础心率较慢的患者选择二氢吡啶类;基础心率较快的患者则选择地尔硫䓬。为避免并发症的发生,推荐使用短效药物,并从小剂量开始应用,在体循环没有明显变化的情况下,逐渐递增剂量,争取数周内增加到最大耐受剂量,然后维持应用。应用 1 年,还应再次行急性肺血管扩张试验,重新评价患者是否持续敏感,只有长期敏感才能继续应用。

2.前列环素类药物

静脉依前列醇是一个在欧洲上市的前列环素类药物,对各类肺动脉高压患者都有明显疗效。后来依次有伊洛前列素、曲前列环素、贝前列环素等药物相继在欧洲、美国、日本等国家上市用于治疗肺动脉高压。除了贝前列环素之外,其他前列环素类药物均取得较好疗效。

该药可选择性作用于肺血管,其化学性质较依前列醇明显稳定。国内已经有不同类型肺动脉高压患者在使用吸入用伊洛前列素,疗程长短不一。对于大部分肺动脉高压患者,该药可以快速降低肺血管阻力,增加心排血量。该药静脉注射表现为双相消除的特点,平均半衰期分别为 3～5 分钟以及 15～30 分钟,起效迅速,但作用时间较短。因此,建议每天吸入治疗次数为 6～9 次。每次吸入的剂量应该因人而异,具体需要急性肺血管扩张试验确定。根据目前国内的经验,每次吸入剂量在 5～20 μg,每天吸入 6 次。长期应用该药,可降低肺动脉压力和肺血管阻力,提高运动耐量,改善生活质量。应强调,使用该药吸入治疗的肺动脉高压患者需接受雾化器使用培训,以避免不恰当应用而浪费药品,并确保达到最佳疗效。

3.内皮素受体拮抗剂

目前,已有双重内皮素受体拮抗剂波生坦和选择性内皮素 A 受体拮抗剂西他生坦在国外上市。两者都是口服治疗肺动脉高压的药物。该药可改善肺动脉高压患者的临床症状和血流动力学指标,提高运动耐量,改善生活质量和生存率,推迟临床恶化的时间。

4.5-磷酸二酯酶抑制剂

目前国外治疗肺动脉高压的 5-磷酸二酯酶抑制剂只有西地那非。

5.联合药物治疗

联合药物治疗肺动脉高压能够增强疗效,减轻单一药物剂量过大引起的不良反应。

6.其他

因无法监测吸入浓度,不便长期应用 NO 吸入治疗。精氨酸是合成 NO 的底物,补充 L-精氨酸能增加 NO 的合成,降低肺动脉压,是一种辅助性治疗。

(三)房间隔造口术

经充分上述内科治疗之后,患者症状仍无明显好转,即可推荐患者进行房间隔造口。

入选标准:①重度肺动脉高压[重度肺动脉高压的标准为肺动脉收缩压>9.3 kPa(70 mmHg)]患者;②经过充分的内科治疗仍然反复发生晕厥和/或右心衰竭、等待肺移植或心肺联合移植患者;③静息状态下动脉血氧饱和度>90%,血细胞比容>35%,确保术后能维持足够的体循环血氧运输;④患者及家属同意进行治疗并签署知情同意书。

排除标准:①超声心动图或右心导管证实存在解剖上的房间交通;②右心房压>2.7 kPa(20 mmHg)。

目前房间隔造口术国内报道较少,对于没有条件使用前列环素的发展中国家和地区,WHO推荐开展此项技术。主要目的是减轻右心负荷,增加左心搏出量而改善症状。

(四)肺移植

在国外,单侧肺移植、双肺移植、活体肺叶移植及心肺移植已较广泛应用于肺动脉高压患者的治疗,主要指征为经充分内科治疗而无明显疗效的患者。肺移植术明显延长了这些患者的寿命和生活质量,术后患者可以停止使用治疗肺动脉高压的药物。

我国已有肺移植治疗肺动脉高压的报道,建议有条件的单位,在严格掌握手术指征的前提下积极开展此项技术治疗终末期肺动脉高压。

(五)基因治疗

国外已有基因治疗的成功报道,但距离临床推广使用尚需时日。

七、病情观察与评估

(1)监测生命体征,观察患者有无血压降低及心率变化。

(2)观察患者口唇、面颊、肢端有无发绀。

(3)评估血流动力学状态,如肺动脉压力、肺血管阻力(PRV)、中心静脉压(CVP)、心排血量(CO)、心排指数(CI)。

(4)评估 PaO_2、SaO_2 等血气分析结果。

八、护理措施

(一)镇痛镇静

遵医嘱持续镇痛镇静,维持镇静 Ramsay 评分在 3~4 分或 RASS 评分在 -3~-4 分。

(二)呼吸功能支持

(1)对重度肺动脉高压患者,延长呼吸机支持时间。

(2)严格掌握吸痰指征,尽量减少吸痰刺激,吸痰时充分镇静,吸痰前后 2 分钟调节氧浓度至100%,提高氧储备,避免诱发加重肺高压危象发生。

(3)合理调节呼吸机参数,氧分压(PaO_2)维持在 10.7~13.3 kPa(80~100 mmHg),二氧化碳分压($PaCO_2$)控制在 4.0~4.7 kPa(30~35 mmHg),预防发生高碳酸血症。

(三)漂浮导管护理

监测肺动脉压力和波形。肺动脉压的正常值为收缩压 2.0～4.0 kPa(15～30 mmHg),舒张压 0.7～2.0 kPa(5～15 mmHg),平均压 1.5～2.1 kPa(11～16 mmHg)。

(四)用药护理

(1)遵医嘱使用降低肺动脉压力的药物,如伊洛前列素、前列地尔、西地那非等。吸入伊洛前列素半衰期短,无累积降压作用,需要频繁吸入,应掌握好吸入频次,保证有效血药浓度。

(2)发生肺动脉高压危象时,可直接经肺动脉导管泵入降低肺动脉压力药物,以达到迅速降低肺动脉压力的目的。

(3)观察药物疗效及不良反应。药物有效指标为肺动脉压力降低,右心负荷减轻,心排血量增加。最常见的不良反应包括血管扩张、头痛以及因血管扩张而出现潮热或者面部发红,无须特殊处理,停药后自行消失。

(五)一氧化氮(NO)吸入治疗护理

(1)采用低浓度(小于 20 PPM)NO 治疗,确保 NO 持续吸入,特别在使用早期,患者对 NO 及呼吸机的依赖性强,避免较长时间中断辅助呼吸。

(2)设置 NO 高限及低限报警,气体吸完前及时更换。

(3)准备撤离呼吸机时,逐渐降低 NO 吸入浓度,观察肺动脉压力变化。

(六)观察尿量

观察每小时尿量,保持尿量＞1 mL/(kg・h)。

九、健康指导

(1)指导患者按时服用降低肺动脉高压的药物,不随意增减。

(2)戒烟,避孕,如怀孕应考虑终止妊娠。

(3)告知患者避免在高海拔地区旅游或居住。

(朱丽君)

第四节　低血糖危象

一、概述

低血糖危象是指血糖降低引起交感神经过度兴奋和中枢神经异常为主要表现的临床综合征。一般将血糖≤2.8 mmol/L 作为低血糖的诊断标准,糖尿病患者血糖＜3.9 mmol/L 即可出现低血糖症状,低血糖严重并持续可导致死亡。

二、病情观察与评估

(1)监测生命体征,观察有无血压降低、心率增快等症状。

(2)观察有无心悸、出冷汗、乏力、饥饿感、流涎、面色苍白、心率加快、四肢冰冷、肌肉颤抖等低血糖症状。

(3)观察有无头晕、嗜睡、视物不清、幻觉、躁动、认知障碍或抽搐、昏迷等脑功能障碍的表现。

(4)评估有无因头晕、意识障碍等导致跌倒/坠床的风险。

三、护理措施

(一)卧位与休息

绝对卧床休息,取舒适体位。

(二)氧疗

遵医嘱吸氧。

(三)尽快补充含糖食物或药物

(1)神志清醒者,立即口服糖水、含糖饮料或饼干、面包等,以葡萄糖为佳;15 分钟后测血糖如仍低于 3.9 mmol/L,继续给予含糖食物。

(2)神志不清者,立即静脉注射 50% 葡萄糖 20 mL,15 分钟后测血糖仍低于 3.9 mmol/L,继续静脉注射 50% 葡萄糖 60 mL。

(3)昏迷患者清醒后,或血糖升至 3.9 mmol/L 以上且距下次就餐时间在 1 小时以上者,进食含淀粉或蛋白质食物,以防再度昏迷。

(四)血糖监测

(1)空腹血糖正常范围 3.9~6.1 mmol/L。血糖监测的频次为三餐前、三餐后 2 小时、睡前,必要时增加频次。

(2)老年患者因其易发生低血糖,血糖不宜控制过严,一般空腹血糖不超过 7.8 mmol/L,餐后血糖不超过 11.1 mmol/L 即可。

四、健康指导

(1)告知患者及家属低血糖的诱发因素、临床表现及应急处理措施。

(2)指导患者遵医嘱服药,切勿随意更改降糖药物或增减药物剂量,避免诱发低血糖危象。

(3)短效胰岛素注射后应在 30 分钟内进餐。

(4)教会患者自我监测血糖,定期门诊复查。

(5)告知患者随身携带疾病识别卡,糖块、饼干等食品,以便应急时食用和方便救治。

（朱丽君）

第五节　高血糖危象

高血糖危象指的是糖尿病昏迷,而糖尿病是由多种病因引起的以慢性高血糖为特征的代谢紊乱,其基本病理生理为绝对或相对性胰岛素分泌不足所引起的糖代谢紊乱,严重时可导致酸碱平衡失常。特征性的病理改变包括高血糖、高酮血症及代谢性酸中毒,发展到严重时可发生酮症酸中毒昏迷和高渗性非酮症性昏迷。

一、糖尿病酮症酸中毒

糖尿病酮症酸中毒(DKA)为最常见的糖尿病急症,是由于体内胰岛素缺乏引起的以高血糖、高血酮和代谢性酸中毒为主要表现的临床综合征。当代谢紊乱发展至脂肪分解加速、血清酮体积聚超过正常水平时称为酮血症,尿酮体排出增多称为酮尿,临床上统称为酮症。当酮酸积聚而发生代谢性酸中毒时称为酮症酸中毒,常见于 1 型糖尿病患者或 β 细胞功能较差的 2 型糖尿病患者伴应激时。

(一)病因

DKA 发生在有糖尿病基础,在某些诱因作用下发病。DKA 多见于年轻人,1 型糖尿病易发,2 型糖尿病可在某些应激情况下发生。发病过程大致可分为代偿性酮症酸中毒与失代偿性酮症酸中毒 2 个阶段。诱发 DKA 的原因如下。

1.急性感染

以呼吸、泌尿、胃肠道和皮肤的感染最为常见。伴有呕吐的感染更易诱发急性感染。

2.胰岛素和药物治疗中断

胰岛素和药物治疗中断是诱发 DKA 的重要因素,特别是胰岛素治疗中断。有时也可因体内产生胰岛素抗体致使胰岛素的作用降低而诱发。

3.应激状态

糖尿病患者出现精神创伤、紧张或过度劳累、外伤、手术、麻醉、分娩、脑血管意外、急性心肌梗死等。

4.饮食失调或胃肠疾病

严重呕吐、腹泻、厌食、高热等导致严重失水,过量进食含糖或脂肪多的食物,酗酒,或每天糖类摄入过少(<100 g)时。

5.不明病因

发生 DKA 时往往有几种诱因同时存在,但部分患者可能找不到明显诱因。

(二)发病机制

主要病理基础为胰岛素相对或绝对不足、拮抗胰岛素的激素(胰高血糖素、皮质醇、儿茶酚胺类、生长激素)增加以及严重失水等,因此产生糖代谢紊乱,血糖不能正常利用,导致血糖增高、脂肪分解增加、血酮增高和继发性酸中毒与水、电解质平衡失调等一系列改变。本病发病机制中各种胰岛素拮抗激素相对或绝对增多起重要作用。

1.脂肪分解增加、血酮增高与代谢性酸中毒的出现

DAK 患者脂肪分解的主要原因有:①胰岛素的严重缺乏,不能抑制脂肪分解。②糖利用障碍,机体代偿性脂肪动员增加。③生长激素、胰高血糖素和糖皮质激素的作用增强,促进脂肪的分解。此时因脂肪动员和分解加速,大量脂肪酸在肝经 β 氧化生成乙酰辅酶 A。正常状态下的乙酰辅酶 A 主要与草酰乙酸结合后进入三羧酸循环。DAK 时,由于草酰乙酸的不足,使大量堆积的乙酰辅酶 A 不能进入三羧酸循环,加上脂肪合成受抑制,使之缩合为乙酰乙酸,再转化为 β-羟丁酸、丙酮,三者总称为酮体。与此同时,胰岛素的拮抗激素作用增强,也成为加速脂肪分解和酮体生成的另一个主要方面。在糖、脂肪代谢紊乱的同时,蛋白质的分解过程加强,出现负氮平衡,血中生酮氨基酸增加,生糖氨基酸减少,这在促进酮血症的发展中也起了重要作用。当肝内产生的酮体量超过了周围组织的氧化能力时,便引起高酮血症。

病情进一步恶化将引起:①组织分解加速。②毛细血管扩张和通透性增加,影响循环的正常灌注。③抑制组织的氧利用。④先出现代偿性通气增强,继而 pH 下降,当 pH<7.2 时,刺激呼吸中枢引起深快呼吸(Kussmaul 呼吸),pH<7.0 时,可导致呼吸中枢麻痹,呼吸减慢。

2.胰岛素严重缺乏、拮抗激素增高及严重脱水

当胰岛素严重缺乏和拮抗激素增高情况下,糖利用障碍,糖原分解和异生作用加强,血糖显著增高,可超过 19.25 mmol/L,继而引起细胞外高渗状态,使细胞内水分外移,引起稀释性低钠。一般来说,血糖每升高 5.6 mmol/L,血浆渗量增加 5.5 mmol/L,血钠下降 2.7 mmol/L。此时,增高的血糖由肾小球滤过时,可比正常的滤过率[5.8～11 mmol/(L·min)]高出 5～10 倍,大大超过了近端肾小管回吸收糖[16.7～27.8 mmol/(L·min)]的能力,多余的糖由肾排出,带走大量水分和电解质,这种渗透性利尿作用必然使有效血容量下降,机体处于脱水状态。此外,由此而引起的机体蛋白质、脂肪过度分解产物(如尿素氮、酮体、硫酸、磷酸)从肺、肾排出,同时厌食、呕吐等症状,都可加重脱水的进程。在脱水状态下的机体,胰岛素利用下降与反调节激素效应增强的趋势又必将进一步发展。这种恶性循环若不能有效控制,必然引起内环境的严重紊乱。

3.电解质失衡

因渗透性利尿作用,从肾排出大量水分的同时也丢失 K^+、Na^+ 和 Cl^- 等离子。血钠在初期可由于细胞内液外移和排出增多而引起稀释性低钠,但若失水超过失钠程度,血钠也可增高。血钾降低多不明显,有时由于 DKA 时组织分解增加使大量细胞内 K^+ 外移而使测定的血钾不低,但总体上仍以低钾多见。

(三)临床表现

绝大多数 DKA 见于 1 型糖尿病患者,有使用胰岛素治疗史,且有明显诱因,小儿则多以 DKA 为首先症状出现。一般起病急骤,但也有逐渐起病者。早期患者常感软弱、乏力、肌肉酸痛,是为 DKA 的前驱表现,同时糖尿病本身症状也加重,常因大量尿糖及酮尿使尿量明显增加,体内水分丢失,多饮、多尿更为突出,此时食欲缺乏、恶心、呕吐、腹痛等消化道症状及胸痛也很常见。老年有冠心病者可并发心绞痛,甚而心肌梗死及心律失常或心力衰竭等。由于 DKA 时心肌收缩力降低,每搏量减少,加以周围血管扩张,血压常下降,导致周围循环衰竭。

1.严重脱水

皮肤黏膜干燥、弹性差,舌干而红,口唇樱桃红色,眼球下陷,心率增快,心音减弱,血压下降;并可出现休克及中枢神经系统功能障碍,如头痛、神志淡漠、恍惚,甚至昏迷。少数患者尚可在脱水时出现上腹部剧痛、腹肌紧张并压痛,酷似急性胰腺炎或外科急腹症,胰淀粉酶亦可升高,但非胰腺炎所致,系与严重脱水和糖代谢紊乱有关,一般在治疗 2～3 天后可降至正常。

2.酸中毒

可见深而快的 Kussmaul 呼吸,呼出气体呈酮味(烂苹果味),但患者常无呼吸困难感觉,少数患者可并发呼吸窘迫综合征。酸中毒可导致心肌收缩力下降,诱发心力衰竭。当 pH<7.2 时中枢神经系统受抑制则出现倦怠、嗜睡、头痛、全身痛、意识模糊和昏迷。

3.电解质失衡

早期低血钾常因病情发展而进一步加重,可出现胃肠胀气、腱反射消失和四肢麻痹,甚至有麻痹性肠梗阻的表现。当同时合并肾功能损害,或因酸中毒致使细胞内大量钾进入细胞外液时,血钾也可增高。

4.其他

肾衰竭时少尿或无尿,尿检出现蛋白、管型;部分患者可有发热,病情严重者体温下降,甚至降至 35 ℃以下,这可能与酸血症时血管扩张和循环衰竭有关;尚有少数患者可因 6-磷酸葡萄糖脱氢酶缺乏而产生溶血性贫血或黄疸。

(四)实验室检查

1.尿糖、尿酮检查

尿糖、尿酮强阳性,但当有严重肾功能损害时由于肾小球滤过率减少而导致肾糖阈增高时,尿糖和尿酮亦可减少或消失。

2.血糖、血酮检查

血糖明显增高,多高达 16.7~33.3 mmol/L,有时可达 55.5 mmol/L 以上;血酮体增高,正常 <0.6 mmol/L,>1.0 mmol/L 为高血酮,>3.0 mmol/L 提示酸中毒。

3.血气分析

代偿期 pH 可在正常范围,HCO_3^- 降低;失代偿期 pH<7.35,HCO_3^- 进一步下降,BE 负值增大。

4.电解质测定

血钾正常或偏低,尿量减少后可偏高,血钠、血氯多偏低,血磷低。

5.其他

肾衰竭时,尿素氮、肌酐增高,尿常规可见蛋白、管型,白细胞计数多增加。

(五)诊断及鉴别诊断

DKA 的诊断基于如下条件:①尿糖强阳性。②尿酮体阳性,但在肾功能严重损伤或尿中以 β-羟丁酸为主时尿酮可减少甚至消失。③血糖升高,多为 16.7~33.3 mmol/L,若>33.3 mmol/L,要注意有无高血糖高渗状态。④血 pH 常<7.35,HCO_3^- <10 mmol/L。在早期代偿阶段血 pH 可正常,但 BE 负值增大。关键在于对临床病因不明的脱水、酸中毒、休克、意识改变进而昏迷的患者应考虑到 DKA 的可能。若尿糖、尿酮体阳性,血糖明显增高,无论有无糖尿病史,都可结合临床特征而确立诊断。

DKA 可有昏迷,但在确立是否为 DKA 所致时,除需与高血糖高渗状态、低血糖昏迷和乳酸性酸中毒进行鉴别外,还应注意脑血管意外的出现,应详查神经系统体征,特别要急查头颅 CT,以资鉴别,必须注意二者同时存在的可能性。

(六)急诊处理

治疗原则为尽快纠正代谢紊乱,去除诱因,防止各种并发症。补液和胰岛素治疗是纠正代谢紊乱的关键。

1.补液

输入液体的量及速度应根据患者脱水程度、年龄及心脏功能状态而定。一般每天总需量按患者原体重的 10% 估算。首剂生理盐水 1 000~2 000 mL,1~2 小时静脉滴注完毕,以后每 6~8 小时输 1 000 mL 左右。补液后尿量应在每小时 100 mL 以上,如仍尿少,表示补液不足或心、肾功能不佳,应加强监护,酌情调整。昏迷者在苏醒后,要鼓励口服液体,逐渐减少输液,较为安全。

2.胰岛素治疗

常规以小剂量胰岛素为宜,这种用法简单易行,不必等血糖结果;无迟发低血糖和低血钾反应,经济、有效。实施时可分两个阶段进行:

(1)第 1 阶段:患者诊断确定后(或血糖>16.7 mmol/L),开始先静脉点滴生理盐水,并在其中加入短效胰岛素,每小时给予每千克体重 0.1 U 胰岛素,使血清胰岛素浓度恒定达到 100~200 μU/mL,每 1~2 小时复查血糖,如血糖下降<30%,可将胰岛素加量;对有休克和/或严重酸中

毒和/或昏迷的重症患者,应酌情静脉注射首次负荷剂量10～20 U胰岛素;如下降＞30％,则按原剂量继续静脉滴注,直至血糖下降为≤13.9 mmol/L后,转第2阶段治疗;当血糖≤8.33 mmol/L时,应减量使用胰岛素。

(2)第2阶段:当患者血糖下降至≤13.9 mmol/L时,将生理盐水改为5％葡萄糖(或糖盐水),胰岛素的用量则按葡萄糖与胰岛素之比为(3～4)：1(即每3～4 g糖给胰岛素1 U)继续点滴,使血糖维持在11.1 mmol/L左右,酮体阴性时,可过渡到平日治疗剂量,但在停止静脉滴注胰岛素前1小时酌情皮下注射胰岛素1次,以防血糖的回升。

3.补钾

DKA者从尿中丢失钾,加上呕吐与摄入减少,必须补充。但测定的血钾可因细胞内钾转移至细胞外而在正常范围内,因此,除非患者有肾功能障碍或无尿,一般在开始治疗即进行补钾。补钾应根据血钾和尿量:治疗前血钾低于正常,立即开始补钾,前2～4小时通过静脉输液每小时补钾为13～20 mmol/L(相当于氯化钾1.0～1.5 g);血钾正常、尿量＞40 mL/h,也立即开始补钾;血钾正常、尿量＜30 mL/h,暂缓补钾,待尿量增加后再开始补钾;血钾高于正常,暂缓补钾。使用时应随时进行血钾测定和心电图监护。如能口服,用肠溶性氯化钾1～2 g,3次/天。用碳酸氢钠时,鉴于它有促使钾离子进入细胞内的作用,故在滴入5％碳酸氢钠150～200 mL时,应加氯化钾1 g。

4.纠正酸中毒

患者酸中毒系因酮体过多所致,而非HCO_3^-缺乏,一般情况下不必用碳酸氢钠治疗,大多可在输注胰岛素及补液后得到纠正。反之,易引起低血钾、脑水肿、反常性脑脊液pH下降和因抑制氧合血红蛋白解离而导致组织缺氧。只有pH＜7.1或CO_2CP＜4.5 mmol/L、HCO_3^-＜5 mmol/L时给予碳酸氢钠50 mmol/L。

5.消除诱因,积极治疗并发症

并发症是关系到患者预后的重要方面,也是酮症酸中毒病情加重的诱因,如心力衰竭、心律失常、严重感染等,都须积极治疗。此外,对患者应用鼻导管供氧,严密监测神志、血糖、尿糖、尿量、血压、心电图、血气、血浆渗量、尿素氮、电解质及出入量等,以便及时发现病情变化,及时予以处理。

(七)急救护理

1.急救护理要点

(1)补液:是抢救DKA首要的、极其关键的措施。补液可以迅速纠正失水以改善循环血容量与肾功能。通常使用0.9％氯化钠注射液。一般补液应遵循以下原则:①若血压正常或偏低,血钠小于150 mmol/L,静脉输入0.9％氯化钠注射液。发生休克者,还应间断输入血浆或全血。②若血压正常,血钠高于或等于150 mmol/L,或伴有高渗状态,可开始就用低渗液体。③血糖降至13.9 mmol/L以下,改用5％葡萄糖注射液。补充的量及速度须视失水程度而定。一般按患者体重(kg)的10％估计输液。补液按先快后慢的原则进行。头4个小时补充总量的1/4～1/3,头8～12小时补充总量的2/3,其余的量在24～48小时内补足。补液途径以静脉为主,辅以胃肠内补液。

(2)应用胰岛素:静脉滴注或静脉推注小剂量胰岛素治疗,此法简单易行,安全有效,较少发生低血钾、脑水肿及后期低血糖等严重不良反应。每小时胰岛素用量0.1 U/kg(可用50 U RI加入500 mL 0.9％氯化钠注射液中以1 mL/min的速度持续静脉滴注)。

(3)保持呼吸道通畅,吸氧,提供保护性措施。

2.一般护理要点

(1)严密观察生命体征和神志变化,低血钾患者应做心电图监测,为病情判断和观察治疗反应提供客观依据。

(2)及时采血、留尿,送检尿糖、尿酮、血糖、血酮、电解质及血气等。

(3)准确记录24小时出入量。

(4)补液时密切监测肺水肿发生情况。

(5)遵医嘱用药,纠正电解质及酸碱失衡:轻症患者经补液及胰岛素治疗后,酸中毒可逐渐得到纠正,不必补碱。重症酸中毒,二氧化碳结合力<8.92 mmol/L,pH<7.1,应根据血 pH 和二氧化碳结合力变化,给予适量碳酸氢钠溶液静脉输入。酸中毒时细胞内缺钾,治疗前血钾水平不能真实反映体内缺钾程度,治疗后 4~6 小时血钾常明显下降,故在静脉输入胰岛素及补液同时应补钾,最好在心电监护下,结合尿量和血钾水平,调整补钾量和速度。在使用胰岛素 4 小时后,只要有尿排出(>30 mL/h),则应当补钾。

(6)对症护理:针对休克、严重感染、心力衰竭、心律失常、肾衰竭、脑水肿等进行处理,加强护理,注意口腔、皮肤的护理,预防压疮和继发性感染。昏迷患者应加强生活护理。

二、糖尿病高渗性非酮症昏迷

非酮症性高血糖高渗性糖尿病昏迷(NKHDC)是糖尿病的严重急性合并症。特点是血糖极高,没有明显的酮症酸中毒,因高血糖引起血浆高渗性脱水和进行性意识障碍的临床综合征。

(一)病因及发病机制

诱发因素常见的有:大量口服或静脉输注糖液,使用糖皮质激素、利尿剂(如呋塞米、噻嗪类、山梨醇)、免疫抑制剂、氯丙嗪、苯妥英钠、普萘洛尔等药物,急性感染,手术,以及脑血管意外、急性心肌梗死、心力衰竭等应激状态,腹膜透析和血液透析等。详细的发病机制还有待于进一步阐明。可能由于本病患者体内仍有一定数量的胰岛素,虽然由于各种不同原因而使其生物效应不足,但其数量足以抑制脂肪细胞脂肪分解,而不能抑制肝糖原分解和糖原异生,肝脏产生葡萄糖增加释入血流,同时葡萄糖因胰岛素不足不能透过细胞膜而为脂肪、肌肉摄取与利用,导致血糖上升。脂肪分解受抑制,游离脂肪酸增加不多,使肝脏没有足够的底物形成较多的酮体。加以本病患者抗胰岛素激素(如生长激素、糖皮质激素等)水平虽然升高,但其出现时间较酮症酸中毒患者为迟,且其上升程度不足以引起生酮作用。血糖升高,大量尿糖从肾排出,引起高渗性利尿,从而导致脱水和血容量减少。

(二)临床表现

1.前驱期表现

NKHDC 起病多隐蔽,在出现神经系统症状和进入昏迷前常有一段过程,即前驱期,表现为糖尿病症状如口渴、多尿和倦怠、无力等症状的加重,反应迟钝,表情淡漠,引起这些症状的基本原因是由于渗透性利尿失水。这一期可由几天到数周不等,发展比糖尿病酮症酸中毒慢,如能对NKHDC 提高警惕,在前驱期及时发现并诊断,则对患者的治疗和预后大有好处,但可惜往往由于前驱期症状不明显,一则易被患者本人和医师所忽视,再者常易被其他合并症症状所掩盖和混淆,而使诊断困难和延误。

2.典型期的临床表现

如前驱期得不到及时治疗,则病情继续发展,由于严重的失水引起血浆高渗和血容量减少,患者主要表现为严重的脱水和神经系统两组症状和体征,我们观察的全部患者都有明显的脱水表现,外观患者的唇舌干裂、眼窝塌陷、皮肤失去弹性,由于血容量不足,大部分患者有血压降低、心跳加速,少数患者呈休克状态,有的由于严重脱水而无尿,神经系统方则表现为不同程度的意识障碍,从意识模糊、嗜睡直至昏迷,可以有一过性偏瘫。病理反射和癫痫样发作,出现神经系统症状常是促使患者前来就诊的原因,因此常误诊为一般的脑血管意外而导致误诊、误治,后果严重。和酮症酸中毒不一样,NKHDC 没有典型的酸中毒呼吸,如患者出现中枢性过度换气现象时,则应考虑是否合并有败血症和脑血管意外。

(三)实验室及其他检查

(1)血常规。由于脱水血液浓缩,血红蛋白增高,白细胞计数多$>10 \times 10^9$/L。

(2)血糖极高>33.3 mmol/L(多数>44.4 mmol/L)。

(3)血电解质改变不明显。

(4)尿糖强阳性,尿酮体阴性或弱阳性。

(5)血浆渗透压增高血浆渗透压可按下面公式计算:

$$血浆渗透压(mmol/L) = 2(Na^+ + K^+) + \frac{血糖\ mg/dL}{18} + \frac{BUN\ mg/dL}{2.8}$$

正常范围 280~300 mmol/L,NKHDC 多>340 mOms。

其他血肌酐和尿素氮多增高,原因可由于肾脏本身因素,但大部分患者是由于高度脱水肾前因素所致,因而血肌酐和尿素氮一般随急性期补液治疗后而下降,如仍不下降或特别高者预后不良。

(四)诊断

NKHDC 的死亡率极高,能否及时诊断直接关系到患者的治疗和预后。从上述 NKHDC 的临床表现看,对本症的诊断并不困难,关键是所有的临床医师要提高对本症的警惕和认识,特别是对中、老年患者有以下临床症状者,无论有无糖尿病历史,均提示有 NKHDC 的可能,应立即做实验室检查:①进行性意识障碍和明显脱水表现者。②中枢神经系统症状和体征,如癫痫样抽搐和病理反射征阳性者。③合并感染、心肌梗死、手术等应激情况下出现多尿者。④大量摄糖,静脉输糖或应用激素、苯妥英钠、普萘洛尔等可致血糖增高的药物时出现多尿和意识改变者。⑤水入量不足、失水和用利尿药、脱水治疗与透析治疗等。

实验室检查和诊断指标:对上述可疑 NKHDC 者应立即取血查血糖、血电解质(钠、钾、氯)、尿素氮和肌酐、CO_2CP,有条件做血酮和血气分析,查尿糖和酮体,做心电图。NKHDC 实验室诊断指标:①血糖>33.3 mmol/L。②有效血浆渗透压>320 mmol/L,有效血浆渗透压指不计算血尿素氮提供的渗透压。③尿糖强阳性,尿酮体阴性或弱阳性。

(五)鉴别诊断

首先,需与非糖尿病脑血管意外患者相鉴别,这种患者血糖多不高,或有轻度应激性血糖增高,但不可能>33.3 mmol/L。其次,需与其他原因的糖尿病性昏迷相鉴别。

(六)危重指标

所有的 NKHDC 患者均为危重患者,但有下列表现者大多预后不良。①昏迷持续 48 小时尚未恢复者。②高血浆渗透压于 48 小时内未能纠正者。③昏迷伴癫痫样抽搐和病理反射征阳性者。④血肌酐和尿素氮增高而持续不降低者。⑤患者合并有革兰阴性细菌性感染者。

(七)治疗

尽快补液以恢复血容量,纠正脱水及高渗状态,降低血糖,纠正代谢紊乱,积极查询并清除诱因,治疗各种并发症,降低死亡率。

1.补液

迅速补液,扩充血容量,纠正血浆高渗状态,是本症治疗中的关键。

(1)补液的种类和浓度:具体用法可按以下 3 种情况。①有低血容量休克者,应先静脉滴注等渗盐水,以较快地提高血容量,升高血压,但因其含钠高,有时可造成血钠及血浆渗透压进一步升高而加重昏迷,故应在血容量恢复,血压回升至正常且稳定而血浆渗透压仍高时,改用低张液(4.5 g/L 氯化钠或 6 g/L 氯化钠)。②血压正常,血钠＞150 mmol/L,应首先静脉滴注 4.5～6 g/L氯化钠溶液,使血浆渗透压迅速下降。因其含钠量低,输入后可有 1/3 进入细胞内,大量使用易发生溶血或导致继发性脑水肿及低血容量休克危险,故当血浆渗透压降至 330 mmol/L 以下,血钠在 140～150 mmol/L 时,应改输等渗氯化钠溶液。若血糖降至 13.8～16.5 mmol/L 时,改用 50 g/L 有萄糖液或葡萄糖盐水。③休克患者或收缩压持续＞10.6 kPa(79.5 mmHg)者,除补等渗液外,应间断输血浆或全血。

(2)补液量估计:补液总量可按体重的 10％估算。

(3)补液速度:一般按先快后慢的原则,前 4 小时补总量的 1/3,1.5～2 L,前 8、12 小时补总量的 1/2 加尿量,其余在 24～48 小时内补足。但在估计输液量及速度时,应根据病情随时调整仔细观察并记录尿量,血压和脉率,应注意监测中心静脉压和心电图等。

(4)鼻饲管内补给部分液体:可减少静脉补液量,减轻心肺负荷,对部分无胃肠道症状患者可试用,但不能以此代替输液,以防失去抢救良机。

2.胰岛素治疗

本症患者一般对胰岛素较敏感,有的患者尚能分泌一定量的胰岛素,故患者对胰岛素的需要量比酮症酸中毒者少。目前多采用小剂量静脉滴注,一般 5～6 U/h 与补液同时进行,大多数患者在 4～8 小时后血糖降至 14 mmol/L 左右时,改用 50 g/L 葡萄糖液或葡萄糖盐水静脉注射,病情稳定后改为皮下注射胰岛素。应 1～2 小时监测血糖 1 次,对胰岛素却有抵抗者,在治疗2～4 小时内血糖下降不到 30％者应加大剂量。

3.补钾

尿量充分,宜早期补钾。用量根据尿量、血钾值、心电监护灵活掌握。

4.治疗各种诱因与合并症

(1)控制感染:感染是本症最常见的诱因,也是引起患者后期死亡的主要因素,必须积极控制各种感染合并症。强调诊断一经确立,即应选用强有力抗生素。

(2)维持重要脏器功能:合并心脏疾病者,如心力衰竭,应控制输液量及速度,避免引起低血钾和高血钾;保持血渗透压,血糖下降速度,以免引起脑水肿;加强支持疗法等。

(八)急救护理

1.急救护理要点

(1)补液:与 DKA 相近,但因患者失水更严重,应更积极补液。迅速补液以恢复血容量,纠正高渗和脱水。早期静脉输入 0.9％氯化钠注射液,以便较快扩张微循环而补充血容量,迅速纠正血压。但需注意迅速大量输液不当时,可发生肺水肿等并发症。补充大量低渗溶液,有发生溶血、脑水肿及低血容量休克的危险。故应随时观察患者,如发现患者咳嗽、呼吸困难、烦躁不安、脉搏加快,特别是在昏迷好转过程中出现上述表现,提示可能输液过量,应立即减慢输液速度并及时处理。尿色变粉红提示发生溶血,应停止输入低渗溶液并对症处理。

(2)应用胰岛素:需要量相对酮症酸中毒昏迷为少,一般用普通胰岛素,剂量为 3~5 U/h。血糖降至 13.9 mmol/L 时停止注射胰岛素,防止因血糖下降太快、太低而发生脑水肿。也可一开始采用上述小剂量胰岛素治疗的方法,每 2~4 小时测定血糖。

2.一般护理要点

(1)严密观察病情:与糖尿病酮症酸中毒的观察大致相似,应随时观察患者的呼吸、脉搏、血压、神志变化,观察尿液颜色和量。

(2)遵医嘱用药,纠正电解质紊乱:主要是补充钾盐,若有低血钙、低血镁或低血磷时,可酌情给予葡萄糖酸钙、硫酸镁或磷酸钾缓冲液。

(3)积极治疗诱因及伴随症:患者死亡与潜在疾病和诱发因素密切相关,故应及时协助完善各项检查,仔细辨别原发疾病,包括控制感染,纠正休克,防止心力衰竭、肾衰竭、脑水肿的发生等。

3.健康教育

待病情稳定给予以下指导。

(1)增加对疾病的认识:指导患者和其亲属增加对疾病的认识,让患者和其亲属了解糖尿病的病因、临床表现,提高患者对治疗的依从性,使之积极配合治疗。

(2)了解糖尿病的控制目标,指导患者进行血糖的自我监测,掌握血糖仪的使用方法。了解糖尿病的控制目标。

(3)用药及饮食指导:向患者讲解降糖药物的种类及作用、给药方法和时间,使用胰岛素的患者应教会患者或其亲属掌握正确的注射方法。强调饮食治疗的重要性,指导患者通过营养师制订切实可行的饮食计划。

(4)指导患者定期复查,以了解病情控制情况。每 3~6 个月门诊定期复查,每年全身检查一次,以便及早防治慢性并发症。

(5)指导患者外出时携带识别卡,以便发生紧急情况时及时处理。

(朱丽君)

第六节 溶 血 危 象

溶血危象是指在慢性溶血病程中突然出现严重的急性溶血,或具有潜在溶血因素的患者存某些诱因作用下突然发生大量血管外或血管内溶血。溶血危象是一严重威胁患者生命的综合征,若不及时救治常可危及生命。

一、病因与诱因

(一)病因

1.红细胞结构和功能异常

如遗传性椭圆或球形红细胞增多、口形红细胞增多症、自体免疫性溶血性贫血等。

2.血红蛋白病

海洋性贫血、不稳定血红蛋白病、血红蛋白结构异常等。

3.红细胞酶缺乏

6-磷酸葡萄糖脱氢酶缺乏症、丙酮酸激酶缺乏症。

4.其他

血型不合输血、药物性溶血等。

(二)诱因

常见诱因有感染、外科手术、创伤、妊娠、过度疲劳、大量饮酒、情绪波动、服酸性药物及食物等。

二、发病机制

本病的发病机制尚不十分明了。正常红细胞平均寿命100~120天,当红细胞平均寿命短于20天时,将出现溶血性贫血。根据红细胞的破坏部位分为血管内溶血和血管外溶血。大量溶血使血浆中游离血红蛋白急骤增加而发生血红蛋白血症。如游离血红蛋白大于1.49 g/L时,溶血12小时后可发生黄疸,并通过肾排泄而出现血红蛋白尿。大量血红蛋白刺激和沉淀可使肾血管痉挛和肾小管梗阻,以至肾小管坏死,发生急性肾衰竭。另外,大量红细胞破坏,可引起严重贫血,甚至发生心功能不全、休克、昏迷。部分溶血危象患者可继发急性骨髓功能障碍,即再生障碍性危象。

三、临床表现

(一)寒颤与发热

大部分患者先有寒战、面色苍白、四肢发凉,继之体温可达40 ℃。

(二)四肢、腰背疼痛

患者多有全身及腰背酸痛,伴有腹痛,或伴明显肌紧张。溶血严重者可继发少尿、无尿及急性肾衰竭。还可出现恶心、呕吐、腹胀等消化道症状。

(三)血压下降

血型不合所致的溶血危象,血压下降不易纠正,这与抗原、抗体反应所致的过敏性休克、血管舒缩功能失调有关。骤然大量溶血,还可导致高钾血症、心律失常,甚至心脏停搏。

(四)出血倾向与凝血障碍

大量红细胞破坏可以消耗血液内的凝血物质,导致明显出血倾向。部分患者常因感染、休克、肾衰竭、电解质紊乱而并发 DIC。

(五)贫血加重、黄疸加深

原有贫血突然加重,全身乏力,心悸气短。危象发生12小时后可见全身皮肤、黏膜黄染急剧加深。

(六)肝、脾明显大

溶血危象时,患者的肝脾均明显大,尤以脾大为著,常与贫血及黄疸程度成正比。另外,因大量溶血,胆红素排泄过多。在胆道沉积,易并发胆结石。

四、实验室及其他检查

(一)红细胞破坏增加

血清间接胆红素增高,尿中尿胆原增加。血浆游离血红蛋白含量增高,血清结合球蛋白降低或消失,出现高铁血红素白蛋白血症,血红蛋白尿(尿可呈淡红色、棕色),含铁血黄素尿。红细胞寿命缩短。

(二)红细胞系代偿增生的表现

网织红细胞增加,骨髓幼红细胞增生,周围血液中出现幼红细胞。

五、治疗要点

(一)治疗原则

迅速终止溶血,消除血红蛋白血症,纠正重度贫血,防治急性肾衰竭和其他并发症。

(二)治疗措施

1.去除病因

查寻有无变应原或药物,去除一切可能的诱因和病因,控制感染,接受输血者出现溶血可疑症状时,应立即停止输血。

2.控制溶血

输入 $500 \sim 1\,000$ mL 右旋糖酐或 706 羧甲淀粉,阻止血红蛋白尿的发作,适用于伴有感染、外伤、输血反应和腹痛危象者。急性溶血可经服用或静脉滴注 5% 碳酸氢钠而减轻。肾上腺皮质激素主要用于自身免疫而致的获得性溶血性贫血的溶血危象。重症者可选用地塞米松或氢化可的松静脉快速给药,病情稳定后改用泼尼松口服。必要时可选用硫唑嘌呤、环孢素等免疫抑制剂。

3.输血、纠正贫血

当大量溶血造成严重贫血时,输血是抢救患者生命的关键措施之一,但要根据原发病的不同采用成分输血。如病情危急且无分离洗涤红细胞的条件,可在输血前用大量糖皮质激素。

4.防治急性肾衰竭

纠正血容量后,尽早应用 25% 甘露醇 250 mL 于 $15 \sim 30$ 分钟内快速滴注,使尿量维持在 100 mL/h 以上,24 小时尿量应达 $1\,500 \sim 2\,400$ mL,适量给予 5% 碳酸氢钠还可以碱化尿液,防止肾小管机械阻塞。已发生急性肾衰竭者按急性肾衰竭处理。

六、护理措施

(一)紧急护理措施

发生溶血危象时,立即使患者卧床,抬高床头以利肺扩张及气体交换,输血的患者立即停止输血,同时将余血、患者血标本和尿标本送检。给予吸氧,建立静脉通道,迅速医嘱用药。

(二)严密观察病情

严密观察生命体征、意识的变化,注意尿色、尿量的变化,观察有无黄疸或贫血加重,及时了解化验结果。输血时注意严格执行规章制度,输血速度应缓慢,并密切观察患者反应。使用糖皮质激素期间注意避免感染,使用环磷酰胺者指导其多饮水以防出血性膀胱炎等。使用硫唑嘌呤、环孢素等免疫抑制剂时,必须密切观察药物的不良反应。

(三)一般护理

(1)患者卧床休息,保持呼吸道通畅。寒战或发热者,注意保暖和降温,躁动者注意保护安全。

(2)做好生活护理,保持病房安静、舒适,避免各种精神因素刺激。

(3)给予心理护理,减轻患者恐惧、不安情绪,积极配合治疗。

(四)健康宣教

慢性溶血患者应该注意休息,防止劳累,清淡饮食,随季节加减衣物,预防感染,可减少溶血危象的发生。保持情绪稳定,可减少并发症,促进疾病康复。

(朱丽君)

第七节　重症肌无力危象

一、疾病概论

重症肌无力(myasthenia gravis,MG)是神经-肌肉接头处传递障碍所致的慢性疾病,主要由乙酰胆碱受体抗体介导,细胞免疫和补体参与的自身免疫性疾病。临床特征为受累肌肉极易疲劳,经休息和抗胆碱酯酶药物治疗后部分恢复。若其在病程中突然出现呼吸衰竭、肺活量明显减少者称为重症肌无力危象。

(一)病因与发病机制

1.病因

重症肌无力危象在原有重症肌无力的基础上,常因下列因素而诱发:①感染。②创伤、分娩、胸腺切除手术或放射线治疗。③重症肌无力治疗不当(如未经抗胆碱酯酶药物治疗、抗胆碱酯酶药量不足或过量或长期使用抗胆碱酯酶药物者突然停药)。④某些药物的影响(如箭毒、吗啡等)。

2.发病机制

目前,重症肌无力的发病机制尚未完全明了,可能因为体内产生乙酰胆碱受体抗体(acetylcholine receptor antibody,AchR-Ab),在补体的参与下,与乙酰胆碱受体(acetylcholine receptor,AchR)发生应答,足够的循环抗体能致突触后膜传递障碍而发生肌无力,在此基础上,因上述不良因素而诱发重症肌无力危象。

(二)临床表现

重症肌无力危象是重症肌无力的主要死亡原因,患者可因呼吸肌、膈肌受累而出现咳嗽无力、呼吸困难,甚至因呼吸麻痹或继发吸入性肺炎而死亡;心肌偶可受累,常致突然死亡。

(三)救治原则

(1)不同危象的特殊处理。①肌无力危象:静脉用抗胆碱酯酶药物,如新斯的明 1 mg 溶于5%葡萄糖注射液或生理盐水1 000 mL中静脉滴注或 0.3～1.0 mg 静脉注射,也可用溴吡斯的明1.2 mg 静脉注射,必要时定期重复使用。若用药后症状不减轻,甚至加重,应警惕胆碱能危象的发生。②胆碱能危象:立即停用抗胆碱酯酶药物,静脉注射或肌内注射阿托品,每次 0.5～2.0 mg,每15～30 分钟重复 1 次,直到毒蕈碱样症状消失为止,同时可给予碘解磷定。③反拗性危象:立即停用一切药物,行气管插管或气管切开术,呼吸机辅助呼吸,至少 72 小时以后,才可从小剂量开始应用抗胆碱酯酶药物。

（2）糖皮质激素和免疫抑制剂。糖皮质激素能缩短危象发作持续时间,对于胸腺瘤者,免疫抑制剂疗效优于抗胆碱酯酶药。

（3）注意维持水、电解质平衡。

（4）病因治疗。由胸腺瘤引起的重症肌无力并发危象者,待病情控制后,择期手术治疗。

二、护理评估

(一)病史

重症肌无力危象是在重症肌无力的基础上因某些因素而诱发,因此需了解患者重症肌无力发生的时间,主要症状特点,平时用药情况,包括药物的名称、剂量、服药时间等,危象发生前的精神状况,有无不良的精神刺激、应激状况等,危象发生主要的症状,救治情况,此外还应了解家属成员有无类似病史。

(二)身心状况

1.症状与体征

临床上将重症肌无力危象分为肌无力危象、胆碱能危象和反拗性危象3种类型。

（1）肌无力危象:为最主要的临床类型,暴发型尤为多见,为疾病发展所致。多发生在感染、创伤或减药、停药后,出现呼吸衰竭者为肌无力危象。临床表现为烦躁不安,咽喉肌及呼吸肌进行性无力而出现呼吸、吞咽困难,咳嗽排痰无力,导致分泌物阻塞,发生严重缺氧,甚至呼吸衰竭而死亡。肌无力危象多发生于感染、创伤或停药后,无抗胆碱酯酶药中毒症状,静脉注射新斯的明 2～10 mg,可症状显著好转,其作用时间可持续 2～4 分钟。

（2）胆碱能危象:由于抗胆碱酯酶药物过量,突触后膜产生除极阻断所致,约占重症肌无力危象的 3%。临床表现除有上述肌无力危象症状外,常有瞳孔缩小,泪液、唾液、呼吸道分泌物增多,腹痛、腹胀、腹泻等毒蕈碱样作用和肌束震颤。新斯的明试验使肌无力症状加重,阿托品试验可使毒蕈碱中毒症状改善。

（3）反拗性危象:又称为无反应危象,由于突触后膜大量乙酰胆碱受体受损,对抗胆碱酯酶药物失去反应,致突触后膜难以达到充分的极化所致。临床表现与胆碱能危象相似。停用抗胆碱酯酶药物症状无改善,新斯的明试验症状无改善或加重。

2.心理和社会状况

患者在原有疾病基础上病情加剧,出现呼吸衰竭等表现,病情危重,使患者及家属焦虑不安、恐惧、消极悲观,甚至悲观绝望。

(三)辅助检查

1.电生理试验

虽然 1 次低频超强电刺激可使正常人神经冲动释放乙酰胆碱量减少,但仍可保持正常的神经肌肉接头传导,安全系数为 3 或 4;重症肌无力患者乙酰胆碱受体数目减少,安全系数降低,故多数患者电生理试验阳性。

2.AchR-Ab 测定

大多数为阳性。

3.胸腺 CT 扫描

多数患者胸腺肿大或有胸腺瘤。

三、护理诊断

(一)清除呼吸道无效

清除呼吸道无效与咳嗽无力及呼吸道分泌物增多有关。

(二)气体交换受损

气体交换受损与呼吸肌、膈肌受累有关。

四、护理目标

(1)呼吸道分泌物及时获得清除,呼吸道保持畅通。

(2)呼吸困难获得缓解,缺氧得到纠正,生命体征平稳。

五、护理措施

(一)一般护理

(1)绝对卧床休息。

(2)给氧:呼吸困难者均应输氧,有明显发绀者应行面罩给氧,必要时行气管插管或气管切开术,呼吸机辅助呼吸。

(3)饮食:因多不能进食,应通过鼻饲流质加强营养。

(4)其他:定时改变体位、拍背,引流痰液,使用深部吸引器,定时做雾化吸入,防止肺不张;做好口腔护理、皮肤护理。预防口腔炎和压疮的发生。

(二)急救护理

1.病情监测

密切观察病情:注意呼吸频率与节律的变化,观察有无呼吸困难加重、发绀、咳嗽无力、瞳孔变化、出汗、唾液或呼吸道分泌物增多等现象。

2.用药护理

使用抗胆碱酯酶药物时,应严格遵医嘱执行,用药过程中注意观察患者症状是否有所减轻,如用药后症状不减轻,甚至加重,应警惕胆碱能危象的发生,应及时报告医师。禁止使用对神经-肌肉传递阻滞的药物,如氨基糖苷类抗生素、普鲁卡因胺等。

(三)健康指导

(1)保持心情舒畅,生活有规律。

(2)按医嘱正确用药,定期到医院复诊,外出时随身携带好药物及病历。

(3)避免疲劳、预防感染。

(4)病情加重时及时到医院就诊。

六、护理评价

(1)患者呼吸道分泌物及时获得清除,未发生吸入性肺炎,呼吸道保持畅通,气管切开者未发生继发感染。

(2)患者生命体征平稳,血气分析正常。

(3)患者了解重症肌无力危象的预防知识,能按医嘱正确用药。

(朱丽君)

第十一章

护理管理

第一节 概　述

护理管理学是管理科学在护理事业中的具体应用，是一门系统而完整的管理分支学科。它结合护理工作的特点，研究护理的规律性，在实现护理学科目标中提供一种重要手段及根本保证。在大量的护理实践中，护理人员要运用科学管理方法，组织执行护理职责、完成护理任务，因此，它也是护理中基本的重要的工作内容。

一、概念

联合国世界卫生组织（WHO）护理专家委员会认为："护理管理是发挥护士的潜在能力和有关人员及辅助人员的作用，或者运用设备和环境、社会活动等，在提高人类健康中有系统地发挥这些作用的过程。"我国台湾出版的《护理行政管理学》提出："护理管理是促使护理人员提供良好护理质量之工作'过程'"。美国护理专家吉利斯（Gillies）认为护理管理过程应包括资料收集、规划、组织、人事管理、领导与控制的功能（Gillies，1994）。他认为卓越的护理管理者若能具备规划、组织、领导、控制的能力，对人力、财力、物力、时间能做最经济有效的运用，必能达到最高效率与收到最大效果。

护理管理是以提高护理质量和工作效率为主要目的的活动过程。管理中要对护理工作的诸输入要素，进行科学的计划、组织、领导、控制、协调，以便使护理系统达到最优运转，放大系统的效能，为服务对象提供最优的护理服务输出，并同时得到工作人员的提高发展和一定的研究成果。

二、护理管理的任务

护理管理是应用现代管理理论，紧密结合我国卫生改革的实际和护理学科的发展，研究护理工作的特点，找出其规律性，对护理工作中的人员、技术、设备及信息等进行科学的管理，以提高护理工作的效率和效果，提高护理质量。所以，护理管理的任务是：①向人们提供最良好的护理。②应用科学化的管理过程。

中国的护理管理学经过了前 20 多年的建立和发展阶段，已经有所成就，但距离国际先进管理理论和在实践中的应用仍有很大差距。目前,我国护理管理面临的任务仍很艰巨。今后应进一步加快步伐,加强科学研究,并将研究成果推广、应用到卫生改革和医院改革的实践中。主要研究方向可考虑:①我国卫生改革的发展形势和护理管理的环境特点。②我国护理管理实践中的成功经验和存在问题。③研究、学习现代护理管理的理论、经验和技能并加以运用。④结合我国实际,考虑护理管理发展战略和策略。⑤发展、完善具有中国特色的护理管理学科。

三、护理管理研究范围

根据管理学的研究内容和特点,凡护理学研究的领域或护理活动所涉及的范围都是护理管理学的研究范围。

美国护理专家 Barbara J Stevens 博士提出了一个护理管理模型(图 11-1)。

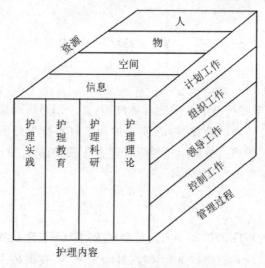

图 11-1　护理管理模型

该模型表示护理管理作为一个过程所涉及的范围。护理实践、护理教育、护理科研、护理理论都是管理应研究的部分。人、物、空间、信息是管理的要素,主要的资源。人力资源包括工作人员的数量、智力和类型;物质资源包括仪器、设备、物资和工程应用技术;空间资源包括建筑设计布局和规模;信息资源将提供社会和环境对护理服务的影响及反映等。

四、护理管理的特征

现代护理学已经发展为一门独立学科,护理服务的模式也发生了很大变化。护理服务面对的是人的健康和生命,它不同于工业、农业、商业等其他专业,有自己的学科特点。护理管理需要结合护理工作的实际特点和适应其规律性,因此要研究护理学科的特点,注意在实践中与之相适应。护理管理除具有一般管理学的特点外,还有以下特征。

(一)护理管理要适应护理作为独立性学科的要求

现代护理学综合应用了自然科学、社会科学、行为科学方面的知识,帮助、指导、照顾人们保持或重新获得体内外环境的相对平衡,以达到身心健康、精力充沛。护理工作有与医师协作进行诊断、治疗的任务,但主要是要独立地进行护理诊断和治疗人们现存的和潜在的健康问题的反应,有区别于医疗实践,工作有相对独立性。由于医学模式的转变,促使护理工作发展得更具有独立性、规律性的特点,这就要求在管理中应加以适应。例如,对患者的分类与护理、工作人员的分工与培养教育以及质量管理,都应适应整体护理模式的需要与采取护理程序的方法,管理体制和管理方法均需要适应独立性的要求。

(二)护理管理要适应护理与多专业集体协作的协同性要求

医院工作是多种专科技术人员和医护、医技分工协作的单位。护理工作需要与各级医师协作对患者进行诊断、治疗,同时与手术、理疗、药房、放射、其他各种功能检查等医技科室及后勤服务部门工作有密切的联系。大量的护理质量问题与各方协同操作、协调服务有关,需要与各方面加强协同管理,以便更好地发挥整体协调与合作功能。

(三)护理管理要适应专业对护士素质修养的伦理性要求

由于护理职业主要工作对象是患者,面对的是人的健康与生命,是服务性很强的工作。因此对护士素质修养提出了特殊的要求:①安心本职,有良好的医学道德,树立革命的人道主义精神。②要有高度的责任感和认真细致的工作作风。③业务技术上要精益求精,严格操作规程和严谨的科学态度。④仪表整洁、举止大方,使患者感到亲切、信赖、安全并能充分合作。培养和保持护士的良好伦理道德和素质修养是护理管理建设的重要内容之一。

(四)护理管理要适应护理工作的科学性和技术性的要求

现代护理理论和实践的不断发展,新技术、新知识的引入,加强了护理的科学性、技术性。由于护理是为人类健康服务的工作,尤其是临床护理是以患者为中心,具有较强的科学性、技术性和脑力劳动特征,要求护理管理中重视护理业务技术管理;加强专业化、信息化建设;通过继续教育和建立学习型组织,提高人员业务水平和终身学习的自觉性与能力;并培养一批专业带头人才;还要注意培养护理人员工作的责任心、主动性及创造精神。

(五)护理管理要适应护理人员人际沟通广泛性的要求

护理工作在医院内需要与各方协作,因此,与各部门广泛交往,与医师、后勤人员、患者及家属和社区人员的人际关系及沟通技巧甚为重要。培养护理人员良好的人际沟通技巧、准确表达能力与符合专业要求的礼仪也是护理管理建设的重要内容。

(六)护理管理要适应护理工作的连续性、时间性和性别特点的要求

护理工作连续性强,夜班多,操作技术多,接触患者密切,精神紧张,工作劳累,生活很不规律。

时间性对护理工作也非常重要。患者较多时要分清轻重缓急,治疗时要分清药物的时间性,所有治疗、护理必须按时间进行。没有时间概念也就没有护理质量。

护理人员中妇女又占绝大多数,身心均有特殊性,且一般在家庭中负担较重。

护理管理者实施管理措施时,一方面必须十分重视保证临床工作的连续性、时间性、重视护理效果和质量,另一方面也要重视适当解决护理人员各种困难,保证愉快、安心工作。

(七)护理管理要适应护理工作的安全性的要求

患者到医院首先需要在安全的基础上进行诊疗,保证护理安全性是护理管理的重要特点。护理工作中危险因素很多,经常会遇到一些突发或危机事件,造成大量患者同时就诊或住院,需要紧急抢救及护理。护理操作多和工作环节多,也容易发生护理差错和事故,或出现医疗护理纠纷等。这些都需要管理中加强控制,时时处处把关,保证患者的治疗正确、及时、彻底、安全、有效。遇到危机情况,则需加强危机管理。

(八)护理管理综合性和实践性的特点

管理本身即有综合性和实践性,需综合利用有关的知识和理论。护理管理又是以管理学作为基础,在实践中还具有护理学科多种影响因素。例如,基层护理管理者决策时,需综合考虑各方面影响因素。①医院内外环境因素:政策、法律、风俗习惯、地理位置、建筑条件、设备设施等。②组织机构因素:现行体制要求、自己的权限、成员编制数量及选择补充渠道、薪资和培训等管理措施、信息系统等。③组织目标宗旨:质量要求、工作效率、社会效益等。④人员状况:护理人员学历、经历、价值观、内聚力、工作动机及积极性等素质。⑤任务技术因素:医院任务的种类、计划、医疗护理技术水平、工作程序、要求的身体条件等。可见,实践中要综合考虑多方面因素,运用多方面业务和知识。

护理管理的实践性,即需要理论结合我国目前护理实践加以应用,积累自己的管理经验,增加对实际情况的切身体验。不断提高工作艺术性。

(九)护理管理广泛性的特点

护理管理涉及的范围广泛,包括行政管理、业务管理、教学管理、科研管理、信息管理等多方面广泛的内容。由于管理内容广泛,要求管理人员应具有相关的管理理论和较广泛的知识。

在医院内,几个层次护理管理人员各有自己的管理职责。护理副院长、护理部正副主任的职责主要是建立全院性的护理工作目标、任务和有关标准,组织和指导全院性护理工作,控制护理质量等;科护士长主要是组织贯彻执行上层管理部门提出的决策、任务,指导和管理本部门护理管理人员及所管辖的护理工作;基层护士长主要是管理和指导护士及患者工作;护士作为管理者也都有参与管理患者、管理病房、管理物品等职责,进行一定的管理活动。所以,护理中参加管理的人员较广泛。由于以上特点,要求护理管理知识的普及性及广泛性。

五、护理管理的重要性

(一)科学管理的重要性

随着社会发展和生产社会化程度的提高,人们越来越深刻认识到管理的重要性,因此对管理的要求越来越高。我国的现代化建设和改革、开放的实践给管理提出了很多新课题,确实需要强调管理科学和管理教育也是兴国之道。对管理的重要性,宣传得还太少,要大力宣传加强企业的经营管理,要大力提倡振兴中国的管理科学。

科学技术固然能决定社会生产力水平,但如果没有相应的管理科学的发展,则会限制科学技术成果作用的发挥。人们已经认识到管理学是促进社会和经济发展的一门重要学科。在社会生产中,管理的实质将起放大和增效作用,而放大的倍率主要是取决于管理功能的发挥。

实践证明,若管理有方、管理有效,可以使一个组织有崇高的目标、很强的凝聚力;人们可以在重大决策时坦诚讨论;充分发表意见;成员同舟共济,共同为集体成效负责;人们会坚持高标准,勇于承担责任,全力以赴为实现组织目标而奋斗;人人都会关心集体,对发生的问题主动予以解决;相互信任;坚持质量第一;成员间亲密无间,互相关心、互相帮助,不断进步;在实现组织目标、个人目标和社会责任等方面也会取得令人满意的成绩。若管理不利,组织则缺乏一个人们愿意为之努力奋斗的目标;不能鼓励人们同舟共济,有技术的人也不会充分发挥自己的聪明才智而努力工作;会缺乏追求卓越的精神;管理者与员工互不信任,人际关系紧张,甚至相互拆台;人员缺乏培训且素质差、业务水平低;不重视产品质量或服务质量低劣等。总之,管理在组织发挥社会功能、提高系统的社会效益和经济效益中起着非常重要的作用。

(二)科学管理在护理中的重要作用

在现代医学中,护理学作为一门独立的应用学科,是不可缺少的重要组成部分。卫生工作要完成为人民健康服务的任务,提高工作效率和质量,离不开加强护理管理;护理学本身要想获得飞跃发展,也离不开科学管理。近代护理学创始人南丁格尔在克里米亚战争中将伤病员死亡率从50%降到2.2%,就是综合运用护理技术和护理管理的结果。

在医院内,护理人员占卫生技术人员的50%,工作岗位涉及医院3/4的科室、部门,工作职责和任务关系到医疗、教学、科研、预防保健、经济效益、医院管理等很多重要方面。护理管理科学有效,通过护理人员辛勤工作,可以为医务人员和患者提供一个良好的工作、诊疗和修养环境;准备足够、合格的医疗物资、仪器设备、药品、被服等;可以使医疗、护理、医技人员、后勤之间的关系,以及医院工作人员与患者和亲属之间的关系协调,减少冲突;可以为完成治愈疾病、恢复健康的医疗任务提供保证,并使医护工作提高效率和质量;可以加强预防、保健工作、控制或减少医院感染的发生;可以为医学教学、科研的开展创造良好的条件;还通过护士参与记账和核算等经济工作,有利于医院经济效益等。在推进护理专业本身的建设和发展中,护理管理的重要作用也是十分明显的。我国护理学的建设任务也十分艰巨。例如,扩展护理工作领域,发挥护理独特优势,进一步加强社区护理、老年护理等任务就很急迫,深化专科护理业务建设的趋势也要求加强护理管理。护理管理水平还间接反映医院管理水平,因此,护理管理的科学化也有利于医院建设和推动医学科学的发展。

(王　敏)

第二节　护理规章制度

护理规章制度是护理管理的重要内容,是护理人员正确履行工作职责、工作权限、工作义务及工作程序的文字规定。它是护理管理、护理工作的标准及遵循的准则,是保障护理质量、护理安全的重要措施,并具有鲜明的法规性、强制性等特点。因此,护理人员必须严格遵守和执行各项护理规章制度。

本节仅列举主要的护理规章制度,各级管理者可根据医院实际情况不断修改补充,完善更新各项护理制度,并认真贯彻执行,定期督促检查执行情况。

一、护理部工作制度

(1)护理部有健全的组织管理体系,根据医院情况实行三级或二级管理,对科护士长、护士长进行垂直领导。

(2)按照护理部工作职责,协助医院完成护理人员的聘任、调配,负责培训、考核、奖惩等相关事宜。

(3)实行护理工作目标管理,护理工作有中长期规划,有年计划,季度安排,月、周工作重点,并认真组织落实,每年对执行情况有分析、总结,持续改进。

(4)依据医院的功能、任务制订护理工作的服务理念,建立健全适应现代医院管理的各项护理规章制度、疾病护理常规、护理技术操作规程及各级护理人员岗位职责和工作标准。

（5）根据医院的应急预案,制定护理各种应急预案或工作指南。

（6）有护理不良事件管理制度,并不断修订、补充、完善。

（7）有健全的科护士长、护士长的考核标准,护理部每月汇总护理工作月报表,发现问题及时解决。

（8）组织实施护理程序,为患者提供安全的护理技术操作及人性化的护理服务。

（9）定期深入科室进行查房,协助临床一线解决实际问题。

（10）护理质量管理实施三级或二级质量控制。护理部、护理质量安全管理委员会、大科护士长严格按照护理质量考核标准,督促检查护理质量和护理服务工作,护理部专人负责护理质量管理,对全院护理质量有分析及反馈,有持续质量改进的措施。

（11）定期组织召开各种会议,检查、总结、布置工作。

（12）护理教学:护理部专人负责教学工作,制订年度教学计划及安排,制定考核标准。定期组织各级各类护理人员继续医学教育培训及岗前培训、业务考核,年终有总结及分析。

（13）护理科研:有护理科研组织、有科研计划并组织实施,对科研成果和优秀论文有奖励方案。

二、会议制度

（一）医院行政办公会

护理副院长和护理部主任(副主任)参加。获取医院行政指令并汇报护理工作情况。

（二）医院行政会

全体护士长应参加。了解掌握医院全面工作动态,接受任务,传达至护士。

（三）护理部例会

1~2周召开1次。传达医院有关会议精神,分析讨论护理质量和工作问题,做工作小结和工作安排。

（四）护士长例会

每月召开1次。全体护士长参加,传达有关会议精神;组织护士长业务学习。通报当月护理工作质量控制情况,分析、讲评、研究护理工作存在问题,提出改进措施,布置下月工作。

（五）临床护理带教例会

护理部每学期召开不少于2次,科室召开每月1次。传达有关会议精神,学习教学业务。检查教学计划落实情况,分析、讲评、教学工作,做教学工作小结,布置工作。

（六）护理质量分析会

每年召开1~2次,对护理管理及护理工作中存在的问题、疑点、难点及质量持续改进等问题进行分析、通报,加强信息交流,采取有效的护理措施,规范护理工作。

（七）医院护理质量安全管理委员会会议

每年至少召开2次,分析、讲评、研究护理质量安全管理问题,修改、补充和完善护理规章制度、护理质量检查标准和护理操作规程。

（八）全院护士大会

每年召开1~2次。传达上级有关会议精神,护理专业新进展新动态,表彰优秀护士事迹,总结工作、部署计划。

（九）晨交班会

由护士长主持，全科护士参加，运用护理程序交接班，听取值班人员汇报值班情况，并进行床旁交接班，解决护理工作中存在的主要问题，布置当天的工作。每天 08:00～08:30。

（十）病区护士会

每月召开 1 次，做工作小结，提出存在问题和改进措施，传达有关会议精神，学习业务及规章制度。

（十一）工休座谈会

每月召开 1 次，由护士长或护士组长主持。会议内容：了解患者需求，听取患者对医疗、护理、生活、饮食等方面的意见和建议；宣传健康保健知识；进行满意度调查；要求患者自觉遵守病区规章制度等。

三、护理部文件档案管理制度

（1）护理部文件：①全院护理工作制度、工作计划、工作总结。②护理质量控制、在职培训、进修、实习情况。③各种有关会议纪要、记录。④护士执业注册、出勤、奖、惩、护理不良事件、晋升资料。⑤护理科研、新技术、新项目、科研成果、学术论文申报及备案资料。⑥上级有关文件及申报上级有关文件存底。⑦护理学习用书、资料。⑧护理部仪器设备，如打印机、扫描仪、计算机、相机等。

（2）护理部指定专人负责资料收集、登记和保管工作。

（3）建立保管制度，平时分卷、分档存放，年终进行分类、分册装订，长期保管。

（4）严格遵守保密原则，机密文件、资料的收发、传阅、保管须严格按有关程序办理，加强计算机、传真机的管理，护理部以外其他人员不得动用各种文件及仪器设备，严禁通过无保密措施的通信设施传递机密文件及信息。

（5）护理部文件不得带出护理部。如需借用，填写借用单，妥善保管，不能丢失，并在规定时间归还。

四、护理查房制度

（一）护理部查房

1.管理查房每月 1 次

查阅护士长管理资料。依据相关标准，进行全面质量检查、评价，提出改进意见。

2.业务查房每季度 1 次

护理部组织，由科室确定查房病例，对各科危、重患者的护理每周1次，对护士的岗位职责、护理服务过程、分级护理质量、危重患者护理、疾病护理常规、技术操作规程、病区管理、差错事故隐患、医院感染控制、抢救药品、器械完好情况等工作进行检查、督促、落实。

（二）教学查房

全院教学查房每季 1 次，科室教学查房每季 1～2 次。对护理病例进行分析、讨论，对主要发言人作点评，会前做好提问和答疑准备。

（三）全院护士长夜查房

每周 2 次。夜班护士长不定时到科室查房，重点巡视护士岗位职责、规章制度的落实情况，解决护理工作疑难问题、临时调配护理人员，指导或参与危重患者抢救并做好值班记录。

(四)节假日查房

节假日安排查房。护理部或科护士长组织对全院各病区进行巡查,检查各科值班人员安排是否合理,护士工作状态和规章制度的落实情况,指导危重患者抢救护理,及时解决护理工作中疑难问题。

(五)护士长参加科主任查房

每周 1 次,掌握特殊、危重患者病情,了解护理工作情况和医疗对护理的要求。

五、护理会诊制度

(1)护理会诊的目的:为了解决重危、复杂、疑难患者的护理问题,切实、有效地提高护理质量。

(2)护理会诊工作由护理部负责,由各护理专科小组承担会诊任务,定期进行工作总结、反馈、整改。全院性会诊,由护理部安排有关护理专家进行,会诊地点常规设在护理会诊申请科室。

(3)对于临床危重、复杂、疑难病例的护理,科室先组织护士进行讨论,讨论后仍难以处理,报告大科护士长协调处理,由大科护士长决定是否申请院内护理会诊。

(4)认真填写护理会诊申请单,经护士长书面签字后送交或电话通知大科护士长,再由大科护士长汇报护理部。

(5)护理部主任负责会诊的组织、协调有关护理人员进行会诊。

(6)会诊由护士长或管床护士汇报情况,会诊小组提出处理意见,并记录在会诊单上,科室执行处理意见详细记录在护理记录单上。会诊记录单一式两份,护理部一份,科室留存一份。

(7)参加护理会诊的人员由医院护理质量安全管理委员会成员、专科护士(经专科护士培训取得合格证,并具有一定临床工作能力)组成。

(8)普通会诊 24 小时内完成,急护理会诊 2 小时内完成。请院外护理会诊须经主管护理的院领导同意,由护理部向被请医院护理部提出会诊邀请。

六、护理制度、护理常规、操作规程变更制度

(1)护理制度、操作常规、操作规程变更,应立足于适应临床工作需要,规范护理行为,提高工作质量,确保患者安全。

(2)护理制度、操作常规、操作规程变更,由护理质量管理委员会负责。如有变更需求,护理部、科室提出变更意见和建议,待委员会讨论批准后执行。

(3)变更范围。①对现有护理制度、操作常规、操作规程的自我完善和补充。②对新开展的工作,需要制定新的护理制度、护理常规或操作规程。

(4)护理制度、护理常规、操作规程变更后,应试行 3~6 个月,经可行性再评价后方可正式列入实施。文件上须标有本制度执行起止时间及批准人。

(5)变更后的护理制度、护理常规、操作规程由护理部及时通知全院护士,认真组织培训并贯彻执行。

(6)重大护理制度、护理常规、操作规程变更需与医疗管理职能部门做好协调,保持医疗护理一致性,并向全院通报。

七、护士管理规定

(1)严格遵守中华人民共和国《护士条例》,护士必须按规定及时完成首次执业注册和定期延续注册。

(2)护士执业过程中必须遵守相关法律法规、医疗护理工作的规章制度、技术规范和职业道德。

(3)护士需定期考核,接受在职培训,完成规范化培训和继续教育有关规定。

(4)护士应对自己的护理行为负责,热情工作,尊重每一位患者,努力为患者提供最佳的、最适宜的护理服务。

(5)护士要养成诚实、正直、慎独、上进的品格和沉着、严谨、机敏的工作作风。护士通过实践、教育、管理、学习等方法提高专业水平。

(6)护士的使命是体现护理工作的价值、促进人类健康;护士应与其他医务人员合作,为提高整个社会健康水平而努力。

八、护士资质管理规范

(1)护理部每年审核全院护士执业资质,按上级通知统一组织护士首次执业注册和延续注册(在注册期满前30天),对《中华人民共和国护士执业证》进行集体校验注册。

(2)护理部协助人事部门审核招聘护士的身份证、毕业文凭、《中华人民共和国护士执业证书》。

(3)护理部负责审核进修护士的身份证、毕业文凭、《中华人民共和国护士执业证书》。

(4)护理部为转入护士及时办理变更执业注册,在有效变更注册前不得在临床单独值班。

(5)实习护士、进修护士、未取得《中华人民共和国护士执业证书》并有效注册的新护士不能单独工作,必须在执业护士的指导下进行护理工作。

(6)护理部对资质审核不合格的护士,书面通知相关人员,确保做到依法执业。

(7)按"各级护士考核制度"进行定期考核,考核合格方可注册。

(8)护士长严格执行上述规范,加强依法执业管理。

九、护理质量管理制度

(1)建立护理质量安全管理委员会,在分管院长及护理部主任的领导下进行工作,成立三级护理质量控制组织,负责全院的护理质量监督、检查与评价,指导护理质量持续改进工作。

(2)依据相关法律法规和卫生行政相关规范和常规,修订完善医院护理质量管理标准、规章制度、护理不良事件等管理制度。

(3)定期监督、检查各项护理规章制度、岗位职责、护理常规、操作规程落实情况,发现问题及时纠正。

(4)检查形式采取综合检查、重点检查、专项检查、夜班检查等。

(5)护理质量控制要求。①全院各病区每月检查不得少于1次,有整改措施、有记录。②根据护理工作要求,制定和完善患者对护理工作满意度调查表,每季度满意度调查1次,每个病区5张调查表。③按照《临床护理实践指南(2011)》进行护士的培训和考核,每年急救技术(CPR)操作培训,要求人人参训并掌握。

(6)对患者及家属的投诉、纠纷及护理安全隐患,做到三不放过(事件未调查清楚不放过;当事人未受教育不放过;整改措施未落实不放过)。对问题要调查核实讨论分析,提出改进措施和投诉反馈。

(7)每月汇总各类质控检查结果,作为护理部和科室质量改进的参考依据,存在问题作为次月质控考核的重点,年终质控结果与科室护理工作奖惩挂钩。

(8)护理不良事件管理登记完整,及时上报汇总,定期组织讨论,提出预防和改进措施。

(9)强化对全院护士的质量管理教育,树立质量管理意识,参与质量管理,定期进行护理安全警示教育。

十、重点科室、重点环节护理管理制度

(一)重点科室护理管理制度

(1)重点科室包括重症医学科、急诊科、产房、血液透析室、手术室、供应室。

(2)根据相关要求,制定各重点科室的护理质量管理考评标准。

(3)科护士长严格按照质量标准的各项要求管理、督导护理工作。

(4)护理质量管理委员会对上述科室的护理工作进行重点检查。

(二)重点环节护理管理制度

(1)重点环节护理包括以下内容。①重点环节:患者交接、患者信息的正确标识、药品管理、围术期管理、患者管道管理、压疮预防、患者跌倒/坠床、有创护理操作、医护衔接。②重点时段:中班、夜班、连班、节假日、工作繁忙时。③重点患者:疑难危重患者、新入院患者、手术患者、老年患者、接受特殊检查和治疗的患者、有自杀倾向的患者。④重点员工:护理骨干、新护士、进修护士、实习护士、近期遭遇生活事件的护士。

(2)落实组织管理:护士长应组织有关人员加强重点时段的交接班管理和人员管理,根据病房的具体情况,科学合理安排人力,对重点时段的工作、人员、工作衔接要有明确具体的要求,并在排班中体现。

(3)落实制度:严格执行各项医疗护理制度,护理操作规程。

(4)落实措施:病房针对重点环节,结合本病房的工作特点,提出并落实具体有效的护理管理措施,保证患者的护理安全。

(5)落实人力:根据护士的能力和经验,有针对性地安排重点患者的护理工作,及时检查和评价护理效果,加强对重点患者的交接、查对和病情观察,并体现在护理记录中。

(6)控制重点员工,工作职责有明确具体的要求,并安排专人管理。

十一、抢救及特殊事件报告制度

各科室进行重大抢救及特殊病例的抢救治疗时,应及时向医院有关部门及院领导报告。

(一)需报告的重大抢救及特殊病例

(1)涉及灾害事故、突发事件所致死亡3人及以上或同时伤亡6人及以上的重大抢救。

(2)知名人士、保健对象、外籍、境外人士的抢救,本院职工的病危及抢救。

(3)涉及有医疗纠纷或严重并发症患者的抢救。

(4)特殊危重病例的抢救。

(5)大型活动或其他特殊情况中出现的患者。

(6)突发甲类或乙类传染病及新传染病患者。

(二)应报告的内容

(1)灾害事故、突发事件的发生时间、地点、伤亡人数、分类及联络方式;伤病亡人员的姓名、年龄、性别、致伤、病亡的原因,伤者的伤情、病情,采取的抢救措施等。

(2)大型活动和特殊情况中发生的患者姓名、年龄、性别、诊断、病情、预后及采取的医疗措施等。

(3)特殊病例患者姓名、性别、年龄、诊断、治疗抢救措施、目前情况、预后等。

(三)报告程序及时限

(1)参加院前、急诊及住院患者抢救的医务人员向医务部(处)、护理部报告;参加门诊抢救的医务人员向门诊部报告;节假日、夜间向院总值班报告。在口头或电话报告的同时,特殊情况应填报书面报告单在 24 小时内上交医务部和护理部。

(2)医务部(处)、护理部、门诊部、院总值班接到报告后,应及时向院领导报告。

十二、护理投诉管理制度

(1)在护理工作中,因服务态度、服务质量、技术操作出现的护理失误或缺陷,引起患者或家属不满,以书面或口头方式反映到护理部或有关部门的意见,均为护理投诉。

(2)护理投诉管理制度健全,有专人接待投诉者,使患者及家属有机会陈诉自己的观点,并做好投诉记录。

(3)接待投诉时要认真倾听投诉者意见,并做好解释说明工作,避免引发新的冲突。

(4)护理部设有护理投诉专项记录本,记录事件发生的时间、地点、人员、原因,分析和处理经过及整改措施。

(5)护理部接到护理投诉后,调查核实,应及时反馈给有关科室的护士长。科室应认真分析事发原因,总结经验,接受教训,提出整改措施。

(6)投诉经核实后,护理部可根据事件情节严重程度,给予当事人相应的处理。①给予当事人批评教育。②当事人认真做书面检查,并在护理部或护士长处备案。③向投诉者诚意道歉,取得谅解。④根据情节严重程度给予处罚。

(7)对护理投诉,进行调查、分析并制定相应措施,要及时在护士长会议通报,减少投诉、纠纷的发生。

十三、护理不良事件报告及管理制度

护理不良事件是指医院对住院患者、孕妇及新生儿,由于护理不周,直接或间接导致患者受伤、昏迷,甚至死亡等事件。

(1)护理不良事件包括护理差错、护理事故、在院跌倒、坠床、护理并发症、护理投诉及其他意外或突发事件。

(2)主动及时报告:凡发生护理不良事件,当事人或者知情人应立即主动向科室领导或护士长报告,护士长向护理部报告,护理部及时上报医院领导。发生严重差错逐级上报,不得超过24 小时。

(3)护理部接到护理投诉,应热情接待,认真调查、尊重事实、耐心沟通、端正处理态度,避免引发新的冲突。调查核实后,应及时向有关科室的护士长进行反馈。

(4)及时补救:对护理不良事件采取积极有效的补救措施,将问题及对患者造成的不良后果降到最低限度,并立即报告医师及时抢救、启动应急预案及时处理。

(5)调查分析:发生护理不良事件,护理部应组织有关人员了解情况,核对事实,同时指导科室确定不良事件的性质及等级,找出原因,进行分析,上报书面材料。

(6)按规定处理:对护理不良事件,应根据医院有关规定进行处理,以事实为依据,客观、公正地按护理不良事件的判定标准评定处理,既考虑到造成的影响及后果,又要注意保护当事护理人员。护理事故由医院医疗事故技术鉴定委员会定性或由医学会组织专家鉴定。

(7)吸取教训:护理不良事件的处理不是最终目的,关键是吸取教训,将防范重点放在预防同类事件的重复发生上。应视情节及后果,对当事人进行批评教育,召开会议。对事件的原因与性质进行分析、讨论,吸取经验教训,提出处理和改进措施,不断提高护理工作质量。

(8)发生护理不良事件的各种有关记录、检验报告、药品、器械等均应妥善保管,不得擅自涂改、销毁,必要时封存,以备鉴定。

(9)各科室及护理部如实登记各类护理不良事件,护理部指定专人负责护理不良事件的登统,详细记录不良事件发生的原因、性质、当事人的态度、处理结果及改进措施等。

(10)执行非惩罚性护理不良事件主动报告制度,并积极鼓励上报未造成不良后果但存在安全隐患的事件以及有效杜绝差错的事例。对主动报告、改进落实有成效的科室及护士长,在当月护士长会上给予口头表扬,并对不良事件进行分析、总结。对主动报告的当事人按事件性质给予奖励50~100元。如不按规定报告、有意隐瞒已发生的护理不良事件,经查实,视情节轻重严肃处理。

十四、紧急状态护理人员调配制度

(1)护理部、科室有护理人员紧急调配方案,担任紧急任务的人员需保持联络通畅。

(2)突发事件发生时,护理部、科室依照情况需要,统一组织调配。夜间、节假日由科室值班护士立即向医院总值班和病区护士长报告,总值班根据情况统一组织调配。

(3)院内、外重大抢救时,正常工作时间由护理部统一调配人员;夜间、节假日听从院总值班和护理部统一调配,同时向科护士长、病区护士长通报。护理部、科护士长或护士长接报后立即妥善安排工作。

(4)在岗护理人员有突发情况不能工作时,首先通知该病区护士长,安排人员到岗。病区有困难时,应逐级向科护士长、护理部汇报,由上级部门协调解决。

(5)病事假原则上应先请假或持有相关部门的有效假条作凭证。如遇临时特殊情况急需请假有书面报告,应立即向病区护士长报告,病区内安排有困难可逐级请科护士长、护理部协调解决,等待替换人员到岗后方可离开。

十五、护理人员培训与考核制度

(一)岗前培训制度
新护士必须进行岗前培训。由护理部负责组织护理专业相关内容培训。
(二)在岗培训与考核制度
(1)每年对各级护士要制订护理培训考核计划,包括基础理论、基本操作、基本技能、专科技能、新业务技术及应急处置技能培训。由护理部组织实施。

(2)要求护士参训率、考核合格率达标。

(3)根据专科发展需要,有计划选送护士进修学习。

(4)护理部每月组织业务授课,科室每月组织业务学习。

(5)组织继续护理学教育,完成年度规定学分,考核登记归档。

十六、护理人员技术档案管理制度

(1)护理人员技术档案由护理部指定专人管理,负责收集资料、整理、登记和档案保管工作,档案用专柜存放并上锁。

(2)档案内容包括护士的一般资料(姓名、年龄、婚否、性别、家庭地址和电话号码、学历、职称、职务、毕业学校、毕业时间、执业注册、论文发表、科研、晋升时间等)护士年度行为评价资料、继续教育情况及一些特殊情况记录。

(3)技术档案登记完善、准确、不得随意涂改、伪造或遗失,保管者调动工作时应及时移交。有记录。

(4)每年核对补充整理档案,发现问题及时解决。

(5)技术档案不得外借,以确保档案保密性。

(王 敏)

第三节 护理防护管理

一、护理人员职业安全防护

护理人员由于其职业的特殊性经常暴露于各种各样的危险中,如会接触到一些体液、血液,甚至被体液、血液污染的锐器刺伤,或接触一些对身体有害的药物和射线等,导致多种职业危害的发生。加强护理人员职业安全防护,避免职业危害的发生具有重要意义。

(一)护理人员职业危害的分类

护理人员职业危害分四类,即生物、化学、物理和心理危害。

1.生物危害

细菌、病毒、寄生虫等引起的感染性疾病。主要是针刺伤,含锐器损伤所致的血源性传播疾病的感染。护理人员频繁接触患者血液、体液、分泌物及排泄物,受感染的危险性大。大量研究证实,各种污染的针头刺伤是医院内传播乙型肝炎病毒、丙型肝炎病毒和人类免疫缺陷病毒等的重要途径。针刺伤及其有关的侵害已成为护理人员的严重的职业性健康问题。

2.化学危害

在消毒、洗手、治疗、换药等过程中接触的各种消毒剂、清洁剂、药物及有害物质等引起的疾病。如各种毒物引起的职业中毒、职业性皮肤病、职业肿瘤;一些不溶或难溶的生产性粉尘引起的肺尘埃沉着病。

3.物理危害

(1)噪声干扰。

(2)高温、低温引起中暑或冻伤。

（3）高湿或化学消毒剂使两手等处发生皮肤糜烂,促使皮肤病的发生。

（4）电离辐射如X线、γ射线等引起的放射病。

（5）身体长期固定于某一姿势或用力可能导致机械性损伤。

4.心理危害

主要是精神压力、工作紧张、倒班、生活缺乏规律可致慢性疲劳综合征以及睡眠障碍、代谢紊乱、抑郁等。护理工作的性质是细致的脑力与体力劳动相结合,它要求护理人员思想高度集中,由于精神过度紧张、工作不定时,护理人员易患溃疡病、心脏病、偏头痛、下肢静脉曲张、胃下垂、慢性腰腿痛、慢性肝胆疾病等。同时也会产生不良的心理状态,如精神紧张、焦虑烦躁等。

（二）生物（感染性）危险因素的防护

1.感染途径

感染途径为经血传播疾病。护理人员在治疗护理过程中被锐器损伤;通过黏膜或非完整性皮肤接触引起感染;进行日常护理操作后手的带菌率等。

2.经血液传播常见疾病

乙型肝炎、丙型肝炎、艾滋病,其他（疟疾、梅毒、埃博拉出血热等）。

3.职业防护中感染控制的预防原则

护理人员在感染控制的防护中应遵循标准预防的原则。所谓标准预防即认定患者的血液、体液、分泌物、排泄物均具有传染性,需进行隔离,不论是否具有明显的血迹污染或是否接触非完整的皮肤与黏膜,接触者必须采取隔离预防措施。标准预防的基本特点是既防止血源性疾病的传播又防止非血源性疾病的传播,强调双向防护;既防止疾病从患者传至医务人员,又防止疾病从医务人员传至患者;根据疾病的主要传播途径实施相应的隔离措施,包括接触隔离、空气隔离和微粒隔离。其操作规程包括:①当接触患者的血液、体液、黏膜或破损的皮肤时一定要戴手套。②每次操作完毕或每次脱下手套时彻底洗手。③根据疾病的不同传播途径使用障碍法来保护眼睛、鼻子、嘴和皮肤,如戴双重手套、穿防护衣、戴护目镜或面罩。④严格执行清洁、无菌技术和隔离制度。标准预防的原则主张医护人员要严格执行消毒隔离制度和操作规程,充分利用各种屏障防护用具和设备,减少各种危险行为,最大限度地保护医护人员及患者。

4.防护措施

（1）正确使用和处理锐器,预防锐器损伤:尽可能减少处理针头和锐器的概率。医护人员在进行侵袭性诊疗和护理操作中要保证充足的光线,特别注意被潜在感染的针头和锐器刺伤。禁止直接用手传递针头、刀片等锐器。针头不能重新盖帽、有意弯曲或折断,或用手将针头从注射器上去除。如必须盖帽要用止血钳或用单手持注射器将针头挑起。也可以使用具有安全性能的注射器、输液器等医用锐器,以防刺伤。使用后的锐器应直接放入一次性的耐刺防渗漏的锐器盒内,锐器盒需放在方便处。

（2）锐器损伤时的应急处理:立即在伤口旁从近心端向远心端轻轻挤压,尽可能挤出损伤处的血液,相对减少受污染的程度;用流动自来水和消毒肥皂液清洗（如溅出,用清水冲洗鼻、眼、嘴和皮肤等直接接触部位）;碘伏等皮肤消毒液涂擦伤口等处理。伤后48小时内报告上级并填写临床护士锐器伤登记表,72小时内做乙型肝炎病毒、丙型肝炎病毒和人类免疫缺陷病毒等基础水平检查。可疑暴露于乙型肝炎病毒感染的血液、体液时,应注射乙型肝炎病毒高价抗体和乙肝疫苗;可疑暴露于丙型肝炎病毒感染的血液、体液时,尽快于暴露后做丙型肝炎病毒抗体检查,追踪丙型肝炎病毒抗体,必要时进行干扰素治疗;可疑暴露于人类免疫缺陷病毒感染的血液、体液时,建议使用免疫治疗,受伤后 1 个月、3 个月、6 个月定期复查追踪;注意不要献血,捐赠器官及母乳喂养,性生活要用避孕套。

(3)正确洗手和手的消毒:洗手是预防感染传播最经济有效的措施,我国原卫生部《医院感染管理规范》对洗手的指征、方法、频次有明确规定。①洗手指征:接触患者前后,特别是在接触有破损的皮肤、黏膜和侵入性操作前后;进行无菌操作前后;戴口罩和穿脱隔离衣前后;接触血液、体液和被污染的物品前后;脱手套后。②洗手方法:采用非接触式的洗手装置实施六步洗手法。第一步将手全部用水浸湿取清洁剂,掌心相对,五指并拢,相互揉搓;第二步手心对手背,沿指缝相互揉搓,交换进行;第三步掌心相对,双手交叉沿指缝相互揉搓;第四步一手握另一手大拇指旋转揉搓,交换进行;第五步一手握拳在另一手掌心旋转揉搓,交换进行;第六步将五个手指尖并拢在另一手掌心旋转揉搓,交换进行。用流动水冲洗净,时间不少于 15 秒,整个洗手的过程不少于 2 分钟。正确的洗手技术对消除手上的暂住菌具有重要意义,护理人员每天洗手频率应>35 次。③手消毒指征:进入和离开隔离病房、穿脱隔离衣前后;接触血液、体液和被污染的物品前后;接触特殊感染病原体前后。④手消毒方法:用快速手消毒剂揉搓双手;用消毒剂浸泡 2 分钟。⑤常用手消毒剂:氯己定醇速效消毒剂、0.3%~0.5%碘仿、75%乙醇溶液。

(4)选择合适的防护用品:当预料要接触血液或其他体液以及使用被血液或体液污染的物品时应戴手套,手套使用前后,接触无污染的物品前及下一个患者之前应立即脱去;当接触经呼吸道传播和飞沫传播疾病的患者时要戴好口罩和帽子;当预料有可能出现血液或体液溅出时,要加戴眼罩、面罩,避免口、鼻、眼黏膜接触污染的血液或体液。在工作区域要穿工作服,进出隔离病房须穿隔离衣,预料有大量的血液、体液溅出时,必须加穿防渗漏的隔离围裙和靴子。

(三)化学危险因素的防护

1.化学消毒剂灭菌防护

目前医院广泛应用于各种器械、物品、空气消毒灭菌的化学消毒剂为环氧乙烷、戊二醛、臭氧等。国内还有少数医院使用甲醛消毒,这些化学消毒剂可刺激护理人员皮肤、黏膜引起职业性哮喘、肺气肿、肺组织纤维化,能使细胞突变、致癌、致畸,也可引起职业性皮炎。因此,护理人员要认真做好化学消毒剂灭菌的职业防护。选用环氧乙烷灭菌器(12 小时可自动排放毒物),需有专用的房间消毒和排放毒物系统,灭菌后的物品放置一段时间后再使用;接触戊二醛时应戴橡胶手套,防止溅入眼内或吸入,尽量选用对人体无害的消毒剂代替戊二醛;在臭氧消毒期间避免进入消毒区域,消毒后要尽量通风,定期检查空气中臭氧浓度。

2.麻醉废气的防护

手术室的护理人员每天暴露于残余吸入麻醉药的工作环境中,长期吸入使麻醉废气在机体组织内逐渐蓄积产生慢性中毒和遗传的影响(包括突变、致癌、致畸)。所以要重视麻醉废气的管理,建立良好的麻醉废气排放系统,使用密闭性能好的麻醉机减少泄露,并对麻醉机定期进行检测。尽量采用低流量紧闭式复合麻醉,选用密闭度适宜的麻醉面罩。根据麻醉种类及手术大小合理安排手术间,孕妇不安排进房间工作。

3.乳胶手套的防护

护理人员使用的手套大多是一般性能的一次性手套,乳胶成分易引起变态反应。1999 年 5 月,美国感染控制护理协会发表了《手套使用原则》并承诺停止不适当的选择、购买和使用医用手套。英国皇家护理学会和美国感染控制护理协会已经开始全面禁止使用玉米粉末手套。因此,从护理人员健康出发,应尽量选用不含玉米粉的优质手套。

(四)物理危险因素的防护

1.噪声预防

(1)护理人员应自觉保持室内安静,做到"四轻"(说话轻、走路轻、关门轻、操作轻),减少人员参观及陪护。医院对特殊科室如手术室应安装隔音设备。

(2)加强巡视,降低持续及单调的监护声音,减少报警发生,为患者吸痰及做床上浴前,都应先调消音器。

(3)对科室所有仪器、设备进行普查,做好保养与维修,如定时给治疗车轮轴上润滑油。选用噪声小、功能好的新仪器,尽量消除异常噪声。

2.预防颈椎病、腰肌损伤

(1)合理用力,使用省力原则做一切治疗。

(2)加强腰背肌及颈部运动,下班后进行 15~20 分钟的颈、背部活动,提高肌肉、韧带等组织的韧性及抗疲劳能力,有助于预防颈椎病及腰肌损伤。

(3)睡前用热水袋热敷,以促进局部组织血液循环,有利用组织酸痛消失。

3.放射损伤的防护

(1)屏障防护:护理人员应穿铅制的防护衣或用铅板屏风阻挡放射线。

(2)距离防护:最有效的减少射线的方法为增加距离,护理人员在为带有放射源的患者进行护理时,应注意保持一定的距离。

(3)时间防护:护理人员在护理带有放射源的患者时要事先做好护理计划,安排好护理步骤,尽量缩短与患者接触时间。

(4)对放射源污染的物品:如器械、敷料以及患者的排泄物、体液等必须在去除放射性污染后方能处理或重新使用,处理时应戴双层手套以防手部污染。

(五)心理危害因素的防护

(1)危重患者多、工作量较大时护理管理者要适当增加值班人员,实行弹性排班,合理配置人力,以减轻护理人员的心理压力。

(2)护理人员对生理,心理疲劳要学会自我调节;注意保证充足的休息和睡眠,如感到生活、工作压力过重,可适当休息,以调整体力和情绪。

(3)处理好与上级、同事、患者之间的关系,创造和谐的工作气氛。

(4)多组织集体活动,放松心情,及时释放工作压力,将心理性职业损伤降低到最低限度。

(六)管理层的措施

管理人员要严格执行相关政策及法律法规。思考问题要从防御的角度出发,增强自身的防范意识。认真组织专业人员进行培训教育;提供人力和防护物质上的充分的保障,合理安排,减少忙乱;尽量减少不必要的血液接触;对因工作接触而被感染上的医务人员应有相当优厚的待遇作为保障:如钱的赔偿,终身雇佣等。

二、肿瘤化疗的职业防护

化疗是治疗恶性肿瘤的三大手段之一。广泛应用于临床,但化疗药物在杀伤肿瘤细胞的同时,也对接触这类药物的护理人员和环境造成一定的危害;为了避免这些危害的发生,有关护理人员在工作中需严格遵循化疗防护两个原则:工作人员尽量减少不必要的与抗癌药物接触;尽量减少抗癌药物对环境的污染。

（一）加强化疗防护的护理管理

（1）制订化疗药物操作和防护规程，加强专科护理人员化疗防护知识的培训。

（2）化疗药物进行严格分类及专柜保管，在保管储存药品时要做好标识。

（3）药物使用管理采用国际上较通用的集中式管理，所谓集中式管理指在医院内设静脉液体配制中心专职护士完成化疗药物的配制，然后发送到病房使用。

（4）配药室要安装通风设备，所有的化疗药物均在垂直层流生物安全机内配制，以保证环境的洁净度，避免操作者受到伤害。同时备水源作紧急冲洗之用。并定期对室内空气进行检化。

（5）实行轮流配药操作，尽量延长每个人接触化疗药物的周期。

（6）建立健康档案，定期对有关人员进行体格检查，包括白细胞计数、分类及血小板的变化。

（二）化疗操作护理防护措施

（1）个人防护：护理人员在进行化疗操作时，使用一次性防渗漏的隔离衣，戴帽子、口罩及双层手套（一层聚乙烯手套和一层乳胶手套），并戴上眼罩。

（2）配药时的防护：①抽取瓶装化疗药物时，应用无菌纱布裹住针头和瓶塞部位，以防药液外渗或外溅。溶解后的药瓶要抽气，防止瓶内压力过高致药液向外喷溅。②使用冷冻剂安瓿时，先用砂轮轻锯安瓿颈部，然后用无菌纱布包裹掰开。注入溶剂时缓慢由瓶壁注入瓶底，待药粉浸透后再摇动。③抽吸药液不能超过注射器容量的3/4。

（3）无菌注射盘用聚乙烯薄膜铺盖，用后按化疗废弃物处理。

（4）从滴管内静脉推注药液要缓慢注入，防止药液外溢。如需推排注射器或滴管内的空气，要用无菌纱布覆盖针头和滴管开口。以吸收不小心排出的药液。

（5）如不慎药液溅到皮肤上或眼里，立即用大量清水或生理盐水冲洗。

（6）遇药液溢到桌面或地上。应用吸墨纸吸尽，再用肥皂及水擦洗。

（7）操作完毕脱弃手套后应洗手、洗脸。

（8）护理人员不能在工作区吃东西。

（三）化疗废弃物及污染的处理

（1）化疗废物应与其他垃圾分开管理，存放在坚固、防漏、带盖的容器中。并在上标明"细胞毒性废弃物"，按有毒垃圾处理。

（2）化疗患者的各类标本及排泄物，避免直接接触。水池、抽水马桶用后反复用水冲洗。

三、艾滋病护理防护

维护医护人员的职业安全，杜绝或减少医护人员在工作中发个职业暴露感染艾滋病及医源性感染的发生，世界卫生组织向全球医护人员推荐"普遍性预防"和"标准预防"的策略；我们要求在"标准预防"的基础上对感染易发因素采取有针对性的防护。

（一）预防暴露

1.洗手

洗手是控制人类免疫缺陷病毒（human immunodeficiency virus，HIV）传播最重要的方法。接触患者后需严格按照六步洗手法擦洗整个手的皮肤并用流动水彻底冲洗。特别是被血液或其他体液污染时，必须立即洗手或进行手的消毒，脱弃手套后还要洗手。洗手是护理人员接触患者前要做的第一件事，也是离开患者或隔离区域前要做的最后一件事。

2.使用防护用品

当直接接触到血和体液时,必须使用防护用品,选择何种防护用品或方法需考虑以下内容:接触到血液或体液的可能性;体液的种类;可能遇到血液或体液的量;是否是已知的 HIV 患者。

(1)手套的使用:进行采血、注射、清洁伤口、处理污物等工作估计可能接触到血液或体液时,需戴手套。不同性质的工作采用不同的手套。处理污物、打扫卫生时戴厚手套。做较精细的操作戴薄而合手的手套。无菌手套只用于侵入性操作。一次性手套不可重复使用,戴手套前或脱手套后均要洗手。

(2)口罩、眼罩、面罩的使用:在进行有可能出现血液或体液飞沫溅出的操作中,要戴口罩、眼罩、面罩,避免口、鼻、眼黏膜接触污染的血液或体液。

(3)使用隔离衣、隔离围裙和其他的保护衣:在工作区域要穿工作服,在有可能出现血液或体液外溅时必须穿隔离衣,如果有大量的血液、体液时,必须穿隔离衣、隔离围裙和靴子。

(4)如有皮肤破损时尽量避免进行外科手术等可能接触到血液、体液的操作,如果进行,破损皮肤必须用防水敷料包扎,另戴 2～3 层手套。

(5)接触过血液、体液又需再用的医疗器械,要先用清水冲洗在经高温或消毒剂消毒。

3.使用锐器时的安全操作方法

(1)禁止双手回套针帽,没有可利用的条件,可用单手操作方法。

(2)任何时候,不要弯曲、损坏或剪割你的针,当拿着一支针不要做与操作无关动作。

(3)不要把针放在任何不适当的地方。

(4)使用不易穿透的容器保存或处理,不要用力将锐利器具放入已经过满的容器,不要将手指伸入容器内。

(5)传递锐器时使用安全的器皿,并在传递的过程中给予提示。

(6)如果可能的话,使用钝针,不要盲缝。

4.处理使用过锐器时的安全操作方法

(1)使用过的锐器应尽快进行处置。

(2)把注射器与针头的处置作为一个单独的处置步骤。

(3)分类放置用后锐器和其他垃圾的容器结构应符合 BS7320 标准,这是 1990 年制订的并得到了联合国的批准。

(4)搬运锐器盒时护理人员必须穿防护服,并与身体保持一定距离。

(5)在销毁用过的注射器前,锐器盒必须是密封的,并放置在一个可靠的防护严密的区域内。

(二)暴露后预防

医护人员发生艾滋病病毒职业暴露后,应当立即按照实施局部处理、报告与记录、暴露的评估、暴露源的评估、暴露后预防、随访和咨询等步骤进行处理。

1.局部处理

用肥皂液和流动水清洗污染的皮肤,用生理盐水冲洗黏膜,如有伤口应当在伤口旁轻轻挤压,尽可能挤出损伤处的血液,再用肥皂液和流动水进行冲洗;禁止进行伤口的局部挤压。受伤部位的伤口冲洗后,应当用消毒液,如 75％乙醇或者 0.5％碘仿进行消毒,并包扎伤口;被暴露的黏膜,应当反复用生理盐水冲洗干净。

2.记录与报告

(1)记录暴露的基本情况:暴露发生的日期、时间、发生地点,如何发生;暴露部位,有关器具的型号等;污染物的类型,数量,暴露的严重程度。

(2)记录暴露源的情况:污染物是否含有 HIV,HBV 或 HCV,如来源于 HIV 患者应记录患者的疾病分期、CD4 及病毒载量、抗病毒情况、耐药等信息。

(3)记录暴露者的情况:HBV 接种及抗体反应;以前的 HIV 抗体检测情况;相关病史及用药情况;妊娠或哺乳。

(4)报告:向职业暴露管理部门报告,并注意保密。当地卫生防疫站应建立"艾滋病职业暴露人员个案登记表"。

3.暴露的评估

HIV 职业暴露级别分为三级。

(1)一级暴露:暴露源为体液、血液或含有体液、血液的医疗器械、物品;暴露类型为暴露源污染了有损伤的皮肤或黏膜,暴露量小且暴露时间较短。

(2)二级暴露:暴露源为体液、血液或含有体液、血液的医疗器械、物品;暴露类型为暴露源污染了有损伤的皮肤或黏膜,暴露量大且暴露时间较长,或暴露类型为暴露源刺伤或割伤皮肤,但损伤程度较轻,为表皮擦伤或针刺伤。

(3)三级暴露:暴露源为体液、血液或含有体液、血液的医疗器械、物品;暴露类型为暴露源刺伤或割伤皮肤,但损伤程度较重,为深部伤口或者割伤物有明显可见的血液。

4.暴露源的评估

暴露源的病毒载量水平可分为三种类型(轻度、重度和暴露源不明)。

(1)轻度类型:经检验暴露源为 HIV 阳性,但滴度低,HIV 感染者无临床症状、CD4 计数正常者。

(2)重度类型:经检验暴露源为 HIV 阳性,但滴度高、HIV 感染者有临床症状、CD4 计数低者。

(3)暴露源不明显型:不能确定暴露源是否为 HIV 阳性。

5.暴露后预防

根据暴露级别和暴露源病毒载量水平对发生艾滋病病毒职业暴露的医护人员实施预防性用药方案。预防性用药方案分为基本用药程序和强化用药程序。

(1)基本用药程序:为两种反转录酶制药(如齐多夫定、双脱氧胞苷等),使用常规治疗剂量,连续使用 28 天。

(2)强化用药程序:在基本用药程序的基础上,同时增加一种蛋白酶抑制药(如沙奎那韦、英地那韦等),使用常规治疗剂量,连续使用 28 天。

(3)预防性用药:应当在发生艾滋病病毒职业暴露后尽早开始,最好在 4 小时内实施,最迟不得超过24 小时;即使超过 24 小时,也应实施预防性用药。

6.随访和咨询

医护人员发生 HIV 职业暴露后,医疗卫生机构应当给予随访和咨询。随访和咨询的内容包括在暴露后的第 4 周、第 8 周、第 12 周及 6 个月时对 HIV 抗体进行监测;对服用药物的毒性进行监控和处理;观察和记录 HIV 感染的早期症状;追踪暴露源 HIV 的耐药性等。

(三)血标本及其他标本的处理

(1)血标本应放在带盖的试管内,然后放在密闭的容器中送检,送检时应戴手套。

(2)如果标本的容器外有明显的血液或体液污染,必须用消毒剂消毒清理干净。

（3）所有的标本均应醒目标明"小心血液，提防污染"的标志。以防止标本在运送的过程中溅洒外溢。

（四）血渍及外溅体液的处理

（1）操作者必须戴手套。

（2）含氯消毒剂浸洒在血渍上 15～30 分钟。用可弃的纸巾擦去。

（3）再用含氯消毒剂清洗一次，丢弃纸巾和手套按生物废弃物处理。

（4）完成上述工作后彻底清洗双手。

（五）医疗废物的处理

（1）严格分类收集医疗垃圾，对于 HIV 阳性患者使用的生活垃圾按医疗垃圾处理。

（2）一次性的锐器使用完后，应放入锐器盒中，该锐器盒应尽量放在操作区域附近。其他的感染性敷料及手术切除组织器官应放入特制的有黑色的"生物危害"标识黄色垃圾袋内，由专人回收。记录回收数量，做好交接签字。

（3）接触过 HIV 血液或体液的一次性医疗用品用不透水的双层胶袋包好，贴上标志，焚烧处理。

（4）运送人员在运送医疗废物时，应当防止造成包装物或容器破损和医疗废物的流失、泄漏和扩散，并防止医疗废物直接接触身体。

四、呼吸道传染病的护理防护

呼吸道传染病是医院常见的一种传染病，疾病的发生有明显的季节性，好发于冬春两季。如流感、风疹、麻疹、流行性脑脊髓膜炎、腮腺炎、高致病性禽流感等，尤其是给大家留下深刻印象的"传染性非典型肺炎（SARS）"由于强传染性和医护人员的高感染率曾引起社会各界的高度重视，目前我国卫健委已经将 SARS 列为法定传染病。护理人员密切接触患者，属于高度易感人群，必须重视预防工作。认真做好呼吸道传染病的防护，保证护理人员的身体健康。

（一）护理人员防护的总体要求

（1）加强对护理人员呼吸道传染病防护的培训工作。可采用开办学习班、举行座谈会，观看幻灯录像、科技电影，办墙报或黑板报等多种形式，不断增强护理人员呼吸道传染病的自我防护意识。

（2）护理人员是 SARS、流感等呼吸道传染病的高暴露职业人群。因此，应设有感染监控员，负责保证护理人员的健康及感染的控制。建立护理人员观察记录单。每天检测体温及呼吸道相关症状并做好记录，及时掌握护理人员的身体变化情况。并对患病的人员做到早隔离、早治疗，避免医院内发生医源性的呼吸道传染病的流行。

（3）加强通风和空气消毒，特殊病区要安装通风设备，加强空气流通，并根据气候条件适时调节。

（4）护理人员必须掌握消毒隔离知识及技能。①严格区分三区二线：即清洁区、污染区、半污染区；清洁路线及污染路线。②做到"四严"：清洁污染划分严；污染物品消毒严；新来人员培训严；互相提醒监督严。③认真执行消毒隔离制度，把好"三关"，即局限污染区，就地消毒；控制中间期，少受污染；保护清洁区，不受污染。

（5）护理人员进出隔离单位要严格按隔离要求着装，从清洁区进入隔离区前要有专人检查是否符合着装标准，下班后要进行卫生通过后方能离开。

（6）隔离服装必须符合中华人民共和国国家标准。严格区分管理，不同区域服装应有标志。

不可将污染区服装穿入半污染区或清洁区。

(7)合理安排护理人员的班次,保证护理人员得到充分休息,加强营养并给予预防性用药,做好人群主动免疫和被动免疫。同时在护理人员中,提倡适当的体育锻炼,增强体质,以有效抵御流感等呼吸道传染性疾病。

(8)在 SARS 病区工作的护理人员必须进行医学检测,隔离检测半月后方能解除隔离。

(二)护理人员防护物品的穿脱流程

1.从清洁区进入半污染区前

洗手→戴工作帽→戴防护口罩(12 层以上棉纱口罩)→穿防护衣→戴手套→换工作鞋。

2.从半污染区进入污染区前

洗手→戴一次性工作帽→戴一次性 N-95 口罩→戴防护眼镜→穿隔离衣→戴外层手套→戴鞋套。

3.从污染区进入半污染区前

护理人员需戴手套在 2 000 mg/L 含氯消毒液中浸泡 3 分钟后依次将外层全部脱掉:摘防护眼镜→摘一次性 N-95 口罩→脱一次性工作帽→脱隔离衣→摘鞋套→摘手套。

4.从半污染区进入清洁区前

先用百能快速消毒液消毒双手:脱防护衣→摘防护口罩(12 层以上棉纱口罩)→摘工作帽→脱工作鞋→摘手套→清洁双手。

(三)卫生员工作流程与污染物品的出入流程

1.病区卫生员工作流程

按照进工作区要求穿一般工作服和帽子→经清洁路线进入隔离区→打扫清洁区卫生→将清洁区焚烧垃圾装入黄色垃圾袋封口、将回收物品装入黑色垃圾袋封口→移至半污染区门口→按进入半污染区隔离要求穿戴整齐→进入半污染区→将清洁区垃圾移至污染区门口→打扫半污染区卫生→将半污染区垃圾分别装入黄色、黑色垃圾袋封口→移至污染区门口→按进入污染区隔离要求穿戴整齐→进入污染区→打扫污染区卫生→将各区垃圾或回收物品注明标签在封口处喷上 2 g/L 84 消毒液一并带出污染区→经污染路线送至指定位置处理。

2.污染物品的处理

(1)所有一次性物品在患者使用后均放入黄色垃圾袋内,双层封扎在封口处喷上 2 g/L 含氯消毒液放在指定地点,由卫生员送焚烧地点焚烧。

(2)所有使用后的治疗、护理用物(如输液器、注射器、吸氧管等)均放入黄色垃圾袋内按焚烧垃圾处理。注意各种锐器应放在锐器盒内,按使用锐器时的安全操作方法处理。

(3)可回收重复使用的防护物品包括防护服、隔离衣,防护口罩,工作帽等,分类在 2 g/L 含氯消毒液中浸泡 30 分钟,拧干后用双层布袋扎紧开口,由专人送至指定地点先消毒再洗涤,清洗后的物品送供应室进行高压消毒后备用。

(四)医疗设备的消毒

1.体温计消毒

使用后用 75％乙醇浸泡 15～30 分钟后干燥备用。血压计、听诊器每次使用前后用 75％乙醇擦拭消毒。使用一次性压舌板。

2.湿化瓶的消毒

将用后的湿化瓶浸泡在 2 g/L 的含氯消毒液中 30 分钟,清水冲洗后备用。使用一次性鼻导管。

3.床边 X 线机、心电图机及监护仪的消毒

使用后及时用 0.5 g/L 含氯消毒液进行表面擦拭消毒。各种探头等精密仪器设备表面用 75％乙醇擦拭消毒 2 次。

(五)环境的消毒保洁

1.隔离区空气消毒

病房、内走廊空气用 0.5％过氧乙酸行喷雾消毒或用三氧消毒机照射密闭 2 小时,有人的房间用多功能动态杀菌机照射 2 小时,2 次/天。消毒完毕后充分通风,通风是空气消毒最好的方法。外走廊用 0.5％过氧乙酸行喷雾消毒,2 次/天。

2.隔离区内物体表面消毒

用 1 g/L 含氯消毒液擦拭桌、台面、门把手及其他物体表面,2 次/天。地面用 2 g/L 含氯消毒液拖地,2 次/天,污染时随时消毒。清洁用具分区使用。使用后的清洁用具分别浸入 2 g/L 含氯消毒液浸泡 30 分钟,清水冲净晒干备用。清洁区、污染区、半污染区各区域门口放置浸有 2 g/L 含氯消毒液脚垫,不定时补充喷洒消毒液,保持脚垫湿润。

3.患者的排泄物、分泌物及时消毒处理

可在患者床旁设置加盖的容器,装入足量的 2 g/L 含氯消毒液,作用 30～60 分钟后倾倒。容器再次用 2 g/L 含氯消毒液浸泡 30～60 分钟后使用。

(王　敏)

参 考 文 献

[1] 吴雯婷.实用临床护理技术与护理管理[M].北京:中国纺织出版社,2021.

[2] 窦超.临床护理规范与护理管理[M].北京:科学技术文献出版社,2020.

[3] 王婷,王美灵,董红岩,等.实用临床护理技术与护理管理[M].北京:科学技术文献出版社,2020.

[4] 王司菊.现代护理学与护理管理[M].哈尔滨:黑龙江科学技术出版社,2021.

[5] 屈庆兰.临床常见疾病护理与现代护理管理[M].北京:中国纺织出版社,2020.

[6] 刘玉春,牛晓琳,何兴莉.临床护理技术及管理[M].北京:华龄出版社,2020.

[7] 刘国莲.社区护理质量管理[M].广州:中山大学出版社,2021.

[8] 周更苏,周建军.护理管理[M].北京:人民卫生出版社,2020.

[9] 张世叶.临床护理与护理管理[M].哈尔滨:黑龙江科学技术出版社,2020.

[10] 李彩红.现代护理管理及实践探索[M].北京:北京工业大学出版社,2021.

[11] 朱玉华.实用医学护理与管理[M].天津:天津科学技术出版社,2020.

[12] 刘爱杰,张芙蓉,景莉,等.实用常见疾病护理[M].青岛:中国海洋大学出版社,2021.

[13] 吕志兰.医院感染管理与急危重症护理[M].北京:中国纺织出版社,2021.

[14] 曾广会.临床疾病护理与护理管理[M].北京:科学技术文献出版社,2020.

[15] 高淑平.专科护理技术操作规范[M].北京:中国纺织出版社,2021.

[16] 那娜.实用临床护理与管理[M].南昌:江西科学技术出版社,2020.

[17] 张文娇,宗娜,梁文静,等.临床护理规范与护理管理[M].哈尔滨:黑龙江科学技术出版社,2021.

[18] 张书霞.临床护理常规与护理管理[M].天津:天津科学技术出版社,2020.

[19] 张俊英.精编临床常见疾病护理[M].青岛:中国海洋大学出版社,2021.

[20] 王春红.现代护理管理新进展[M].天津:天津科学技术出版社,2020.

[21] 李雪梅.实用护理学与护理管理[M].哈尔滨:黑龙江科学技术出版社,2021.

[22] 翟荣慧.临床护理实践指导与护理管理[M].北京:科学技术文献出版社,2020.

[23] 汤优优.现代护理管理与常见病护理[M].北京:科学技术文献出版社,2020.

[24] 洪梅.临床护理操作与护理管理[M].哈尔滨:黑龙江科学技术出版社,2021.

[25] 郑学风.实用临床护理操作与护理管理[M].北京:科学技术文献出版社,2020.

[26] 左岚.现代临床护理实践与护理管理[M].北京:科学技术文献出版社,2020.

[27] 徐明明.现代护理管理与临床护理实践[M].北京:科学技术文献出版社,2021.

[28] 黄浩,朱红.临床护理管理标准化手册[M].成都:四川科学技术出版社,2020.

[29] 田桂英.护理学基础与标准化护理管理[M].北京:科学技术文献出版社,2020.

[30] 宋时花.基础护理技能与护理管理[M].哈尔滨:黑龙江科学技术出版社,2021.

[31] 张琼芬.护理学临床实践与护理管理[M].长春:吉林科学技术出版社,2020.

[32] 周晓丹.现代临床护理与护理管理[M].北京:科学技术文献出版社,2021.

[33] 王蕾.临床护理理论与管理[M].长春:吉林科学技术出版社,2020.

[34] 刘洪军.现代临床护理与质量管理[M].北京:科学技术文献出版社,2020.

[35] 杜爱奎.实用基础护理学与护理管理[M].哈尔滨:黑龙江科学技术出版社,2021.

[36] 李玉平.浅析新形势下医院护理管理存在的问题及对策[J].西藏医药,2021,42(4):7-8.

[37] 李璐.优化手术护理结合急救流程对急危重症创伤患者抢救效率和护理质量的影响[J].实用医技杂志,2021,28(6):829-830.

[38] 宁艳婷,李春柳,李智勇,等.骨科损伤防控理论在骨盆骨折护理中的应用效果[J].河北医药,2020,42(18):2852-2855.

[39] 潘龙飞,裴红红,宏欣,等.高甘油三酯血症性急性胰腺炎的诊治[J].实用医学杂志,2021,37(20):2569-2574.

[40] 王丹.疼痛预案护理干预对初产妇分娩舒适度及胎儿窘迫发生率的影响[J].航空航天医学杂志,2020,31(9):1150-1151.